호흡근 훈련법 – 이론과 실습

Respiratory Muscle Training - Theory and Practice

호흡근 훈련법

이론과 실습

대한심장호흡물리치료학회 옮김

Respiratory Muscle Training

Theory and Practice

Alison McConnell PhD, FACSM, FBASES
Professor of Applied Physiology, Centre for Sports Medicine and Human Performance, Brunel University, UK

Foreword by

Rik Gosselink PT, PhD
Professor of Rehabilitation Sciences,
Dean Faculty of Kinesiology and Rehabilitation Sciences, Respiratory Rehabilitation,
University of Leuven, Belgium

Illustrations by

Bruce Hogarth

영 문 출 판 사

■ **역자 명단**

김기송	호서대학교 물리치료학과	**이태헌**	충남대학교병원 물리치료실
정대인	광주보건대학교 물리치료학과	**남석현**	영남대학교병원 물리치료실
정영준	정영준맞춤운동센터	**김난수**	부산가톨릭대학교 물리치료학과
한동욱	신라대학교 물리치료학과	**김도현**	안산대학교 물리치료학과
김진섭	선문대학교 물리치료학과	**윤정호**	부천세종병원 진료지원부
이승엽	조선대학교병원 물리치료실	**김시훤**	동강병원 물리치료실
정종화	부산대학교병원 물리치료실	**이동훈**	서울성모병원 재활의학팀
신정우	충북대학교병원 물리치료실		

호흡근 훈련법 – 이론과 실습

2024년 6월 10일 초판인쇄
2024년 6월 20일 초판발행

지은이 : Alison McConnell
옮긴이 : 대한심장호흡물리치료학회
발행인 : 박 병 조
발행처 : 도서출판 영문출판사
등 록 : 1987년 12월 21일 제2－419호
주 소 : 서울시 강남구 삼성동 69－2
전 화 : (02) 514-5590, 776-5590
팩 스 : (02) 756-8943
홈페이지 : www.ymsbook.net
E-mail : yeongmunsa@empal.com
정 가 : 30,000 원
ISBN 978-89-7224-569-8 93510

※ 파본은 교환해 드립니다.

목차

(Contents)

감사의 글

(Acknowledgements)

이 책의 출간에는 직접 또는 간접적으로 이바지해주신 분들이 많습니다. 이분들 중에는 수년간 함께 일을 한 학술 동료와 박사과정 학생들뿐만 아니라, 제 생각을 형성한 통찰력에 영향을 주신 많은 과학자들도 포함됩니다. 개별적으로 언급하기는 어렵지만, 이바지해주신 분들은 본인들이 누구인지 이미 알고 계시며, 이 책 개발에 바탕이 된 아이디어 발전에도 크게 영향을 주셨습니다.

이전에도 영향력 있는 두 분께 감사의 말씀을 전했었는데, 이번에 다시 진심 어린 감사의 말씀을 전합니다. 1996년, Mike Caine 교수와 Claire Hodson씨는 저와 함께 호흡을 훈련할 수 있는 혁신적인 제품을 만들기 위한 힘든 여정을 했습니다. Mike와 Claire의 신뢰와 재능이 없었다면, POWERbreathe® 제품은 빛을 발하지 못했을 뿐만 아니라 상업적인 성공도 이루기 어려웠을 겁니다. 이 책이 기초를 둔 과학적 통찰은 우리들이 함께 만든 POWERbreathe®의 시작단계에서 개인적인 기여 부분도 있었지만, Mike와 Claire의 기여 덕분에 가능할 수 있었습니다 – 두 분께 대단히 감사하다는 말씀을 다시 올립니다.

또한 Research Into Ageing 연구소(현재 Age UK의 연구 부분)와 이전의 소장이었던 Elizabeth Mills씨에게 깊은 감사의 마음을 전합니다. 1990년, 이 자선단체는 저의 연구 활동 중 최초의 연구비를 지원해주어 나이가 들면, 왜 사람들의 호흡이 가빠지는지에 대한 이유를 밝히는 실험연구를 수행할 수 있게 도움을 주셨습니다. 초보 강사에게 첫 번째 연구 보조금을 지원하기 위해서는 엄청난 신뢰와 그 신뢰에 대한 큰 도약이 필요했던 것이며, 그러한 신뢰감이 이 책의 출간을 위한 긴 여정에서 첫걸음을 제가 내딛게 해줬던 원동력이었을 것으로 생각합니다.

저를 위해 아낌없이 신뢰를 보내주신 분들은 바로 Rik Gosselink 교수, Cath O'Connor, Emma Hamilton, 그리고 Bernie Bissett 박사입니다. 그리고 호흡근 훈련 이후 혈중 젖산농도 변화에 대한 기전을 밝히는 데 힘을 쏟아주신 Pete Brown 박사와 Graham Sharpe 박사에게도 감사의 말씀을 드립니다. 선생님들이 쏟아주신 시간과 이 분야에 대한 과학적 통찰에 대한 충고가 없었다면, 저는 이 책을 출간기일에 맞춰 마무리를 지을 수가 없었을 겁니다. 말로 표현할 수 없을 정도로 대단히 감사합니다!

책을 쓴다는 것은 일상생활 중에 중간중간 강박적인 집중력을 유지해야 할 정도로 어려운 노력이 요구되는 힘든 여정입니다. 이러한 힘든 여정을 끝까지 마칠 수 있도록 Brunel 대학의 동료들이 저에게 나눠준 그들의 귀한 시간과 고민에 대해서 마음속 깊이 고마움을 느낍니다.

제가 감사해야 할 분들이 또 있습니다. 우선은 사진 모델을 하면서 장시간 인내심을 발휘했던 대단한 Michele Bonmati에게 감사합니다. 그녀는 캐나다 퀘벡에서 열대야 속에서 두 달 동안이나 힘든 촬영을 견뎌냈습니다. 또한, 사진 촬영을 도와주신 Physiotec(www.physiotec.ca)의 Pierre Labonté, Jessica Babin, Alexandra Tetreault Ayotte 세 분께도 감사드립니다. 또한 POWERbreathe International Ltd.(www.powerbreathe.com) 제조사는 흡기근 훈련기를 기부해 주셨고, 표지 이미지 제작에도 도움을 주셨습니다. POWERbreathe와 함께 한 주요 인물 중 하나인 Harry와 Anne Brar에게도 특별한 감사의 말씀을 전합니다. 선생님의 지속적인 지원에 감사드리며, 호흡근 훈련을 주요한 임상 치료로 만드는 데 큰 역할을 해 주신 것에 대해 더더욱 감사드립니다.

이 책은 저의 두 번째 작품이지만, 임상에 계신 분들을 독자로 집필한 것으로는 첫 번째 책입니다. 이 작업과정에서 많은 도움을 주신 Elsevier의 전문부서 선생님들에게도 감사의 말씀을 드립니다. 특히 저와 직접 소통하며 작업을 해 주신 Rita Demetriou-Swanwick, Carole McMurray, Shereen Jameel 선생님들께는 개인적으로 정말 감사하다는 말씀을 드립니다.

저는 또한『호흡근 훈련법: 이론과 실습』의 서문 작성에 동의해 주신 Rik Gosselink 교수님께 깊은 감사를 드리며 크나 큰 영광을 느낍니다. Rik 교수님은 제가 존경하는 과학자 중 한 분입니다. 최근에 Rik 교수님과 함께 연구 프로젝트를 공동으로 수행할 수 있게 되어 정말 기쁩니다. – 영국식 표현으로, Rik, '교수님은 최고의 신사이자 최고의 학자입니다'.

마지막으로, 마지막이지만 가장 중요하게 나의 파트너 Mel에게 감사의 마음을 전합니다. 작업기간 동안 고조된 강박증과도 같은 저의 집착을 견디어 준 것에 정말 감사합니다. 다음번 작업 전까지, 이제 저는 다시 일상으로 돌아갈 수 있겠습니다.

헌정사

(Dedication)

작고하신 나의 시아버지이자 나에게는 정말 각별한 분이셨던,
故 David Varvel 박사에게
이 책을 바칩니다.
이 책을 그곳에서도 보실 수 있기를
간절히 바라며…

머리말

(Foreword)

폐는 자기 스스로 자연스레 움직이지는 않지만, 가슴과 가로막의 움직임을 따른다.
공기가 채워져 폐가 팽창하는 것이 아니라 폐가 팽창하기 때문에 공기가 채워지는 것이다.

Francisci Deleboe Sylvii,
Opera Medica, 1681

심장 근육이 혈액 운반의 주요 동력인 점을 감안하지 않고는 순환계의 생리학과 병리학을 고찰하는 것은 상상할 수 없다. 심장병 전문의들은 주로 심장과 심장 이상 기능에 전념한다. 그러나 순환과 같이 중요한 생존 기능인 환기에 관해서는 대부분의 임상 의사들에게는 호흡 공급에 필요한 호흡 펌프의 동력이 크게 무시되거나 알려지지 않은 채로 남아 있다. 수십 년 동안, 흉벽(고대 그리스어로 'thorax'라는 뜻으로 갈비뼈, 복부 및 호흡근을 포함)은 호흡계 의학에서 사실상 소홀히 취급되었다. 호흡근의 기능과 기능장애에 대한 지식이 발전한 것은 지난 세기의 후반 무렵에 이르러서야 이루어졌다.

1985년과 1995년에 이러한 지식 발전의 상징들로 'The Thorax'라는 3부작이 출간되었다. 이 책은 '건강과 질환에서의 폐 생물학(Lung Biology in Health and Disease)' 시리즈의 작품으로, Peter Macklem 교수와 Charis Roussos 교수가 편집인으로 참여했다. 이 작품들은 교과서적 작품들로 흉부벽의 생리학, 응용 생리학 및 질병에 대해 상세히 다루고 있다. 이 책에서 흥미로운 점은 호흡계 질환을 지닌 환자들의 재활부분에서 호흡근의 훈련을 중요한 잠재적 요소로 다루고 있다는 것이다. 그러나 그 당시에는 과학적 데이터가 부족하여 이러한 호흡근 훈련의 효과에 대해 명확한 결론을 내릴 수 없었다.

지난 수십 년 동안 다양한 질환들과 관련된 장애에서 호흡근의 기능 이상이 어떠한 문제로 역할을 하는지를 밝히기 위해 많은 연구가 발표되고 있다. 이러한 질환들에는 천식과 만성폐쇄폐질환(COPD)과 같은 호흡기 질환뿐만 아니라 심장, 대사, 신경학적, 정형외과 질환을 지닌 환자들도 포함된다. 이러한 질환을 지닌 모든 환자들은 호흡근의 약화와/또는 호흡 과부하로 인해 기원하는 증상들을 경험한다. 이러한 증상들에는 호흡곤란, 〔야간〕저산소혈증, 고산소혈증, 비효과적기침, 운동장애, (환기기)뗌 실패 및 호흡 부족 등이 포함된다. 1970년대 후반에 들어서야, 호흡근 훈련은 건강한 사람들, 만성폐쇄폐질환(COPD) 환자, 척수손상 환자들을 대상으로 연구들이 시작되었다. 지난 30년 동안 호흡근 훈련을 이용한 연구와 임상적 관심은 운동선수들과 환자들 모두에서 급격하게 늘었다.

이와 관련해, 『호흡근 훈련법: 이론과 실습』 도서 출간은 매우 적시에 나왔다 할 수 있으며, 호흡근 훈련이 호황기에 접어든 시점이라는 것은 의심할 여지가 없다.

이 책은 기본적인 운동생리학, 호흡생리학, 병리학, 운동 훈련과 (호흡)근 훈련에 대한 이론적 통찰지식을 제공하며, 다양한 상태에서의 호흡근 훈련 결과를 상세히 설명한다. 확고한 이론적 배경에 추가로, 호흡근의 평가 및 훈련에 대한 실전 문제들도 잘 정리되어 있다.

『호흡근 훈련법: 이론과 실습』의 저자인 Alison McConnell 교수는 운동 생리학 및 특히 호흡근 훈련의 국제적인 권위자이다. 이 책을 통해 그녀는 근력 훈련의 개념 및 이를 다양한 환자 인구군을 대상으로 한 호흡근 훈련으로 전환하는 경험과 지식을 널리 공유해주고 있다.

『호흡근 훈련법: 이론과 실습』은 호흡근 펌프 훈련을 확고히 중심에 두는 첫 번째 과학도서이다.
나는 이 책이 임상 의료진(의사, 물리치료사, 언어치료사, 운동생리학자)을
다양한 질환들과 환자들의 치료구성에서 핵심기술로 자리 잡게 된 호흡근의 평가와 훈련에,
필요한 전문가 역량의 함양과 도전의식 고취를 위해 필요한 필수 지침서가 될 것이라 믿는다.

Rik Gosselink

서문

(Preface)

지난 10년 동안 호흡근 훈련(RMT)은 근거 중심 중재의 노력과 체계적인 검토와 메타 분석을 통한 연구들로 인해 꾸준한 관심을 받아왔다. 그러나 대부분의 의료 전문가들은 여전히 RMT의 이론과 실습에 대한 기본적인 지식으로만 머물러 있다는 문제로 이를 효과적으로 시행하기 위해 지침서가 필요했다. 이러한 시행에 대한 지식 부족은 의사, 물리치료사 그리고 간호사들의 교육과정에서 RMT 교과과정이 빠져있기 때문이다. RMT의 이론과 실습은 전문적인 RMT 전문가들이 있는 전문센터를 제외하고는 대학원에서조차 가르치지 않기 때문에 아직까지도 공유된 지식이 제한적이다. RMT에 대한 이론적인 기본지식과 실습을 위한 훈련 프로토콜 사이의 지식적 공백을 메꾸기 위해 『호흡근 훈련법: 이론과 실습』을 저술하였다. 이 책은 다음과 같은 전문 단체에게 관심을 끌 것이다.

- 일차 및 이차 의료진
- 물리치료사
- 간호사
- 재활전문가
- 운동과학자
- 학술임상교수
- 환자

『호흡근 훈련법: 이론과 실습』은 호흡근 훈련 20년의 연구와 실무 경험을 요약한 것이다. 이 책은 현재의 과학적 지식과 다양한 환경에서 호흡근 훈련의 최첨단 경험에 기반한 근거 중심의 통합도서이다. 이 책의 목적은 다음과 같다: (1) 호흡 생리학과 운동 생리학, 그리고 훈련 이론에 대한 소개, (2) 질병이 호흡근과 호흡계에 미치는 영향에 대한 이해, (3) 질환-특이, 근거-중심을 고려한 RMT 이득에 대한 통찰, (4) 독립적인 치료로서 그리고 재활 프로그램의 일부로서 호흡근 훈련 적용을 위한 조언, 그리고 (5) RMT를 위한 기능적 훈련 기술들의 적용에 대한 안내 등이다.

이 책은 다음과 같은 질문에 대해 답을 줄 것이다: 폐 질환 없는 환자가 호흡곤란을 경험하는 이유는 무엇인가? 어떤 호흡 패턴이 호흡곤란을 악화시키나? 심부전 환자에서 RMT의 근거는 무엇인가? 질병 특이적인 RMT의 장점은 무엇인가? 어떤 장비를 사용해야 하나? 근거 기반의 훈련 방법은 무엇인가? 훈련 시간은 얼마나 걸리나? RMT를 재활 프로그램의 일부로 어떻게 적용할 수 있나? 환자가 결과를 얻을 수 있도록 어떻게 보장할 수 있나? 개선 상황을 모니터링하는 방법은 무엇인가? 환자가 언제 이점을 누리게 될까? 이점은 무엇인가? RMT는 일상 생활 활동에 최적화되게 어떻게 사용할 수 있나?

『호흡근 훈련법: 이론과 실습』은 운동과학자의 시각에서 임상에서의 호흡근 훈련(RMT) 적용을 소개하고 있다. 어떻게 운동과학자가 호흡근 전문가가 될 수 있는가 라는 질문을 할 수 있다. 호흡근에 대한 나의 관심은 1980년 후반에 시작되었다. King's College Hospital에서 박사 과정 시절에, 운동 과다호흡의 조절: 나중에는 Birmingham 대학에서 박사후 연구자로서, 건강한 노인을 대상으로 운동 과호흡에 영향을 미치는 환기조절 변수들을 검사하면서 관심이 더더욱 증가하였다. 그 후로 나는 건강한 노인이 젊은 사람에 비해 운동 중 더 '숨이 차는' 이유를 밝히는 호흡 역학에 더 큰 관심이 생겼다. 이후의 연구를 통해 호흡근의 노화가 숨을 가쁘게 만드는 잠재적 요소라는 점과 호흡근의 근력이 나이 듦에 따라 감소하고(McConnell & Copestake, 1999), 호흡근이 약해질수록 호흡을 위해 더 큰 노력을 기울여야 한다는 사실을 알게 되었다(McConnell & Romer, 2004).

이러한 통찰력은 매우 간단하면서도 쉽게 검증할 수 있는 가설을 세우게 하였다. "건강한 노인의 흡기 근육을 강화하면 운동성 호흡곤란이 감소할 것이다." 이 가설은 노인들을 대상으로 한 예비 연구(Copestake & McConnell, 1995)와 젊은 선수들을 대상으로 한 연구(Romer 등, 2002)에서 검증할 수 있었다. 그 후로, 나는 서술적인 연구에서 역학적인 연구로 진행되는 20년의 여정을 쌓아왔다. 이 여정은 임상의사, 운동과학자, 프로 선수들, 코치들과의 함께 수많은 협력들을 낳을 수 있게 하였다. 나는 연구자로서 얻은 이론적 이해와 임상 및 스포츠 분야에서 얻은 실용적인 통찰력을 이 책을 통해 공유하고자 한다 — 즉, 『호흡근 훈련법: 이론과 실습』은 내가 쌓은 모든 지식을 한 곳에 담은 것이다.

RMT가 비판을 받는 것은 사실이다.; 운동과학에서는, 해수면에서 운동하는 건강한 사람들은 호흡과 관련된 운동 내성에 제한이 없다고 알려져 있다. 이러한 관점은 주로 호흡이 폐에서 산소 확산을 제한하지 않는다는 관찰에 기반하고 있으며, 이는 사실이다. 그러나 이 "진실"은 호흡이 '근육적 과정'이며, 운동 과호흡은 사람들 모두에게 자체적인 대사 및 지각 과정에서 에너지가 소비된다는 사실을 담지 못한다는 것이 문제였다. 일반적 지혜의 기본 전제를 의심하는 내 저항의 정도는 과장된 게 아니며, 내가 쌓은 지난 20년간의 경험은 이러한 문제를 밝히는 기술적인 점들을 크게 발전시켰다. 호흡이 운동 제한의 한 요소라는 것은 이제 학계에서 인정되고 있다(3장과 4장) — 따라서 RMT의 실습은 엘리트 운동선수는 물론 운동을 즐겨야 하는 일반인들도 실천해야 할 건강 활동이 되었다. 2011년에는 스포츠를 즐기기 위한 흡기근 훈련 안내서로 "Breathe strong, perform better"라는 책을 출간하였다. 'Breathe strong'를 시작하기 전부터 나는 항상 이 '소비자'를 대상으로 한 책에 이어서 임상의 독자들을 위한 비슷한 분량의 책을 작성할 계획이었고; 그 결과물이 현재 여러분 앞에 놓인 이 책이다.

임상적인 분야에서는 호흡과 관련된 운동 장애의 존재를 인정하기가 스포츠 분야보다는 쉬울 것으로 생각된다. 그러나 심지어 RMT의 근거가 명확한 질환(예: 만성폐질환)에서도, 과거에는 놀랄만한 일들이 있었다; 회의적 비판론은 RMT가 적용되는 실험마다 따라왔다. 만성폐질환 대상 실험에서 논쟁 삼았던 회의론의 주된 이유는: (1) 호흡근이 질병에 적응하였기 때문에 더는 훈련할 필요가 없거나 하지 말아야 한다는 잘못된 신념, (2) 부적절한 훈련 중재 실험들을 배제하지 못했던 부정적 초기 메타분석의 결함, 그리고 (3) RMT 적용이 최적표준이어야 할 질환에서 조차 운동으로 초래되는 가로막의 수축 피로에 치우친 집중 등이었다. 이러한 회의론에도 불구하고, 전 세계의 연구자들은 RMT에 대해 고유의 결론들을 도출하였다. 지금까지 과학적 권위자의 검토로 이루어진 수백 건의 무작위 대조 연구들이 수천 명의 다양한 질환을 지닌 환자들을 대상으로 실시되었다. 만성폐쇄폐질환(Gosselink 등, 2011)과 심부전(Smart 등, 2012)과 같은 질환도 이러한 연구들에 포함되었다. 최근의 체계적 문헌고찰과 메타분석 연구들은 RMT가 만성폐쇄폐질환 및 심부전 환자들에서 임상적으로 효과적인 중재라는 결과를 보고하였다.

이 책은 제목에서 알 수 있듯이 이론과 실습 2개의 부분으로 나뉘어 있다. 이 두 개의 부분은 서로 관련되어 있지만, 이론을 읽지 않아도 실습하는데 크게 문제는 되지 않는다. 이론 부분(파트 I)은 실습 부분(파트 II)을 위해 필요한 과학적 배경 지식을 쉽게 찾아볼 수 있도록 서술하였다. 이론적 학습이 필요한 경우에는 파트 I을 참고하면 되겠다. (번역자로서 이것이 왜 '예'가 될 수 있는지 모르겠지만) 예를 들어, (환자의 상태를 낫게 할 수 있다는 사람, 약물, 그리고 기구와 같은 모든 것을, 일단 의심부터 해야 하는) 심장내과와 호흡기내과 전문의들은 흡기근 훈련의 이득을 과학적 지식으로 뒷받침하는 우수한 연구결과들이 서술된 부분(4장)을 먼저 검토하게 될 것이란 점이 의심의 여지가 없다.

이론 부분에서 호흡계와 관련된 해부학과 생리학, 관련 근육뿐만 아니라 운동생리학과 훈련 이론도 포함하였다(1장과 2장). RMT에 대한 이론적 근거들은 3장에서 찾아볼 수 있으며, 호흡 근육 기능에 대한 질환 — 특이적 변화와 호흡근 일(work)에 대한 질병과 연관된 변화의 내용으로 3장을 채웠다. 이 두 가지 요소는 호흡근의 '수요/용량' 관계로 정의할 수 있다. 3장에서는 호흡근에 대해서 잘 알려지지 않은 비호흡적 역할에 대한 설명도 기술하였다. 그리고 4장에서는 RMT의 치료적 근거들을 찾아볼 수 있다.

훈련을 위한 부분(파트 II)은 호흡근을 훈련하는 다양한 방법과 훈련을 통해 변화하는 호흡근의 기능 변화와 생리적 효과를 서술하였다(5장). 6장에서는 가장 널리 검증된 흡기근 저항성 훈련 (IMT)을 이용한 실습 방법을 안내하였다. 이 장에서는 IMT의 치료 경로에서의 위치와 적응증/금기증 사항부터 훈련의 실습 측면, 진행 상황 모니터링 및 치료에 의한 이득 유지를 위한 방법까지 모든 것을 다룬다. 이 장에는 '사전-훈련' 치료로서 RMT를 사용하는 것과 재활 프로그램에 RMT를 사용하는 것에 대한 조언도 포함되어 있으며, 6장은 사례연구로 마무리가 되었다. 3장에서는 호흡근의 비호흡적인 역할을 기술하면서 IMT에 더 기능적인 접근을 위해 선택해야 할 이론적 근거를 제시하였고, 이는 7장에서 더 확장하였다. 그리고 7장에서는 들숨근 내 하중/용량 불균형을 확인하는 방법과 들숨근 과부하의 주요 증상인 호흡곤란의 정량화에 대한 방법론을 제시하였다. 마지막으로, 7장에서는 안정성과/또는 자세 문제를 포함한 100개 이상의 '기능적' IMT 운동들을 기술하였다. 이 운동들은 호흡곤란을 유발하는 특정 동작(활동)에 초점을 맞춘 운동들을 포함하였다.

『호흡근 훈련법: 이론과 실습』은 IMT에 대한 레시피를 제공하기 위한 것이 아니라, 독자들이 환자의 특정 요구에 맞게 IMT를 창의적으로 조정할 수 있는 지식, 통찰력 및 자신감을 제공하는 것에 목적을 두었다. 이 책의 결과로, 만약 IMT 전문가로서 나 자신을 스스로 평가한다면, "내 일은 이제 끝났다."라고 말할 수 있겠다.

참고문헌(REFERENCES)

Copestake, A.J., McConnell, A.K., 1995. Inspiratory muscle training reduces exertional breathlessness in healthy elderly men and women. In: International Conference on Physical Activity and Health in the Elderly. University of Sterling, Scotland, p. 150.

Gosselink, R., De Vos, J., van den Heuvel, S.P., et al., 2011. Impact of inspiratory muscle training in patients with COPD: what is the evidence? Eur. Respir. J. 37, 416–425.

McConnell, A.K., 2011. Breathe strong, perform better. Human Kinetics, Champaign, IL.

McConnell, A.K., Copestake, A.J., 1999. Maximum static respiratory pressures in healthy elderly men and women: issues of reproducibility and interpretation. Respiration 66, 251–258.

McConnell, A.K., Romer, L.M., 2004. Respiratory muscle training in healthy humans: resolving the controversy. Int. J. Sports Med. 25 (4), 284–293.

Romer, L.M., McConnell, A.K., Jones, D.A., 2002. Effects of inspiratory muscle training on time-trial performance in trained cyclists. J. Sports Sci. 20, 547–562.

Smart, N.A., Giallauria, F., Dieberg, G., 2012. Efficacy of inspiratory muscle training in chronic heart failure patients: a systematic review and meta-analysis. Int. J. Cardiol. (in press).

역자 서문

(Translator's Preface)

영문출판사로부터『호흡근 훈련법: 이론과 실습』번역서 출간 의향을 받았을 때, 영문 원서를 읽으신 주변의 분들로부터 좋은 평가를 들었기에 내심 흐뭇했습니다. 저는 이번 번역작업으로 우리학회의 회원들과 심장호흡계 물리치료를 전문으로 하시는 임상의 많은 선생님들께 좋은 도서를 소개할 수 있게 되어 매우 기쁩니다.

번역작업을 진행하기 전에, 우선 각 장(chapter)의 내용에서 핵심적으로 사용되는 용어를 통일하기 위해 원서의 용어 설명부분과 색인(index)에 소개된 용어들을『대한의학용어사전집 6판』의 용어로 번역하였습니다. 이후, 각 장의 저자들이 해당 용어를 찾아 통일된 번역을 진행하였습니다.

본 도서를 선택한 독자들은 호흡건강을 위한 물리치료에 대한 좋은 정보들을 탐독할 수 있기를 희망합니다. 이를 위해 용어 사용에 혼란을 끼치지 않고, 핵심 기술이 정확히 전달될 수 있기를 진심으로 바라며, 이를 위해 역자 모두가 최선을 다하였습니다. 이 책은 호흡근 훈련에 대한 이론과 실습을 포괄하고 있으며, 여러분들이 이를 통해 지식을 습득하고 실전에서 적용할 수 있기를 바랍니다. 이번 번역서 출간으로 인해 더 많은 분들이 호흡건강을 위한 물리치료에 관심을 갖고 그 중요성을 깨닫기를 기대합니다.

우리는 사람이 거동할 수 있게 해주는 의료전문가입니다. 거동하기 위해서는 힘이 필요하고 그 힘의 원천은 호흡과 심장의 선상입니다. 이 중 건강하지 못한 호흡을 정상으로 되돌리고, 효율적으로 호흡할 수 있도록 훈련할 수 있게 해주는 핵심기술을 담은『호흡근 훈련법: 이론과 실습』도서가 보건의료 전문가분들에게 큰 도움이 되기를 바랍니다.

우리 대한심장호흡물리치료학회에 작업을 의뢰해주신 영문출판사의 박병조 사장님께 감사합니다. 그리고 많은 도움을 주신 이과장님께도 고마운 마음을 표합니다. 무엇보다 일과 중 불편하신 분들의 치료에 열중하느라 많이 피곤하셨을 텐데도 불구하고 이번 번역작업에 참여해주신 학회의 부회장들, 임원들, 그리고 전문 강사분들께 진심으로 감사합니다. 우리를 돌봐주시는 하나님의 사랑을 믿습니다. 임상의 선생님들께 존경을 표하며, 늘 건강하시길 기원합니다. 감사합니다.

역자대표 김 기 송

대한심장호흡물리치료학회 학회장

Part | I |

호흡근 훈련의 이론적 근거

(Theoretical basis of respiratory muscle training)

파트 1 소개

호흡근 훈련법: 이론과 실습 파트 I은 파트 II에서 제공되는 호흡근 훈련(RMT)에 대한 실제 지침을 위한 이론적 구성 요소를 제공하는 4개의 장으로 구성된다. 비록 파트 II의 지침을 실행에 옮기기 위해 파트 I을 읽는 것이 필수적이지는 않지만, 독자들에게 파트 II는 문자 그대로 따라야 하는 조리법 책이 아닌 창의적 영감의 원천(장난 의도 없음)으로 사용할 수 있는 지식을 제공하는 데 도움이 되는 정보를 제공한다.

1장에서는 호흡 역학 및 호흡곤란을 포함하여 이후 장에서 재검토되는 측면에 초점을 맞춘 호흡 시스템의 해부학 및 생리학에 대한 개요를 제공한다. 2장에서는 운동 생리학과 전신 훈련의 몇 가지 기본 원칙을 설명하여 독자들이 여기에 설명된 정상적인 생리학이 운동 내성에 영향을 미치는 병리학과 상호 작용하는법을 이해할 수 있도록 하였다.

3장은 호흡근에 대해 다루고 있으며 질병이 호흡 역학 및 호흡근 기능에 어떻게 영향을 주어 이러한 근육의 요구/용량 관계에서 불균형을 만드는지 고려하였다. 또한 3장에서는 건강과 질병에 따른 운동 제한에 대한 호흡근의 관여와 호흡근의 비호흡 기능에 대해 설명하여 RMT의 근거를 확립하였다. 4장에서는 근육과 전신 수준에서 RMT에 대한 기능적 반응에 대한 건강과 질병상태를 고려하여 RMT에 대한 증거 기반을 확립하였다. 이 정보는 압력 역치 들숨근 훈련의 임상적 적용인 파트 II의 초점에 대한 이론적 근거를 확립하였다.

Chapter | 1 |

호흡계의 해부학과 생리학

(Anatomy and physiology of the respiratory system)

이 장은 호흡계의 해부학 및 생리학에 대한 포괄적인 설명을 제공하기 위한 것이 아니라 이 책의 나머지 부분을 뒷받침하는 데 필요한 수준의 이해를 제공하기 위한 것이다. 이 흥미로운 분야에 대한 더 깊은 통찰력을 얻고자 하는 독자들은 Davies & Moores(2010)와 Rumb(2010)의 문헌을 참고하길 바란다.

가슴의 구조와 기능 (THORACIC STRUCTURE AND FUNCTION)

소개(Introduction)

이 부분에서는 이 장과 다른 장의 후속 부분에서 생리학을 탐구할 주요 구조를 설명한다. 가슴 구조 및 기능에 대한 자세한 설명을 제공하기 위한 것이 아니다. 그보다는 이 책의 적용 측면에 대한 이해를 돕기 위한 실용적 지식을 제공하기 위한 것이다.

호흡계는 **그림 1.1**에 나와 있으며 공기를 폐로 이동시키는 모든 구조(코, 입 및 기도)와 폐 자체 및 폐를 둘러싸고 있는 구조(가슴공간, 갈비뼈우리 포함)로 구성된다. 오른쪽 폐는 3개의 엽으로 구성되고 왼쪽 폐는 2개의 엽으로 구성되어 있고 심장이 왼쪽으로 기울어져 왼쪽 엽 사이의 공간에 위치한다. 두 성인 폐의 무게는 부검 시 무게가 0.7~1.0kg(1.5~2.2파운드)이다. 그러나 폐 내부의 혈관(폐 순환)은 약 0.9리터의 혈액(무게는 약 0.95kg[2.1파운드])으로 채워지기 때문에 살아 있을 때의 폐는 아마도 이 양의 두 배에 달할 것이다. 즉, 성인 인간의 가슴우리 안에 약 2kg(4.4파운드)의 폐 조직이 매달려 있다.

기도(The airways)

기도는 총 23번 분지하여 산소(O_2)와 이산화탄소(CO_2)의 교환이 가능한 허파꽈리에서 끝나며 나무와 같은 구조를 만든다(**그림 1.2**). 기관지의 가지들은 각각의 기도가 두 개의 '딸' 기도를 발생시키는 불규칙하고 이분법적인 패턴을 따른다. 딸 가지의 크기가 같지 않을 수 있기 때문에 구조가 불규칙하다. 각 세대(Z)의 기도 수(N)는 방정식 $N=Z^2$로 제공된다.

공기는 코와 입을 통해 들어간다. 그런 다음 성문을 통해 기관 아래로 인두로 이동한다. 다음으로 공기는 오른쪽 및 왼쪽 기관지로 이동한 다음 나머지 기도의 분지 구조를 통해 허파꽈리로 이동한다. 허파꽈리는 포도송이와 유사한 공기주머니의 집합체로, 모세혈관의 밀집된 그물망에 둘러싸여 있다(망 쇼핑백 안에 있는 포도송이를 생각해 보길 바란다. **그림 1.1**). 허파꽈리가 없는 폐 영역(기도 포함)은 전도 영역(분지 1~16)으로 알려져 있는 반면 허파꽈리가 있는 영역은 호흡 영역(17~23), 즉 산소와 이산화탄소가 교환되는 영역(**그림 1.2**)으로 알려져 있다. 분지 17(호흡 세기관지)부터 기도는 벽에 허파꽈리 싹을 표시하기 시작하고 분지 20부터는 사실상 전체 기도가 허파꽈리(허파꽈리관)로 구성된다. 전도 기도의 중요한 특징은 기관과 같은 큰 기도는 붕괴를 방지하는 연골 고리로 강화된 반면, 작은 기도의 벽에는 지지 골격이 없다는 것이다. 작은 기도는 수축할 때 기도를

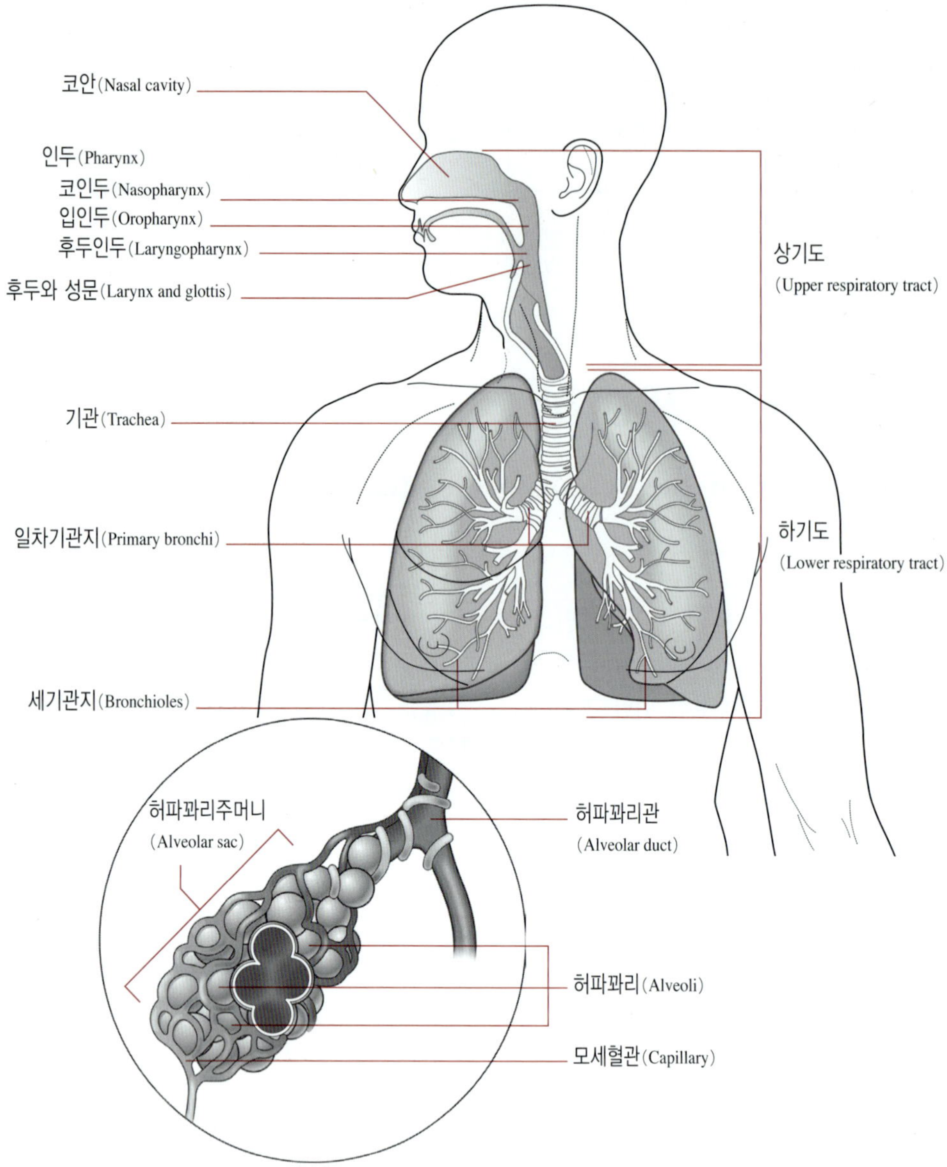

그림 1.1 호흡기 계통도. 자세한 내용은 본문 참고. (Thibodeau GA, Patton KT, 1996. Anatomy and physiology, 3rd edn. Mosby, St Louis.)

좁히는 평활근 고리를 가지고 있다(기관지 수축). 분지 3부터 기도는 폐 실질 조직으로 둘러싸여 있으며, 폐 실질 조직을 반동시키기 위해 작동하는 탄성력은 방사형 견인력으로 날숨(기도 테더링) 중에 기도를 잡아당겨 개방시킨다('호흡역학: 기도 저항' 부분 참고)

허파꽈리(The alveoli)

폐의 분지 구조는 성인 인간 폐의 경우 총 표면적이 약 60 m^2 (646 평방 피트)으로 인상적인 진화과정이다. 이는 배드민턴 코트 하나의 면적과 비슷하고 피부 면적의 약 40배다 (**그림 1.23** 참고). 왜 그렇게 거대한 지역이 필요한가? 진화의 많은 부분과 마찬가지로, 호흡계는 물리 법칙에 따라 작용한다. 다음 부분에서 자세히 설명하겠지만 3억 개의 허파꽈리와 이를 둘러싼 모세혈관 사이의 산소(O_2)와 이산화탄소(CO_2)의 교환은 수동적 확산을 통해 발생한다. 이 과정이 일반인의 신진대사 요구에 보조를 맞추려면, 특히 운동 중에는 확산을 위한 광대한 표면적(허파꽈리 및 모세혈관 수)이 필요하다.

하지만, 허파꽈리와 모세혈관 네트워크 사이에 존재하는 독특하고 밀접한 상호 관계가 없다면 이 거대한 폐 표면 영역은 거의 쓸모가 없을 것이다. **그림 1.3**은 이 구조의 주요

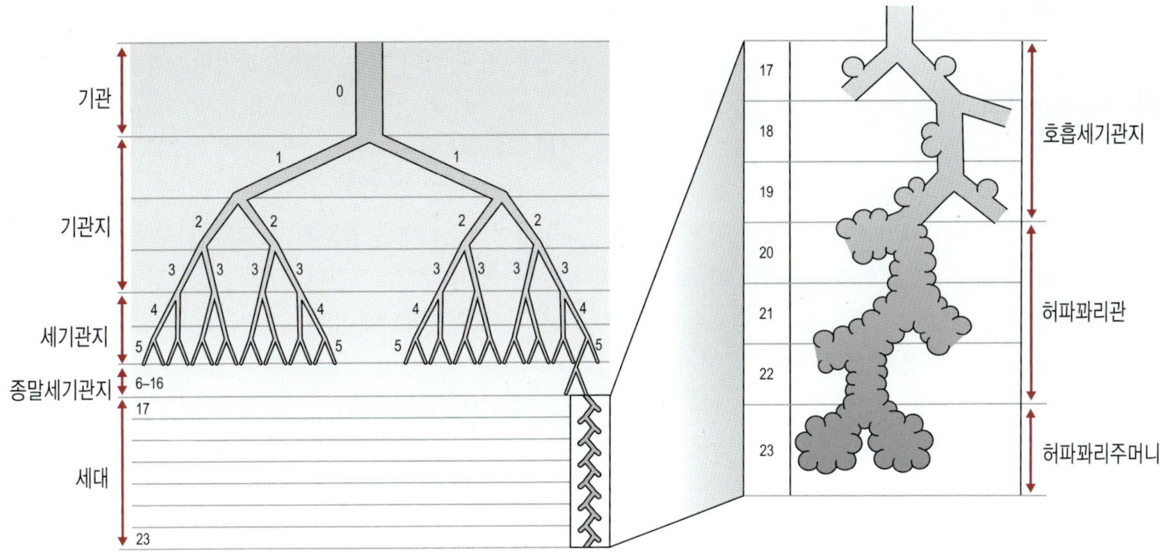

그림 1.2 폐 기도의 분기 구조를 보여주는 다이어그램.(Davies A, Moores C, 2010. The respiratory system. Churchill Livingstone, London, p.15, 그림 2.4.)

특징, 즉 모세혈관 혈액에서 허파꽈리 공기를 분리하는 최소 거리를 보여준다. 모세혈관의 한 쪽에서는 허파꽈리와 모세혈관 세포가 융합하여 매우 얇은 중격을 형성하는 반면 모세혈관의 반대쪽에서는 중격이 더 두꺼워 안정성을 제공하고 붕괴를 억제한다.

상피 접합부는 물과 용질이 혈장과 간질액 사이를 통과할 수 있을 정도로 충분히 누출되지만 삼투압이 부종을 유발할 수 있는 더 큰 분자는 허용하지 않는다. 또한 이러한 누출은 대식세포가 허파꽈리로 이동하는 것을 촉진하고 그곳에서 외부 물질들(유기물 및 무기물 모두)을 청소한다. 허파꽈리

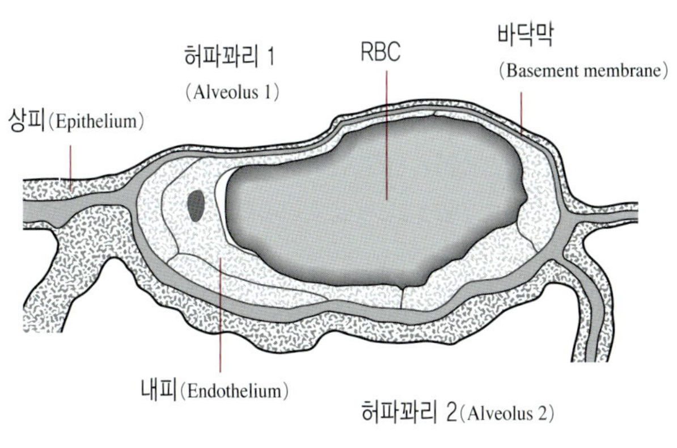

그림 1.3 허파꽈리-모세혈관 막을 보여주는 폐포의 전자현미경 단면에서 찍은 그림. RBC=적혈구. (Davies A, Moores C, 2010. The respiratory system. Churchill Livingstone, London, p.18, 그림 2.9.)

를 덮고 기도를 전도하는 것은 계면활성제를 함유한 유체층이다. 확산 및 성상적인 폐 역학에 대한 이 층의 중요성은 다음 부분에서 설명한다. 이 시점에 이러한 층에서 용해되는 것은 O_2와 CO_2가 통과해야 하는 일련의 단계 중 하나이다.

혈관(The blood vessels)

폐는 두 가지의 혈액 공급 방식을 가지고 있다. 첫 번째 방식은 오른심실에서 발생하여 산소가 제거된 혈액을 폐동맥을 통해 폐 모세혈관으로 운반하고 폐정맥을 다시 왼심방으로 운반한다. 혈관은 결합 조직 덮개에서 기도를 따라간다. 전신순환과 달리 폐세동맥에는 평활근이 거의 없다. 모세혈관은 결합하여 세정맥과 정맥을 형성하기 전에 여러 허파꽈리를 통과한다. 후자는 동맥과 동일한 분기 경로를 따르지 않고 대신 폐의 분절을 분리하는 사이막을 따라 이동한다.

폐의 두 번째 순환은 기관지 동맥인 대동맥에서 발생하며, 이는 호흡 세기관지까지 기도 벽을 관류함으로써 전도 기도의 대사 요구 사항을 충족시킨다(이후 폐포 가스 교환에 의해 O_2 요구 사항이 충족됨). 기관지 순환에서 나오는 정맥 유출물의 약 1/4에서 1/3은 기관지 정맥으로 배출되고 거기서부터 오른심방으로 배출된다. 나머지는 기관지-폐동맥 문합을 통해 폐정맥으로 직접 배출되어 산소가 제거된 혈액이 폐정맥으로 보내지는 것을 막는다. 이러한 단락(shunt)은 산소에 대한 허파꽈리와 동맥의 압력 차이가 존재하기 때문이

다(아래 '가스 교환, 확산' 부분 참고).

림프관(The lymphatics)

림프는 세포외 및 혈관외 공간에서 발견되는 투명한 단백질 함유 액체이다. 폐의 림프계가 없다면 폐에 림프가 축적되어 폐부종과 폐포 범람으로 이어질 것이다. 이 시스템은 또한 폐의 면역 방어에 중요한 역할을 한다. 림프는 오른쪽 가슴림프관(thoracic duct)을 통해 심혈관계로 돌아간다.

신경(The nerves)

호흡계는 몸신경 및 자율 신경의 지배를 받는다. 몸신경계는 호흡 펌프 근육의 운동 조절을 제공하는 반면, 자율신경계는 운동(날신경성) 신경과 감각(들신경성) 신경을 모두 폐에 제공한다. 호흡 근육의 몸신경 분포에 대한 정보는 '근육'(아래)을 참고하길 바란다.

기도의 신경분포

폐는 자율 신경에 의해서만 지배되며 기도 평활근의 자발적인 조절은 없다. 유사하게, 기도 평활근에 대한 교감신경 조절도 없다; 해부학적으로 교감신경 공급이 존재하지만 기도 평활근 제어와 기능적으로 관련이 없는 것으로 보인다. 교감신경성 기관지 확장의 유일한 원인은 기도 평활근 β_2-수용체에 작용하는 부신에서 분비되어 순환하는 에피네프린(아드레날린)이다. 대조적으로, 기도 평활근에 대한 부교감신경 공급은 매우 중요하다. 또한 그것은 점액선과 혈관을 자극한다. 이러한 부교감신경 콜린성 섬유에서 아세틸콜린의 방출은 평활근 수축을 자극하여 기관지 수축 또는 기관지 경련을 유발한다. 시스템 내에 지속적인 바닥 긴장도가 있어 소량의 기저 기관지 수축을 생성한다. 이것은 아드레날린을 순환시킴으로써 제거될 수 있으며, 건강한 사람들에게 운동 후 짧은 시간 동안 기도 직경이 증가하는 이유이다.

분비 세포는 점액성 당단백질의 생성을 증가시켜 부교감 자극에 반응하여 분비물을 두껍게 하는 반면, 교감신경 자극은 분비물을 더 묽게 만든다.

혈관의 신경분포

폐의 혈관은 자율신경계의 양쪽 분지에서 신경지배를 받는다. 기도 평활근과 대조적으로, 가장 중요한 기능적 연결은 혈관 수축을 유도하는 교감신경 가지이다. 그러나 이 활성화는 제한된 범위의 상황(예: '투쟁 또는 도피' 및 심한 운동)과 관련이 있는 것으로 보인다.

들신경성(Afferents)

폐에서 발생하는 대부분의 감각적 들신경들은 부교감신경이다. 폐에는 풍부하고 다양한 수용체 세트가 있으며, '호흡 제어, 호흡 조절기에 대한 들신경성 입력'(아래) 부분에 자세히 설명되어 있다.

근육(The muscles)

이 단원에서는 호흡과 관련된 근육의 해부학 및 생리학에 대해 설명한다. 여기에는 호흡 펌프 근육뿐만 아니라 기도를 개방시키는 위기도의 근육과 자세 유지 및 골반과 척추의 안정화에 관여하는 체간 근육이 포함된다. 전체 몸통 근육계가 호흡 및 비호흡 역할을 모두 가지고 있다는 인식은 이 '멀티태스킹'이 호흡근 기능 장애가 있는 환자의 기능적 능력에 심오한 영향을 미치기 때문에 이해해야 할 중요한 개념이다. 이 부분에서는 호흡 근육이 운동 중에 어떻게 기능하고 상호작용하는지에 대한 개요를 제공한다. 또한 폐 용적 및 기류 속도와 같은 요인에 의해 기능이 어떻게 제한될 수 있는지 고려할 것이다. 이 지식은 호흡 및 기타 체간 근육의 훈련에 대한 기능적 접근에 대한 이론적 근거를 확립하는 데 도움이 될 것이다.

호흡 펌프 근육

호흡 펌프 근육은 폐 주위에 반경직성(semi-rigid) 형태로 이루어진 복잡한 배열이다. 기본적으로 갈비뼈우리에 부착된 모든 근육은 호흡 동작을 생성할 가능성이 있지만 주요 근육은 **그림 1.4**에 나와 있다. 가슴공간을 확장하는 근육은 들숨 근육으로 흡입을 유도하는 반면, 가슴공간을 압박하는 근육은 날숨과 배출을 유발한다. 이 근육은 다른 모든 골격근과 정확히 동일한 기본 구조를 가지고 있으며 함께 협력하여 가슴공간을 확장하거나 압축한다. 가슴우리의 구조는 '호흡계의 전체 구조'(아래) 부분에 설명되어 있다.

들숨 근육

들숨의 주요 근육은 가슴공간과 배공간을 분리하는 돔형 근육판인 가로막이다. 가로막은 아래쪽 갈비뼈와 허리뼈에 연결된다. 가로막이 수축하면 돔이 평평해지고 피스톤처럼 복강으로 아래로 이동한다(주사기 통 생각하기). 이 움직임

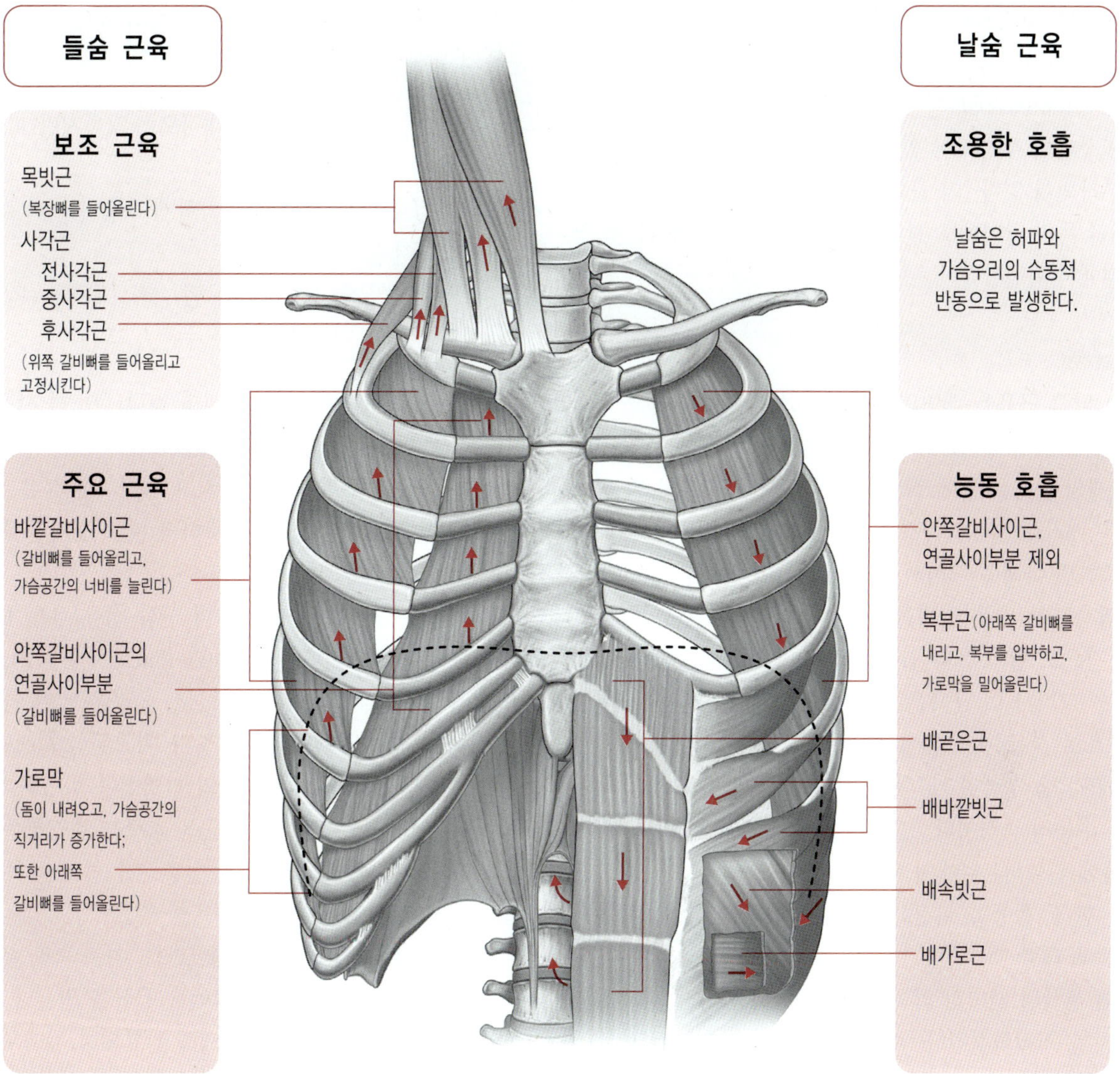

그림 1.4 호흡 펌프 근육.

은 가슴공간의 용적을 증가시켜 가슴공간의 움식임 정도와 수축력에 비례하는 음압을 생성한다. 가로막 수축은 또한 아래쪽 갈비뼈가 위로 앞으로 움직이도록 유도하여 가슴 용적의 부피도 증가시킨다.

가로막의 중심널힘줄(돔의 꼭대기에 있음)이 지지대 역할을 하는 간과 위를 아래로 밀기 때문에 갈비뼈는 바깥쪽으로 움직인다. 이것은 갈비뼈 가장자리에 연결된 가로막의 끝을 들어올려 위쪽과 바깥쪽으로 밀어내는 효과가 있다. 가로막이 복부 구획인 아래쪽으로 이동하면 복부 내압도 상승하고 척추안정화에 참여하는 복부근을 보조한다. 가로막의 수축은 목뼈 3~5번에서 시작되는 단일 신경인 가로막 신경에 의해 조절된다.

가슴우리의 근육은 인접한 갈비뼈 사이의 공간에 위치하기 때문에 갈비사이근으로 알려져 있다. 각 공간에는 들숨근섬유층과 날숨근섬유층이 있다. 들숨 갈비사이근은 바깥층을 형성하고, 아래쪽과 앞쪽으로 기울어져 있다; 수축하면 양동이 손잡이를 올리는 것과 비슷하게 갈비뼈가 위쪽과 바깥쪽으로 움직이게 된다. 이러한 근육의 수축은 또한 가슴우리를 안정화시켜 가슴우리를 더욱 단단하게 만들고 굽힘 운동을 일으키는 역할도 한다. 가슴우리가 단단해지면 가로막 움직임으로 인해 발생하는 음압의 영향으로 약간 붕괴되는 현상에 대항할 수 있다. 이 활동이 없으면 가슴우리가 왜곡되고 가로막 동작이 기계적으로 덜 효율적이어서 에너지가 낭비된다. 갈비사이근의 수축은 들어올리기, 밀기, 당기기 동작 중에 가슴우리를 단단하게 만들어 갈비사이근이 이러한 동작에 중요한 역할을 하도록 한다. 갈비사이근의 수축을 조절하는 신경은 등뼈(1번부터 11번)에 이는곳이 있다.

목 부위에는 들숨 작용하는 근육들이 있다. 목갈비근과 목빗근(sternomastoid)은 복장뼈의 위쪽, 위쪽 두 개의 갈비뼈와 빗장뼈에 부착되어 있고, 다른 쪽 끝은 목뼈와 꼭지돌기에 부착되어 있다. 이 근육이 수축할 때 가슴 위쪽을 들어 올리지만 목의 굽힘에도 관여한다. 이 근육을 조절하는 신경은 목뼈에서 기원한다.

날숨 근육

주요 날숨 근육은 배벽의 근육 코르셋을 형성하는 근육이다. 이들 중 가장 잘 알려지고 눈에 띄는 것은 배곧은근이다. 다른 3개의 근육은 눈에 잘 띄지 않지만 기능적으로 더 중요한 것은 배가로근과 안쪽경사근과 바깥경사근이다. 이 근육이 수축하면 아래쪽 갈비뼈 가장자리를 아래로 당기고 배 구획을 압축하여 내부 압력을 높인다. 압력 증가는 가로막을 가슴공간으로 밀어 올려 압력과 날숨 증가를 유도하는 경향이 있다. 그러나 이 근육은 운동이나 강제 호흡 동작 중에만 호흡근으로 작용한다. 휴식 시 날숨은 (저장된 탄성 에너지로 인해) 들숨이 끝날 때 폐와 갈비뼈우리의 반동에 의해 발생하는 수동적 과정이다.

호흡에 관여하는 4개의 배근육도 자세 근육으로서 중요한 기능을 한다. 몸통을 회전하고 구부리고, 기침할 때, 말하거나(또는 노래할 때) 관악기를 연주할 때이다. 배근육의 수축에 의해 생성된 배벽의 압축 및 경직은 들숨 시작 시 가로막의 위치를 최적화시킨다. 이것은 또한 척추 안정성과 자세 조절을 향상시킨다.

갈비뼈우리는 날숨 작용을 하는 근육도 포함한다. 이들은 뒤쪽으로 기울어지는 안쪽갈비사이근이다. 수축으로 인해 양동이 손잡이를 내리는 것과 유사하게 갈비뼈가 안쪽으로 아래로 움직인다. 안쪽 및 바깥쪽 갈비사이근 모두 몸통의 굽힘 및 회전에 관여한다.

기타 호흡근

이론적으로 가슴우리에 붙은 근육은 모두 호흡근으로 기능할 가능성이 있다. 그러나 그 근육들은 척추 손상 후 또는 심각한 호흡 곤란과 같은 극한 상황에서만 그렇게 작용한다.

호흡 펌프 근육의 기능적 특성

주어진 근육의 기능적 특성은 포함된 근육 섬유의 유형에 따라 결정된다. 인간의 근육에는 세 가지 주요 유형의 섬유가 있으며 대부분의 근육에는 다양한 비율로 이러한 섬유가 혼합되어 있다. 이 세 가지 섬유 유형의 상대적인 비율은 각 근육의 특성을 결정한다.

- *유형 I:* 수축이 느리고 상대적으로 약하지만 피로에 매우 강함
- *유형 IIA:* 적당히 빠르고 강하게 수축하며 피로에 대한 저항력이 높음.
- *유형 IIX(유형 IIB라고도 함):* 빠르고 매우 강하지만 피로에 대한 저항력은 보통 수준.

유형 I 및 IIA 섬유는 높은 산화 능력(산소를 사용하여 에너지를 방출하는 능력)과 높은 밀도에서 중간 정도의 혈액 모세관 밀도(산소 전달)를 가지고 있다. 이 섬유는 산화성 섬유라고도 알려져 있으며 피로하지 않고 장기간 활동을 유지할 수 있다.

가로막과 들숨 갈비사이근 내 산화 섬유(유형 I 및 유형 IIA)의 비율이 약 80%인 반면(Gollnick 등, 1972), 날숨 갈비사이근은 거의 100%라는 사실은 놀라운 일이 아니다. 이는 팔다리 근육의 약 35~45%와 비교된다(Gollnick 등, 1972). 배근육의 섬유는 역할의 다양성을 반영하여 구성이 훨씬 더 다양한 경향이 있다. 근육 피로를 결정하는 또 다른 중요한 요소는 혈액 공급이다. 불충분한 혈류(허혈)는 산소 전달을 제한할 뿐만 아니라 피로를 촉진할 수 있는 기질 전달 및 대사 부산물의 제거도 제한한다. 가로막과 갈비뼈우리 근육은 수많은 동맥을 통해 혈액을 공급을 받는다. 예를 들어, 가로막은 세 개의 동맥에 의해 관류되며 동맥 사이의 부수적인 혈류 공급원을 제공하는 문합에 의해서도 관류된다. 가로막은 또한 매우 밀도가 높은 모세혈관 네트워크와 팔다리 근육을 초과하는 혈류량을 증가시키는 능력을 가지고 있다(Polla 등, 2004). 가로막은 팔다리 근육의 혈류를 막는 수축력으로 관류를 유지시킨다. 이러한 이점은 수축하는 동안 가슴공간 내 음압을 만드는 얇은 근육으로 만들어진 천(판)이라는 사실에서 비롯된다. 이 압력 기울기는 혈류를 유지한다(Buchler 등, 1985). 이 풍부하고 지속적인 동맥 공급은 허혈로부터 가로막 섬유를 보호하여(Hussain, 1996) 피로에 대한 저항력을 제공한다고 제안되었다.

과거에는 호흡 펌프 근육의 피로 저항성이 높은 특성이 운동 제한에 기여할 수 있다고 하였다. 생리학자들은 호흡 펌프 근육, 특히 가로막이 지속적인 활동을 통해 잘 발달되어 피로에 대한 면역이 된다고 하였다. 1990년대가 되어서야 건강한 젊은 운동선수의 운동으로 인한 가로막 피로가 측정되면서 이러한 가정이 마침내 깨졌다(3장 '운동 제한 시

호흡근 관여, 건강한 사람들' 부분 참고).

상기도 근육

첫 번째 질문은 왜 상기도 근육이 호흡과 관련이 있냐는 것이다. 간단한 말하면 이것이 없으면 상기도 저항을 견딜 수 없다는 것이다. 정상적인 휴식 시 호흡 동안 성대는 후두 성문 개구부를 넓히기 위해 들숨 중에 벌어져서 후두를 통해 공기가 막히지 않도록 하여 공기흐름을 유지시킨다(Brancatisano 등, 1984). 이것은 뒤반지모뿔근(PCA)의 반사 활성화를 통해 나타난다. 이 활동이 없으면 성대가 후두 개구부가 가로질러 무너져 상부 기도 흐름에 대한 저항이 증가하고 호흡 노력과 호흡 곤란이 증가한다. PCA 근육의 수축 강도는 증가된 수준의 호흡 가동 및 가슴공간 내 음압과 관련된 요인에 비례하는 것으로 나타났다(Suzuki & Kirchner, 1969). 격렬한 호흡 동안 PCA의 작용은 반지방패근(CT)의 수축에 의해 보완되며, 이는 성대를 긴장시켜 후두의 전후방 크기를 증가시킨다(Hoh, 2005). 성대의 능동적 폐쇄(모음)는 외측 윤상피열근(LCA), 방패모뿔근(TA) 및 피열간근(IA)에 의해 나타나지만, PCA만 휴식 호흡에 관여한다. 그러나 일회호흡량 호흡 동안 폐쇄의 대부분은 모음근의 활성화보다는 PCA의 이완에 의해 발생한다(Murakami & Kirchner, 1972). 기도의 후두 부분 영역의 일시적이고 반사적인 조정은 기도가 좁아지면 날숨 동안 중요한 제동 효과가 제공되기 때문에 호흡 빈도, 의무 주기 및 날숨말 폐용적을 제어하는 데 중요한 역할을 한다. 능동적 모음은 발성, 기침 및 긴장과 같은 활동과 관련이 있다.

인간 후두 근육의 섬유 유형은 팔다리 근육만큼 광범위하게 연구되지 않았지만 성대 벌림근(PCA 및 CT)과 관련하여 많은 연구가 이루어졌다. PCA 및 CT는 각각 약 66% 및 45% 유형 I 섬유를 포함한다. 이 근육의 유형 II 섬유는 IIA 및 IIX로 제한되지만 후자는 그 수가 매우 적다. 팔다리 근육과 마찬가지로 PCA와 CT에는 IIB 섬유가 포함되어 있지 않은 것으로 보인다(Hoh, 2005). 빠른 IIX 섬유의 비율은 모음근(TA 및 LCA)에서 더 큰 것으로 보이며, 아마도 더 높은 단축 속도를 제공할 것이다. 이것은 기도를 보호하는 역할에서 기능적으로 중요할 수 있다(Li 등, 2004).

발성에 관한 역할 때문에 LCA는 피로도와 관련하여 연구되었다. 근육 내 EMG의 변화를 통해 장기간의 큰 발성 운동이 근육 피로를 증가시킨다는 사실을 알수 있게됐다(Boucher 등, 2006). 따라서 유사한 모음 조건(예: 격렬한 호흡)에서 PCA 및 CT는 피로에 유사하게 민감할 수 있다고 제안하는 것이 합리적이다. 이것은 3장('운동 제한에 대한 호흡근 관여' 부분)에서 운동 못견딤과 관련하여 논의된다.

호흡계의 전체 구조
(Gross structure of the respiratory system)

호흡계는 갈비뼈우리, 척추, 복장뼈 및 가로막에 의해 형성된 가슴공간 내에 위치한다. 가슴 안에는 세 개의 추가적인 공간이 있다: 왼쪽과 오른쪽 가슴막안 공간과 가슴세로칸(**그림 1.5**).

호흡근에 의해 생성된 배열과 움직임은 위에 설명되어 있다('근육'). 근육 활동으로 움직이는 뼈대 구조는 복잡하다. 갈비뼈우리 구조는 갈비뼈의 척추 관절이 복장뼈 부착물보다 높게 위치한다. 결과적으로 갈비뼈는 앞쪽 아래쪽으로 기울어진다(**그림 1.6**).

12개의 갈비뼈는 모두 척추뼈와 연결되어 있지만 처음 6개만 개별적으로 복장뼈에 연결된다. 갈비뼈 7~10은 공통 연골을 통해 아래쪽 복장뼈과 관절을 이루는 반면, 갈비뼈 11과 12는 앞쪽 연결부가 없다('뜬 갈비뼈'). 대부분의 갈비

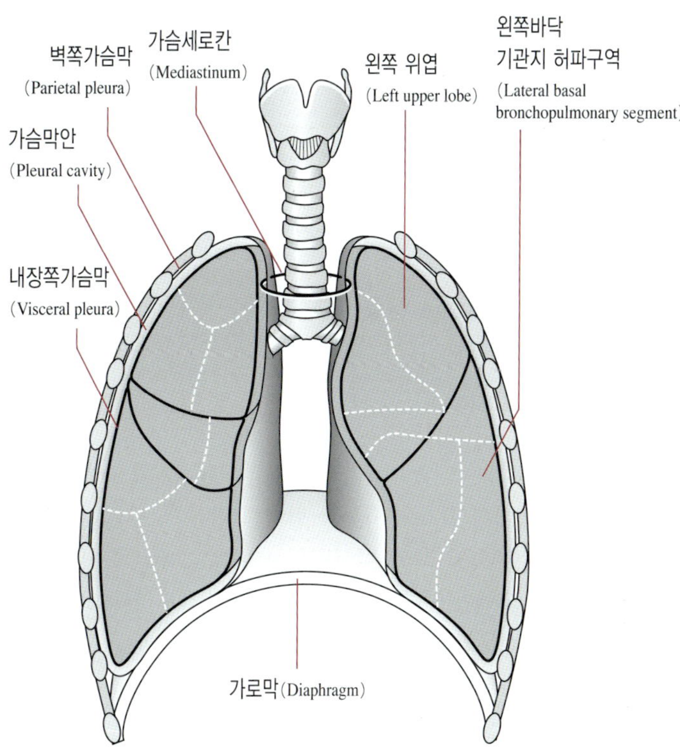

그림 1.5 폐의 전체 해부학.(Davies A, Moores C, 2010. The respiratory system. Churchill Livingstone, London, p. 21, 그림 2.12.)

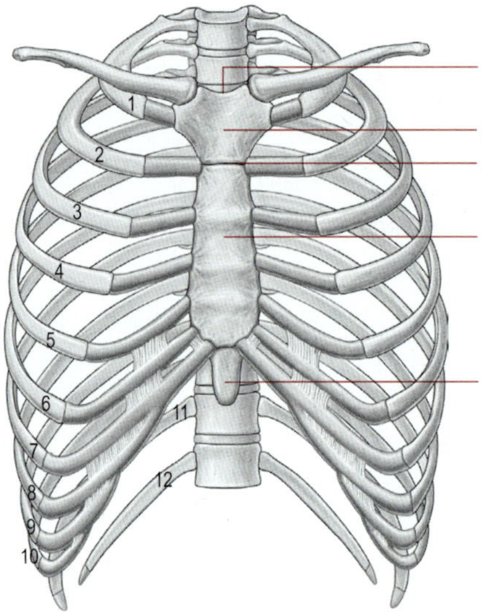

그림 1.6 가슴뼈우리.

뼈 머리는 인접한 두 척추뼈의 몸체와 관절을 이루고 있으며, 갈비뼈의 결절은 이 척추뼈 중 하나의 가로돌기와 관절을 이루고 있다. 신경과 혈관은 갈비뼈고랑(costal groove)이라고 불리는 갈비뼈 밑면의 통로에서 움직인다(**그림 1.7**).

복장뼈는 복장뼈자루, 몸통 및 칼돌기(xiphisternum)의 세 부분으로 구성된다. 복장뼈자루와 복장뼈 몸통 사이의 접합부(복장뼈각)는 기관지(기관분기부)와 두 번째 갈비뼈의 분절 수준을 표시하기 때문에 유용한 해부학적 지표가 된다.

호흡이 일어나는 과정은 '근육'과 '호흡의 역학' 부분에 설명되어 있다.

가스교환(GAS EXCHANGE)

확산(Diffusion)

가스 교환은 허파꽈리와 모세혈관 막을 통해 가스를 전달하는 과정이며 가스의 확산과 혈액의 관류가 모두 필요하다. 확산은 수동적인 과정이며, 이러한 이유로 폐는 육상 포유류에서 볼 수 있는 구조로 진화했다. 폐의 수동 확산 시스템의 주요 특징은 다음과 같다.

- 적절한 확산 기울기
- 공기와 혈액이 접촉하는 넓은 표면적
- 공기와 혈액 사이의 짧은 확산 거리.

질병이 어떻게 이 세 가지 요인 모두에 영향을 미칠 수 있는지, 때로는 동시에 어떻게 확산 용량 감소로 이어지는지 쉽게 알 수 있다. 확산 기울기는 기체의 분압 차이(P)에 의해 제공된다. 가스의 분압은 가스가 기여하는 전체 기압의 비율이다. 예를 들어, 산소(O_2)는 대기의 21%를 차지한다. 기압이 760mmHg ('표준' 대기압)인 경우 산소 분압(PO_2)은 760mmHg의 20.93%, 즉 159mmHg 이다. 공기가 허파꽈리에 들어가면 따뜻해지고 가습되며 수증기가 47mmHg 압력에 기여한다. 전체 기압은 변할 수 없기 때문에 다른 모든 기체의 분압은 추가된 물의 양에 비례하여 감소한다. PO_2의 경우 149mmHg로 감소한다.

$$PO_2 = (760-47) \times 0.2093 = 149$$

그러나 허파꽈리 내 산소 분압(P_AO_2)은 들이마신 호흡이 이전 호흡이 끝날 때 폐에 남아 있던 공기에 의해 희석되기 때문에(end-expiratory lung volume, EELV) 149mmHg는 아니다. 희석 정도는 EELV 및 일회 호흡량(V_T)을 포함한 여러 요인에 따라 달라진다. 일반적으로 P_AO_2는 약 104mmHg 이며 확산 기울기는 약 65mmHg 이다. 따라서 V_T는 허파꽈리로 전달되는 가스 흐름(폐 공간 대 V_T 비율, 아래의 '폐 부피 및 용량' 참고)과 EELV(들숨 시 허파꽈리 기울기)에 의해 들이쉰 PO_2(P_IO_2)가 희석되는 정도에 모두 영향을 미친다. 이러한 오래된 가스와 새 가스의 혼합은 허파꽈리(P_ACO_2)에서 CO_2(PCO_2)의 분압을 높이는 효과가 있기 때문에 CO_2의 확산 기울기와 교환에도 영향을 미친다. 따라서 호흡 패턴의 변화가 가스 교환을 위한 작동 압력에 어떻게 영향을 미쳐 저산소혈증과 고칼슘혈증을 일으키는지 쉽게 알 수 있다.

정상적인 조건에서 허파꽈리와 모세혈관 막을 가로지르는 산소의 이동은 매우 효율적이어서 폐를 떠나는 동맥혈의 PO_2(P_aO_2)는 P_AO_2에 매우 가깝다. 이것은 a-A 기울기로 알려져 있으며, 이 기울기의 증가는 확산 과정에 좋지 않다는 신호이다. 확산 표면적과 확산 거리 모두 a-A 기울기와 혈액이 허파꽈리 모세혈관을 통과하는 속도에 영향을 미칠 수 있다. CO_2의 확산 기울기가 O_2보다 훨씬 작음에도 불구하고 (65mmHg에 비해 약 5mmHg) 폐동맥과 허파꽈리 PCO_2의 평형은 정상적으로 이루어진다. 이는 CO_2의 용해도 계수가 O_2의 23배이기 때문에 가능하다.

용해도가 확산 효율에 영향을 미치는 이유는 막을 통과하는 기체의 이동 속도를 설명하는 Fick의 법칙으로 설명된다.

$$\text{확산 속도} = \frac{A \times S\ (\Delta C)}{t\sqrt{MW}}$$

여기서 A는 확산 영역, S는 가스의 용해도 계수, ΔC는 가스(허파꽈리에서 폐동맥까지)에 대한 농도 기울기, t는 막 두께(허파꽈리+모세혈관), MW는 가스 분자의 분자량(물리적 크기)이다. CO_2는 O_2보다 용해도가 23배 높지만 MW가 더 커서 실제 확산 속도가 20배 더 크다. 그러나 폐포와 정맥혈 사이의 평형은 O_2에 비해 ΔC가 낮고 혈액에서 CO_2가 더 느리게 방출되기 때문에 CO_2와 O_2 모두에 대해 거의 동시에 발생한다. 중요한 것은 Fick 방정식의 A는 폐 표면적이 아니라 환기와 관류가 모두 있는, 즉 공기와 혈액이 만나는 표면적이다. 이후 부분에서 설명하겠지만 많은 요인이 환기와 관류의 분포에 영향을 미쳐 환기/관류($\dot{V}/\dot{Q}$) 불균형, A 감소 및 확산 장애로 이어질 수 있다.

임상적으로 질병은 확산 영역, 농도 기울기 및 확산 거리(t)에 영향을 줄 수 있다. 확산의 문제는 먼저 저산소혈증

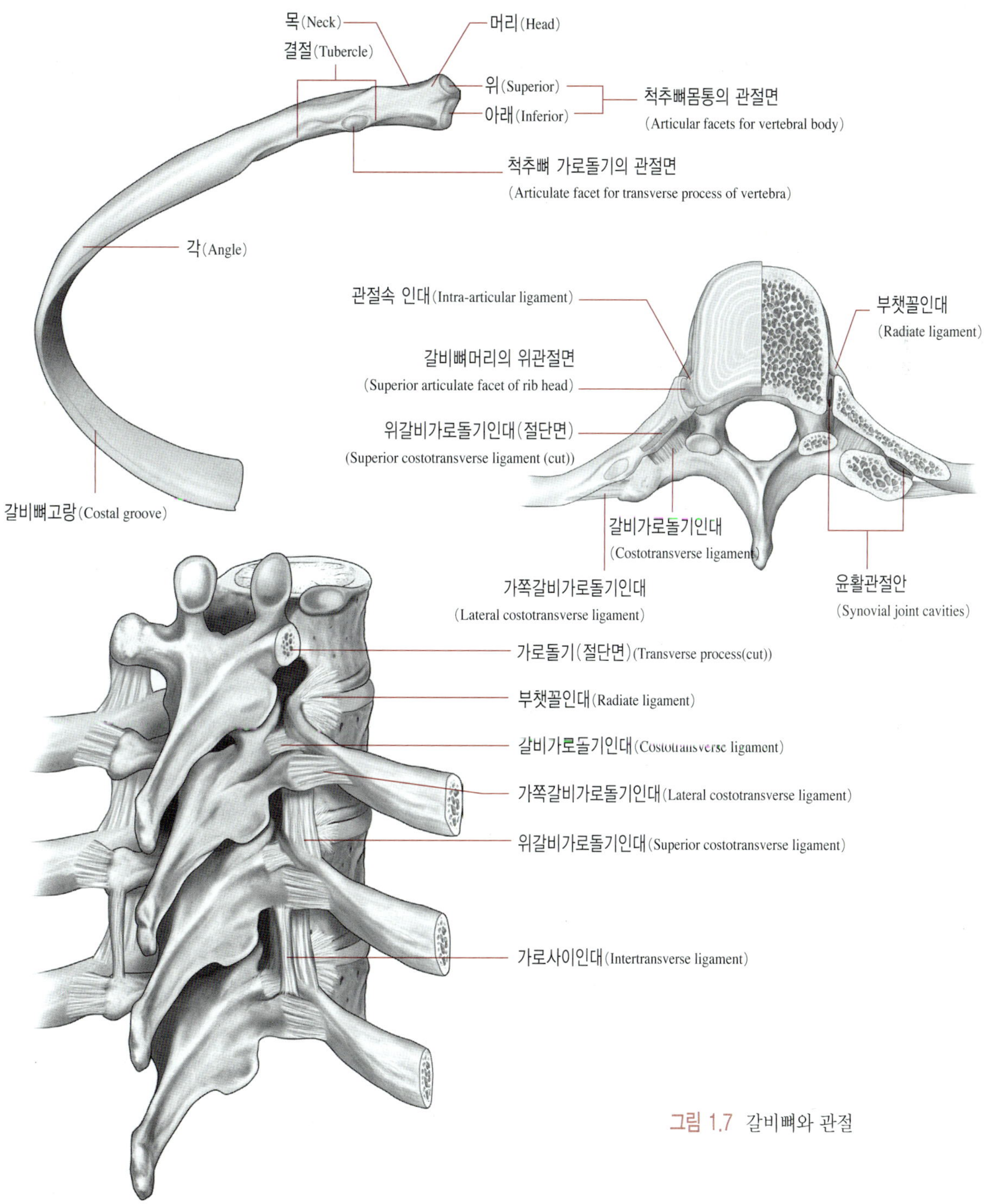

그림 1.7 갈비뼈와 관절

으로 나타난다. 왜냐하면 O_2는 질병에 의해 확산 능력의 한계에 더 가까워질 수 있기 때문이다. 대조적으로, 고탄산혈증은 일반적으로 허파꽈리 환기 부족의 징후이다.

허파꽈리와 혈액 사이의 가스 교환 효율, 즉 허파꽈리로의 혈액 공급 특성, 특히 O_2와 CO_2의 확산 및 결합/방출에 사용할 수 있는 시간에 영향을 미치는 마지막 요소가 있다. **그림 1.8**은 혈액이 폐를 통과할 때 폐 혈액 가스의 변화를 도표로 나타낸 것이다. 휴식 상태에서 혈액은 폐의 허파꽈리 영역과 접촉하는 데 약 0.75초를 소비하며, 이 시간 동안 많은 허파꽈리를 통과한다.

그림 1.8에서 두 가스의 평형은 모세혈관을 통과하는 과정 초기에 발생하며, 0.25초 이내에 더 이상 기울기가 없고 교환이 완료되기 때문에 확산이 중단됨을 알 수 있다. 가스 교환을 증가시키는 유일한 방법은 혈액 처리량을 증가시키는 것이다. 이 시나리오에서 가스 교환은 관류가 제한된다. 많은 사람들은 바다 위의 건강한 사람들이 운동 중에 더 많이 호흡해도 폐에서 나가는 산소의 양이 개선되지 않는다는 사실을 이해하기 어렵다고 생각한다. 왜냐하면 이미 '더할 나위 없이 좋은' 상태이기 때문이다. 그러나 다음과 같은 매우 특정한 조건에서 건강한 사람에게 확산 제한이 발생할 수 있다: (1) 높은 고도에 노출(확산 기울기 감소), (2) 최대 운동 중, (a) 심박출량이 너무 높아 혈액이 완전한 평형을 이루기 전에 폐 모세혈관을 통과할 수 있는 경우, (b) 심박출량이 너무 높아서 적절한 허파꽈리 환기를 제공하는 호흡 펌프의 능력을 초과하는 경우, (c) $\dot{V}/\dot{Q}$ 불균형이 허파꽈리와 모세혈관을 압박하는 급성 폐부종의 기계적 효과로 인해 발생한 경우, (d) 급성 폐부종에 의해 확산 거리가 증가한 경우. 해수면에서 잘 훈련된 건강한 개인의 운동 유발 동맥 저산소혈증은 상대적으로 드물며 추정 기여자의 구체적인 기여는 불완전하게 이해되고 있다(Guenette & Sheel, 2007).

건강한 사람에서 확산 제한이 드문 것과는 대조적으로, 질병의 영향을 받은 개인은 확산이 제한되는 구조적 손상 및 기능적 변화가 나타날 수 있다. 예를 들어:

- 폐 조직 파괴 및/또는 폐 용적 손실로 인한 확산 영역 손실
- 기계적 제약 및 호흡 패턴 이상으로 인한 허파꽈리 저환기
- 방해받은 폐 역학 및 호흡 패턴 이상으로 인한 $\dot{V}/\dot{Q}$ 불균형
- 섬유화 및 부종으로 인한 확산 거리 증가.

건강한 사람에서 확산 제한이 드문 것과는 대조적으로, 질병의 영향을 받은 개인은 확산이 제한되는 구조적 손상 및

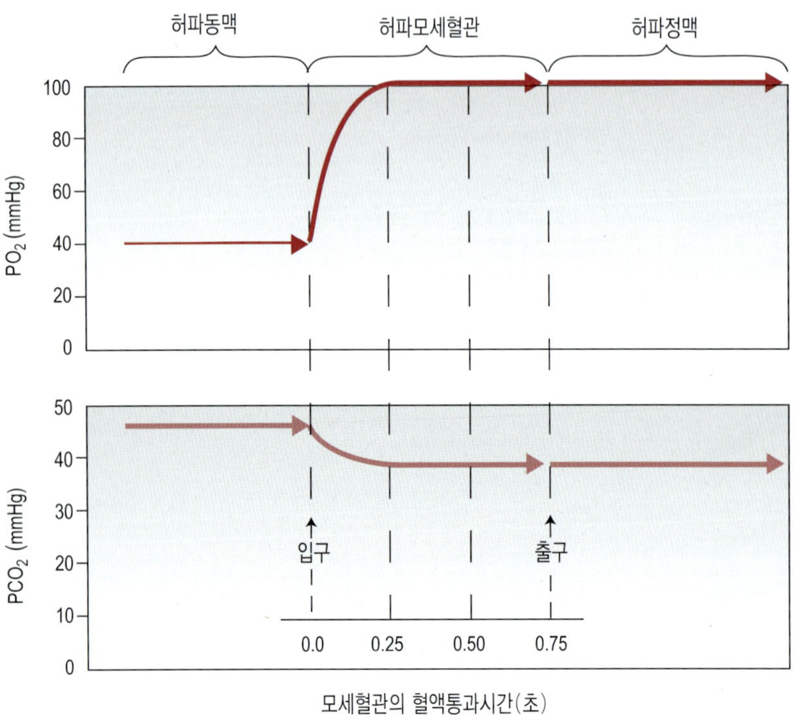

그림 1.8 휴식 상태에서 혈액이 허파꽈리 모세혈관을 통과할 때 O_2와 CO_2의 평형 시간. (Hicks GH, 2000. Cardiopulmonary anatomy and physiology. WB Saunders, Philadelphia, p. 365, 그림 12-17.)

기능적 변화가 나타날 수 있다. 예를 들어:

- 폐 조직 파괴 및/또는 폐 용적 손실로 인한 확산 영역 손실
- 기계적 제약 및 호흡 패턴 이상으로 인한 허파꽈리 저하
- 방해받은 폐 역학 및 호흡 패턴 이상으로 인한 $\dot{V}/\dot{Q}$ 불균형
- 섬유화 및 부종으로 인한 확산 거리 증가.

관류(Perfusion)

이전 부분에서 확산에 영향을 미치는 몇 가지 관류 관련 요인(예: 확산 영역)에 대해 다루었다. 관류는 가스 교환 과정에서 매우 중요한 부분이므로 가스 교환과 관련하여 특별히 고려할 가치가 있다. 결국 정상적인 조건에서 가스 교환으로 관류가 제한된다.

폐 혈관 구조는 심장 혈관계의 분리된 낮은 압력 분지를 통해 공급된다. 탈산소화 혈액은 심장의 오른쪽과 폐동맥을 통해 폐로 되돌아간다. 후자는 폐 내의 거대한 모세혈관 네트워크에 분포된 탈산소화 혈액을 운반하는 신체의 유일한 동맥이다(**그림 1.9**).

그림 1.9의 다이어그램은 순환의 양쪽 분지를 통한 혈액의 흐름을 설명할 뿐만 아니라 각 부분 내에 존재하는 압력도 설명한다. 폐동맥의 수축기/이완기 압력은 대동맥의 120/80 mmHg에 비해 약 24/9 mmHg에 불과하다. 폐 회로는 확산 거리를 최소화하는 모세혈관 네트워크의 얇고 섬세한 벽으로 인해 압력이 낮다. 폐동맥압이 약간만 증가해도 체액 누출과 폐부종이 발생한다. 폐순환은 실제로 전체 심박출량을 받기 때문에 내부의 압력이 낮다는 사실은 저항이 낮다는 것을 의미한다. 저항이 낮은 이유는 모세혈관 네트워크가 광범위하기 때문이다. 위에서 설명한 것처럼 모세혈관 네트워크는 허파꽈리를 감싸고 있는 혈액 천(판)으로 생각할 수 있다.

가스 교환이 이루어지면 혈액은 전신 순환계를 통해 분배되기 위해 심장의 왼쪽으로 돌아간다. 이러한 방식으로 단일 펌프로 작동되는 순환 기능의 두 부분이 순차적으로 작동한

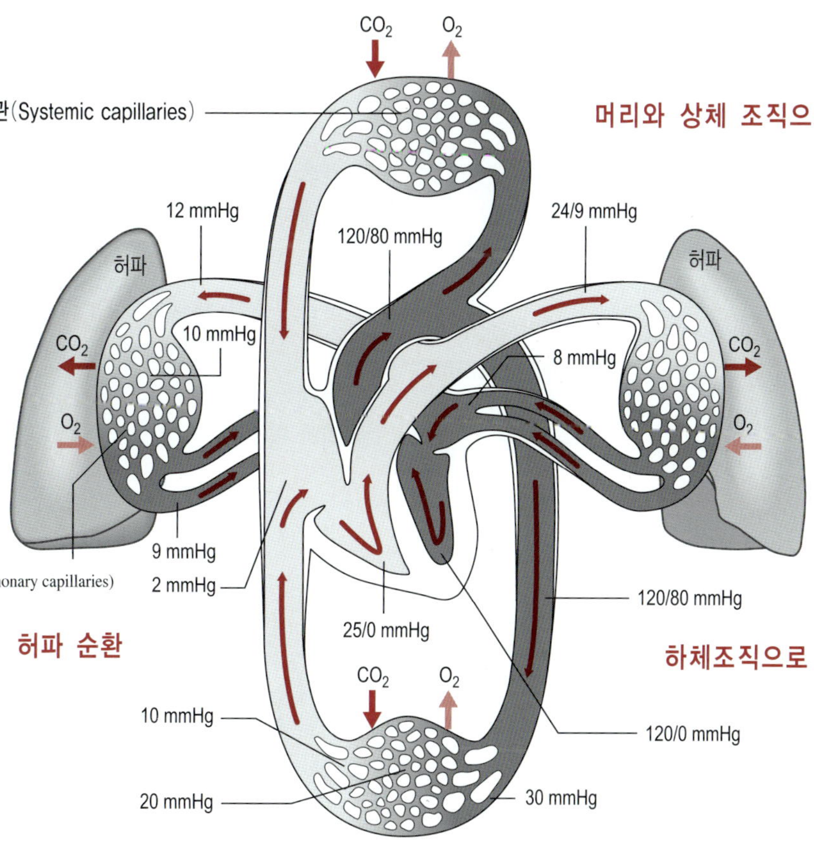

그림 1.9 폐 및 전신 순환과 압력을 묘사한 그림. (Thibodeau GA, Patton KT, 1995. Anatomy and physiology, 3rd edn, Mosby, St Louis.)

다. 순환의 양측 내 압력의 차이는 심장의 양측 구조에 극적인 영향을 미친다. 오른심실의 근육벽은 왼심실의 근육벽보다 훨씬 얇아서 폐순환의 낮은 저항을 반영한다.

운동 중 심박출량은 ~5 l·min^{-1}에서 ~25 l·min^{-1}로 증가할 수 있다. 이것은 전신 동맥 혈압을 약간 증가시키며 혈관층의 혈관 확장으로 인해 운동하는 근육으로의 혈류가 증가한다. 대조적으로, (동일한 심박출량을 받는) 폐순환 내의 압력은 운동 중에 거의 변하지 않는다. 벽이 얇은 폐혈관은 확장되어 폐혈관 저항(PVR)을 감소시키기 때문이다. 또한 폐순환에는 혈관이 동원된다. 휴식 상태에서 폐의 모든 혈관이 완전히 열리는 것은 아니지만(특허), 운동 중에 이러한 혈관이 동원되고 확장되어 PVR이 안정화된다.

폐 모세혈관의 개방에 강한 영향을 미치는 한 가지 요인은 혈관을 압박할 수 있는 허파꽈리압이다. 이것은 저항을 증가시켜 혈액의 재분배와 폐 내 혈류의 이질성을 초래한다. 또한 허파꽈리압(아래의 '가슴 압력' 참고)에도 영향을 미치는 중력은 폐 내의 혈류 분포에 강력한 영향을 미친다. 그 효과는 폐 꼭대기에서 바닥까지 존재하는 정수압 기울기 때문이다. 폐 바닥의 관류압은 폐동맥압에 심장과 폐 바닥 사이의 정수압 차를 더한 것과 같다.

폐 꼭대기에서의 관류압은 폐동맥압에서 심장과 폐 꼭대기 사이의 정수압 차를 뺀 것과 같다. 이것은 혈류가 우선적으로 폐의 바닥에 분배됨을 의미한다. 이후 부분('가슴 내 압력')에서 설명하는 것처럼 환기도 우선적으로 폐 바닥에 분배된다. 그러나 환기와 관류의 상대적인 분포는 불완전하다. 관류의 16배 차이와 비교하여 폐 꼭대기에서 바닥까지 약 3~4배의 환기 차이가 있다. 따라서 폐 전체에 환기 관류 비율($\dot{V}/\dot{Q}$)과 가스 교환의 기울기가 있다. 가스 교환의 이러한 변화는 또한 허파꽈리 가스 분압의 국소적 변화로 이어진다. 이러한 현상은 **그림 1.10**에 요약되어 있다.

요약하면 폐의 혈류 분포에 영향을 미치는 요인은 다음과 같다.

- 중력(허파꽈리압 및 정수압을 통해)
- 혈액량
- 심장 박출량
- 폐동맥압
- 폐동맥 저항
- 폐용적(허파꽈리 압력을 통해)
- 허파꽈리 가스 압력(폐용적과 중력의 영향을 받음).

폐순환에 미치는 영향은 세 가지가 더 있다: (1) 폐 혈관에 대한 저산소증의 직접적인 영향, (2) 체액성 물질(예: 히스타민)의 영향 및 (3) 신경 영향:

- 저산소성 폐혈관 수축(HPV)은 저산소증에 대한 독특한 반응이다. 전신 혈관에서 저산소증은 혈관 확장을 유발한다. 환기가 잘 안 되는 폐 부위를 관류하는 것은 의미가 없기 때문에 다양한 반응의 논리는 분명하다. 대조적으로, 말초에서 저산소 조직은 산소 전달의 증가를 필요로 하며 확장은 이를 달성하는 방법이다. HPV의 효과는 혈액을 환기가 잘 되는 부위로 유도하여 폐 전체의 $\dot{V}/\dot{Q}$를 개선하는 것이다. 허파꽈리 저산소증이 만성 현상인 COPD(만성폐쇄폐질환)와 같은 상태의 환자에서 HPV는 광범위한 폐혈관 수축을 초래할 수 있다. 이것은 PVR과 심장 오른쪽에 가해지는 부하를 증가시킨다. 그 결과 폐부종과 오른심부전(폐심장증)이 모두 발생할 수 있다.
- 폐 순환은 또한 폐혈관 내피 세포에 의한 산화질소(NO) 방출을 통해 혈관 확장을 유도하는 많은 내인성 물질에 의해 영향을 받는다. 이러한 물질에는 아세틸콜린,

허파부위	$\dot{V}_A$ l·min^{-1}	$\dot{Q}$ l·min^{-1}	$\dot{V}_A/\dot{Q}$ ratio	P_AO_2 mmHg	P_ACO_2 mmHg
꼭대기	0.24	0.08	3.0	130	30
중간	0.6	0.75	0.8	100	40
바닥	0.8	1.3	0.62	80	45

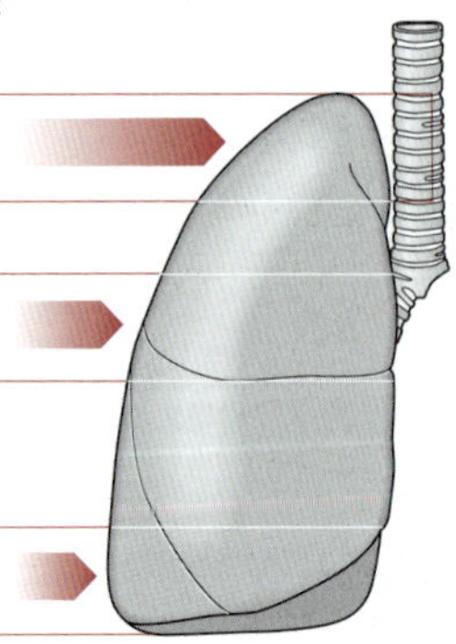

그림 1.10 폐포 환기($\dot{V}_A$) 및 관류($\dot{Q}$)의 변화 (Hicks GH, 2000. Cardiopulmonary anatomy and physiology. WB Saunders, Philadelphia, p. 352, 그림 12-9.)

브래디키닌, 트롬빈, 세로토닌, 아데노신 이인산 및 히스타민이 포함된다. 또한 스트레칭 및 혈관 벽 전단력과 같은 기계적 요인도 NO 방출 및 혈관 확장을 유발할 수 있다.

- 폐혈관구조는 자율신경계의 영향을 받는다. 교감신경 자극은 노르에피네프린(노르아드레날린)을 방출하는데, 이는 폐동맥과 세동맥의 평활근에 있는 α_1-수용체를 자극하여 혈관 수축을 유도한다. 부교감신경계는 위에서 설명한 NO 시스템을 통해 혈관 확장을 유도하는 아세틸콜린을 방출한다. 최근 연구에 따르면 근육 대사 반사 활성화로 인한 교감 흥분은 폐혈관 수축을 유발하며(Lykidis 등, 2008), 이는 가스 교환 및 운동 내성에 영향을 미친다.

산소 및 이산화탄소 수송 (OXYGEN AND CARBON DIOXIDE TRANSPORT)

호흡기계의 주요 기능은 몸으로부터 산소(O_2)의 전달 및 이산화탄소(CO_2)의 제거다. 산소는 음식에서 에너지를 방출하기 위해 필요하며, CO_2는 이 화학 과정의 부산물이다. 이전 섹션에서 배운 것처럼, O_2와 CO_2의 이동은 농도 경사에 의해 발생 되는 수동확산의 과정을 통해서 발생한다. O_2는 허파꽈리에서 세포로 농도가 낮은 경사로 이동하며, 반대로 CO_2는 세포에서 허파꽈리로 낮은 경사로 이동한다. 가스는 이 과정을 극도로 효율적으로 만들기 위해 진화된 특수 세포를 포함하는, 혈액이라는 매개체를 통해 폐와 조직 사이에서 운반된다. 적혈구는 O_2와 CO_2 모두를 운반하는 데 중요한 역할을 하지만, 가스가 혈액의 나른 중요한 구성 요소인, 즉, 혈장에 잠깐 용해되기 전에는 그렇지 않다. 단순 용액에서 O_2를 운반하는 혈장의 능력은 극히 제한적이지만(3 $m \cdot l^{-1}$), 진화는 헤모글로빈(Hb)의 형태로 이 제한에 대한 답을 제공했다. 이 Hb는 RBC 내에 포함되어 있으며, 이것이 없으면 다세포 동물이 벌레와 같은 세포 집합체 이상으로 진화할 수 없다. Hb는 또한 CO_2 수송에서도 역할을 하지만, CO_2가 수송되는 여러 방법 중 하나일 뿐이다. 혈액에 CO_2가 추가되는 것은 용액에서 탄산을 형성하기 때문에 매우 주의 깊게 조절되어야 한다. 그래서, 혈액에는 혈액 pH의 변화를 최소화시키는 중탄산염 및 인산염뿐만 아니라 많은 단백질 완충액이 포함되어 있다. 산-염기 평형 섹션에서 볼 수 있듯이, 호흡은 pH 항상성에서 정말 중요한 역할을 한다.

산소 수송(Oxygen transport)

Hb 없이, 혈장의 O_2-운반 능력(3 $ml \cdot l^{-1}$)은 ~250 $ml \cdot min^{-1}$의 안정시 O_2 요구를 충족하기 위해 폐에서는 40 $l \cdot min^{-1}$의 혈류를 필요로 한다. 고도로 훈련된 젊은 사람의 최대 심박출량이 약 30 $l \cdot min^{-1}$에 불과하다는 점을 고려할 때, 인간 정도 크기의 동물에서 Hb의 필요성은 쉽게 알 수 있다.

분자 Hb은 혈액이 약 20 $ml \cdot l^{-1}$를 운반할 수 있도록 하며, 이는 5 $l \cdot min^{-1}$의 안정시 심박출량이 안정시 대사에 필요한 250 $ml \cdot min^{-1}$을 전달할 수 있음을 의미한다. 각 Hb 분자는 단백질(글로빈)과 헴(철-함유 색소)으로 구성된다. 글로빈은 각각 헴 그룹에 연결된 4개의 단백질 사슬(2개는 α 그리고 2개는 β)로 구성된다; 따라서 각 Hb는 4개의 단백질 사슬과 4개의 헴 그룹을 포함한다(**그림 1.11**). 4개의 헴 그룹 각각은 하나의 O_2 분자에 결합할 수 있으므로, 개념적으로는 각 Hb 분자에 4개의 O_2 분자에 부착할 수 있는 4개의 '후크'가 있다.

산소는 높은 PO_2에 의해 신소회된 헤모글로빈(HbO_2) 형성쪽으로 유도되고, 낮은 PO_2에 의해 탈산소화된 헤모글로빈(Hb) 및 O_2 쪽으로 유도되는 가역적인 반응으로 Hb의 헴 그룹에 결합한다:

$$Hb + O_2 \leftrightarrow HbO_2$$

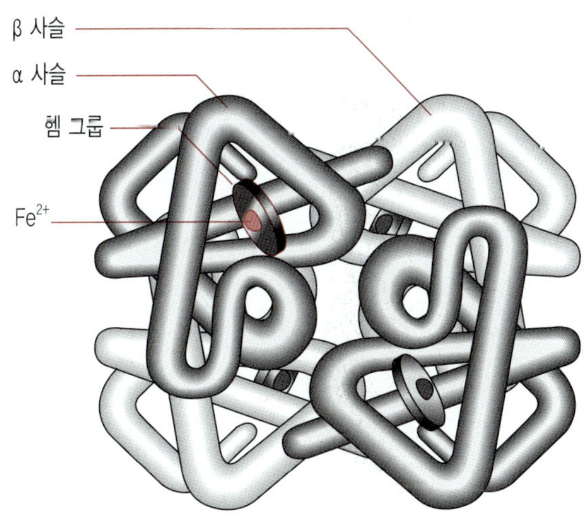

그림 1.11 헤모글로빈 분자의 개략도. (Davies A, Moores C, 2010. The respiratory system. Churchill Livingstone, London, p. 101, 그림 8.1, top.)

따라서, Hb의 화학적 특성은 폐의 높은-PO_2 환경에서 O_2의 탑승(산소화)을 촉진하고, 조직의 낮은-PO_2 환경에서 O_2의 하차를 촉진한다. 헴 그룹에 대한 O_2의 결합은 단백질 사슬의 모양을 변경시켜, 다음 O_2가 인접한 헴 그룹에 결합하기 더 쉽게 만드는 등의 작업을 수행한다. 이 속성은 산소헤모글로빈 해리 곡선의 특징적인 S자 모양을 제공한다(**그림 1.12**).

건강한 남성과 여성의 혈중 Hb 함량은 ~150 $g \cdot l^{-1}$ 및 ~130 $g \cdot l^{-1}$이다. 1g Hb는 1.36 ml의 O_2를 운반할 수 있다. 혈액이 O_2로 100% 포화되면, 모든 헴 그룹이 O_2 분자에 결합하게 된다. 따라서, 완전히 포화되었을 때, 혈액 1리터에는 약 200~175ml의 O_2가(운반 용량×Hb 함량) 포함되어 있다. 하지만 포화도를 결정하는 것은 무엇일까?

그림 1.12에서 산소 분압(PO_2)이 Hb 포화도(SO_2)를 결정하는데 중요한 역할을 한다는 것은 분명하다(즉, O_2에 결합된 헴 그룹의 비율). PO_2는 용존 산소의 분압이며, 동맥 수준의 PO_2는 허파꽈리에서 혈장으로의 확산 효율에 의해 결정된다(즉, 높은 PO_2 영역에서 낮은 PO_2 영역으로의 O_2 이동). 표면적으로, 100% 포화도가, 효율적인 O_2 수송을 나타낼 수 있지만, 이를 해석할 때 Hb 함량을 염두에 두어야 한다(자세한 내용은 **그림 1.12**를 참조).

O_2가 Hb에 탑승하는지 또는 하차하는지 여부는 우세한 PO_2에 의해 결정된다. **그림 1.12**를 보면 탑승(결합) 및 하차(해리)가 발생하는 범위가 있음은 분명하다. 두 영역 경사의 차이는 중요한 기능적 결과를 가져온다. 그것은 광범위한 PO_2에 걸쳐 탑승이 발생하는 것을 의미하기 때문에, 60 mmHg만큼 낮은 PO_2에서 90% 이상의 포화도를 달성할 수 있다는 결과는 중요하다. 비슷하게, 혈액이, 하차가 필요한 조직에 도달하면, PO_2의 상대적으로 작은 감소가 O_2의 큰 하차를 초래한다. 이론적으로, 혈액과 조직 PO_2는 충분한 시간이 주어지면 평형을 이룬다; 그러나, 이것은 평형이 이루어지기 전에 혈액이 조직을 통과하기 때문에 정상적인 상황에서는 발생하지 않는다. 그러나, O_2 함량이 낮은 빈혈에서는, 소량의 O_2만 하차해도 혈중 PO_2가 급격하게 떨어지며(O_2의 절대량이 적기 때문에) 조직으로 산소를 더 이동시키기 위한 구동 압력이 감소한다. 이러한 조건에서, 조직으로의 O_2 공급이 손상되어, 정상적인 동맥 PO_2 및 포화 수준에도 불구하고 조직 저산소증이 발생한다.

PO_2 축에서 산소헤모글로빈 해리 곡선의 위치는 혈액이 신체를 탐색함에 따라 주기적으로 변화한다. 곡선은 국소적인 조건에 따라 왼쪽 또는 오른쪽으로 이동하며, 이는 O_2의 탑승 및 하차를 최적화하기 위해 진화한 또 다른 속성이다. PO_2 축에서 곡선의 위치를 결정하는 4가지 요인이 있다(**그림 1.13**):

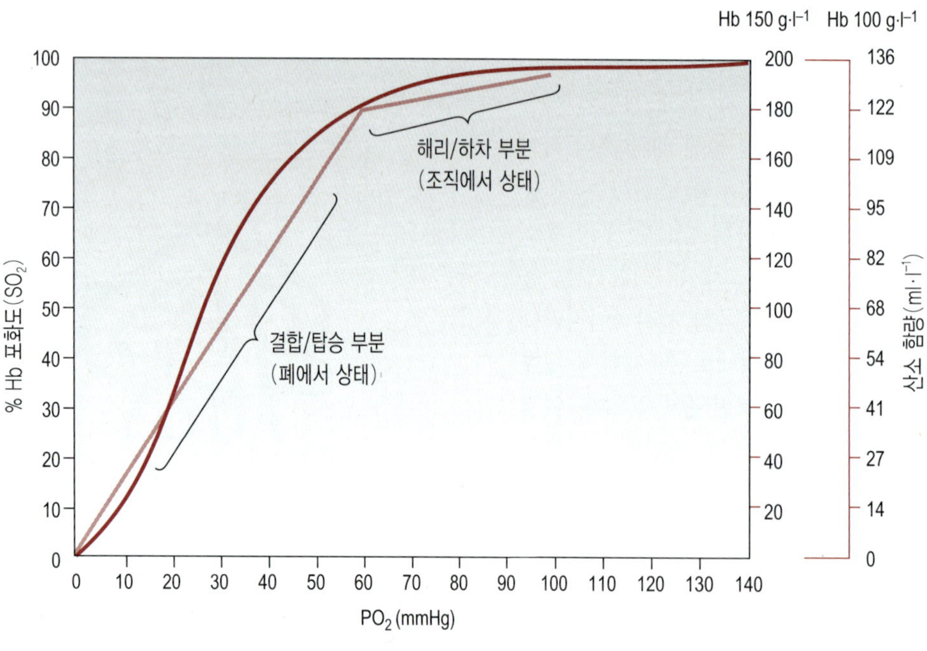

그림 1.12 헤모글로빈(Hb)에서 산소의 결합 및 해리. Hb 함량이 100$g \cdot l^{-1}$에 불과할 수 있는, 빈혈 환자의 혈액은, 150$g \cdot l^{-1}$의 정상적인 Hb 함량을 가진 사람의 175-200$ml \cdot l^{-1}$의 O_2 함량과 비교하여 완전히 포화되었을 때 136$ml \cdot l^{-1}$의 O_2(O_2 함량)만 운반할 수 있다; 그러나 두 사람 모두 Hb가 완전히 포화되었을 수 있다(Beachey W, 1998. Respiratory care anatomy and physiology, 2nd edn. Mosby, St Louis, p. 140, 그림 8.5).

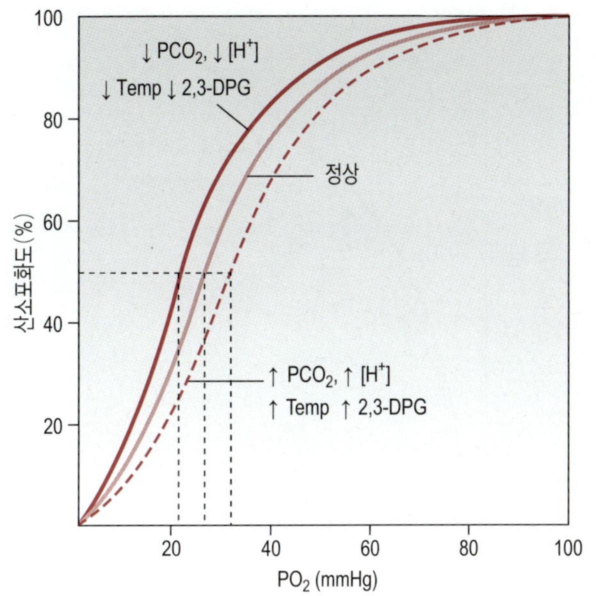

그림 1.13 혈액 pH[H^+], 이산화탄소 분압(PCO_2, 온도(Temp), 및 2,3-다이포스포글리세르산염(2,3-DPG)이 산소헤모글로빈 해리 곡선의 위치에 미치는 영향. (Beachey W, 1998. Respiratory care anatomy and physiology, 2nd edn. Mosby, St Louis, p. 143, 그림 8.10.)

- *혈액 pH(수소이온농도지수):* 수소 이온 농도[H^+]는 O_2에 대한 Hb의 친화력에 영향을 미친다. [H^+] 증가(pH 감소)는 친화력을 감소시키고 곡선을 오른쪽으로 이동시키며, 이는 보어 이동으로 알려진 현상이다. 이것은 O_2의 하차를 촉진하지만, 탑승에는 영향을 미치지 않는다(곡선이 이 영역에서는 평평하기 때문에). [H^+]가 상승하는 조건은 대사가 이루어지는 조직에서 존재하는 조건이다. 0.2 pH 단위만큼 약간만 감소해도 조직 수준의 PO_2에서 O_2 방출이 25% 증가할 수 있다.
- *이산화탄소:* 앞에서 언급한 것처럼, CO_2는 Hb와 반응하여(다음 섹션 참조) 카르복시헤모글로빈을 형성한다. 이 반응은 또한 곡선을 오른쪽으로 이동하여, CO_2가 더 높은, 조직에서 O_2의 하차를 촉진하고, 폐에서는 그 반대다.
- *온도:* 온도가 증가하면 곡선도 오른쪽으로 이동한다. 대사가 이루어지는 조직은 더 따뜻하며 더 높은 O_2 요구량을 갖는다; 이동은 따뜻한 조직에서 O_2의 하차를 촉진하고 차가운 조직에서는(대사 및 O_2 요구사항이 더 낮은 곳) 그 반대다.
- *2,3-다이포스포글리세르산염 (2,3-Diphosphoglycerate, 2,3-DPG):* 2,3-DPG는 RBCs에서 합성되며 조직에 O_2가 낮거나(빈혈, 높은 고도), 또는 조직 O_2 소비가 높은 (고 강도 운동) 조건에서 중요한 적응 메커니즘인 것으로 보인다. 2,3-DPG 상승은 곡선을 오른쪽으로 이동시킨다. 2,3-DPG 수치는 COPD와 같은, 저산소혈증이 있는 질병에서 또한 증가한다.

따라서, 조직 수준에 대해 산소 요구량이 높은 조건에서는, H^+, CO_2, 온도 및 2,3-DPG(예를 들면, 운동)의 관련된 증가로 곡선을 오른쪽으로 이동하여 O_2의 하차를 촉진한다.

이산화탄소 수송(Carbon dioxide transport)

신체에서 CO_2의 제거는 조직에서 혈장 및 RBC로의 농도 경사에 의해 구동된다. 혈액 내 CO_2의 대부분은 중탄산염(HCO_3^-)과 같은, 단순 용액, 또는 단백질(카르바미노 화합물, carbamino compounds)과 결합하여, 혈장으로 운반된다. RBC에서 운반되는 매우 적은 양의 CO_2는 CO_2 수송에서 RBCs의 엄청난 중요성을 인식하지 못하게 만든다; RBCs는 CO_2를 HCO_3^-로 변환하는 역할을 하며, 그런 다음 이는 혈장으로 운반된다.

혈장 용액의 CO_2는 중탄산염과 수소 이온을 생성하는 가역적인 반응을 겪는다. 후자는 H^+와 혈장 단백질을 결합하여 완충해야 한다. 가역적인 반응의 방향은 각 단계에서 분자의 농도에 의해 결정되지만, 혈장에서는, 그 속도가 느리다:

$$CO_2 + H_2O \leftrightarrow H_2CO_3 \leftrightarrow HCO_3^- + H^+$$

혈장 단백질은 또한 CO_2와 직접 결합하여 카르바미노 화합물을 형성하는데, 이 반응은 H^+를 또한 방출하고, 방출된 H^+는 완충되어야 한다:

$$\text{단백질—}NH_2 + CO_2 \leftrightarrow \text{단백질—}NHCOO^- + H^+$$

조직 수준에서, 혈액에 약간의 CO_2가 추가되더라도 PCO_2가 급격히 증가하여, CO_2가 RBCs로 이동하는 것을 촉진하는 구동 압력이 생성된다. CO_2와 물의 결합은 혈장에서 느리지만, RBC 안의 탄산 탈수효소(carbonic anhydrase)에 의해 촉매되어, RBC 안에서 HCO_3^- 및 H^+ 로의 생성을 촉진한다. 이 반응은 Hb에 의한 H^+의 제거와 HCO_3^-의 혈장으로 확산에 의해 계속 진행된다. 혈장에서 RBC로의 염소 이온(Cl^-)의 이동(염화물 이동; **그림 1.14**)이 없다면, RBC에서 음의 HCO_3^-가 소실될 때 RBCs의 전하가 변경될 것이다. 염

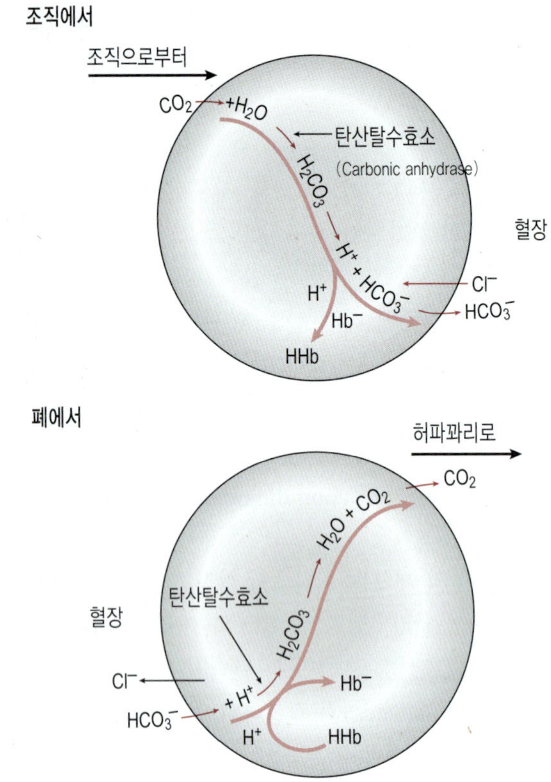

그림 1.14 적혈구 내 중탄산염의 형성을 보여주는 개략도. (Davies A, Moores C, 2010. The respiratory system. Churchill Livingstone, London, p. 109, 그림 8.6, top.)

화물 이동은 또한 RBC에서 밖으로 HCO_3^-의 지속적인 생성 및 이동을 보장한다.

RBC 안에서, CO_2는 Hb와 쉽게 결합하여 카르바미노 헤모글로빈(carbamino haemoglobin, Hb−$NHCOO^-$)을 생성한다:

$$Hb—NH_2 + CO_2 \leftrightarrow Hb—NHCOO^- + H^+$$

이 반응에 의해 생성된 H, 그리고 CO_2의 수화작용(hydration)에 의해 생성된 것도($CO_2 + H_2O \leftrightarrow H_2CO_3 \leftrightarrow HCO_3^- + H^+$), Hb에 의해 완충된다. Hb가 다른 장소에서 O_2와 CO_2를 운반한다는 것을 이해하는 것이 중요하다: 헴 그룹과 결합한 O_2, 아미노 그룹과 결합한 CO_2. 조직 수준에서 Hb의 탈산소화는 CO_2에 대한 Hb의 친화력을 증가시킨다(홀데인 효과). 대조적으로, 카르복시헤모글로빈은 O_2에 대한 친화력을 감소시킨다(보어 효과). 따라서, 주어진 PCO_2에서, 탈산소화된 혈액은 산소화된 혈액보다 더 많은 CO_2를 운반한다. 디옥시헤모글로빈(Deoxyhaemoglobin)은 또한 옥시헤모글로빈(Oxyhaemoglobin)보다 더 약한 산이므로

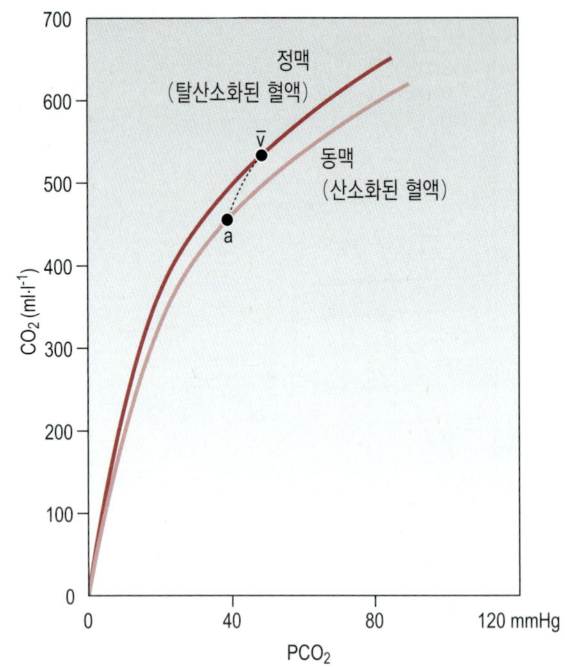

그림 1.15 PCO_2와 혈액의 CO_2 함량 간의 관계에 대한 개략도. 자세한 설명은 텍스트를 참조한다. (Davies A, Moores C, 2010. The respiratory system. Churchill Livingstone, London, p. 111, 그림 8.8.)

더 많은 H^+를 받아들일 수 있어, 혈액이 CO_2를 운반하는 능력을 증가시킨다.

폐에서, CO_2는 쉽게 방출되고, Hb의 산소화는 CO_2에 대한 Hb의 친화력을 감소시킨다(**그림 1.14**. 참조). 위의 모든 반응은 왼쪽으로 이동하고, CO_2는 RBCs에서 방출되며, 방출된 CO_2는 용액에서 혈장을 통과한 다음 폐를 통해 배출되어 사라진다. 폐에서 제거된 CO_2 중, 8%는 단순 용액으로, 80%는 중탄산염으로 그리고 12%는 카르바미노 화합물로 운반된 것이다.

그림 1.15는 PCO_2와 혈액의 CO_2 함량 사이의 관계를 보여준다. **그림 1.13**의 산소 해리 곡선과 비교하여 2가지 차이점에 유의해라: (1) 훨씬 더 선형적이며, 그리고 (2) 운반분자가 없기 때문에 y-축은 포화도가 아니라, 함량이다. 또한, 위에서 설명한 홀데인 효과로 인해, 생리적 해리 곡선은 짧은 점선으로 표시된다. 결과적으로, 추가적인 CO_2는 O_2가 각각, 하차될 때 탑승되고 탑승될 때 하차가 된다.

산-염기 평형(ACID-BASE BALANCE)

중성 pH는 7.0이지만, 정상적인 혈장 pH는 7.4다; 7.4로

부터의 감소는 산혈증을 반영하는 반면, 증가는 알칼리혈증을 반영한다. 산-염기 평형은 생명과 양립할 수 있는 범위(7.0~7.8 pH 단위)내에서 수소 이온 농도[H^+]의 조절을 의미한다. H^+ 이온이 생물학적 시스템에 문제가 되는 이유는 무엇일까? [H^+] 변화의 가장 중요한 효과는 생화학 반응을 촉매하는 단백질의 능력을 변경하는 것이다. 단백질이 H^+와 결합하면 단백질의 모양이 바뀐다; 최적의 촉매 기능은 특정 수의 H^+-결합 장소 점유와 관련이 있다. 따라서 너무 많거나, 또는 너무 적은, H^+ 이온의 존재는 효소에 의해 촉매되는 생화학적 과정의 효율성에 영향을 미치고 효소에 돌이킬 수 없는 손상을 일으킬 뿐만 아니라, 효소가 완전히 멈출 수도 있다. 산은 H^+ 이온(양성자)을 제공하는 능력으로 정의되는 반면, 염기는 H^+를 수용하는 능력으로 정의된다. 산과 염기가 수용액에 섞이면, 서로 반응하여 중성의 소금과 물을 생성한다. 예를 들면, 염산(hydrochloric acid, HCL)과 수산화나트륨(sodium hydroxide, NaOH)을 용액에 섞으면, 다음과 같은 반응이 일어난다:

$$H^+Cl^- + Na^+OH^- \rightarrow Na^+Cl^- + H_2O$$

대사는 H^+ 이온을 지속적으로 생성하므로, 이들의 지속적인 조절은 정상적인 생리 기능에 필수적이다. 세포 단백질은 음 전하 영역이 H^+와 쉽게 결합하여, H^+를 완충하기 때문에, 이러한 조절에서 가장 중요한 역할을 한다. 완충은 H^+를 흡수하거나 방출하여, [H^+] 및 pH의 짧은 기간 안정성을 제공하는 화학 물질이다. 그러나, 단백질 완충 시스템의 용량은 유한하며 완충제는 H^+ 문제에 대한 일시적인 해결책만을 제공하며, 이는 신체에서 H^+ 이온을 제거(배설) 해야만 완전히 해결될 수 있다.

대사 산은 2가지 유형이 있다: (1) 기체 형태(CO_2)로 체내에서 제거되는, 휘발성 물질, 그리고 (2) 소변으로 배설되는(주로 황산염 및 인산염의 산), 비-휘발성 물질. 호흡기계가 CO_2 조절을 통해, 혈액과 조직의 pH 모두에 영향을 미칠 수 있다는 것은 이전 섹션에서 분명해졌다; 정말로, 이것은 중요한 기능 중 하나이며, 신체의 산 부하 약 80%가 폐를 통해 제거된다.

이 책은 호흡기계에 관한 것이기 때문에, 현재 섹션에서는 산-염기 평형에서 호흡의 역할에 초점을 맞출 것이다. 산-염기 평형의 더 넓은 주제에 대한 보다 포괄적인 설명은 다른 곳에서 찾을 수 있다(Davies & Moores, 2010).

산-염기 조절에 대한 호흡기계의 기여는 CO_2가 물에 용해될 때 형성되는, 휘발성 탄산(H_2CO_3)에 미치는 영향을 통해 발휘된다:

$$CO_2 + H_2O \leftrightarrow H_2CO_3 \leftrightarrow HCO_3^- + H^+$$

탄산은 약한 산이며, 이는 H^+를 방출하기 위해 완전히 해리되지 않는 것을 의미한다. 즉, 강한 산보다 적은 H^+ 이온을 방출한다. 이 반응은 가역적이기 때문에, H^+를 추가 또는 CO_2를 제거하면 방정식이 왼쪽으로 이동하여, 효과적으로 H^+를 제거한다.

시스템이 혈액에 추가된 H^+ 이온을 제거하지만, 완충하는

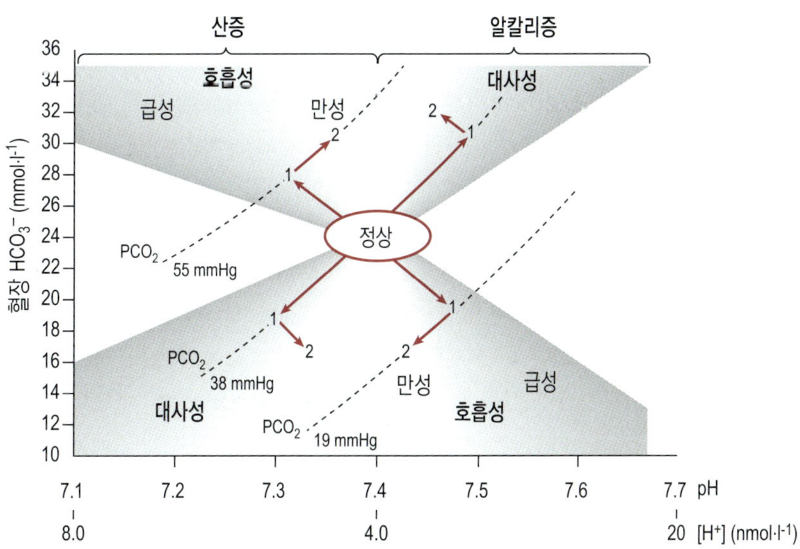

그림 1.16 HCO_3^-, CO_2 및 pH의 상호 관계를 묘사한 데븐포트 그림표. 자세한 내용은 텍스트를 참조한다.(Davies A, Moores C, 2010. The respiratory system. Churchill Livingstone, London, p. 118, 그림 8.11, top.)

힘은 CO_2를 제거하는 능력에 있으며, HCO_3^-가 H^+와 결합하는 능력에는 있지 않다. H^+와 CO_2 모두 상승하면 호흡에 대한 구동 욕구가 증가하여, 폐에서 CO_2가 배출된다. 신장은 HCO_3^-를 배설하여 완충 과정을 돕는다. 그래서 HCO_3^-와 CO_2의 비율은 20으로 유지된다. 이 호흡기/신장 완충 시스템의 이점은, 헤모글로빈과 같은 다른 완충제와 달리, 무한하다는 것이다.

HCO_3^-, CO_2 및 pH의 상호 관계는 Henderson－Hasselbach 방정식으로 설명된다:

$$pH = pK + \log \frac{[HCO_3^-]}{[CO_2]}$$

여기서 pK는 시스템이 pH 변화에 가장 잘 저항하기 위해 작동하는 pH다; 정상 동맥혈의 경우, 그 값은 6.10이다. 3가지 변수(HCO_3^-, CO_2 또는 pH) 중 2가지를 알면, 3번째 변수를 계산할 수 있다. 비슷하게, pH와 pK를 알면, HCO_3^-와 CO_2의 비율을 계산할 수 있다(일반적으로 20). 따라서 방정식을 통해 각 변수의 변화 결과를 예측하고, 이상 원인을 진단할 수 있다. 이 목적을 위한 훌륭한 도구는 소위 데븐포트 그림표(**그림 1.16**)인데, 이 그림표는 2차원이지만 CO_2 농도로 다른 등치선을 사용하여 HCO_3^-, CO_2 및 pH의 3차원을 수용할 수 있다(PCO_2; **그림 1.16**의 점선).

데븐포트 그림표는 또한 호흡기 및 대사 산증과 알칼리증의 개념의 이해를 매우 간단하게 만들뿐만 아니라, 변화에 대한 급성 반응과, 신장 보상 후 만성 반응을 설명한다(각각, 그림의 지점 1과 2).

- 호흡성 알칼리증은 분당 환기량($\dot{V}_E$)이 CO_2의 소실 및 pH 증가로 이어지는 대사성 CO_2 생산을 제거하는데 필요한 수준을 초과할 때 발생한다(아래와 오른쪽).
- 호흡성 산증은 $\dot{V}_E$가 대사성 CO_2 생성을 제거하기에 불충분하여 CO_2를 보유하고 pH를 감소시킬 때 발생한다(위와 왼쪽).
- 대사성 알칼리증은 H^+의 손실(예를 들면, 구토)이 있을 때 발생하여 pH의 증가를 초래한다(위와 오른쪽).
- 대사성 산증은 과도한 H^+(예를 들면, 운동)가 있을 때 발생하여 pH의 감소를 초래한다(아래와 왼쪽).

임상적 맥락에서, 혈액의 $[H^+]$ 및 PCO_2는 쉽게 평가할 수 있으며, 최신 장비는 이들로부터 여러 관련 변수를 계산한다. 가장 중요한 2가지는 다음과 같다:

- 표준 중탄산염은 섭씨 37°의 온도에서, 5.3kPa(40mmHg)의 표준 PCO_2에 노출된 경우 샘플의 중탄산염 농도다.
- 염기 과잉 및 염기 부족은 섭씨 37°의 온도에서, 5.3kPa(40 mmHg)의 PCO_2에서 정상 pH로 샘플을(시험관 내) 되돌리는데 필요한, 산 또는 알칼리의 양이다. 정상적인 혈액 샘플에서는 0이며, **그림 1.16**에서 점선을 따라 이동하기 때문에 수직 이동으로 표시된다.

탈조건화된 환자에서, 초기 대사성 산증은 환기 보상을 필요로 하며, 이는 상대적으로 낮은 운동 강도에서 호흡 작업을 높인다. 결과적으로, $\dot{V}_E$ 및 호흡곤란은 탈조건화가 있을 때, 훨씬 더 높아지는 경향이 있어 운동 불내성에 기여한다.

호흡의 조절(CONTROL OF BREATHING)

10년이 넘는 연구에도 불구하고, 호흡을 조절하는 정확한 요인은 생리학의 큰 미스터리이자 논쟁 중 하나로 남아 있다(Forster 등, 2012). 미스터리의 중심에는 호흡 제어장치가 운동과 같은 대사 장애 동안 항상성을 유지할 수 있는 정교한 정밀도가 있다는 것이다. 어떤 사람들은 지나치게 단순하다고 주장하는, 전통적인 컨트롤러의 관점은 난방 온도조절기처럼 작동하여, 미리 결정된 세트 포인트에서 벗어나는 것을 감지하고 현상 유지에 필요한 조치를 취하는 것이라고 한다. 호흡 조절을 둘러싼 현대 논쟁에 이해를 제공하는 것은 이 책의 범위를 벗어난다; 대신에, 다음 섹션에서는 시스템 및 주요 구성요소에 대한 개요를 제공한다. 관심 있는 독자는 생리학에서 가장 오래된 논쟁 중 하나에 대해 다른 곳에서 더 많이 찾을 수 있다(Poon 등, 2007).

심혈관계의 자동 제어와 달리, 호흡기계는 직접적인 자발 조절 아래에 있으며, 이는 말하기, 불기, 냄새 맡기, 운동(straining), 들어올리기 등과 같은, 광범위한 일상 활동에 필수적이다. 호흡 제어장치는 뇌줄기 내에 위치하며, 뇌의 다른 부분뿐만 아니라, 체성 수용체로부터 무수한 입력을 받는다. 조절기의 "일"은 지배적인 대사 요구 및 외부 환경에 적합한 분당 환기량($\dot{V}_E$)을 제공하여, 운동 및 저산소증과 같은 상태로 인한 내부 항상성에 대한 교란을 최소화하는 것이다. 주어진 $\dot{V}_E$를 전달할 때, 조절기는 또한 적절한 호흡 양상, 즉, 1회 호흡량(V_T) 및 호흡 수(f_r)를 결정해야 한다. 더

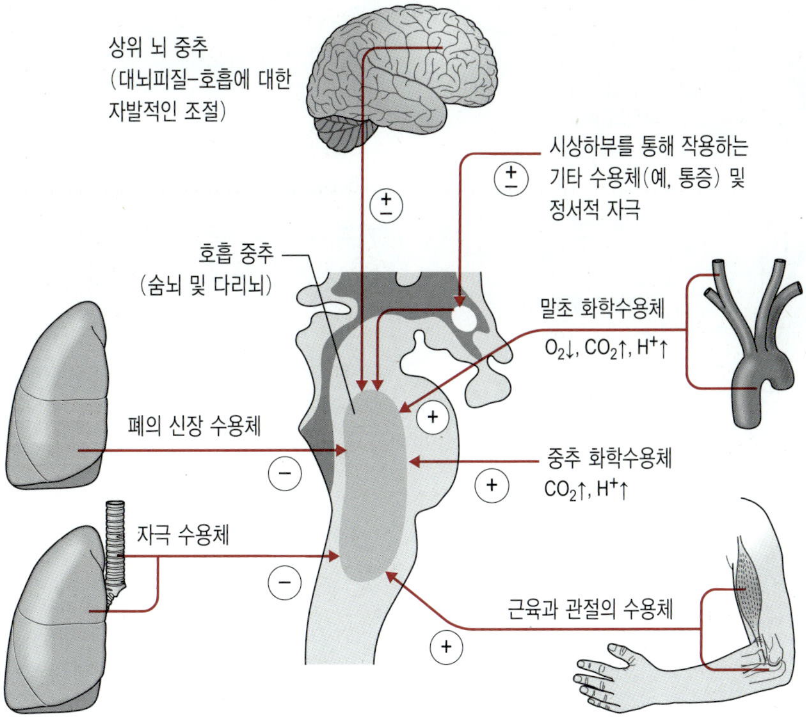

그림 1.17 숨뇌와 다리뇌의 호흡 제어장치에 대한 주요 들 입력.

욱이, 그것은 질병과 외상의 영향에 적응할 수 있는 충분한 가소성을 가져야 한다. 이것은 쉽지 않은 일이며, 완전히 이해하기는 어렵다. **그림 1.17**은 호흡 조절에 기여하는 주요 요인을 요약한 것이다.

리듬 생성기(The rhythm generator)

호흡의 기본 리듬은 숨뇌와 다리뇌로 구성된, 뇌줄기 내에 위치한 중추 패턴 생성기(CPG, central pattern generator)에서 비롯된다(**그림 1.18**). 기본 패턴은 뇌와 가슴우리의 다른 영역의 입력에 의해 개선되어 더 부드럽고, 더 나은 기본 호흡 양상을 생성한다. 들숨 근육 활성만 요구되는('호흡의 역학' 참조), 안정시 호흡 동안, 숨뇌의 들숨 신경 그룹은 가슴우리 수용체와 더 높은 뇌줄기센터(다리뇌)에서 위험 수준의 억제가 출력을 끌 때까지 들숨을 유도하는 것으로 생각된다; 이것은 수동적 날숨을 시작한다.

호흡 제어장치에 대한 들 입력 (Afferent inputs to the respiratory controller)

항상성을 유지하기 위해, 호흡 조절기는 호흡 활동의 결과(예: 혈액의 화학적 조성)와 항상성에 곧 닥칠 어려움과 관련한 요인(예: 사지 근육 들 입력)을 모두 모니터링하는 수용체로부터 무수한 입력이 필요하다.

헤링–브로이어(Hering–Breuer) 반사

1986년에 그것을 처음 기술한 생리학자의 이름을 따서 명명된, 이 반사는 호흡과 심혈관 역할을 모두 한다. 반사는 기도 평활근 내의 신장 수용체에서 시작되며, 폐 팽창 정도를 알린다. 이러한 '천천히 적응하는 폐 수용체'의 호흡 제어 장치에 대한 입력은 미주 신경을 통해 발생하고, 들숨을 억제하지만, 신호는 심박수의 미주신경성 통제를 억제하여, 들숨 동안 심박수가 약간 빨라진다. 폐 순응도가 낮으면, 주어진 폐 용적 변화에 대해 가슴막속 압력이 더 음압이어야 한다('호흡 역학' 참조). 이는 기도 전체에 더 큰 기계적 스트레스를 생성하여, 더 낮은 V_T에서 들숨을 종료하기 때문에, 신장 수용체의 방출(discharge)을 증가시킨다. 이것은 섬유증, 폐 고혈압과 같이, 폐를 '뻣뻣하게 만드는' 조건의 특징인 빠르고 얕은 호흡에 기여한다. 또 다른 기여 요인은 들숨 근육의 더 큰 수축력에서 발생하는 노력의 감각이다.

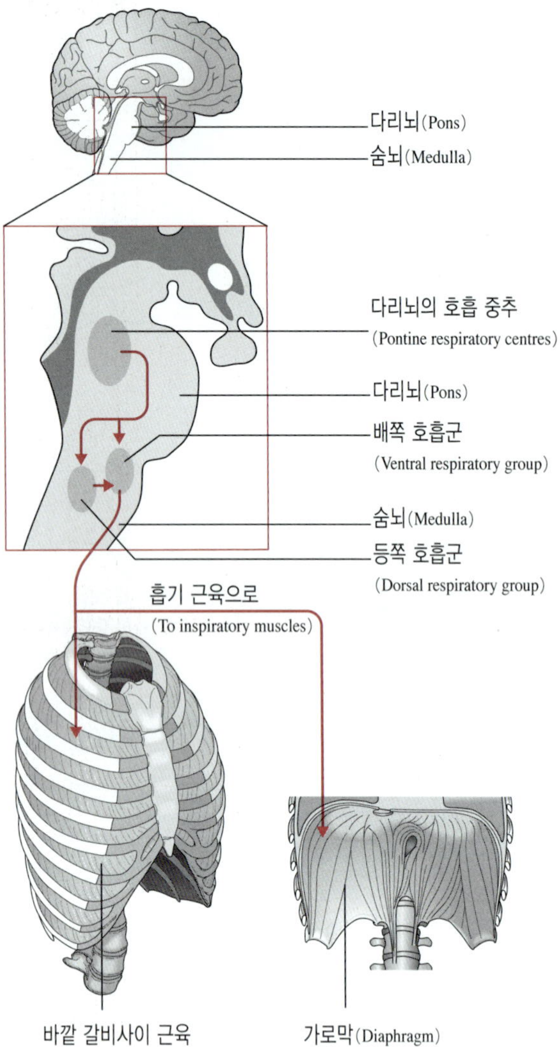

그림 1.18 들숨 근육을 구동하는 뇌줄기의 숨뇌 및 다리뇌 리듬 생성 신경세포의 위치.

자극 및 기타 빠르게 적응하는 수용체

후두와 기관 내에서, 자극 수용체는 기침을 유발한다. 즉, 깊게 들이마신 후 폭발적으로 내쉬는 것이다; 이 반응은 호흡 조절에 대한 다른 모든 입력을 압도한다. 폐 안에서, 이 수용체 그룹은 보다 복잡한 반응을 자극한다. 수용체는 자극성 가스 및 증기(예, 담배 연기)의 흡입에 의해 자극된다. 그들은 또한 예를 들어, 기흉 동안, 폐의 왜곡에 의해 자극되어, 때때로 '수축 반사'라고 하는 것으로, 예를 들어, 들숨 노력의 힘과 빈도의 증가를 유발한다. 수용체 자체는 매우 단순하며, 기도 상피 표면에 가까이에 있는 자율 신경 말단으로 구성된다. 이러한 폐 수용체는 날숨의 축소에 의한, 빠르고 얕은 호흡 또는 길고 깊은 흡입을 유발한다. 이러한 수용체는 기관지 수축 및 점액 분비와 같은 질병상태에서 변경된 호흡 양상에 기여할 수 있다.

C-섬유(J-수용체)

이러한 수초가 없는 섬유의 말단은 폐 모세혈관(폐에 가까운, 따라서 J-수용체)에 가깝게, 그리고 기관지 벽 안에 위치한다. 이들은 간질 액의 증가(부종), 폐 혈관 울혈, 폐 손상 및 염증에 반응하여 방출되는 제제(예를 들면, histamine, bradykinin 및 prostaglandins)에 의해 자극된다. 자극은 극심한 폐 손상, 즉, 무호흡, 이어지는 빠르고 얕은 호흡, 호흡곤란, 저혈압, 서맥, 후두경련 및 골격근 이완과 같은 적절한 반응 범위를 시작하지만, 정상적인 생리적 조건에서는 그렇지 않다.

말초 고유감각기 및 대사수용체

늑간근과 가로막은 스트레칭에 반응하는 특화된 수용체(근 방추)를 포함한다. 근 수축은 들숨 근육에 대한 운동 구동을 증가시키는 척수를 통해 양성 되먹임 고리를 자극한다. 이 반응은 흡입에 대한 저항의 증가가 근육 동원의 보상적 증가로 충족시키는 것으로 설명된다.

이동 시스템의 근육과 관절에 있는 수용체는 또한 숨뇌 조절기에 양성 되먹임 신호를 제공하여, 과다호흡을 자극한다. 이러한 수용체 중 일부는 사지의 수동적 움직임에 의해 자극되며, 특히 운동 시작 시(운동 과다호흡의 1단계) 운동 과다호흡을 조절하는 역할을 하는 것으로 생각된다.

호흡근은 또한 근육의 대사 상태, 특히 젖산과 같은 대사물의 축적을 감지하는 수초가 없는 그룹 Ⅲ 및 Ⅳ 들 신경을 포함한다. 이러한 소위 대사수용체는 모든 근육에 존재하며, 호흡 조절에는 역할이 없는 것처럼 보이지만 심혈관계의 반사 조절에는 중요하다. 호흡근 대사반사는 운동 중 호흡 및 사지 근육 관류를 제한하는데 매우 중요한 역할을 하는 것으로 밝혀졌으며, 3장에서 자세히 논의할 것이다(Sheel 등, 2001).

호흡의 화학적 조절
(Chemical control of breathing)

호흡기계의 항상성 기능을 위하여 조절기에 혈액의 화학적 조성에 대한 적절한 정보가 제공되어져야 한다; 따라서 혈액의 산소(O_2), 이산화탄소(CO_2) 및 수소 이온(H^+) 함량을 감지하는 화학수용체로부터 정보입력을 받는다. 혈액의 화학적 조성 변화는 호흡 제어장치에 정보를 보내어, 적절하게 $\dot{V}_E$를 높이거나 낮춘다.

중추 및 말초 위치에 화학수용체가 있다(**그림 1.17** 참조). 중추 화학수용체는 숨뇌 내에 위치하며 과탄산혈증 및 산혈증에 반응한다. 말초 화학수용체는 경동맥과 대동맥 궁에 위치한다; 그것들은 과탄산혈증 및 산혈증뿐만 아니라 저산소증에도 반응한다. CO_2에 대한 전체 환기 반응의 약 80%는 말초 화학수용체에서 유래하는 것으로 생각된다.

중추 화학수용체

중추 화학수용체는 숨뇌의 앞쪽 표면에서 1mm 미만에 위치하며, H^+ 농도([H^+])의 변화에만 반응한다. CO_2에 대한 반응은 간접적이며, 뇌척수액(CSF)의 [H^+] 변화를 통해 발생한다. 동맥혈과 뇌척수액은 CO_2에 대해 다공성이지만, H^+ 이온에 대해서는 다공성이 아닌 반투과성 막으로 분리된다. 동맥혈의 CO_2 분압(PCO_2)이 높아지면 CO_2 분자가 뇌척수액으로 확산되어, 물과 반응하여 탄산(H_2CO_3)을 형성한다. H_2CO_3의 H^+ 부분은 숨뇌 화학수용체를 자극하여 $\dot{V}_E$를 증가시킨다. CSF에는 단백질 완충제가 포함되어 있지 않으므로, PCO_2의 변화는 호흡을 매우 빠르게 변화시키지만, 말초 화학수용체만큼 빠르지는 않다; 따라서 중추 화학수용체는 주로 항정상태의 PCO_2와 뇌 관류를 모니터하는 역할을 하는 것으로 생각된다. O_2에 대한 숨뇌 민감도는 없으며, 약 35 mmHg 이하, 또는 약 70 mmHg 이상인 PCO_2의 변화에도 반응이 없다.

말초 화학수용체

말초 화학수용체는 경동맥체와 대동맥궁 내에 위치하며, 대동맥궁은 호흡 제어장치에 가장 적은 중요한 입력을 한다(**그림 1.19**). 이러한 위치의 수용체는 $\dot{V}_E$를 자극하여 CO_2 변화에 매우 빠르게 반응하며, PCO_2의 급격한 변화에 대한 주요 감지 메커니즘으로 간주된다. 말초 화학수용체는 또한 저산소혈증과 산혈증을 감지하는 유일한 수단이다(H^+는 중추 화학수용체를 자극하기 위해 혈액-뇌 장벽을 통과할 수 없다). 화학수용체가 위치한 구조는 혈관이 많고, 혈류량이 매우 높다—너무 높아서 자체 대사 요구량이 화학수용체를 통해 흐르는 혈액의 구성에 거의 영향을 미치지 않는다.

정상적인 동맥 PCO_2 및 [H^+]에서 동맥혈의 산소 분압(PO_2)은 $\dot{V}_E$의 증가가 자극되기 전에 약 60 mmHg 아래로 떨어져야 한다. 이는 60 mmHg 임계값을 초과할 때까지 헤모글로빈 포화도가 PO_2의 변화에 상대적으로 영향을 받지 않음을 나타내는, 산소 해리 곡선의 S자 모양 때문이다('산소 및 이산화탄소 수송' 참조). 따라서, O_2는 해수면에서 건강한 사람의 호흡 조절에 아무런 역할을 하지 않는다. 그러나, 과탄산혈증과 산혈증은 말초 화학수용체의 민감도를 증가시키므로, 저산소혈증 및 과탄산혈증이 공존하는 질병 상태에서는, 특히 운동 중에 호흡을 매우 강하게 자극할 수 있다. 대조적으로, 저산소증에 급성 노출 동안 발생하는 저탄산혈증은, 저산소증에 대한 환기 반응을 억제한다. 말초 화학 수용체는 또한 관류 감소에 민감하다.

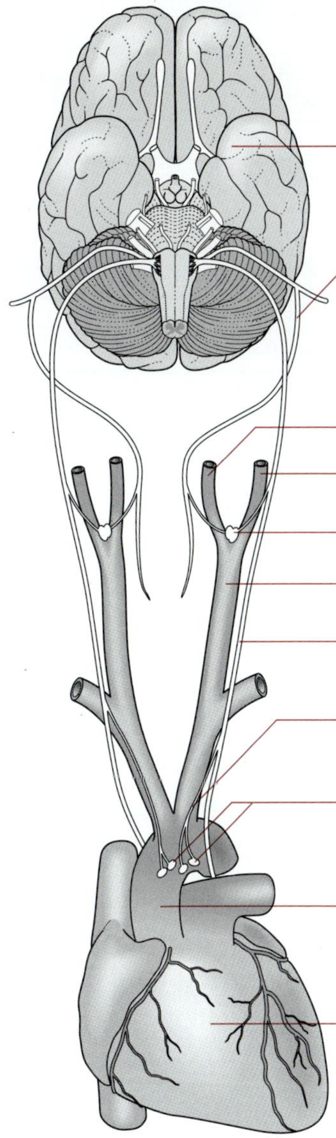

그림 1.19 목동맥 토리와 대동맥 활의 말초 화학수용체는 뇌신경 IX와 X(각각 설인두와 미주 신경)을 통해 호흡 제어장치와 커뮤니케이션 한다.

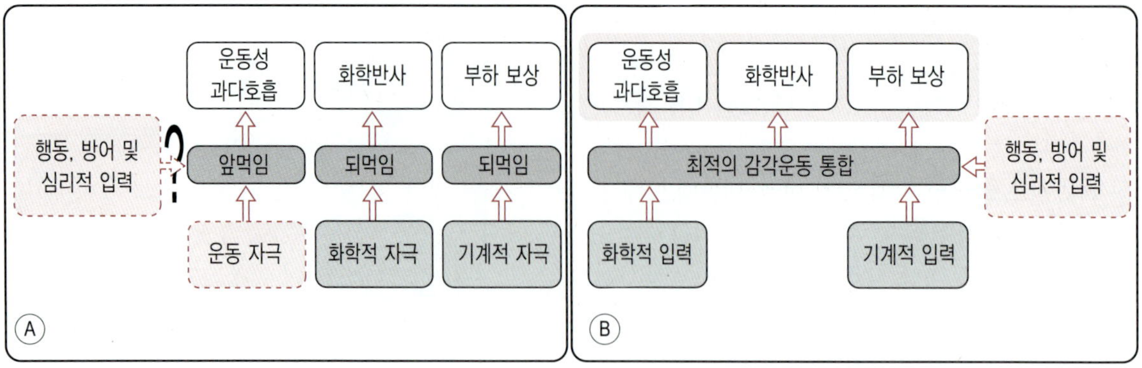

그림 1.20 (a) 호흡 조절의 전통적인 계층적 환원주의 모델, (b) 호흡 조절의 통합 최적화 모델. (Poon CS, Tin C, Yu Y, 2007. Respir. Physiol. Neurobiol. 159, 1–13.)

운동 과다호흡의 조절 (Control of exercise hyperpnoea)

운동 과다호흡은 아마도 호흡 생리학에서 가장 큰 논쟁거리였다. 조절 메커니즘을 이해하는데 있어 존재하는 문제 중 하나는 조절기에 대한 특정 입력을 격리하는 것이 어렵다는 것이다; 즉, 하나의 입력이 실험적으로 제거되면 또 다른 입력이 손실을 보상할 수 있기 때문에 응답이 정상적으로 유지되는 것처럼 보인다. 이것이 활용되는 특정 연구 패러다임에 따라 운동 과다호흡의 조절에서, 개별 입력이 용인되거나, 배제되도록 했다. 이것이 복잡한 조절 시스템을 이해하기 위한 이러한 환원주의적 접근이 부적절함을 입증한 한 가지 이유다.

전통적으로, 운동 과다호흡은 다음을 포함하는 다양한 입력에 대한 통합된 반응의 결과인 것으로 제안되었다: (1) 이동 구동과 동시에 활성화된 앞먹임 신호, (2) 사지 기계적 수용체 및 대사-수용체로부터 되먹임 신호, 및 (3) 동맥혈로부터의 화학적 신호. 불행히도, 이 소위 신경호르몬 조절 이론은 부적합한 것으로 판명되었다. 그것은 다른 환경과, 질병 상태에서 운동의 도전에 적응할 수 있는 시스템의 능력을 만족스럽게 설명하지 못한다.

최근에, 1960년대에 기원을 두고(Priban & Fincham, 1965) 최적화 과정을 핵심으로 하는, 새로운 모델이 등장했다(Poon, 1983). 이 모델은 호흡 제어장치가 '최소한의 에너지를 사용하면서 혈액의 작동 점을 최적으로 유지'하는 방식으로 $\dot{V}_E$와 호흡 양상을 조절한다고 제안한다(Priban & Fincham, 1965). 이 모델은 여러 가지 이유로 매력적이지만, 주요한 장점은 채택된 호흡 전략에서 호흡 감각의 중요성을 인식한다는 점이다. 또한, 이 모델은 운동 과다호흡뿐만 아니라, 화학수용체 자극 및 부하가 걸린 호흡, 호흡근 피로 및 약화를 포함한 다양한 다른 문제에 대한 호흡기계 반응도 예측한다. 지금까지, 환기 반응과, 이를 전달하는데 사용되는 호흡패턴은, 별도의 피드백의 계층 구조를 통해 독립적으로 조절되는 것으로 생각되었다(Poon 등, 1992); 최적화 모델은 $\dot{V}_E$와 호흡 양상의 제어를 하나의, 통일적인 패러다임으로 통합한다. **그림 1.20**은 최적화 모델을 기존의 환원주의적 접근 방식과 대조한다.

수 많은 연구에서 피드백 자극, 및 운동과 같은 통합 반응에 대한 환기 반응이, 호흡 작업에 의해 조절된다는 사실이 밝혀졌으며, 이는 최종 $\dot{V}_E$ 및 호흡 양상이 다양한 피드백 신호에 대한 조절기의 '절충된' 반응임을 시사한다. 중요한 것은, 조절의 최적화 모델은 또한 모델의 중요한 측면이 주어진 환기 반응을 전달하는 호흡 펌프의 용량이기 때문에, 일정 기간의 들숨 근육 훈련 후 호흡 양상의 행동을 정확하게 예측한다. 이 용량은 **그림 1.20B**의 '기계적 입력'을 통해 모델에 입력되고, '행동, 생리 및 방어 입력'을 통해 조절되는 들숨 근육의 상태와 직접적으로 관련된다.

호흡근 조절(Respiratory muscle control)

가로막을 공급하는 신경은 아마도 가장 잘 알려진 신경계일 것이지만, 가로막 신경은 거의 전적으로 경부 영역(C3–5)의 직접적인 신경 지배에 의해 조절된다는 점에서는 특이하다. 추가로, 가로막 알파(α) 운동 신경 또한 다음과 같은 점에서 특이하다: (1) 신경 '방전-후'(렌쇼 세포) 종료를 담당하는 피드백 메커니즘이 부족하고, (2) 운동 단위 활성화의 '주기' 행동; 가로막 운동 신경은 연속적인 들숨 동안 번갈아 가며 각 수축과 함께 가로막 내 섬유의 다른 집단을 동원한다. 이 적응은 피로 저항을 향상시킬 수 있다.

척수 내의 들숨 및 날숨 운동 신경은 상호 억제 시스템 하에서 작동하여 날숨 동안 들숨이 억제되고, 그 반대의 경우도 마찬가지다. 다른 골격근과 달리, 이 억제는 가로막 내의 근 방추에서 발생하는 것이 아니라, 숨뇌 내에서 발생한다.

호흡 단계 사이의 전환은 들숨 활동이 초기 날숨으로 지속됨으로써 원활해지며, 후두의 작용(모음)에 의해서도 원활하게 이루어지며, 둘 다 날숨 기류에 제동을 거는 영향을 미친다. 위에서 설명한 것처럼, 후두 벌림근은 들숨 기류가 시작되기 직전에 호흡 제어장치에 의해 활성화 된다.

갈비뼈 우리는 α 운동 뉴런과, γ(감마) 운동 뉴런(방추 신경) 모두로부터 신경지배를 받는다. 후자는 스트레칭을 감지하는 근 방추를 소유한, 방추 내 근육 섬유를 자극한다. 방추 요소의 스트레칭은 반사 수축을 생성하는 척수 내의 운동 신경으로 직접 피드백 된다; 따라서, 방추는 수축력을 증가시켜 증가된 하중(탄성 및 흐름 저항)에 반응한다.

복부 날숨 근육은 운동 또는 강제-호흡 조작 중에만 날숨 활성을 생성한다.

호흡의 역학(MECHANICS OF BREATHING)

개요(Overview)

이 섹션에서는 어떻게 공기가 폐의 안과 밖으로 이동하는지 설명하고, 이 과정에서 극복해야 하는 탄성 및 흐름-저항 힘에 대해 설명한다. 호흡기 시스템의 이러한 특성은 질병과 노화의 영향을 받는다; 호흡의 작업이 정상적인 생리에 의해 어떻게 영향을 받는지 이해하는 것이 중요하며, 그래야 병태생리학적 변화의 영향을 이해할 수 있다.

호흡의 기계적 작용은 모든 사람에게 매우 친숙하다. 이러한 동작에는 공기를 흡입하고 폐에서 공기를 내보내는 '주름이 잡히는 모양의 관'에서 가슴의 리드미컬한 펌핑이 포함된다. 개념적으로, 호흡 기관은 확장 및 압축 가능한 공간(가슴) 내부의 탄력 풍선(폐)으로 구성된 펌프라고 생각할 수 있다. 가슴우리의 확장과 압축은 폐를 둘러싸고 있는 복합 근육군(즉, 호흡근)의 작용에 의해 발생한다. 이 근육은 폐를 둘러싸고 있는 공간의 움직임을 가져온다; 이 공간의 용적의 변화는 내부 압력의 변화를 일으키고, 이는 공간 안과 밖으로 공기 이동의 기울기를 생성한다.

고등학교 생물학 수업에서는, 용적과 압력의 변화가 어떻게 공기의 움직임을 일으키는지 설명하기 위해 종종 간단한 모형을 사용한다. 모형은 풍선(폐)을 포함하는 유리 종모양의 통(갈비뼈 우리)으로 구성된다; 용기는 탄성 막(가로막)에 의해 열린 바닥이 밀봉된다. 갈비뼈 우리를 나타내는 종모양 통의 벽이 확장되지 않기 때문에 모형이 불완전하다; 그러나, 탄성 막은 주요 들숨 근육인 가로막의 움직임에 반응하여 어떤 일이 일어나는지 완벽하게 보여준다. 종모양 통의 벽이 움직이면(갈비뼈 우리 확장) 가로막을 움직일 때와 정확히 같은 변화, 즉 보일 법칙 효과로 인해 공기의 움직임을 생성하는, 용적의 증가와 압력의 감소(가슴막속 압력과 유사)가 어떻게 일으키는지 이해하는 것은 어렵지 않다(아래 참조).

종모양 통 모형 내 풍선은 또한 폐의 또 다른 중요한 특징을 보여준다: 그것은 탄력성이다. 사실, 폐와 갈비뼈 우리는 탄력 있는 구조로 되어 있어 힘이 제거되면 자연스럽게 안정시 위치로 돌아간다. 심 호흡을 한 다음 휴식을 취함으로써 이것을 직접 경험할 수 있다; 폐와 갈비뼈 우리의 반동에 의해 생성된 압력(반동 압력)으로 인해 공기가 폐에서 밖으로 '방출된다'. 흡입하는 동안, 들숨 근육은 가슴우리 구획을 확장하고 폐와 갈비뼈 우리를 스트레칭시킨다. 이것은 파티용 풍선을 부풀릴 때 풍선 벽 안에 탄성 에너지를 저장하는 것과 같은 방식으로 이러한 조직 내에 일부 탄성 에너지를 저장한다. 들숨이 시작될 때, 들숨 근육이 이완되고, 폐와 흉벽 내에 저장된 탄성 에너지는 미리 진행된 날숨 동안 소멸 된다. 따라서, 건강한 폐에서, 호흡할 때 들숨은 폐에 작용하는 모든 힘이 균형 상태에 있는 지점에서 시작된다. 이는 조기 기도 폐쇄로 폐에 공기를 가두어, 양성 폐내 압력을 유지하는, 만성 폐쇄 폐질환과 같은 폐쇄 폐질환의 경우에는 해당되지 않는다. 이 압력은 내인성 날숨-끝 양압(PEEPi)으로 알려져 있으며, 들숨 근육 부하에 미치는 영향은 나중에 자세히 설명한다.

풍선과의 비유는 폐와 갈비뼈 우리에 대해 전달하는 또 다른 중요한 원칙을 가지고 있다: 폐와 갈비뼈 우리는 탄성이 있기 때문에, 팽창할수록 용적을 변화시키는데 필요한 힘이 더 커진다. 다른 말로 하자면, 풍선의 경우, 처음에는 상대적으로 풍선이 팽창하기 쉽지만, 크기가 커질수록 팽창시키기에 더 많은 노력이 필요하다. 이 특성은 사람들, 특히 탄성 부하가 더 큰 더 높은 폐 용적에서 호흡을 해야 하는, 기도 폐쇄가 있는 사람들이 특히, 운동하는 동안 호흡하는 방식에 중요한 의미를 갖는다. 후자의 현상은 '과다팽창'으로 알려져 있으며 나중에 들숨 근육 부하에 미치는 영향과 관련하여 더 자세히 설명될 것이다.

다시 한번 풍선과의 비유로 돌아가서, 호흡 작업에 영향을 미치는 마지막 원리, 즉, 폐의 고유한 기류 저항을 설명할 수 있다. 공기를 풍선으로 끌어들이는 데 필요한 힘(압력)의 크기는 풍선을 외부 세계와 연결하는 튜브의 직경에 의해 영향을 받는다. 이 튜브가 좁으면, 고유의 기류 저항을 극복하기 위해 더 큰 힘이 필요하다. 튜브의 직경은 기도 직경과 유사하며, 기도 저항은 질병에 의해 급성(예를 들면, 천식) 및 만성(예를 들면, 기관지염)으로 영향을 받는다.

가슴 안쪽 압력(Pressures within the thorax)

위에서 설명한 단순한 '종모양 통 속의 풍선' 갈비뼈 우리 모형에서, 가슴우리 용적의 변화는 공기가 폐 안과 밖으로 이동하는 압력 변화를 유발했다. 용적이 확장될 때 가슴우리 내부의 압력 하강은 용적 곱하기 압력은 일정하다는, 보일 법칙을 나타낸다. 또는 다른 방식으로 보면, 압력이 감소하면 상호 관계의 일관성을 유지하기 위해 용적이 비례적으로 증가해야 한다:

$$P \times V = \text{일정함}$$

$$\text{따라서 } P^1 \times V_1 = P_2 \times V_2 \text{ (보일 법칙)}$$

여기서 P_1과 V_1은 원래 압력 및 용적이고, P_2와 V_2는 새로운 압력 및 용적이다.

가슴우리 내에는 다양한 압력이 존재하며, 각각 주변 조직의 물리적 특성과 그 움직임에 의해 생성된다. 더욱이, 이러한 압력 중 일부는 가슴우리 구조에 대한 중력의 영향 때문에 다르다. 호흡근 활동과 공기의 움직임을 연결하는 주요 원동력을 제공하는 압력은 폐를 둘러싼 압력인, 가슴막속 압력이다. 호흡근이 이완된 경우에도 가슴막속 압력(P_{pl})은 허파꽈리 내부(허파꽈리압, P_{alv})와 대기압에 비해 약간 음의 값을 유지한다. P_{pl}은 2가지 힘의 균형에 의해 생성된다: 안쪽으로 당기는 폐의 탄성과 바깥쪽으로 당기는 흉벽의 탄성(**그림 1.21**); 결과는 가슴막속 공간(P_{pl})의 약간 진공이다. 허파꽈리 또는 대기(흉벽을 통해) 사이의 모든 연결은, 기흉이 발생하는 것과 같이, P_{pl}을 증가시키고 폐가 허탈하게 한다.

이전에 언급한 것처럼, 중력은 가슴우리 압력에 영향을 미쳐, 가슴우리 내의 최상부 지점과 최하부 지점 사이의 기울기를 발생시킨다. 기울기는 직립 위치에서 가장 크며, 폐 실질(조직)의 유체 행동의 결과이다. 폐는 문자 그대로 가슴우리 공간 내부에 매달려 있으며, P_{pl}에 대한 이 질량의 영향

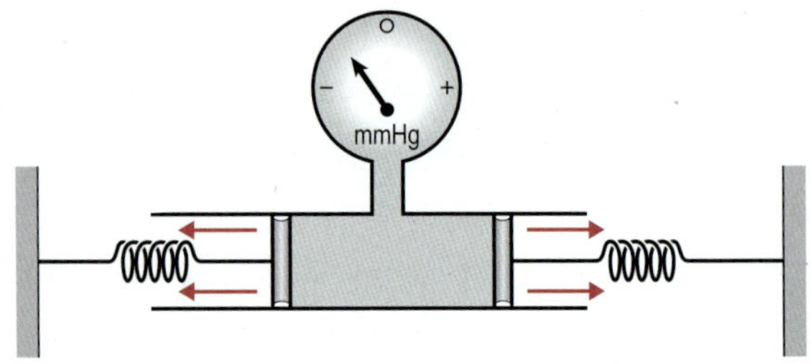

그림 1.21 가슴막 안쪽 압력이 폐와 가슴 벽 탄성의 상반되는 힘에 의해 생성되는 방식을 보여주는 간단한 모형이다.(Davies A, Moores C, 2010. The respiratory system. Churchill Livingstone, London, p. 30, 그림 3.2.)

은 바닥보다 폐의 꼭대기에서 약간 더 음압으로 측정될 수 있다. 이것은 안쪽으로 당기는 탄성력이 위쪽 가슴우리 공간 내부에서 폐를 아래쪽으로 당기는 중력에 의해 폐의 상단에서 보충되기 때문에 발생한다. 대조적으로, 가슴우리의 바닥에서 폐는 아래쪽 가슴우리 공간에 대해 약간 바깥쪽으로 누르고 있다. 이것이 폐의 바닥 부위가 더 잘 환기되는 이유이기도 하다. 직관에 어긋난 것처럼 보일 수 있지만, 더 음의 꼭대기 P_{pl}은 꼭대기 허파꽈리가 더 확장되고, 더 높은 반동 압력을 가지므로 순응도가 덜하다는 것을 의미한다(확장하기가 쉽지 않다; '폐 순응도' 참조). 따라서, 공기는 보다 순응적인, 바닥 허파꽈리로 우선적으로 흐른다.

폐와 가슴우리 순응도 (Lung and thoracic cage compliance)

가슴의 '통 안의 풍선(balloon in jar)' 모델을 생각하면 폐의 또 다른 중요한 속성인 순응도를 이해하는 데 도움이 될 수 있다. 순응도는 탄성의 역수(reciprocal of elastance)로, 물체를 쉽게 늘릴 수 있음을 나타낸다. 폐는 탄성구조가 적용된 힘에 비례하여 크기가 변한다는 후크(Hooke)의 법칙에 따라 어느 정도 움직인다. 폐의 경우, 힘은 압력이고 크기는 용적이다. 폐의 압력과 용적의 상호관계는 관계의 비례성(선형성)이 제한적이기 때문에 후크의 법칙이 의미하는 것보다 더 복잡하다. 실제로, 폐의 압력과 용적 관계는 S자형이며, 팽창과 수축 중에 서로 다른 모습을 보이는 이력현상이라고 하는 특성을 가진다(**그림 1.22**).

압력과 용적 관계의 S형 모양은 폐의 고유한 탄성 특성과 폐의 액체내벽(liquid lining)이 결합된 효과의 결과이다. 폐 실질 내의 탄성 및 콜라겐 섬유는 고유의 탄성을 담당한다. 콜라겐 자체는 탄성이 없지만 섬유는 결과 구조가 탄성이 되

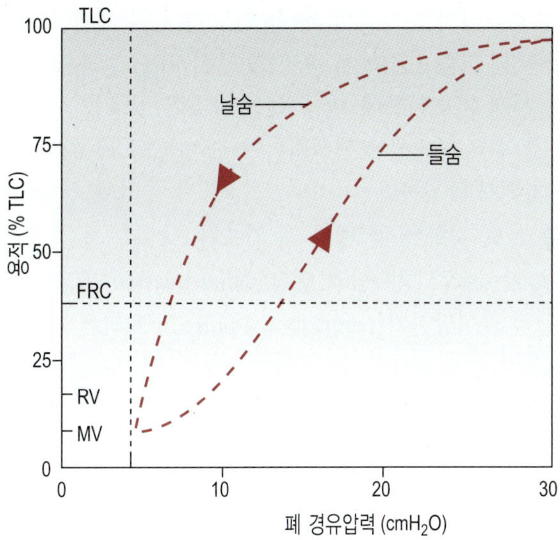

그림 1.22 들숨과 날숨 동안 폐의 압력–용적 관계를 보여주는 도표. 팽창과 수축 동안의 다른 특성을 이력현상이라고 한다 (자세한 내용은 본문 참조). TLC, 총폐용량; FRC, 기능적 잔기용량; RV, 잔기량; MV, 최소 용적. (Berne RM, Levy MN, 1993. Physiology, 3rd edn, Mosby, St Louis.)

는 방식으로 서로 상호 작용한다. COPD와 같은 질병에서는 반동 압력을 줄이고 순응도를 높이는 탄성섬유의 손실이 있다. 반대로, 섬유성 폐 질환은 탄성섬유와 콜라겐 섬유의 양을 모두 증가시켜 반동 압력을 증가시키고 순응도를 감소시킨다.

폐의 전체 탄성의 약 절반은 수백만개의 거품과 같은 허파꽈리와 액체내벽에서 비롯된다. 폐의 액체 내벽은 거의 표면 피부처럼 작용하는 표면 장력(모든 공기–액체 경계면처럼)이라는 특성을 서리힌다. 표면에서 생성된 장력은 액체 표면의 기본 특성이다. 즉, 분자가 서로 더 가까이 당겨져 액체의 표면적을 최소화하여 표면 장력을 생성한다. 이것은 구형(spheres)를 형성하는 물방울의 움직임에서 명확하게 볼 수 있다. 허파꽈리의 액체내벽은 허파꽈리를 붕괴시키는 경향이 있는 힘을 생성하여 반동 압력에 기여한다. 허파꽈리는 두 가지 힘, 즉 허파꽈리 내부의 압력과 인접한 허파꽈리가 서로의 벽을 당기는 반동력에 의해 붕괴되는 것을 방지한다. 라플라스의 법칙(Laplace"s law)은 구형(또는 부분 구형)의 곡률 반경과 벽의 장력, 내부 압력의 상호관계를 나타낸다.

$$P = \frac{4T}{r} \text{ (Laplace's law)}$$

P는 구 내부의 압력, T는 벽 장력, r은 곡률 반경을 말한다. 허파꽈리는 공기에 노출되는 표면이 하나뿐이므로 허파꽈리의 경우 4T가 2T가 된다.

일반적으로 라플라스의 법칙은 작은 구가 큰 구보다 반동 압력이 더 크다고 예측한다. 크기가 다른 허파꽈리가 있는 폐와 같은 구조에서 작은 허파꽈리는 더 큰 허파꽈리로 비워질 것으로 예상할 수 있다. 그러나 허파꽈리 내층액(alveolar lining fluid)에 폐 계면활성제가 존재하면 계면활성제가 액체 표면 장력을 낮추기 때문에 이러한 현상이 발생하지 않는다. 전체 허파꽈리 반동 압력에 대한 순 효과는 라플라스 효과와 표면 장력 효과가 서로를 상쇄하여 안정성을 가져오는 것이다. 폐기종과 같은 질병에 의한 허파꽈리의 파괴가 어떻게 반동 압력을 감소시키고 순응도를 증가시키는지 쉽게 알 수 있다. 다음 섹션에서는 이것이 기도 저항에 어떤 영향을 미치는지 알아본다.

가슴우리 순응도는 가슴벽 순응도와 복강으로부터 압력을 전달하는 가로막의 순응도의 합이다. 최근에는 비만, 임신, 정맥울혈과 같이 복압이 상승하는 조건은 가슴우리 순응도(가슴벽 순응도)에 중요한 영향을 준다. 가슴벽 순응도는 가슴우리의 움직임을 감소시키는 요인과 피부 표면의 외부 확장을 방해하는 요인(예: 광범위한 화상 또는 꽉 끼는 옷)에 의해 영향을 받는다.

호흡계의 개별 순응도는 직렬 요소가 아닌 병렬 요소로 작용한다. 따라서 전체 호흡시스템 순응도는 다음 방정식을 따른다.

$$\frac{1}{C_{Tot}} = \frac{1}{C_L} = \frac{1}{C_T}$$

여기서 C_{Tot}는 전체순응도, C_L은 폐순응도, C_T는 가슴 순응도이다. 병렬 순응도는 항상 개별 순응도보다 작은 반면에 직렬 순응도는 그 반대이다.

기도 저항(Airway resistance)

이전의 '통 안의 풍선(balloon in jar)' 모델을 다시 한 번 생각하면 풍선으로 유입되는 공기 흐름의 속도는 두 가지 요인에 의해 결정된다: 대기와 허파꽈리 사이의 압력 경사(이동 압력) 및 기도의 직경. 실제로 이 시스템은 전기 회로와 유사한 방식으로 작동하며 이동 압력(전압)이 흐름(전류)과 저항의 곱과 같다는 옴의 법칙을 따른다. 따라서 기도 저항은 다음과 같은 식을 만들 수 있다.

$$R = \frac{P_1 - P_2}{\dot{V}}$$

여기서 R은 저항, $P_1 - P_2$는 이동 압력, $\dot{V}$는 기류이다.

튜브를 통과하는 공기 흐름에 대한 저항은 가스분자 자체와 가스분자와 튜브벽 사이의 마찰에 의해 생성된다. 따라서 기체의 밀도나 점도가 높을수록 저항이 커지고 튜브직경이 좁아질수록 저항이 커진다. 호흡계의 저항은 해부학적 특징과 생리학적인 부분 모두에 의해 결정되는 동적특성이다. 기도의 해부학적 구조는 분지 구조로인해 기도의 총단면적이 증가하고 10번째 분지 이후 기하급수적으로 확장된다(**그림 1.23**).

총 표면적의 증가와 함께 각 기도 분지의 개별 표면적은 감소한다. **그림 1.23**에서 볼 수 있듯이 기도 수의 급격한 증가는 전체 기도저항에 대한 직경 감소의 영향을 상쇄한다. 따라서 후두 아래에서 생성되는 기도 저항의 80%는 기관과 기관지에서 발생한다.

총 기도 저항은 폐 팽창 시 감소하고 수축 시 증가한다. 이 효과는 주로 '방사상의 당김(radial traction)'으로도 알려진 '실질 끌어당기기(parenchymal pull)'의 효과에 기인하며,

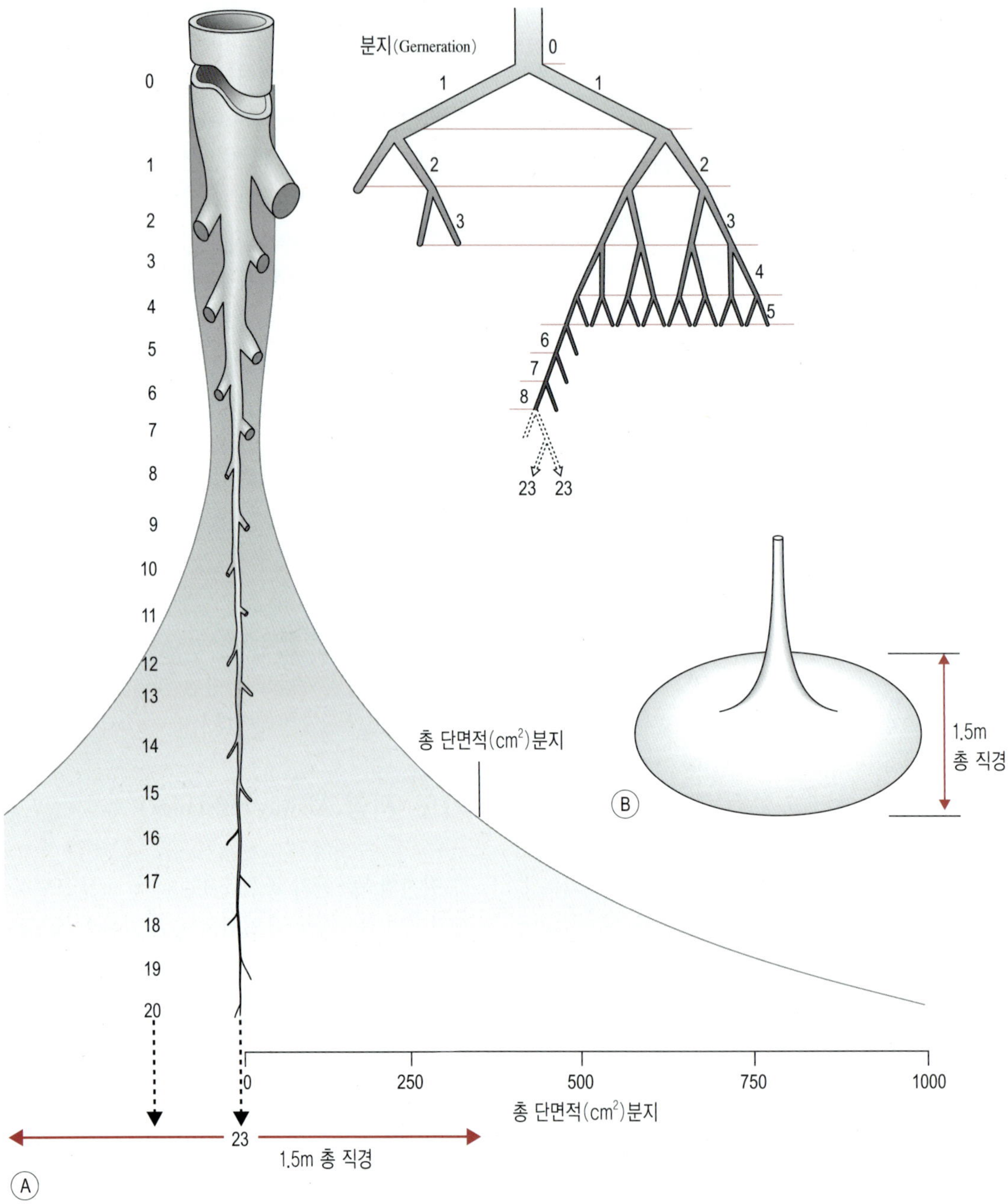

그림 1.23 2차원(A) 및 3차원(B)에서 연속적인 기도 생성에 따른 기도 직경 및 총 단면적의 변화를 보여주는 개략도.(Davies A, Moores C, 2010. The respiratory system. Churchill Livingstone, London, p. 47, 그림 4.9.)

이는 기도를 열어 유지하도록 한다. 폐 실질은 기도 주위에 지지 구조를 형성하며, 폐 팽창 시 기도를 열어 직경을 늘리고 공기 흐름에 대한 저항을 줄인다. 이 현상의 영향은 수축 중에 저항이 급격히 증가하여 기도 폐쇄가 발생하는 낮은 폐용적에서 특히 중요하다. 젊고 건강한 개인의 방사형 견인은 기도허탈(폐쇄 용량)이 기능적잔기용량(FRC) 미만으로 발생하도록 보장하지만 결합조직의 노화변성과 폐기종과 같은 질병에 의한 파괴는 폐쇄용량을 기능적잔기용량(FRC) 이상으로 상승시킬 수 있다. 이는 생리학적 무용공간을 증가시켜 환기와 관류 사이의 불일치로 인한 저산소혈증의 위험을 증가시킨다.

기도 저항에 영향을 미치는 또 다른 중요한 요소는 기도 저항에 매우 강력한 영향을 미치는 기관지 평활근 긴장도이다. 다양한 기도 저항이 있는 이 부위는 총 단면적에 대한 기도 확장의 유익한 효과가 상대적으로 적은 기관지 나무(7~14분지)의 일부이다. 따라서 직경의 감소는 기관지 나무의 이 부분에서 저항에 강력한 영향을 미친다. 천식과 같은 질병은 기관시 평활근 긴장도에 영향을 받는다. 천식의 병태생리학에 대한 자세한 내용은 다른 문단을 참고한다(Murphy & O'Byrne, 2010).

날숨 역학(Exhalation mechanics)

폐의 역학적 특성에 따라 그 기능이 결정되며, 이는 특히 날숨 동안 흐름 및 용적 생성 능력을 측정하여 평가할 수 있다. 폐 용적과 그 측정을 시행하기 전에 기도의 작용에 영향을 미치는 역학적 요인을 이해하고 날숨 흐름의 특성을 결정하는 것이 도움이 된다.

탄성 반동을 통해 발생하는 수동적 날숨 동안 흉막 내압은 음압으로 유지되고 흉강 내 기도를 가로지르는 압력은 기도를 열린 상태로 유지하는 경향이 있다. 그러나 운동 과다호흡 및 강제날숨 중에는 흉막내압이 양압이 되고 방사상의 당김과 같은 기도를 열어두던 역학적 요인이 감소한다. 결과적으로 기도 직경이 줄어들어 동적 기도허탈과 이에 수반되는 날숨 흐름 제한이 발생한다(**그림 1.24**). 작은기도는 개방성을 위해 방사형 견인과 같은 요인에 전적으로 의존하기 때문에 붕괴에 가장 취약하다.

그림 1.24에서 볼 수 있듯이 강제날숨 중에는 기도 내부에 압력경사가 발생한다(허파꽈리 말단에서 최대양압이며 입에서는 대기압으로 감소). 기도가지를 따라 가슴막속 압력이 기도 내부의 압력과 같은 지점이 발생한다. 이 지점은

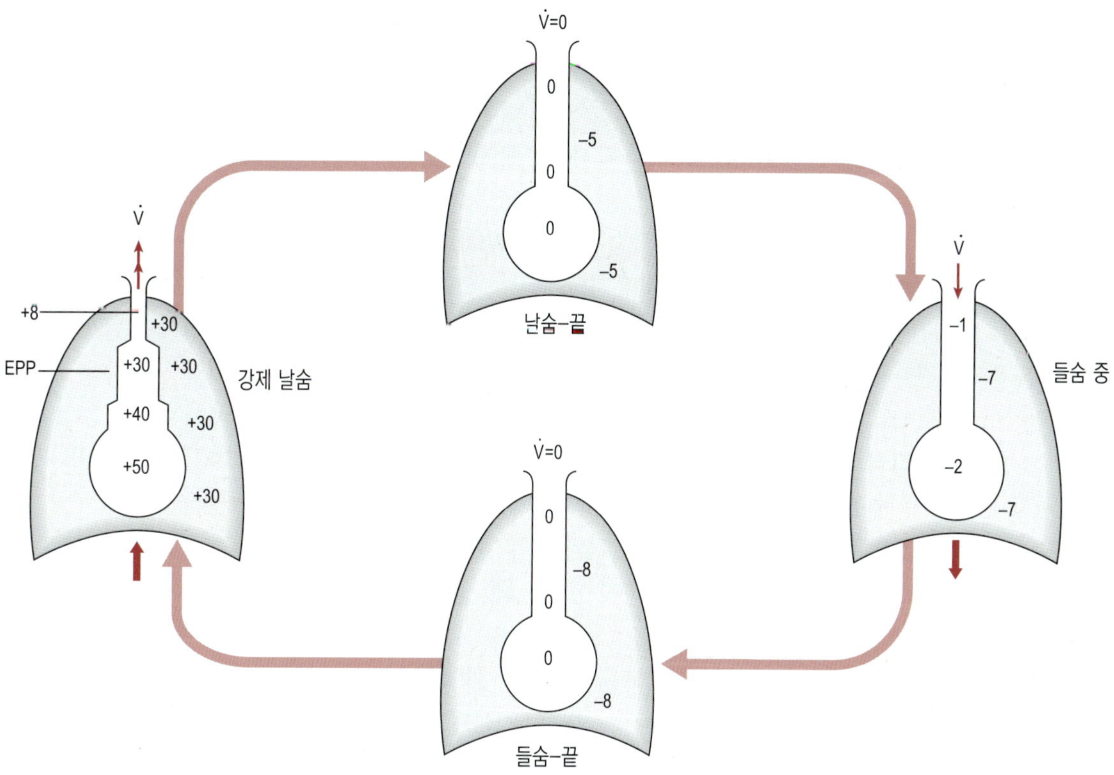

그림 1.24 서로 다른 호흡단계 동안 흉곽 내 기도의 압력 변화(cmH_2O)를 설명. 자세한 내용은 텍스트를 참조. EPP, 동일한압력점
(Davies A, Moores C, 2010. The respiratory system. Churchill Livingstone, London, p. 55, 그림 4.18.)

균등압력지점(equal pressure point, EPP)으로 알려져 있으며, 폐용적이 감소함에 따라 더 작은 기도 쪽으로 점진적으로 이동한다. 이러한 이동은 폐 부피가 감소함에 따라 기도 내부의 양압 생성에 대한 폐의 탄성 반동의 영향이 감소하기 때문에 발생한다. 허탈된 기도 뒤에 공기가 갇히는데, 더 강한 날숨력을 가하면 허탈이 단단해진다. 건강한 폐에서 균등압력지점은 FRC 이상에서 발생하지 않지만 기도벽 또는 허파꽈리가 질병으로 손상된 경우 폐의 탄성 반동 및 방사형견인력이 감소하고 균등압력지점은 FRC 이상에서 발생한다. 동적 기도 허탈은 폐쇄 폐질환에서 둥글고 깊게 파인 모양뿐만 아니라 건강한 폐에서 기류-용적 고리의 날숨 곡선의 특징적인 삼각형 모양의 근간을 이룬다.('폐 용적 및 용량' 참조).

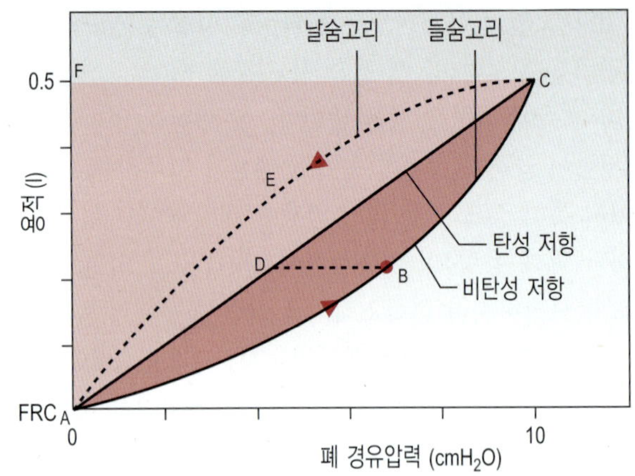

그림 1.25 호흡의 탄성 및 저항 작용을 설명하는 폐의 압력-용적 관계의 도식적 표현. 자세한 내용은 텍스트를 참조.

호흡에 대한 폐 특성의 영향 (Effects of lung properties upon breathing)

폐는 순응도, 저항 및 흉막 내압의 불균일적인 분포를 통해 팽창의 역학, 공기흐름의 분배 및 호흡의 일률에 영향을 미친다. 이는 시스템이 단일 통로(기관)를 통해 대기에 연결되고 모든 부분이 동일한 들숨 및 날숨 시간 내에 응답해야 하기 때문에 발생한다. 따라서 저항이 높거나 순응도가 낮은 폐 부분은 더 천천히 또는 불완전하게 채워진다. 운동 중에는 폐를 채우고 비우는데 사용할 수 있는 시간이 줄어들어 불균일성이 악화된다. 또한, 날숨 흐름제한은 일부 기도 내부의 압력이 여전히 양압인 동안 흡입이 시작될 수 있는 정도로 날숨을 느리게 할 수 있으며, 고유(즉, 자동) 들숨-끝 양압($PEEP_i$)을 생성한다. 이러한 현상은 날숨기류를 유지하지만 과다팽창으로 알려진 과정을 유발한다. 과다팽창은 일회호흡량(V_T)을 증가시킨다. 여기서 호흡에 대한 탄성 부하가 더 높다. 따라서 상대적으로 흡기근육의 역할은 날숨 흐름 제한에 의해 증가한다(**그림 3.1** 참조). 폐의 공기 분포의 불균일성은 또한 환기/관류 불평등에 미치는 영향을 통해 가스 교환에 영향을 미친다. (위의 "가스 교환" 참조). 환기와 관류가 일치하지 않고 가스교환에 효과적으로 기여하지 않는 폐영역을 허파꽈리 무용공간이라고 한다.

호흡일량(Work of breathing)

들숨의 공기흐름을 만들어 내려면 위에서 설명한 탄성 및 흐름-저항력을 이겨내야 한다. 휴식 상태에서 날숨은 일반적으로 들숨근육에 의해 생성된 저장된 위치에너지(탄성 에너지)를 회복하는 수동적인 과정이다.

호흡작용은 압력(호흡근육에 의해 생성)이 공기를 폐안으로 또는 폐밖으로 이동시킬 때 수행된다. **그림 1.25**는 FRC보다 높은 0.5L의 일회호흡 들숨에 대한 탄성 및 저항성 호흡일량(WOB)을 설명하는 개략적인 압력-부피 관계이다. 폐 팽창에 대한 탄성 저항을 극복하기 위해 수행되는 들숨 작업은 ADCFA 영역에서 진행되는 반면 유동 저항(마찰) 힘을 극복하기 위해 수행되는 작업은 ABCDA에 의해 이루어진다. 따라서 총 호흡일량(WOB)는 ABCFA 영역에서 이루어진다. 들숨중간에 들숨노력이 중단되고 기도가 막히면 압력은 D 지점으로 떨어진다. 휴식 중인 호흡일량(WOB)의 절반 이상(~65%)이 탄성력을 이겨내고, 나머지는 기도저항을 이겨낸다. 운동과 질병은 다음과 같은 비율을 변경한다: 예를 들어, V_T가 증가하면 탄성 작업이 증가하는 반면, 유속이 높아지면 호흡일량(WOB)의 기류저항 성분이 증가한다. 기전이 완전히 밝혀지지는 않았지만 호흡조절 시스템은 주어진 상황에서 호흡일량(WOB)을 최소화하기 위해 V_T와 호흡 빈도의 균형을 조절한다.

폐 용적 및 용량(Lung volumes and capacities)

위에서 설명한 역학적 변화는 폐를 환기시키는 과정을 가져온다. 일반적으로 입으로 측정하며, 분당 리터($l \cdot min^{-1}$) 단위의 흐름으로 표현된다. 또한 일회호흡량(V_T)과 호흡빈도(f_r)의 곱이다. V_T는 들숨 또는 날숨일 수 있지만 일반적으로 날숨용적은 날숨분당환기($\dot{V}_E$)로 보고된다.(V 위의 점은

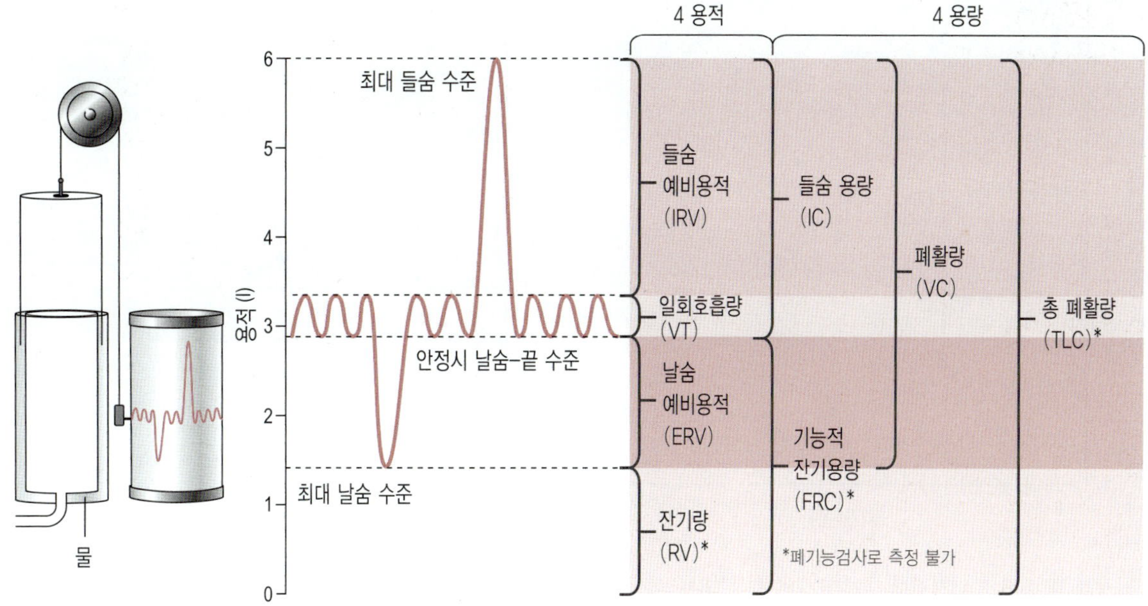

그림 1.26 일반적인 건강한 성인 용적–시간 폐용량곡선의 정적 폐 용적 및 용량.

이것이 용적이 아니라 흐름임을 나타낸다)

건강한 사람의 경우, $\dot{V}_E$는 휴식과 최대운동 사이에 10배 이상 증가하며, 일반적인 휴식값은 8 – 10 l·min^{-1}이다. 고도로 훈련된 운동선수의 최대 운동 중 150 – 200 l·min^{-1}에 근접하는 값까지 수치가 올라간다. $\dot{V}_E$에 대한 가장 높은값은 조정선수같은 운동선수에서 볼 수 있으며 조정경기에서 최고운동 시 $\dot{V}_E$가 250 l·min^{-1}에 도달하는 것도 흔하다. 대조적으로, 중등도 COPD 환자의 최대 $\dot{V}_E$는 40 l·min^{-1}에 불과할 수 있다.

운동 중 $\dot{V}_E$는 V_T와 f_r 증가의 조합을 통해 증가하고(2장 참조) V_T 증가는 들숨과 날숨을 위한 예비용적을 활용하여 발생한다. 총 폐용량의 다양한 용적 중 하나를 제외하고 모두 간단한 폐활량계를 사용하여 측정할 수 있다(잔기용적 및 기능적잔기용량에는 특수 장비가 필요함). 정적폐용적은 **그림 1.26**에 설명되어 있으며 정의는 다음과 같다.

- *총 폐용량(TLC):* 최대 들숨시 폐안에 있는 공기의 용적. 특수 장비 없이는 측정할 수 없다.
- *폐활량(VC):* 폐가 완전히 팽창된 시점과 완전한 날숨의 끝시점까지의 날숨/들숨 최대용적. VC는 "강제"(최대 노력으로, FVC) 또는 안정시(VC) 중에 측정할 수 있다. 안정시 측정방법은 강제폐활량측정 중에 기도가 허탈되는 경향이 있는 폐질환 환자에게 더 적합하다.
- *잔기량(RV):* 날숨이 끝날 때 폐에 남아있는 공기의 용적. 특수 장비 없이는 측정할 수 없다.
- *기능적잔기용량(FRC):* 안정시 일회호흡 후 폐에 남아있는 공기의 용적. 이는 운동 중에 변하는데, 이는 날숨–끝 폐용적(EELV)으로 명명한다.
- *날숨 및 들숨 예비용적(ERV/IRV):* 일회 호흡의 시작 또는 끝과 TLC 및 RV 사이에 각각 사용할 수 있는 용적.

폐기능은 질병뿐만 아니라 여러가지 생리학적 및 인구학적 요인에 의해 영향을 받는다. 예를 들어 체격, 성별, 연령, 인종의 영향이 크다. 이러한 이유로 측정된 값의 해석을하는 모집단별 예측 방정식이 있다. 일반적으로 폐용적은 체격이 큰 집단에서 더 크고, 여성에서 더 적으며, 나이가 들면서 감소한다. 성별의 효과는 신체크기의 영향과 무관한 것으로 보인다(Becklake, 1986).

폐용적의 평가(Wanger 등, 2005) 및 해석(Pellegrino 등, 2005)에 대한 추가 정보는 미국 흉부 학회(ATS) 및 유럽 호흡기 학회(ERS) 공동 가이드라인을 참조한다.

기도의 상태(폐용적 측정과 구분)는 시간에 따른 용적 변화를 참고하여 흐름(동적 폐기능)을 유도함으로써 평가할 수 있다. 천식과 같은 폐쇄폐질환은 강제날숨검사 중 날숨기류의 속도를 측정하여 진단한다.

시간에 대한 부피(**그림 1.27A**) 또는 부피에 대한 흐름(유량 신호 통합)(**그림 1.27B**)을 정리하여 '폐용량곡선(spiro-

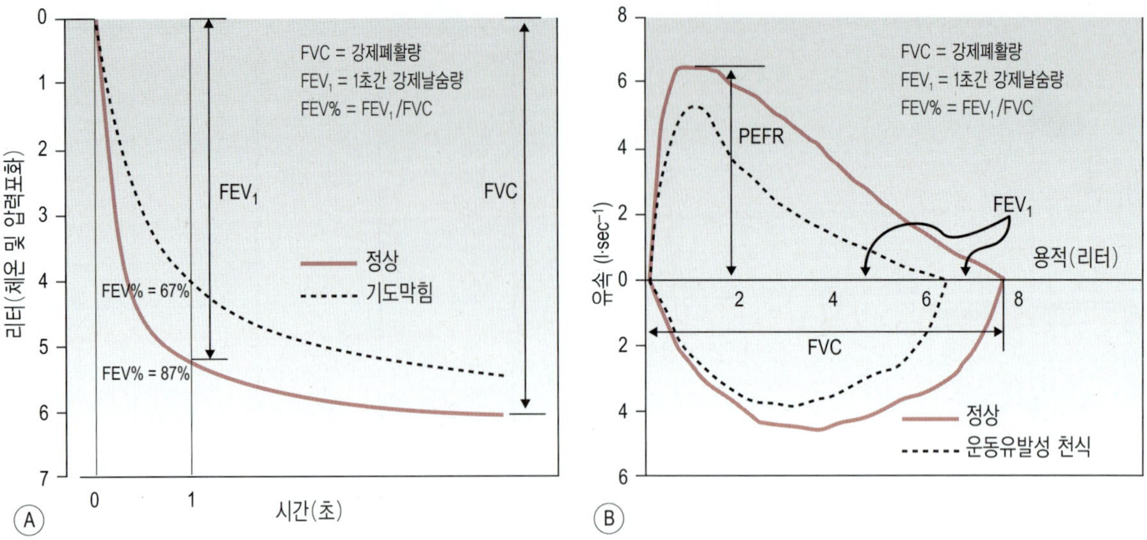

그림 1.27 동적 폐 용적. (A)시간에 대해 표시된 용적 (B)용적에 대한 유량곡선, 운동 유발성 천식 환자에 대한 운동전(실선) 및 후(파선) 값이 표시. (B)에서 정상 및 폐쇄된 조건에서 FEV_1에 해당하는 용적이 구분된다. BTPS, 체온 및 압력포화; PEFR, 최대 날숨 유량.

gram)'을 구성한다. **그림 1.27 A 및 B**는 이러한 각 접근법을 설명하고 기도기능에 대한 정보를 제공하는 여러 매개변수를 구분한다(자세한 내용은 그림참조). 기도직경의 평가에 가장 일반적으로 사용되는 지표는 1초간 강제날숨량(FEV_1)이며 벨로우즈 폐활량계(bellows spirometer) 또는 전자폐활량계를 사용하여 평가할 수 있다. FEV_1은 폐활량의 영향을 받기 때문에 폐활량의 비율(FEV%)로 표시한다.

전자 폐활량계는 기류-용적 고리를 표현할 수 있다(**그림 1.27B**). 폐활량의 평가(Miller 등, 2005) 및 해석(Pellegrino 등, 2005)에 대한 추가 정보는 미국 흉부 학회(ATS) 및 유럽 호흡기 학회(ERS) 공동 가이드라인을 참조한다.

마지막으로, 무용공간 용적의 영향에 대한 고려가 필요하다. 이는 노인과 폐질환 또는 심장질환이 있는 사람에게 기능적으로 더 중요하기 때문이다. 가스 교환은 허파꽈리가 있는 폐 영역에서만 발생하며 이 영역 내에서 적절한 환기 및 관류가 있는 단위에서만 발생한다. 따라서 폐에는 두 가지 유형의 무용공간이 있다. (1)전도성 기도 (2)허파꽈리 무용공간; 두 유형의 합계는 생리적 무용공간으로 알려져 있다. 관류 허파꽈리로 들어가는 V_T의 해당 부분만이 가스 교환에 기여하며, 나머지는 무용공간에서 가스교환에 관여하지 않는다. 가스교환에 관여하지 않는 전체 환기의 비율은 일회호흡량에 대한 무용공간 부피의 비율(V_D/V_T)에 의해 결정된다. 그러므로 그것은 해부학적 구조와 생리학적 영향뿐만 아니라 호흡 패턴에도 영향을 받는다. V_T가 낮으면 무용공간에서 더 많은 양의 호흡이 소비된다. 결과적으로 필요한 수준의 허파꽈리의 공기흐름($\dot{V}_A$)을 전달하기 위해서는 호흡빈도와 총 $\dot{V}_E$가 증가하여 호흡일량이 높아져야 한다. 예를들어, 평지에서 달리기의 가스교환 요구량은 54 $l \cdot min^{-1}$의 허파꽈리 환기에 해당한다. **표 1.1**은 이 $\dot{V}_A$를 전달하는 두 가지 다른 호흡방법의 영향을 보여준다.

표 1.1 **운동의 $\dot{V}_E$ 요건에 대한 V_T의 영향**

심호흡	얕은호흡
허파꽈리 환기 = 54 $l \cdot min^{-1}$	허파꽈리 환기 = 54 $l \cdot min^{-1}$
무용공간 환기 = 4.3 $l \cdot min^{-1}$	무용공간 환기 = 9.5 $l \cdot min^{-1}$
분당환기량 = 58.3 $l \cdot min^{-1}$	분당환기량 = 63.5 $l \cdot min^{-1}$
생리학적 무용공간 = 0.15 l	생리학적 무용공간 = 0.15 l
일회호흡량 = 2.0 l	일회호흡량=1.0 l
무용공간/일회호흡량 = 0.15/2 = 7.5%	무용공간/일회호흡량 = 0.15/1 = 15%
호흡빈도 = 29.2호흡$\cdot min^{-1}$	호흡빈도 = 63.5호흡$\cdot min^{-1}$

호흡 펌프 근육의 기계적 속성
(Mechanical properties of respiratory pump muscles)

호흡펌프 근육은 호흡을 하기 위해 신체 외부의 대기와 폐 내부 사이의 압력 차이를 생성해야 한다. 대체로 들숨근

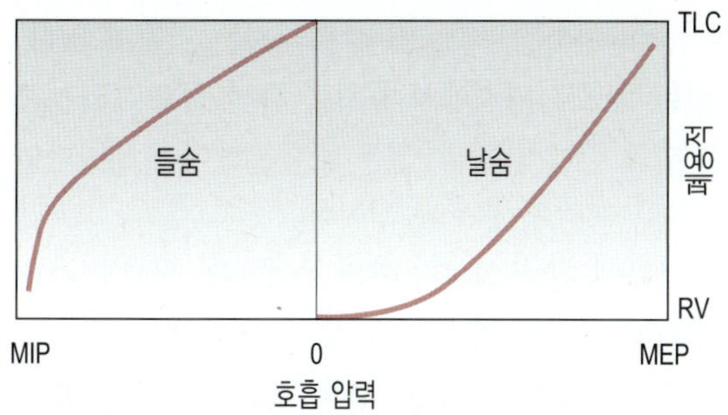

그림 1.28 호흡근의 정적압력 발생 용량에 대한 폐 용적의 영향을 보여주는 도식. MIP는 RV에서 최대화되는 반면 MEP는 TLC에서 최대화된다. 폐 용적에 대한 가스 압축 및 감압의 영향으로 인해 압력 라인은 TLC 및 RV에서 교차하지 않는다. RV = 잔기량; TLC = 총폐용량; MIP = 최대들숨압; MEP = 최대날숨압.

은 흉곽을 확장하기 위해 바깥쪽으로 당기고, 날숨근은 흉곽을 압축하기 위해 안쪽으로 당긴다. 근육 수축이 생성하는 압력 차이의 크기와 속도는 호흡의 크기와 공기가 폐로 들어가고 나가는 속도를 각각 결정한다. 운동하는 동안 공기는 쉬고 있을 때 보다 더 빨리 폐로 들어오고 나가야 하며 호흡펌프 근육은 필요한 공기 양과 흐름속도를 증가시키기 위해 더 빠르고 강력하게 수축해야 한다. 다른 근육과 마찬가지로 호흡펌프 근육은 힘을 생성하는 한정된 능력을 가지고 있으며, 이는 운동 중 호흡을 제한하는 요인 중 하나이다.

폐 환기를 일으키는 압력 차이를 생성하는 호흡 근육의 능력은 호흡자체의 행위에 의해 영향을 받는다.

호흡은 근육단축의 길이(폐 용적)와 속도(공기 유속)의 변화를 가져오며, 이 두 가지는 압력을 발생시키는 호흡 근육의 능력을 변화시킨다(Leblanc 등, 1988). 이러한 상호작용의 의미는 특히 질병이 변화하는 용적과 흐름의 해로운 영향을 악화시키는 환자에게 중요하다.

호흡 펌프 근육의 길이-장력(용적-압력) 관계는 **그림 1.28**에서 설명한다. 들숨압력 생성 능력은 폐가 비어 있을 때 가장 크고 가득 차 있을 때 가장 작다(Rahn 등, 1946). 반대로 날숨압력 생성 능력은 폐가 가득 차 있을 때 가장 크고 비어 있을 때 가장 작다. 따라서 들숨과 날숨은 각각의 근육이 가장 강한 폐용적에서 시작된다. 이 관계는 운동 강도가 증가하면 V_T가 증가함에 따라 들숨예비용적으로 확장되기 때문에 기능적 의미가 있다. 따라서 들숨의 끝(들숨-끝 폐용적, end-inspiratory lung volume, EILV)은 들숨근육이 가장 약한 영역이기도 한 TLC에 더 가깝게 발생한다(2장 **그림 2.1** 참조). 폐 팽창 동안 들숨 근육의 기능적 약화는 두 가지 이유로 피로에 대한 민감성을 증가시킨다. (1) 근육이 더 약해지고 (2) 더 높은 탄성 부하를 극복해야 한다('호흡역학' 참조). 기능적 약화는 또한 호흡곤란에 대한 인식('호흡곤란과 호흡노력' 참조)과 저항훈련 중에 호흡근육이 어떻게 과부하될 수 있는지에 영향을 미치며, 이에 대해서는 6장에서 설명할 것 이다.

호흡 펌프 근육의 힘-속도(압력-흐름) 관계도 중요한 영향을 미친다. 유감스럽게도 이 관계는 속도 성분이 길이의

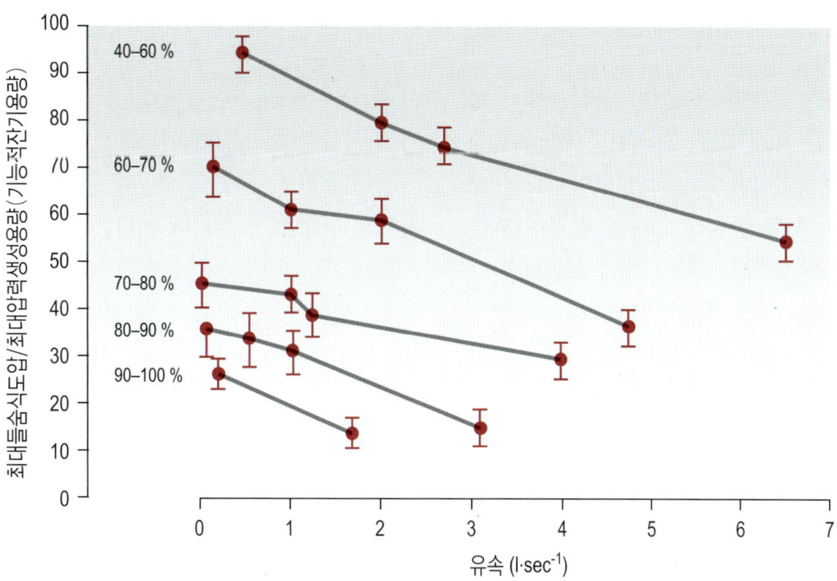

그림 1.29 최대 들숨 식도압(Poes). Pcap, 최대 압력 생성 용량. (Leblanc P, Summers E, Inman MD, 등, 1988. J. Appl. Physiol. 64, 2482 – 2489 with permission of JAP.)

변화를 의미하는 단축 속도이기 때문에 용적-압력 관계와 분리하여 연구하는 것은 불가능하다. Leblanc 등(1988) 연구에서 들숨근의 용적-압력과 압력-흐름 관계의 효과가 특성화되었고, 압력 생성 용량에 미치는 영향이 정량화되었다. 동적 압력을 생성하는 들숨 근육의 용량은 기능적 잔기 용량보다 증가된 V_T에 의해 설명되는 총 폐활량의 각 10%에 대해 17%씩 그리고 들숨 흐름의 $1 \cdot s^{-1}$증가할 때마다 5%씩 각각 감소하는 것으로 예측되었다(**그림 1.29**).

따라서 V_T와 들숨 흐름은 운동증가에 따라, 장력의 주어진 수준은 발생될 수 있는 최대 장력에 대해 상대적으로 더 큰 비율을 나타내며 더 큰 들숨 운동을 요구한다. 건강한 개인의 경우, 들숨근육에 의해 생성된 최대동적압력은 최대 운동 중에 결정된 폐 용적 및 폐 흐름에서 압력을 생성하는 능력과 관련하여 나타내며 40~60%에 불과하다(Leblanc 등, 1988). 그러나 근육 작동 길이가 감소하는 상황(예: COPD가 있는 과다팽창 환자) 또는 상승된 흐름 요구를 충족하기 위해 단축 속도를 증가시켜야 하는 상황(예: 심부전이 있는 빠른 호흡 환자)에서는 이 비율이 상당히 증가할 수 있다. 이러한 상태는 많은 질병 상태에서 발생하며 특히 들숨근육을 피로에 취약하게 만든다. 호흡근의 비호흡 역할은 3장에 설명되어 있고, 호흡근 기능의 평가는 6장('호흡근 기능의 평가')에 설명되어 있다.

호흡곤란과 호흡 노력 (DYSPNOEA AND BREATHING EFFORT)

호흡곤란 또는 숨가쁨은 '불편한 호흡 감각' 또는 '호흡 노력 증가의 필요성에 대한 의식'으로 정의된다(Meakins, 1923). 정의에 따르면 호흡곤란은 주관적인 경험이므로 생리학적 및 심리적 요인의 조합에 의해 영향을 받는다(Williams 등, 2010). 암이나 신경학적 장애와 같이 광범위한 상태를 가진 환자는 호흡곤란 발작을 경험하지만, 주요 증상으로 호흡곤란을 가장 흔히 나타내는 임상 그룹은 천식과 COPD, 심부전이 있는 환자이다. 호흡곤란의 병태생리학에 대한 포괄적인 검토는 이 책의 범위를 벗어나지만, 다음은 호흡 역학 및 호흡근육의 역할을 특히 강조하여 주제에 대한 개요이다.

호흡곤란은 기본적으로 호흡과 관련된 노력의 증가 또는 호흡이 부적절하다는 느낌이다. 어느 정도의 호흡곤란은 모든 사람에게 운동의 매우 정상적인 부분이지만(심지어 운동선수도 숨이 가빠짐) 강도가 무력해지는 지점이 있다. 일반적인 걷는 속도로 평지에서 쇼핑을 하며 집으로 가는 정도의 가벼운 활동 중에 참을 수 없는 호흡곤란이 발생한다면 틀림없이 호흡곤란은 장애가 될 것이다.

호흡곤란에 대한 의식적 자각은 개인의 정서적 상태와 관련된 심리적 요인에 의해 조절되는 수많은 화학적 및 기계적 수용기에서 발생하는 체세포 피드백의 증류(distillation of the somatic feedback)이다(Williams 등, 2010). 호흡곤란에는 세 가지 주요 증상이 있다: (1) '공기 기아(일종의 호흡곤란)', (2) 일/노력(work/effort), (3) 가슴 답답함(chest tightness)

건강한 사람들에게 '공기 기아(air hunger)'는 일/노력(work/effort)보다 더 불쾌한 것으로 인식되며, 그 불쾌감은 강도와 무관하게 다양하다(Banzett 등, 2008). 호흡곤란에 대한 서로 다른 설명자의 상대적 중요성은 주성분 분석(Principal Component Analysis)이라는 기술을 적용하여 연구되었다(Smith 등, 2009). 연구자들은 천식과 COPD, 간질성 폐질환, 특발성과 호흡이 있는 환자와 건강한 사람과 비교했다. 흥미롭게도 공기 기아는 개인 간의 병태생리학적 차이와 상관없이 운동 중 호흡곤란의 지배적인 특성인 것으로 밝혀졌다. 저자들은 운동이 끝날 때 호흡에 대한 기계적 한계에 도달하는 것이 그들의 관찰에 대한 통일된 설명을 보여줄 수 있다고 제안한다. 물론 이 한계에 도달하는 것은 일회호흡량을 확장하기 위해 사용 가능한 들숨예비용적을 활용하는 들숨 근육의 능력에 의해 어느 정도 영향을 받는다. 따라서 들숨 근육의 기계적 작업은 운동 중 공기 기아를 느끼는 데에도 기여할 수 있다. 이는 호흡곤란이 광범위한 임상 조건에 적용 가능한 단일 모델로 설명될 수 있다는 개념과 일치한다(Moxham & Jolley, 2009). 이 모델은 들숨근육 작업에 대한 요구와 이 요구를 충족시키기 위한 근육의 능력 사이의 균형 또는 부족에 기반한다.

호흡곤란의 가장 밀접한 기능적 상관관계는 기도 폐쇄나 가스교환 장애의 지표가 아니라 들숨 근육 기능(O'Donnell 등, 1987; Killian & Jones, 1988)과 폐의 과다팽창 정도(O'Donnell 등, 1998; Marin 등, 2001)이다. — 다른 말로 들숨 근육에 대한 상대적 부하. 모든 근육 활동과 관련된 노력의 감각은 요구되는 힘과 힘을 공급하는 근육의 능력(힘) 사이의 균형, 즉 수요/용량 관계의 결과이다. 예를 들면 물체를 들어 올리는 것과 관련된 감각을 고려하는 것이다. 물체가 무거우면 가벼운 물체를 들 때보다 들 때 드는 노력감이 높다. 그러나 근육의 근력을 높이면 힘을 공급하는 근육의 용량이 증가하기 때문에 주어진 물체를 들어 올리는 노력이 줄어든다. 이러한 원칙은 호흡 중에 사용되는 근육에도 동일하게 적용된다.

호흡곤란의 수요(요구량)/용량 호흡곤란 모형에 대한 핵심은 호흡 노력을 감지하는 신경생리학적 기전 또는 Meakins (1923)가 말했듯이 '증가된 호흡 노력의 필요성에 대한 의식'이다. Meakins의 호흡곤란 정의는 환자와 건강한 사람 모두에서 호흡곤란의 존재를 설명하기 위한 통합이론을 제공한 최초의 이론이며, '길이-장력 부적절(length-tension inappropriateness, LTI)'은 호흡곤란의 감각이 어떻게 의식으로 변환될 수 있는지를 설명하기 위해 만들어진 용어로 1960년대에 더욱 발전되었다(Campbell, 1966). Campbell은 인간이 호흡과 관련된 노력의 정도에 대한 양적 및 의식적 인식을 가지고 있으며, 중추적인 호흡운동 활동(원심성 출력)과 호흡계의 기계적 반응(구심성 피드백) 사이의 해리 또는 불일치는 호흡곤란을 일으키거나 호흡 불편을 느끼게 한다고 주장했다. 더 최근에는 LTI 패러다임이 신경역학적 분리(neuromechanical uncoupling)로 '개명'되었으며, 호흡근육의 구심성 감각 입력뿐만 아니라 호흡계 전체의 수용기에서 나오는 정보를 포함하도록 일반화되었다(ATS, 1999). 신경역학적 분리의 맥락에서 볼 때, 호흡곤란의 인식에서 호흡근 기능의 역할은 직관적으로 예측 가능해진다. 따라서 호흡근 길이(즉, 용적) 또는 장력(즉, 압력)의 변화가 나가는 운동 명령에 대해 부적절할 때 호흡곤란의 강도가 증가한다. 결국, 환기를 제공하는 근육 능력의 변화 또는 그렇게 하는데 극복해야 하는 기계적 부하의 변화는 운동 명령과 관련된 환기 반응의 인지된 적절성에 기여한다. 또한, 운동 명령 자체의 크기는 들숨 근육의 수축 특성과 호흡중에 극복하는 부하에 의해 영향을 받는다. 원심성 구동과 구심성 피드백 간의 불일치 크기가 클수록 호흡곤란의 강도가 커진다.

질병은 수요(요구량)/용량 관계의 양쪽에 영향을 미치며 호흡근을 약화시키고 호흡을 유지하기 위해 필요한 역학적 부하를 증가시킨다(3장 '호흡 역학 및 호흡근 기능의 변화' 참조). 신경역학적 분리를 통해 작용하는 이 불균형은 호흡곤란으로 인식된다. 따라서 호흡곤란은 탄성 또는 저항성 호흡 작업의 증가와 결합된 들숨 근육 약화의 피할 수 없는 결과이다. 질병의 초기 및 경미한 단계에서 이러한 불균형은 운동 중에만 나타날 수 있지만 장애의 심각성이 증가함에 따라 휴식 중에도 호흡곤란이 발생한다.

호흡곤란과 호흡 노력의 평가는 7장 ('환자 요구 평가')에 설명되어 있다.

참고문헌(REFERENCES)

ATS, 1999. Dyspnea: Mechanisms, assessment, and management: A consensus statement. Am. J. Respir. Crit. Care Med. 159, 321–340.

Banzett, R.B., Pedersen, S.H., Schwartzstein, R.M., et al., 2008. The affective dimension of laboratory dyspnea: air hunger is more unpleasant than work/ effort. Am. J. Respir. Crit. Care Med. 177, 1384–1390.

Beachey, W., 1998. Respiratory care anatomy and physiology, second ed. Mosby, St Louis.

Becklake, M.R., 1986. Concepts of normality applied to the measurement of lung function. Am. J. Med. 80, 1158–1164.

Berne, R.M., Levy, M.N., 1993. Physiology, third ed. Mosby, St Louis.

Boucher, V.J., Ahmarani, C., Ayad, T., 2006. Physiologic features of vocal fatigue: electromyographic spectralcompression in laryngeal muscles. Laryngoscope 116, 959–965.

Brancatisano, T.P., Dodd, D.S., Engel, L.A., 1984. Respiratory activity of posterior cricoarytenoid muscle and vocal cords in humans. J. Appl. Physiol. 57, 1143–1149.

Buchler, B., Magder, S., Katsardis, H., et al., 1985. Effects of pleural pressure and abdominal pressure on diaphragmatic blood flow. J. Appl. Physiol. 58, 691–697.

Campbell, E.J.M., 1966. The relationship of the sensation of breathlessness to the act of breathing. In: Howell, J.B.L. (Ed.), Breathlessness. Blackwell Scientific, London, pp. 55–64.

Davies, A., Moores, C., 2010. The respiratory system: basic science and clinical conditions. Churchill Livingstone Elsevier, London.

Forster, H.V., Haouzi, P., Dempsey, J.A., 2012. Control of breathing during exercise. Comp. Physiol. 2 (1), 743–777.

Gollnick, P.D., Armstrong, R.B., Saubert, C.W., et al., 1972. Enzyme activity and fiber composition in skeletal muscle of untrained and trained men. J. Appl. Physiol. 33, 312–319.

Guenette, J.A., Sheel, A.W., 2007. Exercise-induced arterial hypoxaemia in active young women. Appl. Physiol. Nutr. Metab. 32, 1263 1273.

Hicks, G.H., 2000. Cardiopulmonary anatomy and physiology. WB Saunders, Philadelphia.

Hoh, J.F., 2005. Laryngeal muscle fibre types. Acta Physiol. Scand. 183, 133–149.

Hussain, S.N., 1996. Regulation of ventilatory muscle blood flow. J. Appl. Physiol. 81, 1455–1468.

Killian, K.J., Jones, N.L., 1988. Respiratory muscles and dyspnea. Clin. Chest Med. 9, 237–248.

Leblanc, P., Summers, E., Inman, M.D., et al., 1988. Inspiratory muscles during exercise: a problem of supply and demand. J. Appl. Physiol. 64, 2482–2489.

Li, Z.B., Lehar, M., Nakagawa, H., et al., 2004. Differential expression of myosin heavy chain isoforms between abductor and adductor muscles in the human larynx. Otolaryngol. Head Neck Surg. 130, 217–222.

Lumb, A.B., 2010. Nunn's applied respiratory physiology. Churchill Livingstone Elsevier.

Lykidis, C.K., White, M.J., Balanos, G.M., 2008. The pulmonary vascular response to the sustained activation of the muscle metaboreflex in man. Exp. Physiol. 93, 247–253.

Marin, J.M., Carrizo, S.J., Gascon, M., et al., 2001. Inspiratory capacity, dynamic hyperinflation, breathlessness, and exercise performance during the 6-minutewalk test in chronic obstructive pulmonary disease. Am. J. Respir. Crit. Care Med. 163, 1395–1399.

Meakins, J., 1923. The cause and treatment of dyspnea in cardiovascular disease. Br. Med. J. 1, 1043–1045.

Miller, M.R., Hankinson, J., Brusasco, V., et al., 2005. Standardisation of spirometry. Eur. Respir. J. 26, 319–338.

Moxham, J., Jolley, C., 2009. Breathlessness, fatigue and the respiratory muscles. Clin. Med. 9, 448–452.

Murakami, Y., Kirchner, J.A., 1972. Mechanical and physiological properties of reflex laryngeal closure. Ann. Otol. Rhinol. Laryngol. 81, 59–71.

Murphy, D.M., O'Byrne, P.M., 2010. Recent advances in the pathophysiology of asthma. Chest 137, 1417–1426.

O'Donnell, D.E., Sanii, R., Anthonisen, N.R., et al., 1987. Effect of dynamic airway compression on breathing pattern and respiratory sensation in severe chronic obstructive pulmonary disease. Am. Rev. Respir. Dis. 135, 912–918.

O'Donnell, D.E., Lam, M., Webb, K.A., 1998. Measurement of symptoms, lung hyperinflation, and endurance during exercise in chronic obstructive pulmonary disease. Am. J. Respir. Crit. Care Med. 158, 1557–1565.

Pellegrino, R., Viegi, G., Brusasco, V., et al., 2005. Interpretative strategies for lung function tests. Eur. Respir. J. 26, 948–968.

Polla, B., D'Antona, G., Bottinelli, R., et al., 2004. Respiratory muscle fibres: specialisation and plasticity. Thorax 59, 808–817.

Poon, C.S., 1983. Optimal control of ventilation in hypoxia, hypercapnia and exercise. Elsevier, New York.

Poon, C.S., Lin, S.L., Knudson, O.B., 1992. Optimization character of inspiratory neural drive. J. Appl. Physiol. 72, 2005–2017.

Poon, C.S., Tin, C., Yu, Y., 2007. Homeostasis of exercise hyperpnea and optimal sensorimotor integration: the internal model paradigm. Respir. Physiol. Neurobiol. 159, 1–13; discussion 14–20.

Priban, I.P., Fincham, W.F., 1965. Self-adaptive control and respiratory system. Nature 208, 339–343.

Rahn, H., Otis, A.B., Chadwick, L.E., et al., 1946. The pressure–volume diagram of the thorax and lung. Am. J. Physiol. 146, 161–178.

Sheel, A.W., Derchak, P.A., Morgan, B.J., et al., 2001. Fatiguing inspiratory muscle work causes reflex reduction in resting leg blood flow in humans. J. Physiol. 537, 277–289.

Smith, J., Albert, P., Bertella, E., et al., 2009. Qualitative aspects of breathlessness in health and disease. Thorax 64, 713–718.

Suzuki, M., Kirchner, J., 1969. The posterior cricoarytenoid as an inspiratory muscle. Ann. Otol. Rhinol. Laryngol. 78, 849–863.

Thibodeau, G.A., Patton, K.T., 1996. Anatomy and physiology, third ed. Mosby, St Louis.

Wanger, J., Clausen, J.L., Coates, A., et al., 2005. Standardisation of the measurement of lung volumes. Eur. Respir. J. 26, 511–522.

Williams, M., Cafarella, P., Olds, T., et al., 2010. Affective descriptors of the sensation of breathlessness are more highly associated with severity of impairment than physical descriptors in people with chronic obstructive pulmonary disease. Chest 138 (2), 315–322.

Chapter | 2 |

운동생리학 및 훈련 원칙

(Exercise physiology and training principles)

1장에서 우리는 호흡계와 심혈관계 사이의 밀접한 해부학적 및 기능적 관계에 대해 학습했다. 실제로, 우리는 심호흡계를 보면 서로 통합되어 있는 것을 종종 볼 수 있다. 이러한 밀접한 관계는 신체의 신진대사 조직에서 호흡 가스를 효율적으로 운반하는 데 필수적이다. 심호흡계는 휴식 상태에서 그 용량 내에서 편안하게 역할을 하지만, 운동 중에는 시스템이 산소 전달에 제한을 두어 운동내성을 발휘한다. 호흡계가 운동 제한에 어떻게 기여하는지 이해하려면 운동에 대한 건강한 심호흡계의 통합 반응과 개별 시스템이 훈련에 어떻게 반응하는지 이해하는 것이 필요하다. 이 장에서는 운동에 대한 심호흡계 반응과 운동 내성에 대한 제한, 심호흡계 건강의 개념, 다양한 유형의 훈련에 대한 심호흡계 반응을 설명한다.

운동에 대한 심호흡계 반응 (CARDIORESPIRATORY RESPONSES TO EXERCISE)

운동하는 동안 심혈관계와 호흡계는 호흡 가스의 운반을 위한 통합된 '기구(machine)'로 작동해야 한다. 이 섹션에서는 운동에 대한 각 시스템의 반응을 설명할 것이다.

호흡계(Respiratory)

서론

안정 시, 평균적으로 성인은 분당 10~15회 호흡을 하며, 약 0.5리터의 용적으로 7.5 $l \cdot min^{-1}$ (15×0.5)의 "분당 환기량(minute ventilation)"을 생성한다. 각 호흡량(일회호흡량: tidal volume, V_T)은 신체 크기와 대사율에 따라 다르다. 몸집이 큰 사람은 폐가 더 크고 호흡도 더 많이 한다. 또한 신진대사를 지원하기 위해 더 많은 에너지와 산소(O_2)가 필요하므로 더 큰 분당 환기량(minute ventilation, $\dot{V}_E$)을 필요로 한다.

고강도운동 중에는 호흡빈도(f_r)가 분당 약 40~50회까지 올라간다. 신체적으로 활동적인 젊은 남성의 경우, V_T은 약 3~4리터로 상승하여 120~160 $l \cdot min^{-1}$의 $\dot{V}_E$를 생성한다. 그러나 프로 운동선수의 경우, V_T은 5리터 이상일 수 있으며, 그 결과로 $\dot{V}_E$는 250~300 $l \cdot min^{-1}$이다.

킬로그램 당 킬로그램, 올림픽 조정선수는 경주마에서 볼 수 있는 것과 동일한 $\dot{V}_E$를 달성할 수 있다! 한 프로 조정선수를 예로 들어 보겠다. 20대에 4회 올림픽 금메달리스트(1992, 1996, 2000, 2004년)이자 시니어 세계 챔피언 13회를 차지한 이 선수는 영국 운동선수 중 가장 큰 폐를 가졌다. 그의 강제폐활량(FVC)은 8.25리터였다. 이 선수는 키가 2m 가량이고 몸무게는 약 108kg이었다. 그와 같은 사이즈의 남성은 일반적으로 약 6리터의 FVC를 갖는 반면 평균적인 남성의 FVC는 5리터에 가깝다. 2000m 조정 경주에서 약 6분 동안 460와트(watts)의 엄청남 추진력을 생성하기 위해 약 8 $l \cdot min^{-1}$의 최대산소섭취량($\dot{V}O_{2peak}$)과 300 $l \cdot min^{-1}$에 가까운 $\dot{V}_E$를 필요로 했다. 경주 중에 그의 폐로 들어오고 나가는 공기의 총량은 1700리터에 근접할 것이며, 그의 호흡근육이 약 85와트의 출력을 필요로 했을 것이다. 이것은 정말 놀라운 통계이며 인간의 심호흡계가 무엇을 성취할 수 있는지에 대한 통찰력을 제공한다.

운동 중 호흡 펌프

운동 중에는 더 높은 $\dot{V}_E$와 산소섭취량($\dot{V}O_2$)을 전달하기 위해 호흡속도와 깊이가 증가한다. 이 반응은 운동 과다호흡(exercise hyperpnoea)으로 알려져 있으며 호흡근육이 더 강하게 수축하고 더 빨리 짧아져야 한다. 휴식 시 날숨 근육은 호흡에 거의 기여하지 않지만 운동 중에는 V_T와 날숨기류속도를 높이는 데 기여한다. 그러나 모든 강도의 운동에서 대부분 호흡 작업은 들숨 근육에 의해 수행된다. 날숨은 항상 이전 들숨에서 확장된 폐와 갈비뼈우리에 저장된 탄성 에너지에 의해 작용을 한다. 이 탄성 에너지는 들숨 하는 동안 가슴을 늘리고 확장할 때 들숨 근육의 수축에 의해 작용한다. 최근 연구에 따르면 최대 운동 중에 들숨근육의 활동은 가용 산소의 약 16%를 요구하는 것으로 추정되며(Harms & Dempsey, 1999), 이는 건강한 젊은이에게 얼마나 격렬한 호흡이 가능한지 보여준다.

주어진 V_E를 전달하기 위해 호흡조절중추가 선택하는 방법은 특히 질병이 있는 경우는 여러 요인에 따라 달라진다. 1장에서는 '최소한의 에너지를 사용하면서 혈액의 작동점을 최적으로 유지'하기 위해 호흡중추가 어떻게 환기와 호흡패턴을 조절할 가능성이 가장 높은지 설명했다(Priban & Fincham, 1965). **그림 2.1**은 운동강도가 증가함에 따라 일회호흡량이 어떻게 변하는지를 보여주며 **그림 2.1**에 표시된 폐용적의 세부분류를 보여준다. 처음에는 가벼운 운동을 할 때 더 깊게 숨을 내쉬고 날숨예비용적을 활용하여 V_T가 증가하지만 이러한 증가는 더 깊게 들이쉬고 들숨예비용적을 활용한 결과로 빠르게 보완된다.

결국 V_T는 $\dot{V}_E$를 지속적으로 증가시켜야 함에도 불구하고 더 이상 증가하지 않는 지점에 도달한다. 이것은 **그림 2.2**에서 더 명확하게 볼 수 있다. **그림 2.2**는 잘 훈련된 운동선수의 내성 한계까지 점진적으로 순환하는 동안 $\dot{V}_E$와 V_T, f_r, $\dot{V}O_2$가 어떻게 변화하는지 보여준다. 그림의 각 지점은 개별 호흡을 나타내며 주목해야 할 두 가지 주요 사항이 있다. 첫 번째, 점진적 운동에 대한 $\dot{V}O_2$의 선형 반응과 달리 $\dot{V}_E$는 최대 강도의 약 70%에서 가파르게 상승하는 비선형적이다. 결과적으로 최대 용량의 80%에서 요구되는 $\dot{V}_E$는 40%에서 요구되는 양의 두 배가 아니며, 오히려 4~5배 더 크다. 두 번째, V_T가 평준화되면 상승하는 $\dot{V}_E$에 대한 요구를 충족하기 위해 f_r가 가파르게 상승한다.

$\dot{V}_E$의 비선형적 증가는 증가하는 대사산증을 보상하는 호흡의 역할에서 비롯된다. 1장에서는 호흡이 폐에서 CO_2 배출을 조절하여 혈액과 조직 pH를 조절하는 데 중요한 역할을 하는 방법을 설명했다. 젖산 역치(LaT)에서 젖산 생산이 분해를 초과하여 근육과 혈액에 젖산이 축적된다.(아래 '심호흡계 건강, 젖산 역치' 참조). LaT 이상에서, $\dot{V}_E$는 O_2를 전달하는 데 필요한 수준을 초과하며, 호흡계의 주요역할은 폐를 통해 CO_2를 제거하여 pH를 안정화하는 것이다. 이 과정

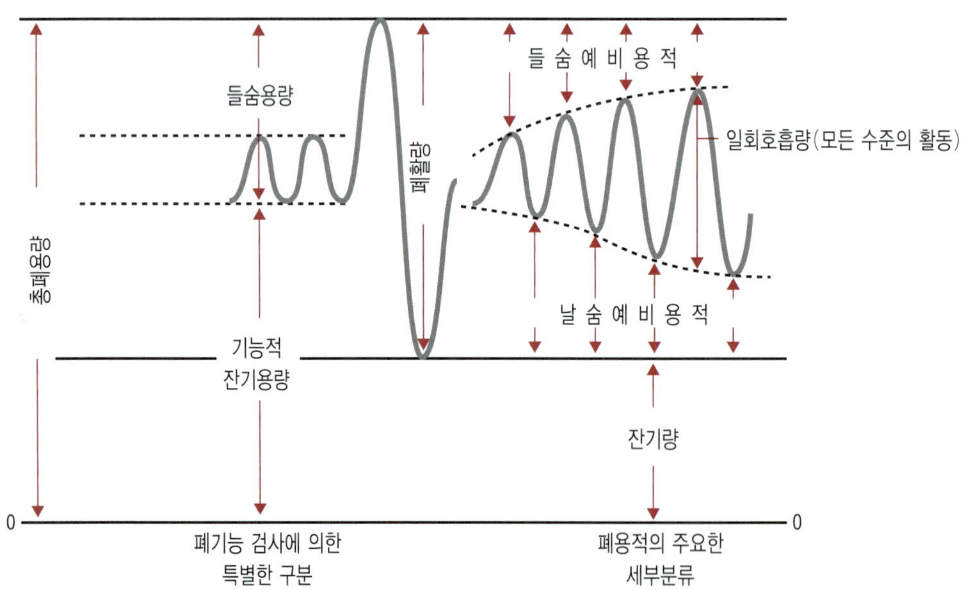

그림 2.1 강도가 높아지는 운동 중 일회호흡량의 변화. 운동 강도가 증가함에 따라 일회호흡량이 어떻게 증가하는지 확인. 이러한 일회호흡량의 증가는 들숨과 날숨예비용적 모두를 활용한 결과이다. Astrand P-O, Rodahl K, Stromme S, 2003. Textbook of work physiology: physiological bases of exercise, 4th edn. Human Kinetics, Champaign, IL, p. 185, with permission.)

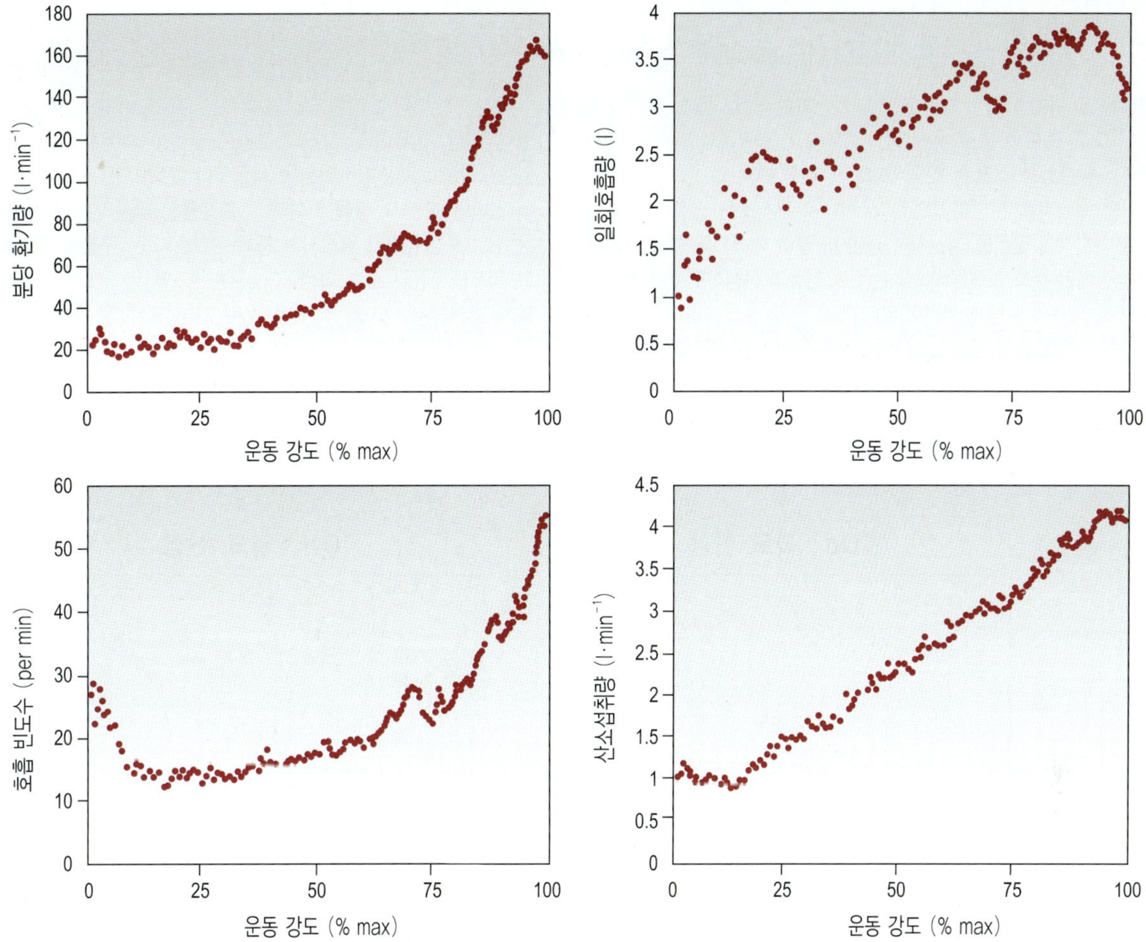

그림 2.2 트라이애슬론 선수의 점증적 사이클링 동안 호흡의 변화. 각 점은 1 호흡에 해당된다.
(McConnell AK, 2011. Breathe strong, perform better. Human Kinetics, Champaign, IL, with permission.)

은 대사산증에 대한 환기 보상으로 알려져 있다(1장 '산-염기 균형' 참조). LaT에서 $\dot{V}_E$의 급격한 증가는 젖산의 수소이온 성분에 의한 말초화학수용기의 자극에 대한 반응이다(1장 '호흡의 화학적 조절' 참조). 이 환기 반응은 신체의 산성화와 이것이 근육 기능과 피로에 미치는 부정적인 영향을 최소화하는 시스템의 핵심이다(**상자 2.1**). 아래의 '젖산 역치' 섹션에서 설명하겠지만 $\dot{V}_E$ 반응의 변곡점은 혈중 젖산 축적이 시작되는 운동 강도(예: 환기 역치라고 불림)를 추정하는 데 사용할 수 있다. LaT와 환기 역치는 동일한 생리학적 현상과 관련이 있어 종종 동의어로 사용되지만 동일하지 않다. 환기 역치는 LaT 보다 약간 뒤떨어져 있다. 이는 혈액 내 상승된 수소 이온 농도에 대한 반응이기 때문이다.

높은강도의 운동에서 $\dot{V}_E$를 높이기 위해 f_r을 높이지는 것은 V_T를 계속 증가시키는 것이 힘들기 때문이다. 일반적으로 이것은 V_T가 FVC의 약 60%일 때 발생한다. V_T가 증가함에 따라 호흡계의 탄성을 극복하기 위해 점점 더 큰 들숨 근력이 필요하다. 더 높은 들숨근력 출력은 노력과 호흡불편을 증가시킨다(1장 '호흡곤란과 호흡노력' 참조). 결국 들숨근육의 감각 피드백은 호흡패턴을 변경하고 V_T 대신 f_r을 더 가파르게 증가시키도록 호흡중추에 신호를 보낸다. 호흡 중추에는 호흡의 불편함 최소화하는 정교한 시스템이 있어 효율성도 최적화된다. 이러한 최적화 욕구는 질병이 있을 때 나타나는 호흡패턴 장애에서도 관찰된다(3장 참조).

운동 과다호흡에 대한 LaT의 영향은 일정한 강도의 운동 중에도 관찰할 수 있다. **그림 2.3**은 두 가지 운동 강도(LaT 아래와 위)에 대한 일반적인 환기 반응을 보여준다. 두 가지 강도 모두에서 $\dot{V}_E$의 'on' 과도 반응은 3단계로 나뉜다. 1단계는 거의 즉각적인 증가이며, 그 다음에는 2단계의 단일 지수적 증가가 뒤따르고 마지막으로 3단계는 고원이거나 계속적이고 느린 증가를 보여준다. 가볍고 중간강도의 운동 중에 3

상자 2.1 호흡이 피로를 지연시키는 데 어떻게 도움이 되는가?

근육은 두 가지 유형의 대상 경로를 사용하여 에너지를 방출할 수 있다. (1) O_2가 필요한 경로(유산소성) (2) O_2가 필요하지 않은 경로(무산소성). 유산소성 경로는 효율적이며, 무해한 CO_2 와 물의 생산으로 끝나지만 에너지를 천천히 방출한다. 반대로 무산소성 경로는 덜 효율적이고 마지막에 젖산을 생산하며 훨씬 더 빨리 에너지를 방출한다. 젖산은 정상적인 수축 과정을 방해하는 근육섬유의 산성화로 이어지기 때문에 근육 피로의 시작과 관련이 있다.

근육은 저강도에서 중강도 운동을 위해 유산소성 경로를 사용할 수 있지만, 이러한 경로는 고강도 운동의 요구사항을 충족하기에는 너무 느리게 에너지를 방출하므로 무산소성 경로는 에너지 방출을 보충한다.

무산소성 대사로 인한 젖산의 축적은 고강도 운동을 몇 분 이상 지속할 수 없는 이유이다. 그러나 고강도 운동을 지속하는 능력은 신체가 완충(buffering)이라는 과정을 사용하여 근육의 산성화를 늦추는 능력이 없다면 훨씬 더 짧을 것이다. 완충작용은 젖산의 산성 성분(수소 이온: H^+)을 알칼리와 결합시켜 중화하는데, 이는 근육의 산성화를 늦추고 피로를 지연시키는 과정이다. 완충은 과다환기(hyperventilation)을 통해 혈액에서 CO_2를 제거함으로써 가능하다(1장 '산-염기 균형' 참조). 젖산을 완충해야 할 필요성은 젖산 역치(LaT)에서 호흡이 가파르게 증가하는 이유이다. 이 호흡이 피로를 지연시키는 데 도움이 되는 방법이다.

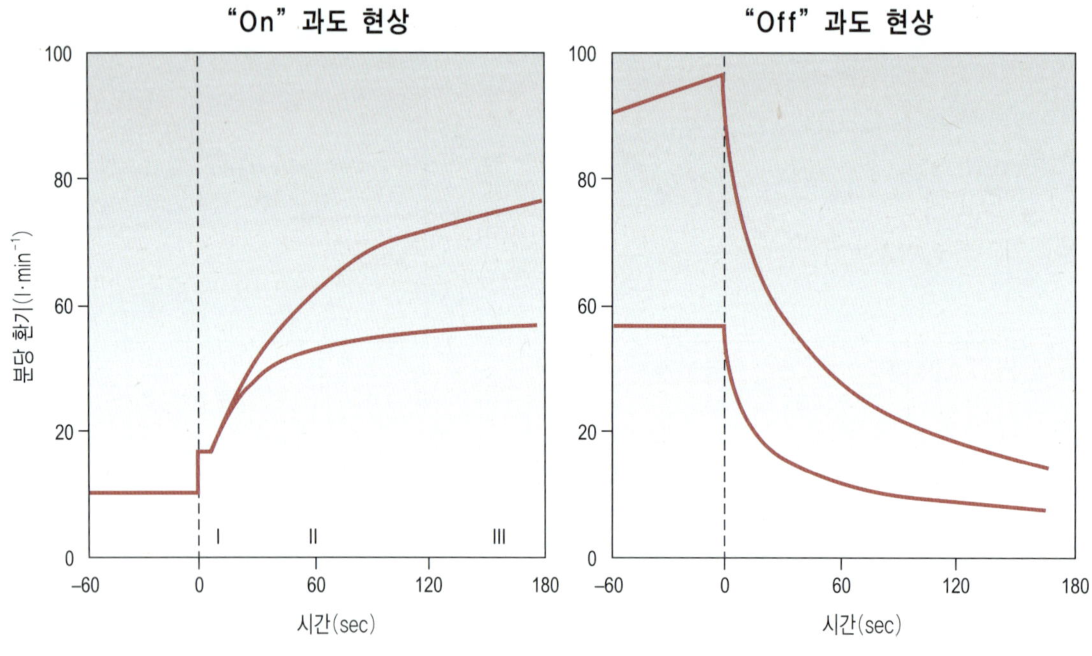

그림 2.3 중등도 운동(아래 선)과 고강도 운동(위 선) 중 고정강도에 대한 "분당 환기"의 3단계 "on" 과도 반응 도표. (Copyright AKM.)

단계는 정체기(정상 상태)이다. 반대로, 고강도 운동 중에 3단계는 운동 전반에 걸쳐 점진적인 증가를 계속 보여주어 안정된 상태를 유지하지 못한다. 3단계에서 정상 상태가 없는 것은 대사성 산증에 대한 환기 보상이 있기 때문이다. 불행하게도 이 보정은 불완전하며 pH 저하를 완전히 상쇄하지 못한다. 따라서 LaT 이상의 운동은 지속 불가능하다. 운동 중단 시, 'off' 과도 상태는 $\dot{V}_E$의 급격한 하락을 나타내며, 이후 기하급수적으로 감소한다. 고강도운동 후 $\dot{V}_E$의 회복은 대사성 산증에서 비롯된 지속적인 호흡 욕구로 인해 가볍고 중간 정도의 운동 후보다 훨씬 더 오래 걸린다.

심혈관계(Cardiovascular)

심혈관계에 대한 자세한 설명은 이 책에서 다루지는 않지만, 독자들은 심혈관생리학에 대한 포괄적인 설명이 되어있는 우수한 교재들을 많이 참고해야 한다(예: Levick, 2009). 다음 단락에서는 운동에 대한 심혈관계의 통합적인 반응에 대한 개요를 설명한다.

소개글

휴식 상태에서 평균 성인 심장의 분당 맥박수는 약 65번이다. 각 맥박마다 약 75 ml의 혈액이 심장으로부터 박출되며(심박출량: SV), 이는 5 리터/분$^{-1}$(65 × 0.075 L)의 심장의 관류량($\dot{Q}$)을 만들어 낸다. SV는 체형, 훈련 상태 및 대사율에 따라 달라진다. 비교적 크고 건강한 사람들은 모두 더 큰 심장을 가지고 있으며, 더 큰 SV를 가진다. 건강한 사람의 경우, 이 값은 약 100 ml 정도이며, 이러한 증가는 안정시 맥박수(f_c)를 낮아지게 한다. 이는 안정 상태에서 $\dot{Q}$가 변하지 않기 때문이다. 반면에, 큰 신체에 대한 큰 SV는 더 높은 에너지 및 산소(O_2) 요구량을 만들어 내며, 이는 더 높은 $\dot{Q}$가 필요하게 만든다. 그 결과, 큰 신체의 안정시 심박수는 변하지 않는다.

최대 운동 시, 건강한 청년의 f_c는 200 회 이상으로 증가한다. 이와 함께 SV도 증가하여 최대 운동 시 약 110 ml까지 도달한다. 이를 통해 $\dot{Q}$는 최대 운동 시 약 22 L/분$^{-1}$에 이르게 된다. 올림픽급 선수급의 지구력인 경우 SV가 210 ml에 이를 정도로 높아짐으로써 $\dot{Q}$는 40 L/분$^{-1}$에 이를 수 있다.

심박출량의 '훈련가능성(trainability)'과는 대조적으로, 최대 f_c는 비슷한 사람들 안에서 동일하게 유지되지만 나이가 들어감에 따라 감소한다. 따라서 최대 f_c(f_{cMax})의 대략적인 추정치는 다음과 같은 계산식을 사용하여 얻을 수 있다:

$$f_{cMax} = 220 - \text{나이}$$

이전 단락에서 Sir Matthew Pinsent는 폐용량과 호흡력에 관해 설명했다. 심혈관계 시스템은 허파꽈리로 신선한 공기가 이동하면 폐에서 산소를 받아들여 운동하는 근육에 전달하는 것과 같은 특별한 능력을 갖고 있다. Sir Matthew는 8 L/분$^{-1}$ 정도의 $\dot{V}O_{2peak}$는 약 40 L/분$^{-1}$의 최대심박출량이 필요하다고 했다.

운동중 심혈관계

운동 중에는, 폐 와 말초 순환에 적절한 관류량($\dot{Q}$)을 전달하기 위해 f_c와 SV가 점진적으로 증가한다. 운동 중 호흡량(VT) 증가와 마찬가지로, SV도 비선형적인 반응을 나타내며, 최대 운동 능력의 약 40-50%에서 고점이 나타난다. 이유는 복잡하지만 혈액을 확장기 동안 심실에 채우고 수축기 동안 배출하는 심장의 능력으로 인해 발생하는 여러 기계적 한계가 포함된다(Gonzalez-Alonso, 2012).

SV의 고점과 $\dot{Q}$의 고점은 함께 나타난다. 위에서 언급한 것처럼, SV는 매우 훈련에 영향을 잘 받으며 최대 $\dot{Q}$를 증가시키는 유일한 기전이다. 이는 "심폐 훈련의 원리, 훈련 적응" 단락에서 설명될 것이다. 운동의 급성 반응에서, SV는 두 가지 주요 메커니즘에 의해 향상된다: (1) 심장으로 돌아오는 혈액(정맥환류)의 양이 증가하면서 내재적인 기전이 작용하여 보다 강력한 심실 수축을 유발한다. (2) 심박수 조절에 관여하는 신경-체액적 영향(심장에 대한 교감신경 자극 및 혈액 내 카테콜아민 농도 증가)으로 인해 심실 수축력이 증가한다. 정맥환류는 운동하는 근육의 펌핑 작용(아래 참조)과 증가된 V_T 및 들숨 유속으로 인해 발생하는 가슴안(intrathoracic)의 더 큰 음압 변화에 의해 촉진된다. 근육 펌프는 혈액을 심장 쪽으로 '밀어내고' 가슴 펌프는 심장방향으로 '빨아들인다'. 결과적으로, 확장기 동안 증가된 심근의 전부하는 심근벽을 신장시켜 보다 강력한 수축을 유도한다. 이러한 반응은 심장근육 섬유의 신장으로 인해 탄성 에너지가 섬유 내에 저장되는 프리스트레칭(pre-stretch)을 유발하기 때문에 가능하다. 이러한 에너지는 수축 과정에서 방출되어 심근 수축력을 증가시킨다. 수축력의 증가로 인해 심실의 확장기말용적 및 심근의 신장을 일으킨 혈액도 내보내어진다. 이 결과로 심장의 SV의 증가, 확장기말용적 감소(EDV; 폐에서의 잔기량과 유사한)와 동시에 박출률 (확장기말에 박출되는 비율) 증가가 나타난다. 심장의 이러한 기계적 반응은 Otto Frank와 Ernst Starling에 의해 1900년대 초에 처음 기술되었으며, Frank-Starling 심장 법칙으로 알려져 있다. SV를 향상시키기 위한 이러한 내적 메커니즘은 심근에 대한 교감신경 및 호르몬 영향에 의해 증가되며, 심근 벽의 수축성 또한 향상시킨다.

운동 중에는 $\dot{Q}$를 증가시키는 것뿐만 아니라, 심혈관계 시스템의 통합적인 반응은 혈액을 가장 필요로하는 신체 부위로 보내는 것이다. 운동하는 근육의 혈류와 관련된 경우, 이러한 조절은 근육의 산소 요구량과 공급이 엄격하게 조절되어 정밀히게 이루어진다. 그러나 이러한 증가가 말초 순환에서 다른 장기의 혈류의 보상 제한 없이 발생한다면 동맥압이 위험해진다. 따라서, 운동 중 심혈관계의 통합 반응은 내장 순환과 같은 영역의 혈류를 제한 시키면서 긴급한 O_2 요구량이 필요한 영역으로 향하도록 혈류를 재분배시킨다. 예를 들어, 신장의 혈류는 최대 운동 중에 약 75% 감소한다.

운동중인 근육의 혈류 조절은 복잡하며 운동이 진행됨에 따라 변화하는 인자들이 있다(Hussain & Comtois, 2005). 운동이 시작되면 곧바로 운동하는 근육의 리드믹컬 한 수축에 의해 세정맥과 깊은정맥을 통한 혈액의 단일방향 박출이 촉진된다(역류는 정맥 판막에 의해 방지됨); 근육이 이완하는 동안에는 정맥압이 떨어지고 동맥 순환을 통한 혈액의 유입이 촉진된다. 이 펌프 작용은 또한 세동맥 내부의 '전단 응력'에 반응하는 국소 혈관 내피 인자의 방출시켜 근육의 혈류 증가를 자극한다; 흐르는 혈액에 의해 혈관 내피에 가해지는 물리적 스트레스는 혈관을 이완되고 확장되도록 자극한다. 운동과정에서 근육 대사는 이산화탄소, 락틱산, 아데노신, 칼륨 이온 및 삼투압 증가와 산소 감소와 같은 국소 대사산물들이 증가시킨다. 이러한 혈관확장제 역할을 하는 자극들은 완벽한 운동충혈(exercise hyperaemia)을 만들기 위해 내피세포 인자로부터 나온다(Hussain & Comtois, 2005).

운동하는 근육이 혈류를 받아들이는 최대 용량은 $\dot{Q}$가 혈류를 공급하는 능력을 훨씬 넘어선다. 따라서 운동하는 근육과 운동하지 않는 조직으로의 혈류는 동맥압(ABP)을 방어하는 교감신경계에 의해 조절되어야 한다. 교감신경계에 의한 이러한 조절을 통한 억제가 없다면 ABP는 급격하게 떨어지게 된다. 이러한 제한을 유도하는 기전들에서 중요한 요소 중 하나는 근육 대사 수용체의 피드백이다(Sinoway & Prophet, 1990). 발생하는 반사적인 대처 반응(대사반사, metaboreflex)에 의해 나타나는 감각 입력 신호 흐름은 근육 내부에 있는 단순한 제3 및 제4 감각신경에 의해 전달된다. 이러한 들신경은 운동 중 기계적 및 대사적 자극을 모두 감지하고, 특히 운동하는 근육을 포함한 모든 조직에서 교감신경이 작용하는 능동적 혈관 수축을 유도한다. 신진대사가 낮은 조직에서 이 출력은 강력한 혈관수축을 자극하지만, 근육을 운동할 때 결과적인 혈관수축은 국소 혈관확장 영향과 신경 혈관수축 영향 사이의 균형입니다. 대사작용이 낮은 조직에서는 이러한 신호가 강력한 혈관수축을 유발하지만 운동하는 근육에서는 국소 혈관확장작용과 신경성 혈관수축작용 간의 균형이 이루어진다.

제3장('운동 제한에서 호흡근의 역할, 건강한 사람들' 절)에서는 호흡근 운동에서 유도된 대사 반사 활성화에 따른 파급효과를 고려하여 알아보고자 한다.

피로에 관한 기전들 (MECHANISMS OF FATIGUE)

피로는 수 세기 동안 광범위하게 연구되어 온 복잡한 현상이다. 피로와 운동은 밀접한 관계이며, 피로를 고려하지 않고 운동을 고려하는 것은 불가능하다. 하지만 인간이 운동 속도를 감소시키거나 운동을 멈추게 하는 요인이 정확히 무엇인지, 근육이 한때 만들 수 있던 힘을 쓰지 못하게 만드는 것은 무엇일까? 피로 현상에 대한 많은 문헌이 있음에도 불구하고 불완전하게 검증된 상태이다. 이 단락은 환자의 운동 불내성(exercise intolerance)과 특정 호흡근 피로를 일으키는 요인을 이해하기 위한 피로 메커니즘에 대한 '실무 지식'을 제공된다. 피로에 대한보다 포괄적인 검토를 위해서는 David Jones와 그의 동료들(Jones 등, 2004)이 집필한 골격근 생리학에 대한 개요(overview of skeletal muscle physiology)와 Williams & Ratel(2009)이 편집한 근육 피로에 대한 개괄적인 가이드(comprehensive guide to muscle fatigue)를 참조한다.

피로는 일반적인 피곤과 관련된 상태에서부터 수축 기계(contractile machinery) 수준의 근육 수축 실패에 이르기까지 모든 것을 포함하여 사람마다 매우 다른 의미를 가진다. 이 단락에서는 신체 활동의 내성을 제한하는 요소에 중점을 둔다. 결과적으로 나약한 노인이든 올림픽 선수 지망생이든, 운동은 운동이 유발하는 불쾌한 감각에 대한 내성에 의해 제한된다. 이러한 불쾌한 감각과 생리학적 수준에서 기능 장애와 관련성은 논쟁의 여지가 있지만 피로의 정의에서 제한을 두어서는 안된다. 즉, 운동 중단 시 운동 근육의 장시간 지속되는 수축 기능 장애가 운동에 따른 피곤한 상태와 꾀병을 구별하는 전제 조건이 되어서는 안된다. 이 단락에서는 피로에 관한 복잡하고 통합적인 특성을 다루어 단순화된 피로에 관한 정의는 완전히 부적절하다는 것을 학습시켜 줄 것이다.

피로의 정의(Definition of fatigue)

피로의 정의를 인정하는 것조차 어려운 것으로 판명되었다. 특히, 피로의 존재 여부가 피로를 유도하는데 사용되는 검사, 타이밍 및 조건에 따라 다를 수 있기 때문이다. 예를 들어, 전기 자극에 대한 근육 반응의 변화로 '피로'는 '적절한' 주파수에서만 나타나기 때문에 자극 주파수에 따라 다를 수 있다. 마찬가지로, 피로에 대한 모든 정의에서 힘 생성 능력만이 피로 과정에 의해 영향을 받는 유일한 근육 특성이 아님을 알아야 한다. 근력과 속도의 감소도 피로의 지표이다(아래 참조). 초기 정의는 예를 들어, 등척성 실험 중 '요구되어지거나 예상되는 힘을 유지할 수 없음'(Bigland-Ritchie, 1981)과 같이 지나치게 단순했다. 이것이 이러한 정의가 유효하지 않다는 것을 시사하는 것은 아니다. 실제로 이러한 정의는 문헌에서 호흡 근육 피로를 식별하고 운동 내구성과의 관계를 검사하는 방법으로 광범위하게 사용된다(Romer & Polkey, 2008). 그러나 이러한 정의는 제한적이며 1992년에 Enoka & Stuart는 이전 정의에서 무시되었던 피로의 여러 가지 중요한 특성을 요약한 다음과 같은 피로 정의는 원하는 힘을 발휘하는 데 필요한 움직임과 이 힘을 생산하는 궁극적인 무능력'(Enoka & Stuart, 1992)이라고 제안했다. 1992년 Enoka & Stuart의 정의는 기능의 결과 측정으로서 힘에 초점을 맞추고 있지만 다음과 같은 피로의 여러 가지 중요한 특성을 인정했다. : (1) 피로의 일시성 (2) 피로가 운동 중에 나타날 수 있다는 것 (등척성 수축뿐만 아니라), (3) 피로는 감각과 관련이 있으며, (4) 피로는 과정이다(끝점이 아님). 그러나, 이러한 정의는 성능 저하 및/또는 과제 실패가 발생하기 전에 피로가 존재할 수 있다는 사실을 암시하지만, 이를 명시하지는 않았다. 이 중요한 개념은 '과제 실패 및 작업 의존성' 단락에서 학습된다.

피로에 관한 지표들(Indicators of fatigue)

기술적인 편의를 위해 피로에 대한 실험실에서 활용되는 연구는 피로 구분을 위해 등척성 근력의 측정에 초점을 맞추는 경향이 있다. 이러한 수축은 기능 저하를 유발시키고 측정하기 위해 사용된다. 만약 최대 등척성 수축을 유지하도록 바이오피드백과 독려를 받는다면, 사람들은 일반적으로 근육의 최대 등장성 수축을 1분 정도 유지할 수 있다. 1분 동안, 힘은 점진적으로 감소하고 근육의 불편함은 증가한다. 결국 거의 완전한 힘의 상실이 일어나며, 이에 빠르게 불쾌감이 따라오고 수축 중단이 일어난다. 이러한 테스트의 문제는 두 가지로 구분된다: (1) 생리적으로 정확하지 않다는 점과 (2) 의지가 감소하여 힘이 감소하는 것과 기능이 감소하여 힘이 감소하는 것을 구분할 수 없다는 점이다. 두 번째 문제를 극복하기 위한 한 가지 방법은 근육을 짧은 시간 동안 전기 자극으로 자극하여 근육의 수축 상태를 평가하는 것이다. 그러나 이러한 과정에는 한계가 있으며(위 참조), 하고자 하는 의지 감소 때문인지 척수 및 뇌에서 근육으로 가는 운동 신경 조절의 감소 때문인지 구분하지 못한다. 그럼에도 불구하고 전기 자극 실험은 수축 기계의 수준에서의 피로가 최대 힘의 감소뿐만 아니라 힘 발생률과 이완 속도의 감소와도 관련이 있다는 것을 밝혀냈다(Cady 등, 1989). 근력은 힘과 수축 속도의 산물이기 때문에 피로는 근력 출력의 손실과 관련이 있음이 분명하다.

앞서 언급한 바와 같이, 운동에 의한 근육기능 손상(피로)은 수축 기계의 수준에서의 실패 또는 신경계가 근육 수축을 활성화하지 못한 실패로 인해 발생할 수 있다. 필연적으로 이러한 해석은 피로의 존재와 제한상태를 식별하는 기법들에 영향을 미친다. 다음 단락에서는 몇 가지 기본 메커니즘을 학습하기 위해 잠재적인 피로 부위를 학습한다.

잠재적인 부위와 피로의 원인 (Potential sites and causes of fatigue)

1981년에 Brenda Bigland-Ritchie는 운동 피질에서 근육 수축 기계에 이르기까지 피로에 영향을 미치는 여러 잠재적 부위/요인을 식별하는 모델을 발표했다. 또한 수축성 단백질 사이의 상호작용을 위한 공급 에너지의 영향도 포함하였다(Bigland-Ritchie, 1981).

잠재적 부위/요인은 다음 순서와 같다.

1. 운동 피질로의 흥분성 입력(Excitatory input to the motor cortex)
2. 하부 운동 신경의 흥분성 구동(Excitatory drive to lower motoneurons)
3. 모터 신경의 흥분성(Motorneuron excitability)
4. 신경-근육 전달(Neuromuscular transmission)
5. 근육세포막의 흥분성(Sarcolemma excitability)
6. 흥분-수축 결합(Excitation-contraction coupling)
7. 수축 기계(Contractile machinery)
8. 대사적 에너지 공급(Metabolic energy supply).

전통적인 피로 모델은 1에서 6번까지의 요소를 '중추적(Central)'인 것으로 분류하고, 4에서 8번까지의 요소를 '말초적(Peripheral)'인 것으로 분류한다. 그리고 일부 부위는 중추적 및 말초적 피로 모두에 영향을 미친다. 또한, 중추 피로는 중추 신경계와 말초 신경계 모두에 위치할 수 있으며, 근육에 대한 신경 작용의 감소가 특징이다. 대부분의 경우, 이러한 피로에 관한 초기 분류는 근육의 기능적 특성 변화를 연구하기 위해 사용이 가능한 실험 기술들 위주로 수행되어졌다. 특히, 전기자극 부위(운동신경 또는 근육)는 상류와 하류로 발생하는 피로를 구별하는 방법으로 트위치보간기술(twitch interpolation technique)이 사용되었다(Merton, 1954). 이 기술은 Denny-Brown(1928)에 의해 처음 설명되었으며 관심 근육 또는 운동 신경의 전기적(최근에는 자기적) 자극을 포함한다. 자극은 근육의 자발적 수축 중에 전달되며, 결과적인 총 힘은 외부 자극으로 접근이 가능한 운동단위집단의 자박적 움직임에 의해 활성화된 정도에 따라 달라진다. 예를 들어, 외부 자극에 접근 가능한 운동단위의

100%가 의지적 자극에 의해 활성화되면, 외부 자극에 의해 추가적인 힘은 유발되지 못한다. 반면에 자발적 유도에서 운동단위집단의 일부만 활성화한 경우 자극을 받으면 더 많은 운동단위가 동원되고 추가적인 힘에 의한 '단일수축(twitch)'이 측정될 수 있다. 이러한 경우 자발적인 신경 유도의 실패 또는 '중추 피로'를 나타낸다. 따라서 Merton(1954)이 언급했듯이 '[자발적인 힘과 전기적으로 유발된 힘 사이의] 균등'이 계속 유지된다면 피로 부위는 신경의 [자극] 부위는 말초성이다; 그렇지 않으면 그것은 전체적으로 또는 부분적으로 중추성이다. 전기 자극 기술을 사용하여 동기부여가 좋은 사람은 호흡근을 포함한 자발적인 근육수축(Merton, 1954)에 비해 전기적으로 추가적인 힘을 발생시키지 않고 근육을 최대로 활성화시킬 수 있음을 입증하는 것도 가능하였다(Similowski 등, 1996).

가장 최근에는 피로에 대한 뇌의 역할을 평가하기 위해 새로운 기술인 두개경유자기자극(TMS)이 이용된다. 이 기술은 운동피질 위에 자기 코일을 배치하여 사용한다. 전자기 유도를 이용하여 코일을 통과하는 전류를 인접한 신경 조직에 자극하여 활동 전위를 만든다. 이 방법은 말초신경뿐만 아니라 척추에서 운동신경 세포를 자극하는 데에도 사용할 수 있다. 코일을 조심스럽게 배치하면 운동 피질의 다른 부분을 자극하여 특정 근육의 짧은 수축을 유발할 수 있다. 이러한 근육 활성화 기술을 사용하여 수축하는 근육의 피드백이 여러 부위의 근육에 대한 신경작동에 영향을 미친다는 것이 분명해졌다. 이에 대해서는 '구심성 피드백 및 피로' 단락에서 자세히 설명하고자 한다.

피로 메커니즘에 대한 초기 연구는 근육 수준에 위치한 부위에 초점을 맞추는 경향이 있었다. 이것은 부분적으로 실용적인 이유 때문이기도 하지만, Merton의 근육 자극 연구(Merton, 1954)에서 엄지모음근에서 최대 등척성 수축 동안 무리하게 근육을 자극해도 힘이 회복될 수 없다는 것이 밝혀졌기 때문이다. 근육 활동 전위가 변하지 않았기 때문에 힘의 감소는 신경근 전달의 실패가 아니라 근육 내부 실패로 인한 것임을 나타낸다. 그러므로 신경근 연접부, 연료 가용성의 영향 및 대사적 '폐기물'의 역할이 연구의 초점이 되었다. 한때, 장시간 동안의 운동은 연료 부족으로 제한되는 반면, 고강도 운동은 연료 부족 및/또는 젖산 축적으로 제한되는 것으로 이해되었다(McKenna & Hargreaves, 2008). 즉, 피로는 시스템이 위기에 처했다는 신호로 여겨졌다. 그러나 피로에 대한 현대 연구는 뇌의 중요한 관여 뿐만 아니라 피로가 치명적인 실패의 신호가 아니라 기능을 보존하고 최적화하기 위한 통합된 반응을 만드는 시스템의 신호라는 사실로도 인식한다. 이러한 이유로, 아래의 '구심성 피드백 및 피로' 단락에서 피로를 '중추' 또는 '말초'로 분류하여 알아보는 것은 무의미해졌다.

피로 과정에서 근육 운동으로 인한 피드백의 역할을 고려하기 전에 근육 수준에서 피로의 잠재적인 원인에 대해 간단히 논의할 것이다(부위 4~8; Bigland-Ritchie, 1981). 이론적으로 신경근 접합부는 신경 전달 물질인 아세틸콜린이 고갈되어 근육 활성화에 제한을 줄 수 있다. 그러나 피로에서 신경근 연결부의 역할을 뒷받침하는 증거는 거의 없는 것으로 보인다(Bigland-Ritchie 등, 1982). 대조적으로, 근육세포막흥분성의 감소는 피로를 잠재적으로 유발시킨다. 활동 전위 전달의 실패는 여러 가지 이유로 발생될 수 있다. 예를 들어, 근육 섬유 주변의 나트륨 및 칼륨 이온 농도 변화는 근섬유의 흥분성을 감소시켜 결과적으로 힘이 감소할 수 있다(Jones 등, 2004). 근육 수축 과정의 다음 단계는 근육세포질그물(SR)에서 칼슘이 방출되는 흥분-수축 결합이다. 칼슘 방출, 트로포닌과의 상호 작용 및 SR로의 재흡수는 근육 섬유의 수축 및 이완의 기본이다. 따라서 만약 칼슘의 방출 또는 트로포닌과의 결합이 손상된 경우 힘은 감소될 수 있다. 마찬가지로, 재흡수가 손상된 경우 이완이 느려질 수 있다. 쥐 근육의 단일 섬유를 사용한 실험에서 반복적이고 연속적인 고강도 운동이 칼슘 방출을 감소시키는 것이 힘의 감소를 유발할 수 있다는 것이 나타났다(Westerblad 등, 1993). 칼슘 방출을 손상시키는 근육 내 요인으로 ATP, 마그네슘 이온 및 무기 인산염이 개별적으로 또는 조합하여 작용한다. McArdle 증후군 환자에 대한 연구에 따르면 pH는 칼슘 방출 장애에 관여하지 않는다(Jones 등, 2004). 그러나 pH는 인산염 이온과 마찬가지로 칼슘과 트로포닌 사이의 상호 작용에는 영향을 미친다. 피로가 유발된 운동 중에는 pH와 인산 이온의 농도가 모두 변하지만 칼슘과 트로포닌 사이의 상호 작용이 인간의 근육 피로에 중요한 역할을 하는 것으로 생각되지는 않는다(Jones 등, 2004). 마지막으로, 수년 동안 칼슘 제거는 피로한 근육의 근육 이완을 늦추는 원인으로 간주되어 왔다. 그러나 인간 근육에서는 이러한 연관성에 관한 증거는 없다(Jones 등, 2004).

근육 수축의 최종 단계는 수축성 단백질인 액틴(actin)과 미오신(myosin) 사이의 상호작용으로 근육 수축이 일어난다. 피로를 가진 쥐 근육의 단일 섬유에 대한 연구 결과, 근섬유에 칼슘이 포화되어 있을 때라도, 생성된 힘은 피로가 유발된 쥐 근육의 20%정도 낮은 수준이었다(Westerblad

등, 1993). 이러한 결과는 교차결합(cross-bridge) 기능의 결함이 피로와 관련된 힘 손실에 관여한다는 것을 의미한다. 교차결합의 반응속도는 근육 수축 및 이완 속도에도 영향을 미치며, 최대 수축 속도의 변화는 교차결합과 관련된 반응속도가 늦어진다는 것으로만 설명될 수 있기 때문에 최대수축 속도는 교차결합 기능 장애의 주요 지표가 된다(Jones 등, 2004). 그러나 그러한 기능 장애를 유발하는 요인은 무엇일까? 삼인산아데노신(ATP)에서 에너지를 방출하는 반응의 가역적 특성 때문에 이론적으로는 무기 인산염과 이인산아데노신(ADP)의 축적 또는 ATP 고갈이 원인일 수 있다. 그러나 현재 무기 인산염과 ADP의 축적 또는 ATP 고갈이 교차결합 장애로 이어진다는 증거는 없으므로(Jones 등, 2004) 다른 이유를 찾아야 한다. '일반적으로 의심이 가는 요인'은 pH이지만, 수소 이온 농도([H^+]) 증가에 따른 실질적인 해로운 영향은 근육 온도의 비생리적 범위에서만 나타난다(Jones 등, 2004). 현재까지 교차결합 장애를 전담하는 특정 대사 산물에 대한 일치된 합의는 없다. 실험에서는 일반적으로 한 번에 하나의 대사산물만 조작했으며 대사산물들의 변화가 결합되면 그 효과가 훨씬 더 강력해질 것으로 생각할 수 있지만(Jones 등, 2004) 현재로서는 추측만 가능하다.

요약하면, 근육 수축을 유발하여 피로를 유발하는 일련의 과정에서는 연결고리가 약한 것은 하나도 없는 것으로 보인다. 운동시 과호흡에 대한 단일 제어 요인을 구분하려는 연구가 실패한 것과 거의 같은 이유로 피로의 단일 원인을 찾는 연구도 실패했다. 이러한 연구 결과들은 다른 연결고리들이 "과다하게 생성"되어 있어야 나타나기 때문에, 이것은 인류의 진화가 이루어지는 방식이 아닌 것으로 보인다. 대신 모든 연결고리들이 함께 '실패' 할 가능성이 높으므로 모두가 '가장 약한 연결고리'가 될 가능성이 있다. 이러한 구조에서 운동 조건의 변화가 주어진 상황에 대한 가장 약한 고리를 결정한다. 이것은 피로에 대한 환원론적 모델로 부적절하다.

구심성 피드백, 피로 및 노력에 대한 인지
(Afferent feedback, fatigue and perception of effort)

최근에는 운동하는 근육의 피드백 신호가 중추성 피로 메커니즘과 운동에 대한 인지에 중요하게 관여를 하는 것을 알게 되었다. 이러한 구심성 신경, 작용 부위 및 근육 활성화에 대한 영향은 복잡하며 이 단락의 범위를 벗어난다(Gandevia, 1998 참조). 그러나 호흡근 훈련과 관련하여 특별히 주목해야 할 민말이집 신경섬유들(non-myelinated fibres)의 그룹은 III 및 IV 그룹이다(3, 4 장 참조). 휴식 시에는 거의 작동하지 않는 이러한 작은 직경의 구심성 신경들은 근육 환경의 온도, 화학적 및 기계적 특성의 변화로 인해 자극받으면 반응하여 근육 수축 동안 전기 방출을 증가시킨다. 이러한 이유로 이러한 신경을 '대사반응수용체'라고 불리며 중추신경계 내의 여러 부위로 연결되어 가능하다. 즉, 피로뿐만 아니라 심혈관 및 호흡기 시스템 조절, 운동 인지(Amann 등, 2010)을 포함하여 많은 역할을 수행한다는 것을 의미한다.

III 및 IV 구심성 신경으로부터의 피드백은 중추성 운동출력의 억제를 통한 중추 피로 메커니즘과 관련성이 있다(Gandevia, 2001). 근육 운동으로 인한 구심성 피드백이 운동 근육과 호흡 근육을 치명적인 피로로부터 보호한다는 것이 밝혀졌다(Gandevia, 2001): '과제 실패시 호흡 근육이 운동하는 경우 매우 극단적인 사례[중추성 피로와 관련된]가 발생하며, 적은 말초피로도 발생할 수 있다'(Gandevia, 2001). 이렇게 관찰된 것 들과 최근 다리 근육에 관한 연구는 '피로한 근육의 피드백이 중추성 운동의 작동 및 힘 출력의 결정에 중요한 역할을 하기 때문에 말초성 근육 피로의 발생이 일정 수준으로 제한된다'는 가설을 이끌어냈다(Amann & Dempsey, 2008b) — 즉, 운동으로 인한 근육 피로의 양은 조절되어지는 변수이다(Amann & Dempsey, 2008a).

통합된 운동 반응을 조절하는 III 및 IV 구심성 피드백의 중요성이 최근 구심성신경 섬유에만 영향을 미치는 약제인 선택적 m-마약성 수용체 작용제인 펜타닐을 사용하거나 사용하지 않는 기간 동안 진행한 연구에서 설명되었다(Amann 등, 2009). 5 km(5000 m)를 걷는 동안 척추내 펜타닐은 위약과 비교하여 대퇴사두근의 피로 증가, 중추 신경출력 증가, 더 큰 운동감 증가와 관련이 있었다. 펜타닐을 활용한 시간제어운동훈련(time trial)의 전반부에서 더 높게 나타난 출력은 두 번째에서 더 낮은 출력이 나타나 상쇄되어 수행시간에 변화가 없었다. 그러나 위약과 비교하여 대퇴사두근 단일 수축력의 감소는 펜타닐에서 더 컸으며(45.6% 대 33.1%) 운동 후 보행 문제와도 관련이 있었다. 저자들은 데이터가 '최종 운동에서 일정 수준의 운동중 근육의 "기능적 예비력"를 유지하면서 최대 성능을 허용하는 "최적" 운동 강도를 피험자가 선택하는 데 있어 운동 근육 차이의 중요한 역할을 강조할 것'이라고 제안했다(Amann 등, 2009). 전신 운동 중 중추 피로에 대한 호흡근 그룹 III 및 IV 구심성 신경들의 구체적인 영향들은 연구를 기다리고 있다. 가로막 기능 보호의 중요성을 감안할 때, 운동 중 들숨 근육의 구심성 신경으로부터의 억제 피드백은 호흡 및 운동중추 운동 출력 모두에 영향을 미친다고 추측하고 있다. 3장과 4장에서 살펴보겠지만, 들숨 근육 대사수용체의 피드백은 심혈관 조절, 사지 혈류 조절, 따라서 근육 피로 발달에 영향을 미치는 요인으로 중요하다(McConnell & Lomax, 2006; Romer 등, 2006).

과제 실패 및 과제 의존성
(Task failure and task dependency)

지난 20년 동안 이루어진 중요한 차이는 피로와 작업 실패의 개념에 있다(Barry & Enoka, 2007; Astrand 등, 2003). 피로를 설명하는 데 활용되는 대표적인 실험 설계는 다음과 같다. (1) 피로 수축이 일어나는 동안 최대 수축력(자발적 또는 전기적으로 유발됨)의 감소와 (2) 피로 수축 직후의 힘 또는 힘의 감소. (Enoka & Duchateau, 2008). 이러한 실험은 피로가 과제 실패와 운동 중단으로 이어질 수도 있고 그렇지 않을 수도 있는 과정임을 보여준다(Bigland-Ritchie & Woods, 1984). Enoka & Stuart의 1992년 리뷰의 2007년 업데이트에서 Barry & Enoka(2007)는 '지난 10년 동안 피로의 가장 일반적인 정의는 과제가 지속될 수 있는지 여부와 상관없이 운동으로 인한 힘이나 힘을 생산하는 근육의 능력 감소에 해당한다는 것이다'고 하였다. 이것은 중요한 개념으로, 과제 초기에 피로는 발생하지만 과제를 유지할 수 없거나 최대 자발적 수축력으로 측정이 가능한 실패가 나타나지 않을 수도 있다. 이것은 운동 후 호흡근에 남아있는 피로는 거의 없기(예: 가로막 기능의 손상) 때문에 종종 들숨근육 훈련의 쓸모없음을 주장하는 이유 중 하나로 인용되기 때문에 중요한 개념이다(Polkey & Moxham, 2004). 앞서 언급했듯이 근육 활성화 실패는 근수축기(contractile machinery)뿐만 아니라 신체 내 여러 곳에서 발생할 수 있다.

또한, 피로의 정의는 여러 가지 요인을 포함하고 있으며, 피로 과정 자체는 다양한 요인에 의해 결정되며 궁극적으로는 과제에 따라 달라진다. 최근 연구에서는 피로를 유발하는 요인이 과제에 따라 특성을 가지며, 참가자의 동기부여, 근육 활성 패턴, 활동 강도 및 지속 시간, 연속 또는 간헐적 활동 등도 포함된다(Barry & Enoka, 2007). 예를 들어, 나이가 많은 남성과 젊은 남성의 근육 수축 반응을 비교한 연구에서, 나이가 많은 남성들은 동적인 수축에서 더욱 피로하기 쉽지만, 젊은 남성들은 등척성 수축에서 더욱 피로하기 쉽다는 것이 나타났다(Barry & Enoka, 2007). 이러한 차이점은 피로는 한가지 원인만 있는 것이 아니라는 것을 이해하게 해준다. 위에서 설명한 것처럼, 근육 수축에 여러 연관된 과정들이 있으며, 어떤 하나의 과정 또는 여러 과정들의 손상이 피로를 유발할 수 있다. 서로 다른 과제는 서로 다른 생리적 과정을 손상시켜 피로에 관한 과제별 특성을 결정한다. 최대 강도 과제의 경우 피로의 발생은 수행능력 감소 및 과제 실패와 밀접한 관련성이 있다. 대조적으로 최대 강도 이하의 작업의 경우 피로가 발생할 수 있지만 과제 실패로 이어지지는 않는다. 호흡과 같은 활동은 일반적으로 호흡 펌프 근육에 의한 최대 이하의 강도 작업을 필요로 하기 때문에 이러한 근육의 수축적 피로는 과제 실패의 원인이 될 수 없다.

실제로, 작업 실패는 작업에 관련된 주요 근육의 피로의 결과가 아닐 수 있다(Enoka & Duchateau, 2008). 예를 들어, 인간의 들숨근은 최대 강도의 75%와 90% 사이의 들숨부하로 호흡할 때, 모두 20분 이내로 과제를 실패하게 된다(McKenzie 등, 1997). 그러나 어떤 것도 들숨근 피로는 나타나지 않았다. 대신에 과제 실패는 고혈압과 호흡곤란과 관련이 있었다. 들숨근의 작용이 피로를 유발하도록 조작한 유사한 연구에서도 과제 실패는 들숨근 피로의 경중도와 관련이 없었다(Rohrbach 등, 2003). 오히려 작업 실패는 고칼슘혈증 과/또는 동맥 산소 포화도와 관련이 있는 것으로 나타났다.

피로의 통일된 원인을 식별하는 것이 무의미하기 때문에 연구는 과제 실패, 즉 과제를 지속할 수 있는 기간에 초점을 맞추는 방향으로 바뀌었다. 이것은 과학적으로 실용적일 뿐만 아니라 일상 생활에서의 관련성 측면에서 개인에게 작업을 지속하지 못하는 영향 미치는 것이 피로의 메커니즘(들)만이 아니기 때문이다. 개인은 겉보기에 피로가 있는 상태에서도 기능을 계속할 수 있으며 과제 실패 지점에 접근할 때만 작업 수행이 잘 안될 수 있다. 사지 근육의 과제 실패에 관여하는 기전을 이해시켜주는 모델은 난이도가 다른 두 가지 과제에 대한 반응을 비교하는 것이다(Hunter 등, 2004). 한 과제에서는 팔다리는 고정하고 미리 결정된 등척성 힘을 가능한 한 오랫동안 유지시키는 것이다. 두 번째 과제에서는 관성 부하(첫 번째 작업과 동일한 근력이 필요함)를 지정된 위치에 가능한 한 오랫동안 유지시키는 것이다. 후자가 더 어려운 작업이므로 과제 실패까지의 시간이 더 짧다(Hunter 등, 2004). 더 어렵게 과제의 지속 시간을 제한하는 조정들을 판별하여 두 과제의 수행능력을 비교할 수 있다. 더 어려운 과제에서, 지지되지 않는 팔다리 근육 뻗침 반사의 활성화가 항진되면 운동 단위 군이 빠르게 동원되며 과제가 더 빠르게 종료되는 것으로 보인다(Maluf & Enoka, 2005). 팔다리의 자세 조정에 의해 생성된 추가적인 의문은 작업에 대한 협동 및 보조 근육들의 역할에서도 연구되었다(Rudroff 등, 2007). 당연히 보조 근육의 역할이 필요한 작업은 그렇지 않은 작업보다 짧았다.

이 데이터는 자유중량(free weights)을 들어 올리는 것이 '기계' 중량('machine' weights)을 들어 올리는 것보다 더 어렵다(일반적으로 움직임 평면이 하나뿐인 경우). 피로가 과제 의존성이 높다는 것은 근육 피로에 대한 '기능적' 테스트의 개발하는 것과 근육 훈련에 기능적 원리를 적용하는 것, 특히 일상 생활 활동의 수행능력을 향상시키는 것에 대한 주장을 뒷받침한다(Maluf & Enoka, 2005).

3장에서 설명한 바와 같이 호흡근은 몸통의 자세 제어 및 안정화와 관련된 많은 비호흡 작업에 관여한다. 팔다리 근육에서 얻은 지식을 기반으로(Maluf & Enoka, 2005), 운동시 과다호흡을 견디는 것과 같은 호흡 과제는 잠재적으로 비호흡 과세에서도 더 어렵고 제한적일 것이라고 가정된다.

요약(Summary)

앞의 단락은 답보다 더 많은 질문을 만들어내는 것처럼 보일 수 있지만, 피로는 운동 제한의 원인이 되는 극도로 복잡한 현상이다. 피로는 단일 원인이 없는 공정이며 작업 실패를 초래하거나 발생하지 않을 수도 있다. 피로는 또한 질병의 존재나 훈련에 의해 초래된 신경근 시스템의 개선과 같은 개인의 특성의 변화에 영향을 받아 가소성을 나타낸다. 이러한 가소성은 '피로 사슬'에 약한 고리들을 만들 수 있으며, 이는 약한 고리들을 강화시켜 운동을 제한시키는 요소들의 균형상태를 변화시킬 수 있다.

운동내성과 관련된 심장호흡계 제한 (CARDIORESPIRATORY LIMITATION OF EXERCISE TOLERANCE)

올림픽 선수든, 심장 호흡기 질환을 가진 환자든, 운동이 유발하는 불쾌한 느낌에 의해 제한된다; 심지어 운동선수들도 운동의 불편함을 무시할 수 없다. 기본적으로, 이러한 감각은 관련된 근육, 즉 운동과 호흡근의 작용에 의해 발생한다. 과부하가 걸렸을 때, 전자는 국소적인 불편함과 '피로'라는 감정들을 유발하는 반면, 후자는 불면증과 '피로'라는 중추적인 감각을 자극한다. 운동 제한을 제한시키는 다리의 작용과 호흡곤란의 관여도를 평가할 때, 건강한 사람들의 60% 이상이 두 증상의 결합되어서 운동이 중단된다(Hamilton 등, 1996). 건강한 사람의 운동 중단 시 호흡곤란의 Borg CR-10 등급은 호흡기 질환을 가진 유사한 그룹의 환자 등급(5개)보다 높게 나타날 수 있다(Hamilton 등, 1996). 이 자료들은 건강한 사람들도 호흡곤란이 운동을 멈추게 하는 중요한 증상이라는 것을 나타낸다.

질병이 없는 경우 다리 불편감과 호흡곤란과 관련된 감각들은 근육의 현재 대사 요구들에 대처하기 위한 심장호흡기계 시스템이 적절한 O_2를 전달할 수 없기 때문에 발생한다. 이러한 요구들을 충족시키지 못하면 근육 피로와 불편함(운동 및 호흡기), 근육 대사반사 활성화 및 상당한 호흡곤란이 나타날 수 있다.

작동중인 근육의 O_2 수송에는 5 단계가 포함된다 :

1. *허파꽈리 환기:* 대기에서 폐포로 공기 전달(호흡)
2. *폐 확산:* 폐포에서 모세 혈관으로 O_2 전달
3. *혈액에 의한 수송 I:* 폐에서 O_2 부하
4. *혈액에 의한 수송 II:* 순환을 통해 근육 세포로 O_2 전달
5. *조직 확산:* 근육 모세혈관에서 근육 세포로 O_2 전달.

제1단원에서 학습한 건강한 사람들이 폐동맥혈(1단계와 2단계)을 산소화시키는 폐의 능력은 조직에 O_2를 공급하는 제한요소가 아니며, 해수면(sea level)에서 대부분의 인간이 '관류 제한'을 받는다는 것처럼 즉, 폐 모세혈관을 흐르는 혈액의 양은 말초로 전달될 수 있는 O_2의 양을 제한한다(3단계 및 4단계). 1단계의 경우와 마찬가지로 5단계도 해수면에서는 제한 요인이 아니다.

3 단계 요인들의 영향을 이해하기 위해서 혈액의 O_2 운반 능력을 증가시키는 두 가지 조건 하에서 움직이고 있는 근육에 전달 될 수 있는 $l \cdot min^{-1}$의 O_2 양을 고려해 본다 : (1) 혈액 내 헤모글로빈 [Hb]의 농도가 증가 및 (2) $\dot{Q}$가 증가된 경우(**표 2.1**).

따라서 [Hb] 및/또는 $\dot{Q}$를 증가시키면 운동하는 근육에 전달되는 O_2의 양을 20% 이상 증가시킬 수 있다. 예를 들어, 운동선수들은 단 한 가지 방법, 즉 높은 고도에 대한 적응훈련을 통해 [Hb]를 합법적으로 증가시킬 수 있다. 그러나 이 방법으로 [Hb]를 증가시킬 수 있는 능력은 매우 제한적이며, 모든 사람에서 높은 고도노출에 따른 [Hb] 증가 반응이 나타나는 것도 아니다. 따라서 '혈액 도핑'에 의한 불법

표 2.1 **폐에서 O_2부하와 관련된 요인들**

	비교군	헤모글로빈 증가	관류량 증가
맥박산소포화도(%)	97	97	97
해모글로빈(g·l^{-1})	140	170	140
혈액 1리터당 O_2 함량(ml)	*1.36 × 140 = 19	*1.36 × 170 = 231	*1.36 × 140 = 190
심박출량 (l)	0.100	0.100	0.100
f_{cMax} (심박수·min^{-1})	200	200	200
$\dot{Q}$(l·min^{-1})	20	20	20
심박수당 산소함유량(ml)	0.100 × 190 = 19.00	0.100 × 231 = 23.10	0.125×190 = 23.75
분당 산소운반량(l·min^{-1})	**19.00 × 200 = 3.80**	**23.10 × 200 = 4.62**	**23.75 × 200 = 4.75**

*헤모글로빈은 1그램당 O_2 1.36 ml를 이동시킬 수 있다.

시술에 참여하려는 유혹이 있다. [Hb]를 조작하는 데 어려움이 있는 것과는 대조적으로 SV는 훈련에 매우 적합하며 약 30%까지 상승시킬 수 있다(아래의 '훈련 적응, 심혈관' 참조).

대사작용을 하는 근육 세포에 O_2를 운반하는 과정은 두 가지 최종 단계가 있다. 즉, 조직으로의 O_2 전달과 조직에서 확산(4단계 및 5단계)이다. 폐에서의 O_2 부하와 마찬가지로 조직에서의 부하 실패는 확산 제한이 아니라 관류 제한이다. 즉, 4단계에서는 근육을 관류하는 데 사용할 수 있는 혈액의 양 뿐만 아니라 모세혈관과 근섬유의 거리에 의해서도 제한된다.

이러한 운송 과정(1~5단계)에 대한 비유로 상품(O_2)을 개별 상점(근육 세포)에 공급하는 운송 사업으로 개념화할 수 있다. 상품의 수량에 제한이 없이 운송할 수 있는 중앙 창고(폐)에서 상품은 트럭에 직렬로 적재된다. 그러나 적재할 수 있는 트럭의 수는 한정되어 있고(Hb) 처리량도 한정되어($\dot{Q}$) 전체 시스템의 적재 용량은 결정될 수 있다. 예를 들어, 다른 트럭들이 운반에 추가되거나([Hb] 증가) 트럭 처리량이 증가하는 경우($\dot{Q}$) 창고에서 출발하는 상품의 양도 증가할 수 있다. 지금부터는 배송 과정의 끝부분에 발생하는 상황에 관해 알아본다. 트럭의 수가 한정되어 있고 공급해야 할 상점들은 많기 때문에 트럭은 가능한 한 상점에 근접하여 상품을 가져갈 수 있는 도로망(혈관)에 접근할 수 있어야 한다. 만약 도로망이 풍부하고 트럭의 수가 많다면, 모든 상점의 문앞까지 상품을 배달할 수 있다. 배달은 빠르고 효율적이며, 상점은 상품이 부족하지 않을 것이다. 그러나 트럭이 충분하지 않으면 트럭이 배달하는 매장의 우선 순위에 따라야 하기 때문에 모든 매장에 신속하게 상품이 공급되지는 못한다. 그 결과 배달 서비스가 고객 수요를 따라가지 못하고 다음 트럭이 도착하기 전에 매장에 상품이 소진된다. 배송 과정의 양쪽 끝에 있는 제한 요소는 트럭의 처리량이다. 마찬가지로 산소 수송 시스템에서 속도를 제한시키는 단계는 Q이다.

O_2사용 과정에는 O_2 수송과 비교하여 고려해야 할 또 다른 단계가 있다. 즉, 공급된 O_2를 소비하는 근육의 능력이다. 이것은 상점의 상품과 고객 수요에 대한 비유와 유사하다. 수요는 일반적으로 공급 능력을 초과하며 더 많은 O_2가 공급되면 근육은 더 많은 일을 할 수 있다. 이는 동일한 출력에서 한 발만 이용한 자전거와 두 발을 모두 이용한 자전거를 비교한 연구에서 두 발을 이용한 자전거의 산소소비량이 한 발을 이용한 자전거보다 두 배 이상 적기 때문에 알려졌다(Davies & Sargeant, 1974). 즉, 한쪽 다리가 전체 $\dot{Q}$를 독점할 때가 두 다리가 작용해서 $\dot{Q}$를 공유할 때보다 더 많은 산소를 소비하고 더 많이 작동되는 것을 알 수 있다. O_2 사용량의 개념은 '최대 산소 섭취량 및 산소 섭취 동역학'(아래) 섹션에서 학습한다.

심장 호흡 제한에 대한 이 단락을 마무리하기 전에 O_2 수송에 영향을 미치는 호흡 관련 제한을 알아야 한다. 이 단락의 앞부분에서 호흡이 1단계와 2단계를 제한하지 않는다고 했기 때문에 이것은 모순된 것으로 보일 수 있다. 그러나 이것이 호흡에 따른 O_2 수송에 영향을 미치는 부위를 의미하는 것은 아니다. 호흡의 기계적 및 대사작용은 운동하는 근육에 O_2를 전달하는 데 영향을 미치는 것으로 나타났다(Harms 등, 1998). 호흡은 운동 근육이 받는 $\dot{Q}$의 비율에 영향을 미치므로 호흡의 증가는 운동 근육 혈류를 감소시켜 운동 내성을 감소시킨다(Harms 등, 2000). 이러한 영향은 호흡근 대사 반사(위 참조)를 통해 유발되며, 이에 대해서는 3장('운동 제한과 관련된 호흡근, 건강한 사람' 단락)에서 자세히 설명한다.

심장호흡계 적성도 (CARDIORESPIRATORY FITNESS)

최대산소섭취량(Maximal oxygen uptake)

이전 단락에서는 운동 중인 근육으로 O_2를 수송하는 속도 제한 단계가 $\dot{Q}$인 방법을 알아보았다. 이 단락에서는 외부 작업을 수행하기 위해 O_2를 활용하는 신체의 능력에 대해 알아 볼 것이다.

이전 단락에서는 매장에 상품을 공급하는 운송 회사의 비유를 사용하여 O_2 운송에서 $\dot{Q}$의 역할을 설명했다. 그 비유의 연장선에서 우리는 근육에 의한 O_2 흡수($\dot{V}O_2$)를 배송 속도와 고객 수요의 함수인 상품 판매와 유사하다고 생각할 수 있다. 둘 다 판매를 달성하기 위해 필요하다. 같은 방식으로 근육의 $\dot{V}O_2$는 혈류와 O_2 활용의 함수이다. O_2의 이용률은 혈액이 조직을 통과할 때 혈액에서 추출되는 O_2의 양, 즉 동맥과 혼합 정맥의 O_2차이($a-\bar{v}O_2$)다. 따라서 근육의 $\dot{V}O_2$는 다음 방정식으로 제공된다:

$$\dot{V}O_2 = \dot{Q} \times a-\bar{v}O_2$$

운동 중에는 근육으로의 혈류가 증가할 뿐만 아니라 혈액에서 산소 추출도 향상되어 $a-\bar{v}O_2$가 확장된다.

전신의 $\dot{V}O_2$는 폐에서 측정한 $a-\bar{v}O_2$의 차이를 이용하여 측정할 수 있다. 일반적으로 이 기울기는 휴식 시 약 5ml이지만 격렬한 운동 중에는 이 값의 3배가 될 수 있다. 이러한 변화는 근육에 의한 O_2 추출 증가로 인해 발생하며, 혼합 정맥 O_2 함량이 감소하고 $a-\bar{v}O_2$ 차이가 더 넓어진다. 그러나 $\dot{Q}$와 폐 $a-\bar{v}O_2$ 차이를 측정하는 것은 전신 $\dot{V}O_2$를 평가하는 매우 침습적인 방법이다. 다행히 입으로 들이마신 산소량에서 내쉬는 산소량을 빼서 추정할 수도 있다.

최대 산소 섭취량($\dot{V}O_{2max}$; 최대 산소 소비량 또는 유산소 능력이라고도 함)은 O_2를 수송하고 활용하는 최대 능력을 결합한 지표이다. 운동하는 근육군들로 정의할 수도 있지만 입에서 $\dot{V}O_2$를 측정하여 운동 중 전신으로 정의하는 경우가 더 많다. 총 근육량의 30% 이상을 포함해야 하는 해수면 운동 중 $\dot{V}O_{2max}$는 Q에 의해 제한되며 O_2를 소비하는 근육의 능력에 의해 제한되지 않는다(Gonzalez-Alonso & Calbet, 2003). 이러한 이유로 $\dot{V}O_{2max}$는 '유산소성 체력'뿐만 아니라 심혈관 기능의 지표로도 사용된다.

일반적으로 $\dot{V}O_{2max}$는 허용 한계까지 증가하는 운동 테스트를 수행하여 추정된다. 이러한 테스트에 대한 $\dot{V}O_2$ 응답의 예는 **그림 2.2**의 오른쪽 하단 패널에 제공된다. 생리적 요인에 의해 제한되는 테스트에 대한 표준 기준은 수행된 외부 작업의 증가에도 불구하고 $\dot{V}O_2$는 안정기이다. 이러한 정점 지속(plateau)을 관찰할 수 없는 경우 최대성을 암시하기 위해 여러가지 2차 기준을 사용할 수 있다. 여기에는 개별적으로 또는 조합적 기준은 다음(Poole 등, 2008)과 같다:

- 호흡변환율≥ 1.00, 1.10, 또는 1.15
- 최고심박수 10회 · min^{-1}, 또는 나이로 예측하는 최대심박수의 5%
- 8 - 10 mmol·l^{-1}의 혈중젖산농도

그러나 이러한 간접 기준의 적용은 $\dot{V}O_{2max}$를 27%까지 적게 평가하는 것으로 나타난다(Poole 등, 2008). 따라서 신중해야 하며 중심 심혈관기능($\dot{Q}$)에 의해 제한되는 실제 $\dot{V}O_{2max}$ 값과 구별하기 위해 최고산소섭취량($\dot{V}O_{2peak}$)라는 용어를 사용해야 한다. $\dot{V}O_{2peak}$라는 용어는 호흡곤란과 같은 요인에 의해 증상이 제한되는 많은 환자의 경우와 같이 이러한 기준 중 어느 것도 충족되지 않는 상황에서도 사용된다.

피로하지 않고 높은 수준의 외부 작업을 지속할 수 있는 능력은 $\dot{V}O_{2max}$와 매우 밀접한 관련이 있다. 따라서 지구력 운동선수들이 높은 값을 가지는 경향이 있지만, 근육량이 매우 큰 사람들도 마찬가지다. 따라서 $\dot{V}O_{2max}$는 종종 ml·min^{-1}로 표시되는 값을 kg 단위의 체질량으로 나누어 상대 $\dot{V}O_{2max}$(ml·min^{-1}.kg^{-1})를 제공하는 상대 값으로 표시된다. 체중부하운동과 비체중운동을 고려할 때 체질량도 염두에 두어야 한다. 예를 들어, 고정식 에르고미터로 순환운동을 할 때는 체중량이 불리하지 않지만 걷거나 달릴 때는 상당한 불리함이 있다. 따라서 적당한 속도에서 상대 $\dot{V}O_{2max}$가 낮은 과체중 사람과 비교하여 상대 $\dot{V}O_{2max}$가 높은 사람은 사이클 에르고미터에서 적당한 파워 출력을 유지하는 능력이 낮을

수 있지만 보행을 유지하는 파워 출력은 훨씬 더 크다.

또한 운동선수의 경우 상대 $\dot{V}O_{2max}$가 높다고 해서 반드시 좋은 마라톤 선수가 될 것이라는 의미는 아니다. 모집단으로서 마라톤 주자는 모두 상대 $\dot{V}O_{2max}$가 높지만 이 모집단 내에서 성과는 $\dot{V}O_{2max}$로 예측되지 않는다. 즉, 상대 $\dot{V}O_{2max}$가 같은 두 선수는 마라톤 주행 시간이 매우 다를 수 있다. 이는 성능에 대한 두 가지 다른 요인, 즉 (1) 젖산 역치(LaT) 및 (2) 운동 경제(exercise economy)의 영향 때문이다. 각각은 아래에서 알게 된다.

훈련에 대한 $\dot{V}O_{2max}$의 반응은 아래의 '훈련 적응' 단락에서 알게된다.

젖산역치(Lactate threshold)

젖산 문턱값(LaT)이라는 용어는 무산소성 대사가 갑자기 발생하는 운동 강도에 해당하기 때문에 약간 오해가 있다. 유산소 대사는 지속적으로 일어나기 때문에 그렇지 않다. 매우 낮은 강도의 운동에서도 근육 내 혈류 분포의 불균일성은 일부 근육 섬유와 섬유군이 부적절한 혈류를 받아 무산소성 대사 경로에 의존한다는 것을 의미한다. 따라서 젖산(La, 젖산염으로도 알려짐)의 생산은 지속적으로 발생하지만, La는 생산과 분해의 연속적인 순환 속에서 지속적으로 대사된다. La를 대사할 수 있는 유산소 능력이 충분하면 혈중 농도가 약간 상승할 수 있지만 La는 축적되지 않는다. 그러나 운동이 끝날 때까지 운동의 강도가 La를 분해하는 능력을 초과할 때, 계속해서 조직과 혈액에 축적될 것이다. pH와 근육 기능에 대한 La의 해로운 영향 때문에 LaT 이상의 운동은 지속 불가능하며 불가피한 운동의 끝 지점은 운동 불내성(exercise intolerance)이다. LaT는 운동 중 혈액 내 La의 농도를 높이는 강도 영역으로 생각해야 한다([La]). 이 수준 이상의 운동 강도가 추가로 증가하면 [La]가 점진적으로 증가하고 결과적으로 운동 불내성을 초래한다.

따라서 운동 내성에 대한 LaT의 영향은 운동이 장기간 지속되는 최대 운동 강도를 결정하는 것이다. 일반적으로 LaT는 $\dot{V}O_{2max}$의 약 50~60%에서 발생한다. 그러나 고도로 훈련된 지구력 운동 선수의 경우 90%까지 $\dot{V}O_{2max}$가 높을 수도 있다. 이것이 동일한 $\dot{V}O_{2max}$를 가진 선수들이 매우 다른 마라톤 성과를 낼 수 있는 이유이다. LaT가 자신의 $\dot{V}O_{2max}$의 가장 높은 비율에서 발생하는 선수는 마라톤 과정에서 더 높은 달리기 속도를 유지할 수 있다.

LaT는 훈련에 매우 민감하며, 이는 '훈련 적응'(아래)에서 알게된다.

운동 경제(Exercise economy)

수행능력 관련 퍼즐의 마지막 조각은 운동 경제, 즉 운동 시 산소 비용이다. $\dot{V}O_{2max}$와 LaT가 최적화된 최상위 엘리트 스포츠에서 경제는 세계 챔피언과 '출전에만 의미를 부여하는 선수(also rans)'를 구별하는 요소로 보인다(Foster & Lucia, 2007). 공기역학적 항력 효과와 같은 외부 요인에 의해 결정될 뿐만 아니라 이동 경제성은 여러 가지 본질적인 요인에 의해 결정된다(Saunders 등, 2004).

1. 운동 기술(예: 사이클링에서 효율적인 페달링)
2. 생체 역학적 요인(예: 달리기 중 탄성 에너지 반환)
3. 인체 측정(예: 작고 가벼운 사지)
4. 사용된 산소 단위당 방출되는 에너지의 양을 증가시키는 근육 내 대사 적응.

운동 경제는 훈련에 반응하지만 좋아지는 효과를 얻기 어렵고 특정 훈련들에 개입하는 것을 뒷받침하는 과학적 증거는 제한적이다(Midgley 등, 2007). 따라서 이러한 수행능력 측면은 더 이상 고려되지 않는다. 그러나 보행에 어려움이 있는 환자의 경우 운동 경제를 개선하는 개입이 운동 내성도 개선한다는 점은 분명하다.

심장호흡계 훈련의 개념 (PRINCIPLES OF CARDIORESPIRATORY TRAINING)

이전 단락에서 운동 내성/수행능력에 관여하는 여러 요인들이 확인되었다. 일반인의 경우 운동 내성의 가장 큰 향상은 $\dot{V}O_{2max}$ 및 LaT를 개선함으로써 이루어질 수 있으며 이러한 요인이 이 단락의 요점이 될 것이다.

훈련 특수성의 개념들은 5장 '일반적인 훈련의 개념'에서 근육 훈련과 관련하여 자세히 논의한다. 다음 단락의 목적을 위해 과부하, 특수성 및 가역성의 개념이 전신 훈련에도 적용된다. 간단히 말해서, 적응을 이끌어내기 위해서는 근육과 시스템에 과부하가 걸릴 필요가 있으며, 이러한 적응은 적용되는 훈련 자극에 특정적이며, 과부하가 제거되면 반대가 된다.

다음 단락에서는 훈련에 대한 심혈관 및 호흡 시스템의 적응에 대해 설명한다.

심혈관계 훈련시 적응들 (Cardiovascular training adaptations)

심장과 순환계의 기능을 향상시킴으로써 운동 근육으로의 산소 전달을 증가시킬 수 있다. O_2 수송에 대한 $\dot{Q}$의 제한이 나타나기 때문에 심장의 펌핑 용량이 개선을 위한 주요 대상이 된다. 심장의 주요 기능은 펌프이기 때문에 특이성 개념에 따르면 과부하에 의해 심장이 혈액뭉치를 순환계로 내보내는 심장의 능력, 즉 SV를 개선하는 능력을 가해야 한다. SV의 결정 요소는 심장으로 돌아오는 혈액의 양(정맥 환류), 좌심실이 혈액을 수용하는 능력 및 심실에 함유된 혈액배출의 효율성이다. 실제로 이것은 심박수를 높이는 전신 활동을 하는 것을 의미한다; 하지만 골격근의 저항 훈련이 부하와 지속 시간의 적절한 조합이 필요한 것처럼, 심근을 훈련하는 것도 마찬가지지다. 일반적으로, 매우 강도 높은 운동의 경우 훈련 자극의 지속 시간은 90초인 반면, 최대 미만의 운동의 경우 10분이어야 한다(Jones & Pool, 2009). 이러한 유형의 '유산소' 활동은 순환계의 니머지 부분과 운동하는 근육에 운동하는 근육에도 훈련 자극을 제공한다. 순환계 및 근육 기능을 개선하면 $\dot{V}O_{2max}$ 및 LaT가 개선되며, 이전에 앉아서 생활한 개인의 경우 일반적으로 $\dot{V}O_{2max}$가 약 20% 증가할 가능성이 있다. 그러나 이러한 증가는 기본 기능이 매우 낮은 사람에서 더 클 수 있으며 훈련 자극의 강도와 기간, 훈련 프로그램의 빈도와 기간에 따라 달라진다. 훈련에 대한 반응도 유전적 소인으로 인해 개인마다 크게 다르다. 훈련이 $\dot{V}O_{2max}$를 '주다'는 것처럼, 활동 부족은 $\dot{V}O_{2max}$를 '빼앗다'는 것과 같기 때문에 비활동과 연관되어 최대 30일의 침상 안정 기간 동안 하루에 약 1%의 비율로 $\dot{V}O_{2max}$가 '제거'될 수 있다(Convertino, 1997).

$\dot{V}O_{2max}$와 LaT의 개선시키는 특정 적응은 심근적응, 순환적응, 근육 적응이라는 세 가지 주요 범주로 구분된다.

심근적응

심장의 내재 효율성이 향상되어 주어진 대사율에서 심근 산소 비용이 낮아진다. 주어진 대사율에서의 낮은 f_c(느린맥)은 유산소 훈련 후 SV 증가의 징후이다(Wilmore 등, 2001a). 이 증가는 심장으로 돌아오는 혈액량 (정맥 환류 또는 전부하)의 증가와 이완기 말(종말-수축기 부피, EDV)에 더 많은 혈액량을 수용하기 위한 좌우 심실 부피의 증가로 인해 가능하다(Scharhag 등, 2002). 훈련에 대한 심근 반응의 또 다른 중요한 특징은 혈액이 심실에서 분출되는 효율성이 향상시킨다는 것이다. 결과적으로 수축기말 용적(ESV)은 감소한다. Scharhag 등(2002)은 근육 세포의 비대뿐만 아니라 Frank-Starling 기전(위 참조)에 대한 전부하성 심근 신장의 강력한 영향 때문이라고 하였다. 심근 기능에 대한 많은 변화는 상호 보완된다. 예를 들어, 증가된 SV는 느린맥을 유발하여 이완기를 연장시켜 심실 충만(예비 부하)을 개선시킨다. 서맥은 또한 심근 활동을 낮추어 O_2 비용을 낮아지도록 한다.

순환적응

운동은 근혈관층의 혈관확장과 대사요구량이 낮은 부위의 혈관수축을 필요로 하며 후자는 ABP를 방어하기 위한 보상적 조치이다. 폐쇄형 펌프 작동 시스템 내의 유체량은 구동 압력(ABP)을 위험하지 않게 작용하면서 시스템 볼륨의 큰 변화(활성화된 근육의 혈관 확장)를 수용할 수 있는 능력에는 명백한 한계를 나타낸다. 유산소 훈련에 의해 혈액 내 알부민 농도가 증가되어 발생하는 이차적인 체액 이동은 혈장 부피의 즉각적인 확장을 자극한다(Gillen 등, 1991). 혈장량이 증가한 후 일주일 정도 지나면 적혈구(RBC) 수가 증가한다. 그러나 혈장 부피는 RBC 수보다 상대적으로 더 많이 증가하므로 〔Hb〕는 훈련된 상태에서 더 감소한다. RBC 수가 증가하면 O_2 운반 능력이 증가하는 반면 〔Hb〕 감소는 점도 감소로 인해 흐름이 개선된다(El-Sayed 등, 2005). 이러한 혈액 특성의 개선과 혈류 용량을 개선하는 혈관의 구조 및 기능이 향상된다(Laughlin & Roseguini, 2008). 더 큰 혈관은 혈관생성을 거쳐 직경이 증가하고 모세혈관 네트워크는 혈관생성(arteriogenesis)을 통해 확장된다. 전자는 말초 혈관의 용량을 증가시키는 반면 후자는 모세혈관 이동 시간을 늦추고 혈액을 근육 세포에 더 가깝게 가져와 산소 추출을 증가시킨다(Wilmore 등, 2001a). 운동 혈류 용량을 증가시키는 맥관 구조의 기능적 특성도 개선된다; 운동 혈류 용량을 증가시키는 혈관 구조의 기능적 특성도 개선된다. 이는 혈관 내피 및 평활근 특성의 변화로 뒷받침된다(Laughlin & Roseguini, 2008). 이러한 혈관 변화는 높은 수준의 이질성을 나타내는 것으로 보이며 훈련 유형에 따라 달라진다(예: 높은 강도 대 중간 강도). 마지막으로, 훈련은 교감신경계 활동의 감소를 유도하여 운동에 대한 ABP 반응을 약화시켜 안정시 ABP를 약간(〈3mmHg) 감소시킨다(Wilmore 등, 2001b).

근육적응

O_2 전달 시스템의 효율성과 O_2를 활용하여 작용하기 위해 에너지를 방출하는 근육 세포의 향상된 능력이 향상된다. 산소는 세포의 미토콘드리아 내에서 ATP의 형태로 피루브산으로부터 에너지를 방출하여 근육 수축을 촉진하는 데 사용된다. 지구력 훈련은 근육 세포 미토콘드리아의 크기와 수의 증가를 유도하여 전체 미토콘드리아 효소 활동을 증가시킨다(Holloszy & Booth, 1976). 강화된 효소 활동에 의해 유도된 대사 변화 중에는 젖산 생산의 감소가 있으며(Stallknecht 등, 1998), 이는 세포의 산화 능력이 제한될 때 피루브산의 대체 대상이다.

호흡 훈련 적응(Respiratory training adaptations)

심혈관 시스템이 훈련에 적응할 수 있는 능력을 갖고 있다면, 폐도 비슷한 변형 능력이 있을 것으로 예측할 수 있다. 그러나 놀라운 사실은, 폐는 훈련에 반응을 보이지 않는다는 것이다. 심지어 여러 해 동안 훈련을 한 운동선수들에게도 폐 용량이 증가되거나 폐 기능이 개선되거나 폐가 혈액에 산소를 전달하는 능력을 향상되지 않았다(Wagner, 2005).

훈련에 적응할 수 없는 이러한 능력에도 불구하고, 수영 선수와 조정종목 선수의 폐 기능이 운동선수가 아닌 나이가 같은 사람의 폐 기능보다 우수하다는 관찰은 특히, 어린 시절과 청소년기의 신체 훈련이 폐의 발달을 향상시킬 수 있다고 추측할 수 있게 하였다(Armor 등, 1993). 그러나 일부 스포츠에서는 폐 용량이 크다는 것이 성공으로 이어지는 이점을 제공할 수 있으므로, 평균보다 큰 폐용량을 가진 선수만이 성공하고 선호하는 스포츠에서 경쟁을 계속할 수 있다는 가능성을 배제할 수는 없다.

폐 자체의 불변성에도 불구하고, 호흡 펌프의 근육 구조(Powers & Criswell, 1996)와 위기도(Vincent 등, 2002)는 지구력 훈련에 대한 반응을 보인다는 것은 입증되었다. 또한, 지구력 훈련이 들숨 근육 대사 균형반사를 활성화하기 위해 필요한 들숨근의 작용강도를 증가시키는 증거도 있다(Callegaro 등, 2011). 이러한 반사는 운동 중인 근육에 산소 공급을 방해하고 피로를 악화시키는 것으로 알려져 있다(Harms 등, 1997; Romer 등, 2006).

전신 운동 훈련은 운동 중 단위시간당 날숨량($\dot{V}_E$)이 더 높아질 뿐만 아니라 산소환기당량($\dot{V}_E/\dot{V}O_2$)은 낮아진다 즉, 운동에 필요한 호흡 요구량은 감소한다. 후자는 환 폐포 환기(V_A)가 증가하여 단위시간당 날숨($\dot{V}_E$) 요구량이 줄어들어 환기역치(V_T)의 증가와 호흡사강 대 환기역치(V_D/V_T)에 상응하는 개선이 나타난다. 앞서 설명한 바와 같이('운동 내성과 관련된 심장호흡계 제한' 참조), 호흡 펌프 능력의 향상은 혈액의 산소화를 향상시키지 않지만, 대사성 산성증에 대한 호흡 보상 능력은 향상시킨다.

특정 저항 훈련에 대한 호흡 근육 조직의 반응과 연관된 기능적 이점은 4장에 자세히 설명되어 있다.

심호흡 훈련 방법 (METHODS OF CARDIORESPIRATORY TRAINING)

훈련으로 인한 유산소 운동 수행능력/내성 증가를 뒷받침하는 생리적 변화는 심혈관, 호흡기 및 신경근 시스템의 통합된 과부하를 수반한다. 따라서 최적의 훈련 자극은 폐에서 미토콘드리아까지의 전체 유산소 에너지 전달 시스템에 과부하를 주는 모든 운동이다. 이러한 유형의 과부하를 촉진하는 활동에는 10분 이상 지속할 수 있는 강도로 큰 근육 그룹의 반복적이고 율동적인 수축이 포함된다(아래 '운동 양식' 참조).

일반적으로 유산소 운동 수행 능력의 향상과 관련된 기능의 두 가지 생리학적 지표는 $\dot{V}O_{2max}$와 LaT이다. 앞서 배운 것처럼, 이 두 지표는 일반적으로 서로 함께 증가하지만, 과부하 자극을 하나 또는 다른 지표에 강조하기 위해 훈련을 맞춤화하는 것도 가능하다. 다음 섹션에서는 $\dot{V}O_{2max}$와 LaT를 증가시키기 위한 훈련 프로그램의 특성에 대해 설명한다.

운동 양식(Exercise modality)

일반적으로 유산소 운동 수행 능력의 향상과 관련된 기능의 두 가지 생리학적 지표는 $\dot{V}O_{2max}$와 LaT이다. 앞서 배운 것처럼, 이 두 지표는 일반적으로 서로 함께 증가하지만, 과부하 자극을 하나 또는 다른 지표에 강조하기 위해 훈련을 맞춤화하는 것도 가능하다. 다음 섹션에서는 $\dot{V}O_{2max}$와 LaT를 증가시키기 위한 훈련 프로그램의 특성에 대해 설명할 것이다.

심호흡 시스템의 과부하는 다양한 운동 양식을 사용하여 달성할 수 있다. 전통적인 활동으로는 빠르게 걷기, 달리기, 자전거 타기, 수영, 노 젓기, 크로스컨트리 스키, 심지어 춤까지 포함된다. 헬스클럽 환경에서는, 계단 오르기, 일립티컬 워커, 암 크랭크 에르고미터 등과 같은 일반적인 운동 장비들은 사용하기 불편하고 부상의 위험도 수반되는 큰 근육들을 주로 동원해서 운동하게 만들어졌다. 훈련의 경우 개인적 선호도, 정형외과적 한계, 기술, 개인 재정 등 매우 개인적인 요인이 많이 작용한다. 실질적으로, 최적의 훈련 방식은 훈련을 왜 하는지에 대한 개개인의 요구에 부합될 때, 가장 참여할 가능성이 높은 방식이다.

그러나 특수성 원칙은 심호흡 기능 개선이 다른 운동 양식 간에 전달되는 정도를 제한한다(Millet 등, 2009). 즉, 사이클 훈련을 통해 달성한 $\dot{V}O_{2max}$의 15% 증가가 반드시 달리기 중 $\dot{V}O_{2max}$의 동일한 개선으로 이어지지는 않는다. 이에 대한 이유는 완전히 이해되지 않았지만, 아마도 근육 구조 및 기능뿐만 아니라 생체 역학에 대한 말초 적응의 특이성 때문에 발생한다. 이러한 제한에도 불구하고 많은 운동선수는 지루함을 줄이고 과사용 부상의 위험을 줄이는 수단으로, 소위 '교차 훈련'으로 불리는, 다양한 운동 방식을 사용한다. 교차 훈련은 또한, 특히 레크리에이션 수준에서의 훈련에 대한 순응도를 높일 수 있다.

특수성 원칙을 염두에 두고, 어떻게 운동 양식이 광범위한 훈련 혜택에 미치는 영향을 고려하는 것도 중요하다. $\dot{V}O_{2max}$는 특정 트레이닝 프로그램이 목표로 하는 주요 생리적 결과 중 하나일 수 있지만, $\dot{V}O_{2max}$를 최대화하는 것은 트레이닝을 수행하는 개인의 관점에서 볼 때 목표가 되지는 않을 것이다. 예를 들어, 아마추어 달리기 선수는 10km 기록 향상에 집중할 가능성이 더 크다. $\dot{V}O_{2max}$ 향상이 개인적인 목표 달성에 기여할 수는 있지만, 10km 성능의 제한은 $\dot{V}O_{2max}$가 아니라 LaT에 해당하는 달리기 속도에 있을 수 있으므로 그 자체로 특별히 중요한 것이 아니다. 목표와 특이성을 염두에 두고, 10km 달리기 수행력을 향상하기 위해 훈련한다면 달리기 연습과 $\dot{V}O_{2max}$와 LaT 모두에 과부하가 걸리는 훈련 요법을 사용하여 이를 달성하는 것이 최선이라 할수 있다.

이 섹션을 마치기 전에, 고려해야 할 특수성의 마지막 측면이 있다, 즉, 특정 운동 방식에서 몸통 근육계의 역할이다(3장 '호흡근육의 비호흡 기능' 참조). 특히 운동 선수가 아닌 사람에게서 눈에 띄는 현상은 자전거를 타는 동안보다 걷기/달리기 중에 동등한 $\dot{V}O_2$에서 호흡곤란의 강도가 더 크다는 것이다. 이를 뒷받침하는 기전은 달리기 중 자세 제어에 호흡 근육계가 관련되어 있다는 것이다 — 이는 특히 고정식 에르고미터에서 사이클링 중에는 나타나지 않는 문제이다. 즉, 호흡근은 달리는 동안 다중 작업을 수행해야 하므로 호흡근의 일이 증가하고 호흡곤란을 악화시킨다. 이것의 의미는 세 가지다. (1) 훈련 과부하가 걷기/달리기 중 호흡곤란으로 제한되는 경우, 대체 양식(예: 자전거 타기)이 전반적인 유산소 훈련 반응을 향상시킬 수 있고, (2) 일상 생활 동안 호흡곤란을 줄이는 것이 목표인 경우, 훈련 수단으로 사이클링을 사용하는 것은 운동 중 체간 근육의 자세 역할을 다루지 않기 때문에 충분히 구체적인 훈련 과부하를 전달하지 않는다, 그리고 (3) 특정 호흡근과 자세훈련을 동반한 유산소 훈련을 보충하거나 선행하는 것은 호흡곤란으로 인한 제한을 줄임으로써 최종 훈련 결과를 향상시킬 수 있다.

최대산소섭취량(Aerobic capacity)($\dot{V}O_{2max}$)

운동하는 근육에 산소화된 혈액을 전달하는 심혈관계의 능력은 유산소 능력, 즉 $\dot{V}O_{2max}$를 결정하는 O_2 전달계에서 가장 약한 연결 고리이다. 따라서 $\dot{V}O_{2max}$의 개선은 주로 심혈관계에 의한 O_2 전달의 개선에 의해 뒷받침된다. 따라서, $\dot{V}O_{2max}$를 증가시키기 위한 훈련 중재는 O_2 전달에 대한 심혈관계의 기여를 과부하시켜야 한다. $\dot{V}O_{2max}$의 개선은 '지구력' 훈련, 즉 장기간, 중간 강도의 운동을 수행하는 개념과 동의어가 되었다. 그러나 이러한 전통적인 관점은 변화하고 있으며 $\dot{V}O_{2max}$를 향상시키기 위한 대체 훈련을 뒷받침하는 증거가 있다.

생물학적 과정에 영향을 미치는 많은 중재와 마찬가지로 운동은 용량-반응 관계를 가지고 있다. 따라서 훈련 요법을 고안할 때 운동 '처방'을 구성하는 여러 핵심 요소가 있으며 각 요소의 임계값은 $\dot{V}O_{2max}$의 시작 수준에 따라 다르다.

- *강도:* 훈련의 $\dot{V}O_{2max}$ 백분율. 이것은 다양한 방식으로 표현할 수 있으며, 다음 값들의 백분율을 포함한다: (1) 총 $\dot{V}O_{2max}$, (2) $\dot{V}O_2$ 예비량($\dot{V}O_{2max}$), (3) 최대 f_c, (4) f_c 예비량 및 (5) 과제대사당량(MET). 기본 기능에 관계없이, $\dot{V}O_{2max}$의 개선은 중간 강도보다 격렬한 강도의 운동에서 더 크다(Swain, 2005) (**표 2.2**).
- *지속 시간:* 각 개인의 한차례 운동 시간은 많은 관심을 받았으며, 현재 권장 사항은 최소 일일 목표를 하루 30분 이상(주당 5일), 10분 이상의 개별 시합으로 누적될 수 있다(Garber 등, 2011). 훈련 효과를 이끌어내기 위해 필요한 운동 시간은 시간과 반비례 관계에 있기 때문에, 고강도 운동은 하루에 20분만 규칙적으로 실시하면 된다(**표 2.2**).
- *빈도:* 주간 훈련 빈도도 특별한 관심을 받았으며 현재

표 2.2 $\dot{V}O_{max}$ 기준선이 낮은, 중간, 높은 개인에서 $\dot{V}O_{2max}$를 높이는 데 필요한 최소강도 및 유효강도 범위, 훈련기간 및 빈도

	저강도 $\dot{V}O_{2max}$	중강도 $\dot{V}O_{2max}$	고강도 $\dot{V}O_{2max}$
강도	[1]40 – 50% $\dot{V}O_{2max}$	[2]65 – 80% $\dot{V}O_{2max}$	[2]95 – 100% $\dot{V}O_{2max}$
기간	[1]30 분/일$^{-1}$ (low) [3]20 분/일$^{-1}$ (moderate)	30–90 분/일	인터벌 훈련
빈도	[4]2 – 5 일/주$^{-1}$	[3]5 일/주$^{-1}$	5 – 7 일/주$^{-1}$

[1]Garber 등, 2011; [2]Midgley 등, 2006; [3]Haskell 등, 2007; [4]Meyer 등, 2006.

권장 사항은 주당 5일(하루 30분 이상)의 최소 일일 목표를 권장한다(Garber 등, 2011). 그러나, 이전에 훈련을 받지 않은 개인의 경우 주당 최소 2일 동안 동일한 총 시간(주당 150분)을 누적하면 $\dot{V}O_{2max}$가 동일하게 증가할 수 있다(Meyer 등, 2006) (**표 2.2**).

$\dot{V}O_{2max}$를 증가시키기 위한 '마법의 총알'과 같은 훈련 요법은 없지만, **표 2.2**는 대략적인 근거–중심의 지침을 제공하려고 시도한다. 훈련에 대한 반응의 엄청난 이질성을 염두에 둘 뿐만 아니라 자극을 다양화하고 진행해야 할 필요성도 염두에 두어야 한다. 또한 이 표는 최소 임계값을 제공한다. 훈련 강도를 최대화하여 최적화된 이점을 얻을 수 있다. 예를 들어, 이전에 앉아서 생활한 남성의 경우, 훈련 세션당 동일한 칼로리 소모량(400kcal)에서 주당 3회 80% $\dot{V}O_{2max}$로 훈련하면 60%$\dot{V}O_{2max}$로 훈련하는 것보다 $\dot{V}O_{2max}$가 더 크게 증가했다.

완벽한 $\dot{V}O_{2max}$의 개선이 $\dot{V}O_{2max}$의 주어진 비율을 상대적으로 덜 강렬하게 만들 것이기 때문에 훈련의 진행은 필수적이다. 훈련 처방의 앞서 언급한 세 가지 구성 요소는 과부하를 유지하기 위해 변경할 수 있다. 현재 지침은 구체적인 권장 사항을 제시하지 않지만, 상식적으로는 세 가지 구성 요소의 조합이 필요하다고 제안한다(Garber 등, 2011).

젖산염 문턱값(Lactate threshold)

LaT에 해당하는 운동 강도는 주로 활성 근육량의 산화 능력에 의해 결정된다(Ivy 등, 1980). 위에서 논의한 바와 같이 LaT는 젖산 생성이 분해를 초과하는 강도를 나타낸다. 지구력 훈련은 젖산을 분해하는 능력을 향상시켜 LaT에 해당하는 운동 강도를 높이는 것으로 보인다(Donovan & Brooks, 1983). 따라서 LaT의 개선을 유도하기 위해서는 젖산 제거 메커니즘에 과부하가 걸리는 운동 요법이 필요하다. 이 목표를 달성하기 위한 일반적인 훈련 세션은 90% $\dot{V}O_{2max}$의 강도에서 20분 동안 지속된다. 그러나 각각 3분 및 30초 동안 지속되는 최대(100% $\dot{V}O_{2max}$) 및 최고(130% $\dot{V}O_{2max}$) 강도의 인터벌 트레이닝을 포함하여 LaT를 향상시키는데 사용할 수 있는 다양한 방법이 있다(Esfarjani & Laursen, 2007). 이러한 훈련 요법은 또한 $\dot{V}O_{2max}$를 개선하는데, 3분 동안 100% $\dot{V}O_{2max}$에서 인터벌 훈련(세션당 8회, 주당 2회) 후 두 매개변수(10%)에서 가장 큰 증가가 관찰되었다(Esfarjani & Laursen, 2007).

고강도 인터벌 트레이닝은 LaT와 $\dot{V}O_{2max}$를 모두 향상시키는 매우 시간 투여 대비 효율적인 방법일 뿐만 아니라 운동 관련 증상의 강도 증가로 인해 지속적인 운동을 수행하는 능력이 제한될 수 있는 개인(예: 호흡곤란 환자)에게 더 잘 견딜 수 있다. 그럼에도 불구하고, 특정 개인, 특히 심혈관 질환이 있는 사람에게는 고강도 훈련이 금기가 될수 있다. 따라서 훈련 요법의 설계는 개인마다 다른 임상적 측면들을 기반으로 이루어져야 한다.

참고문헌(REFERENCES)

Amann, M., Dempsey, J.A., 2008a. The concept of peripheral locomotor muscle fatigue as a regulated variable. J. Physiol. 586, 2029–2030.

Amann, M., Dempsey, J.A., 2008b. Locomotor muscle fatigue modifies central motor drive in healthy humans and imposes a limitation to exercise performance. J. Physiol. 586, 161–173.

Amann, M., Proctor, L.T., Sebranek, J.J., et al., 2009. Opioid-mediated muscle afferents inhibit central motor drive and limit peripheral muscle fatigue development in humans. J. Physiol. 587, 271–283.

Amann, M., Blain, G.M., Proctor, L.T., et al., 2010. Group III and IV muscle afferents contribute to ventilatory and cardiovascular response to rhythmic exercise in humans. J. Appl. Physiol. 109, 966–976.

Armour, J., Donnelly, P.M., Bye, P.T., 1993. The large lungs of elite swimmers: an increased alveolar number? Eur. Respir. J. 6 (2), 237–247.

Astrand, P.O., Rodahl, K., Stromme, S., 2003. Textbook of work physiology: Physiological bases of exercise, fourth ed. Human Kinetics, Champaign, IL, p. 185.

Barry, B.K., Enoka, R.M., 2007. The neurobiology of muscle fatigue: 15 years later. Integrative and Comparative Biology 47, 465–473.

Bigland-Ritchie, B., 1981. EMG and fatigue of human voluntary and stimulated contractions. In: Porter, R., Whelan, J. (Eds.), Human muscle fatigue: physiological mechanisms. Pitman Medical, London, pp. 130–156.

Bigland-Ritchie, B., Woods, J.J., 1984. Changes in muscle contractile properties and neural control during human muscular fatigue. Muscle Nerve 7, 691–699.

Bigland-Ritchie, B., Kukulka, C.G., Lippold, O.C., et al., 1982. The absence of neuromuscular transmission failure in sustained maximal voluntary contractions. J. Physiol. 330, 265–278.

Cady, E.B., Elshove, H., Jones, D.A., et al., 1989. The metabolic causes of slow relaxation in fatigued human skeletal muscle. J. Physiol. 418, 327–337.

Callegaro, C.C., Ribeiro, J.P., Tan, C.O., et al., 2011. Attenuated inspiratory muscle metaboreflex in endurancetrained individuals. Respir. Physiol. Neurobiol. 177, 24–29.

Convertino, V.A., 1997. Cardiovascular consequences of bed rest: effect on maximal oxygen uptake. Med. Sci. Sports Exerc. 29, 191–196.

Davies, C.T., Sargeant, A.J., 1974. Physiological responses to one- and two-leg exercise breathing air and 45 percent oxygen. J. Appl. Physiol. 36, 142–148.

Denny-Brown, D.E., 1928. On inhibition as a reflex accompaniment of the tendon jerk and of other forms of active muscular response. Proc. R. Soc. Lond. B Biol. Sci. 103, 321–326.

Donovan, C.M., Brooks, G.A., 1983. Endurance training affects lactate clearance, not lactate production. Am. J. Physiol. 244, E83–E92.

El-Sayed, M.S., Ali, N., El-Sayed Ali, Z., 2005. Haemorheology in exercise and training. Sports Med. 35, 649–670.

Enoka, R.M., Duchateau, J., 2008. Muscle fatigue: what, why and how it influences muscle function. J. Physiol. 586, 11–23.

Enoka, R.M., Stuart, D.G., 1992. Neurobiology of muscle fatigue. J. Appl. Physiol. 72, 1631–1648.

Esfarjani, F., Laursen, P.B., 2007. Manipulating high-intensity interval training: effects on VO2max, the lactate threshold and 3000 m running performance in moderately trained males. J. Sci. Med. Sport 10, 27–35.

Foster, C., Lucia, A., 2007. Running economy: the forgotten factor in elite performance. Sports Med. 37, 316–319.

Gandevia, S.C., 1998. Neural control in human muscle fatigue: changes in muscle afferents, motoneurones and motor cortical drive [corrected]. Acta Physiol. Scand. 162, 275–283.

Gandevia, S.C., 2001. Spinal and supraspinal factors in human muscle fatigue. Physiol. Rev. 81, 1725–1789.

Garber, C.E., Blissmer, B., Deschenes, M.R., et al., 2011. American College of Sports Medicine position stand. Quantity and quality of exercise for developing and maintaining cardiorespiratory, musculoskeletal, and neuromotor fitness in apparently healthy adults: guidance for prescribing exercise. Med. Sci. Sports Exerc. 43, 1334–1359.

Gillen, C.M., Lee, R., Mack, G.W., et al., 1991. Plasma volume expansion in humans after a single intense exercise protocol. J. Appl. Physiol. 71, 1914–1920.

Gonzalez-Alonso, J., 2012. Human thermoregulation and the cardiovascular system. Exp. Physiol. 97, 340–346.

Gonzalez-Alonso, J., Calbet, J.A., 2003. Reductions in systemic and skeletal muscle blood flow and oxygen delivery limit maximal aerobic capacity in humans. Circulation 107, 824–830.

Hamilton, A.L., Killian, K.J., Summers, E., et al., 1996. Quantification of intensity of sensations during muscular work by normal subjects. J. Appl. Physiol. 81, 1156–1161.

Harms, C.A., Dempsey, J.A., 1999. Cardiovascular consequences of exercise hyperpnea. Exerc. Sport Sci. Rev. 27, 37–62.

Harms, C.A., Babcock, M.A., McClaran, S.R., et al., 1997. Respiratory muscle work compromises leg blood flow during maximal exercise. J. Appl. Physiol. 82, 1573–1583.

Harms, C.A., Wetter, T.J., McClaran, S.R., et al., 1998. Effects of respiratory muscle work on cardiac output and its distribution during maximal exercise. J. Appl. Physiol. 85, 609–618.

Harms, C.A., Wetter, T.J., St Croix, C.M., et al., 2000. Effects of respiratory muscle work on exercise performance. J. Appl. Physiol. 89, 131–138.

Haskell, W.L., Lee, I.M., Pate, R.R., et al., 2007. Physical activity and public health: updated recommendation for adults from the American College of Sports Medicine and the American Heart Association. Med. Sci. Sports Exerc. 39, 1423–1434.

Holloszy, J.O., Booth, F.W., 1976. Biochemical adaptations to endurance exercise in muscle. Annu. Rev. Physiol. 38, 273–291.

Hunter, S.K., Duchateau, J., Enoka, R.M., 2004. Muscle fatigue and the mechanisms of task failure. Exerc. Sport Sci. Rev. 32, 44–49.

Hussain, S.N.A., Comtois, A.S., 2005. Regulation of skeletal muscle blood flow during exercise. In: Hamid, Q., Shannon, J., Martin, J. (Eds.), Physiologic basis of respiratory disease. Decker, Hamilton, ONT, pp. 555–566.

Ivy, J.L., Withers, R.T., Van Handel, P.J., et al., 1980. Muscle respiratory capacity and fiber type as determinants of the lactate threshold. J. Appl. Physiol. 48, 523–527.

Jones, A.M., Poole, D.C., 2009. Physiological demands of endurance exercise. In: Maughan, R.J. (Ed.), Olympic textbook of science in sport. Blackwell, Oxford, pp. 43–55.

Jones, D.A., de Haan, A., Round, J.M., 2004. Skeletal muscle: from molecules to muscles. Churchill Livingstone, London.

Laughlin, M.H., Roseguini, B., 2008. Mechanisms for exercise traininginduced increases in skeletal muscle blood flow capacity: differences with interval sprint training versus aerobic endurance training. J. Physiol. Pharmacol. 59 (Suppl. 7), 71–88.

Levick, R.J., 2009. An introduction to cardiovascular physiology. Hodder Arnold, London.

Maluf, K.S., Enoka, R.M., 2005. Task failure during fatiguing contractions performed by humans. J. Appl. Physiol. 99, 389–396.

McConnell, A.K., 2011. Breathe strong, perform better. Human Kinetics Publishers, Champaign, IL.

McConnell, A.K., Lomax, M., 2006. The influence of inspiratory muscle work history and specific inspiratory muscle training upon human limb muscle fatigue. J. Physiol. 577, 445–457.

McKenna, M.J., Hargreaves, M., 2008. Resolving fatigue mechanisms determining exercise performance: integrative physiology at its finest! J. Appl. Physiol. 104, 286–287.

McKenzie, D.K., Allen, G.M., Butler, J.E., et al., 1997. Task failure with lack of diaphragm fatigue during inspiratory resistive loading in human subjects. J. Appl. Physiol. 82, 2011–2019.

Merton, P.A., 1954. Voluntary strength and fatigue. J. Physiol. 123, 553–564.

Meyer, T., Auracher, M., Heeg, K., et al., 2006. Does cumulating endurance training at the weekends impair training effectiveness? Eur. J. Cardiovasc. Prev. Rehabil. 13, 578–584.

Midgley, A.W., McNaughton, L.R., Wilkinson, M., 2006. Is there an optimal training intensity for enhancing the maximal oxygen uptake of distance runners? Empirical research findings, current opinions, physiological rationale and practical recommendations. Sports Med. 36, 117–132.

Midgley, A.W., McNaughton, L.R., Jones, A.M., 2007. Training to enhance the physiological determinants of long-distance running performance: can valid recommendations be given to runners and coaches based on current scientific knowledge? Sports Med. 37, 857–880.

Millet, G.P., Vleck, V.E., Bentley, D.J., 2009. Physiological differences between cycling and running: lessons from triathletes. Sports Med. 39, 179–206.

Polkey, M.I., Moxham, J., 2004. Improvement in volitional tests of muscle function alone may not be adequate evidence that inspiratory muscle training is effective. Eur. Respir. J. 23, 5–6.

Poole, D.C., Wilkerson, D.P., Jones, A.M., 2008. Validity of criteria for establishing maximal O2 uptake during ramp exercise tests. Eur. J. Appl. Physiol. 102, 403–410.

Powers, S.K., Criswell, D., 1996. Adaptive strategies of respiratory muscles in response to endurance exercise. Med. Sci. Sports Exerc. 28, 1115–1122.

Priban, I.P., Fincham, W.F., 1965. Selfadaptive control and respiratory system. Nature 208, 339–343.

Rohrbach, M., Perret, C., Kayser, B., et al., 2003. Task failure from inspiratory resistive loaded breathing: a role for inspiratory muscle fatigue? Eur. J. Appl. Physiol. 90, 405–410.

Romer, L.M., Polkey, M.I., 2008. Exerciseinduced respiratory muscle fatigue: implications for performance. J. Appl. Physiol. 104, 879–888.

Romer, L.M., Lovering, A.T., Haverkamp, H.C., et al., 2006. Effect of inspiratory muscle work on peripheral fatigue of locomotor muscles in healthy humans. J. Physiol. 571, 425–439.

Rudroff, T., Barry, B.K., Stone, A.L., et al., 2007. Accessory muscle activity contributes to the variation in time to task failure for different arm postures and loads. J. Appl. Physiol. 102, 1000–1006.

Saunders, P.U., Pyne, D.B., Telford, R.D., et al., 2004. Factors affecting running economy in trained distance runners. Sports Med. 34, 465–485.

Scharhag, J., Schneider, G., Urhausen, A., et al., 2002. Athlete's heart: right and left ventricular mass and function in male endurance athletes and untrained individuals determined by magnetic resonance imaging. J. Am. Coll. Cardiol. 40, 1856–1863.

Similowski, T., Duguet, A., Straus, C., et al., 1996. Assessment of the voluntary activation of the diaphragm using cervical and cortical magnetic stimulation. Eur. Respir. J. 9, 1224–1231.

Sinoway, L., Prophet, S., 1990. Skeletal muscle metaboreceptor stimulation opposes peak metabolic vasodilation in humans. Circ. Res. 66, 1576–1584.

Stallknecht, B., Vissing, J., Galbo, H., 1998. Lactate production and clearance in exercise. Effects of training. A mini-review. Scand. J. Med. Sci. Sports 8, 127–131.

Swain, D.P., 2005. Moderate or vigorous intensity exercise: which is better for improving aerobic fitness? Prev. Cardiol. 8, 55–58.

Vincent, H.K., Shanely, R.A., Stewart, D.J., et al., 2002. Adaptation of upper airway muscles to chronic endurance exercise. Am. J. Respir. Crit. Care Med. 166, 287–293.

Wagner, P.D., 2005. Why doesn't exercise grow the lungs when other factors do? Exerc. Sport Sci. Rev. 33 (1), 3–8.

Westerblad, H., Duty, S., Allen, D.G., 1993. Intracellular calcium concentration during low-frequency fatigue in isolated single fibers of mouse skeletal muscle. J. Appl. Physiol. 75, 382–388.

Williams, C., Ratel, S. (Eds.), 2009. Human muscle fatigue. Routledge, London.

Wilmore, J.H., Stanforth, P.R., Gagnon, J., et al., 2001a. Cardiac output and stroke volume changes with endurance training: the HERITAGE Family Study. Med. Sci. Sports Exerc. 33, 99–106.

Wilmore, J.H., Stanforth, P.R., Gagnon, J., et al., 2001b. Heart rate and blood pressure changes with endurance training: the HERITAGE Family Study. Med. Sci. Sports Exerc. 33, 107–116.

Chapter | 3 |

호흡근

(The respiratory muscles)

이 장에서 탐구할 중요한 개념은 호흡근, 특히 들숨근의 수요/용량 관계의 불균형이다. 상대적 수요의 맥락에서 기능을 평가하는 것은 맥락을 통합하기 때문에 '약점'을 정의하는 실용적인 방법이다. 근육은 절대적으로 '약한' 것으로 간주되지 않을 수 있지만 '정상 근육'에 부과되는 요구가 과도하면 기능적으로 '약한' 것으로 간주된다. 예를 들어, 정상적인 대퇴사두근 근력을 가진 병적 비만인 사람들은 더 큰 체질량으로 인해 기능적 약점을 가지고 있다. 동일한 원리가 호흡근에도 적용된다. 폐섬유증 환자는 정상적인 들숨 근력을 가질 수 있지만 고유 들숨 부하는 증가하여 들숨 근지구력 감소로 나타나는 기능적 약화를 유발한다(Hart 등, 2002). 전통적으로 약함은 근력의 척도로 정의되었지만, 근력은 기능의 1차원 지표이며 근육의 여러 중요한 기능적 특성 중 하나라는 점을 이해하는 것이 중요하다(4장 **그림 4.1** 참조). 따라서 약점과 기능장애는 다차원적이며 일차적(정상 이하의 성능) 및 기능적(우세한 요구 사항에 부적절함)일 수 있다. 가장 중요한 질문은 근육의 기능이 '목적에 맞는지' 또는 기능적 제한을 유발하는지 여부이다. 후자는 정상적인 것으로 간주되는 작업을 수행할 수 없는 것으로 정의할 수 있다. 예를 들어, 중년 여성이 3.96km·h^{-1}(1.10m·s)의 평지에서 멈춰서 '숨을 고르지' 않고 걸을 수 없는 경우(Bohannon & Williams Andrews, 2011), 그녀를 호흡곤란에 의해 기능적으로 제한되는 것으로 정의한다. 1장에서는 호흡곤란과 호흡 노력의 기본 생리학에 대해 설명했다. 호흡곤란은 복잡한 현상이지만 호흡곤란의 규모에 대한 주요 원인은 들숨 근육 일량의 상대적 강도이다. 이것은 두 가지 요소에 의해 결정된다: (1) 우세한 호흡계 역학 및 (2) 호흡근의 기능 즉, 호흡하는 동안 극복해야 하는 저항과 탄성, 그리고 이러한 기계적 요구를 충족하기 위한 호흡 근육의 능력이다. 이 관계와 관련하여 악화 요인은 유산소 적성도, 환기/관류 일치, 확산 용량 및 호흡 패턴을 포함한 광범위한 요인의 영향을 받는 우세한 환기 수요이다. 호흡 근육의 요구량/용량 관계에 복잡성을 더하기 위해 이러한 요인 중 많은 부분이 상호 의존적이다. 예를 들어, 변경된 폐 역학은 빠르고 얕은 호흡 패턴을 촉진할 수 있으며, 이는 결국 사강/일회 호흡량 관계에 대한 영향 때문에 분당 환기량에 대한 요구를 증가시킨다.

이 장에서는 질병, 운동 및 자세가 어떻게 상호 작용하여 호흡기 근육의 수요/용량 관계에 영향을 미치는지 탐구한다. 그렇게 함으로써 특정 교육에 대한 이론적 근거가 제공될 것이다. 임상 결과에 대한 호흡근 훈련의 영향에 관한 증거는 4장에서 고려된다.

호흡근 기능 및 호흡 역학의 변화

(CHANGES IN RESPIRATORY MUSCLE FUNCTION AND BREATHING MECHANICS)

다양한 조건들 중 아래에 설명된 것은: (1) 호흡곤란, 운동 제한 및 심지어 호흡 부전을 유발하는 호흡근의 수요/용량 관계의 불균형, 혹은 (2) 상기도를 포함한, 호흡계에서 발생하는 증상 또는 이환율에 대한 기여이다. 따라서 이 섹션에서는 다양한 상황에서 호흡 역학의 이상, 호흡 근육 기능 및 환기 요구를 설명하고 그렇게 함으로써 호흡 근육 훈련의 근거를 확립한다. 호흡기 근육 장애에 대한 포괄적인 개요는 Laghi & Tobin (2003)의 우수한 리뷰에서도 찾을 수 있다.

이 섹션은 *호흡기 질환, 만성심부전 및 폐 고혈압, 신경계 및 신경근 질환, 비만 및 노화*와 같은 별도의 제목 아래 많은 사람들에게 영향을 미치는 5가지 주요 만성 질환과 함께 '상태'로 세분화된다. 인구 유병률이 낮은 조건은 *기타 조건* 아래에 나열된다.

호흡기 질환(Respiratory disease)

호흡기 질환의 주요 증상 및 운동 제한 요인은 호흡곤란이다. 이 섹션에서는 호흡 역학, 호흡 근육 기능 및 환기 수요에 대한 호흡기 질환의 영향에 대해 설명한다. 호흡기 질환의 생리학적 기초에 대해 더 알고 싶은 독자는 해당 주제에 대한 Hamid와 동료의 포괄적인 텍스트를 참조한다(Hamid 등, 2005).

만성폐쇄폐질환

만성폐쇄폐질환(COPD)의 특징은 내인성 기도 협착 외에 감소된 폐 반동과 기도 결박(1장 참조)으로 인한 날숨 흐름 제한이다. 호흡근육에 대한 기도 협착의 가장 명백한 영향은 호흡의 흐름 저항성 작업 증가이지만 이는 빙산의 일각에 불과하다. 최근 몇 년 동안 운동 중 폐 반동의 소실과 기도 협착이 어떻게 정상적인 호흡 역학을 방해하는지 설명하기 위해 '동적 과다팽창' 단계가 등장했다. 과다팽창은 기도 폐쇄의 병리생리학적 징후이며, 결과적으로 날숨 흐름 제한이 발생하여 불완전한 폐 비움으로 이어진다. 즉, 폐가 평형 부피에 도달하기 전에 날숨이 축소된다(기능적 잔기 용량: FRC). 따라서 폐는 과다팽창하게 된다. 중증 COPD에서는 휴식 시 과다팽창(정적 과다팽창)이 나타나지만 운동 중에는 경미한 폐색에서도 동적 과다팽창 상태가 발생하며 그 정도는 흐름 제한의 심각도와 환기 요구량의 크기에 비례한다.

그림 3.1은 운동 중 날숨 흐름 제한이 어떻게 총 폐활량(TLC)으로의 날숨 흐름 루프의 이동을 자극하여 날숨말 폐용적(EELV)을 증가시키고 들숨 용량(IC)을 감소시키는지를 보여준다. 동적 과다팽창이 날숨 기류 제한 조건에서 날숨 기류를 최대화하는 역할을 하지만(일회 호흡 기류 루프를 최대 포락선에서 멀어지게 이동함으로써), TLC의 더 높은 범위에서 호흡해야 하는 요구 사항은 폐와 흉벽에 의해 흡기 근육에 제공되는 탄성 부하를 증가시킨다. 이것은 '제한적인' 폐 결손을 만든다. 따라서 날숨 흐름 제한의 가장 중요한 기계적 및 감각적 영향은 들숨 근육에 의해 발생한다. 그러나 과다팽창 및/또는 날숨 흐름 제한의 영향은 호흡의 탄성 작업 증가에만 국한되지 않는다. 들숨 근육 부하는 세 가지 추가 방식으로 악화된다.

- 들숨 근육의 기능적 약화 유도(**그림 3.1**의 삽화 참조). 날숨의 단축은 가로막 구조를 변경하여 더 평평하게 만들고 들숨 근육을 압력-용적 관계의 더 약한 부분으로 이동시킨다(Decramer, 1997).
- 내재적 날숨-끝 양압($PEEP_i$) 생성. 폐에 작용하는 모든 힘이 균형을 이루기 전에 날숨이 끝나므로 양의 날숨 부하에서 들숨이 시작된다.
- 들숨 시간 단축 강화. 이것은 만료에 더 많은 시간을 허용하기 위한 또 다른 적응성 반응이다. 비용은 들숨 근육을 힘-속도 관계의 약한 부분으로 이동시키는 것이다(근육 수축이 빠를수록 힘 생성 용량이 낮아짐).

과다팽창은 또한 개 모델에서 호흡근 혈류를 손상시키는 것으로 나타났다(Kawagoe 등, 1994). 이 연구에서 호흡 작업이 거의 2배 증가했음에도 불구하고 급성 과다팽창 동안 가로막 혈류는 변하지 않고 부근 혈류는 감소했다. 과다팽창이 COPD가 있는 사람에게 동일한 효과를 발휘하는지 여부는 명확하지 않지만, 근육 일량에 대한 요구가 증가함에 따라 손상된 보조 근육 관류는 이러한 근육을 피로 및/또는 대사 부산물의 축적에 취약하게 만들 수 있다(섹션 '운동 제한에 대한 호흡근 개입' 참조).

따라서 COPD로 인한 호흡 역학의 변화는 들숨 압력 생성에 대한 요구와 해당 요구를 충족시키기에 충분한 압력을 생성하는 들숨 근육의 용량 모두에 영향을 미치기 때문에 호흡곤란에 매우 강력한 영향을 미친다(**그림 3.1** 참조). 두 현상 모두 들숨 운동 추진력에 대한 요구 사항을 증가시키고 호흡곤란을 심화시킨다(O'Donnell, 2001). 그러나 COPD의 들숨근 기능 장애는 과다팽창에 의해 촉발된 기능적(이차적) 약화에 국한되지 않는다(Similowski 등, 1991; Polkey 등, 1996). 또한 근력과 지구력의 감소로 이어지는 근육 조직 자체의 이상으로 인한 일차적 기능 장애가 있다(Levine 등, 2003; Barreiro 등, 2005; Ottenheijm 등, 2005). 이러한 근육의 악화는 부분적으로 사용하지 않음(앉아 있는 생활 방식)으로 인한 것일 수 있지만 만성 염증 상태를 포함하여 COPD의 전신 증상으로 인한 산화 스트레스(Barreiro 등, 2005)의 결과일 가능성이 더 크다. 더욱이 영양실조는 전반적인 근력 약화를 유발하여 질병 특유의 호흡근 약화를 악화

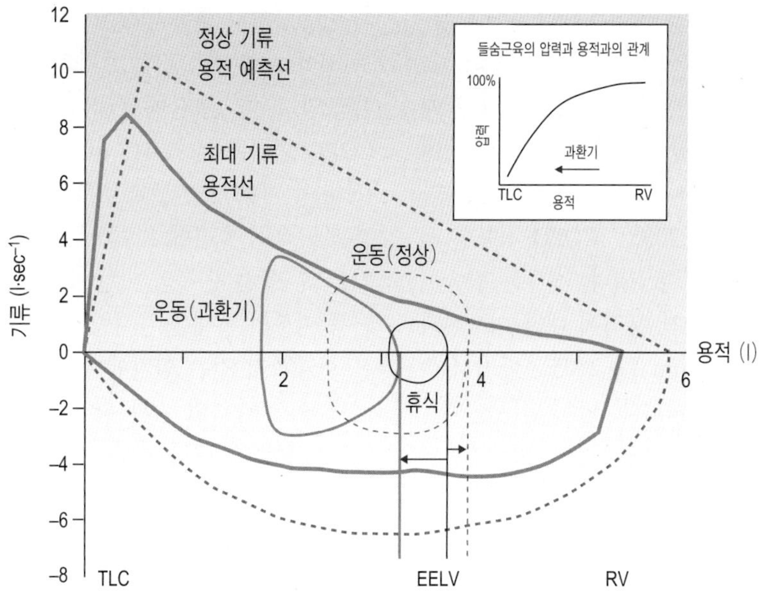

그림 3.1 정상 폐를 가진 사람(점선)에 대한 예측과 비교하여 날숨 흐름 제한(EFL)(실선)이 있는 사람의 운동 일회 호흡량 반응 비교. EFL이 있으면 분당 환기량을 늘리기 위해 흡기 용적이 잠식된다(유량 루프가 왼쪽으로 이동하고 날숨말 폐용적(EELV)이 증가함). 정상적인 폐(피선)를 가진 사람은 흡기 및 날숨 예비량을 모두 활용하여 분당 환기를 증가시킬 수 있다(EELV 감소). 그림은 흡기 근육의 압력-용적 관계를 보여주며 폐 용적이 잔기 용적(RV)에서 총 폐 용적(TLC)으로 증가함에 따라 (초팽창에서 발생하는 것처럼) 흡기 근육이 약해진다.

시킬 수 있다(Decramer, 2001). 마지막으로, 경구 코르티코스테로이드의 사용은 치료기간 동안 근력(~30%) 및 지구력(~50%)의 현저한 감소를 보이는 호흡기 질환이 없는 환자의 호흡근에 근병증적 영향을 미치는 것으로 나타났다(Weiner 등, 1993; Weiner 등, 1995). 이러한 변화는 코르티코스테로이드 치료 중단 후 약간의 반전을 나타내지만, 기능이 정상화되는 데는 6개월 정도 걸릴 수 있다(Weiner 등, 1993). 1차 및 2차 기능장애가 공존하기 때문에 흉강 내 압력 및 일회 호흡량의 변화를 전달하는 들숨 근육의 용량에 상당한 손상이 있다. 실제로, 질병 중증도는 호흡근 기능과 음의 상관관계가 있다(Terzano 등, 2008). 또한, 과다팽창은 흉벽 구조의 변화로 이어져 보조 들숨 근육의 기능적 약화를 유발하며, 이는 또한 들숨 압력을 생성하는 호흡 펌프의 능력을 전반적으로 감소시키는 데 기여한다(De Troyer & Wilson, 2009).

위에서 설명한 기계적 변화와 신체적 요구 증가에 대한 반응으로 들숨 근육 내에서 발생하는 적응이 최근 몇 년 동안 많이 이루어졌다. COPD에서 만성적으로 과다팽창되고 편평한 가로막 상태는 전체 가로막 길이를 약 15%에서 25% 정도 단축시키는 것으로 보이며, 이는 각각 기능적 잔기 용량(FRC) 또는 잔기량(RV)에서 평가되는지 여부에 따라 다르다(McKenzie 등, 2009). 이러한 적응은 수축 중에 단축되는 가로막의 능력을 감소시키고 따라서 들숨 흐름을 생성하는 능력을 제한한다. 그러나 가로막 형상과 길이의 적응은 압력 생성 용량뿐만 아니라 체적 편위를 전달하는 능력을 유지하는 측면에서 일부 기능적 이점이 있는 것으로 보이다(McKenzie 등, 2009). 후자의 경우 동등한 절대 폐용적에서 COPD 환자의 가로막 압력 생성 능력은 대조군 참가자와 같거나 더 우수하다(Similowski 등, 1991). 그러나 이것에도 불구하고 높은 폐 용적에서 용적 변화를 생성하는 가로막의 능력은 감소한다(McKenzie 등, 2009). COPD(위 참조) 환자의 경우 동일한 상대적 폐용적에서 가로막 기능이 손상되고 폐용적 및 흐름 생성을 위한 예비 용량이 감소한다는 점을 염두에 두는 것이 중요하다.

가로막 길이의 변화는 COPD 환자의 과다팽창 및 만성 들숨 부하에 대한 유일한 만성 적응이 아니다. 또한 만성 부하의 결과로 나타나는 가로막 생화학의 변화가 있다(Levine 등, 1997; Ottenheijm 등, 2005). 건강한 가로막은 주로 두 가지 유형의 근섬유로 구성된다. 하나는 지구력은 높지만 힘은 낮고(유형 I, 45%) 지구력은 낮지만 힘은 높다(유형 II, 55%). COPD가 오래 지속되는 환자는 비정상적으로 전자의 비율이 높으며(유형 I 64%, 유형 II 36%), 이는 지속적인 들숨 근육 부하에 대한 적응성 반응이다(Levine 등, 1997).

시험관 내에서 COPD 적응형 가로막의 기능적 특성에 대한 연구는 섬유가 COPD가 없는 환자의 섬유보다 단면적이 더 작고 수축성 단백질이 더 적으며 더 낮은 힘을 생성한다는 것을 나타냈다(Ottenheijm 등, 2005). COPD 적응형 섬유의 수축성 조직의 동적 특성도 손상된다. 섬유는 칼슘에 덜 민감한 것으로 보이며 액틴 부착/분리에 대한 미오신의 더 느린 속도를 나타낸다(Ottenheijm 등, 2005). 따라서 수축성 단백질의 손실만 있는 것이 아니다; 남아 있는 단백질 또한 기능장애가 있다.

표면적으로, 지구력 훈련을 받은 표현형으로의 전환은 긍정적인 적응으로 간주될 수 있다. 실제로 이것은 특정 들숨 근육 훈련이 무익한 이유로 인용된다(Polkey 등, 2011). 그러나 유형 I 섬유 비율의 증가는 적어도 부분적으로 힘 생성 용량의 감소를 설명할 수 있다고 제안되었다(Clanton & Levine, 2009). 따라서 들숨 근육에 대한 특정 요구 사항에 따라 이러한 적응이 유리할 수도 있고 불리할 수도 있다. 예를 들어, 장시간의 저강도 작업에는 유리하지만 단기간의 고강도 작업에는 불리하다. 전자는 휴식 중에 발생하고 후자는 운동 중에 발생한다. 따라서 COPD 환자의 가로막은 장기간 동안 낮은 유속을 생성하는 데 잘 적응된 것으로 보이지만 이러한 적응은 운동 중에 필요한 높은 압력과 유속을 생성하는 능력을 빼앗아간다.

이 제안은 COPD 환자의 들숨 근육의 생체 내 강도와 지구력에 대한 연구에서 확인되었다. 예를 들어, 대조군과 비교하여 유발된 가로막 연축 압력, 최대 들숨 압력 및 들숨 부하 동안 지구력 측정은 모두 COPD 환자에서 더 낮았다(Barreiro 등, 2005). 또한 I형 섬유의 동시 증가와 모세관 대 섬유 비율의 감소가 질병의 중증도에 비례한다는 사실에도 불구하고 손상은 질병의 중증도에 비례했다. 따라서 더 많은 지구력 훈련 표현형으로의 전환은 강도를 감소시켰고 들숨 부하 조건 하에서 들숨 근육을 전체적인 피로로부터 보호하는 것으로 보이지 않았다(Barreiro 등, 2005). 이는 아마도 약한 근육이 최대 용량의 더 큰 비율로 작동해야 하므로 피로에 취약하기 때문일 것이다.

이러한 피로에 대한 명백한 소인에도 불구하고 연구는 지금까지 저주파 가로막 신경 자극을 사용하는 COPD 환자의 가로막의 운동 유도 수축성 피로의 증거를 입증하지 못했다(Polkey 등, 1995; Mador 등, 2000a; Mador 등, 2000b). 그러나 이 결과를 들숨근이 $\dot{V}_E$를 전달하는 능력의 한계 내에서 작동하거나 운동 내성에 제한을 두지 않는다는 것으로 잘못 해석해서는 안 된다. 후자의 문제는 '운동 제한에 있어 호흡근의 관여' 섹션에서 더 자세히 다루겠지만, 그 동안 COPD 환자가 걷거나(Kyroussis 등, 1996) 자전거를 타는(Yan 등, 1997) 연구에 주목할 필요가 있다. 허용 한계까지 흉곽 근육이 호흡에 기여하는 우세함을 증명하였다. 냄새를 맡은 후 들숨 근육의 이완 속도를 측정함으로써 전체 들숨 근육 피로의 존재를 감지할 수 있다. 이 기술을 사용하여 허용 한계까지 걷는 환자에서 가로막 연축 압력의 변화 없이 식도 후각 압력의 이완 속도가 느려지는 것으로 나타났다. 이는 보조들숨 근육 피로를 암시한다(Kyroussis 등, 1996). 또한 운동 후 가로막 피로를 나타내는 COPD 환자의 하위 그룹이 있는 것으로 보인다(아래 참조) (Hopkinson 등, 2010).

마지막으로, 이 섹션은 날숨근을 언급하지 않고 COPD에 의해 유도된 근육 기능의 변화를 맥락화하지 않으면 불완전할 것이다. 이미 언급한 바와 같이 날숨근에도 영향을 미치는 일반화된 근육 약화가 있다(Gosselink 등, 2000). COPD 환자에서 날숨근의 자발적인 힘 생성 능력(최대 날숨압: MEP)은 건강한 노인보다 ~30% 근육 약화가 있다(Gosselink 등, 2000). 이는 최대 들숨압(MIP), 손잡이 및 대퇴사두근 강도의 차이가 각각 ~40%, ~20% 및 25%인 것과 비교된다(Gosselink 등, 2000). MEP보다 MIP에 대한 COPD의 약간 더 큰 영향은 과다팽창의 영향으로 인해 2차 약화의 추가 영향을 나타내는 것 같다(Gosselink 등, 2000). 최근 연구에서는 COPD 환자의 날숨 및 들숨 근력의 비자발적 측정에 대한 증상 제한 주기의 영향을 조사했다. 복부 근육의 상당한 운동 유발 피로(연축 위압의 7.2% 감소)가 발견되었지만 가로막 기능에는 변화가 없었다(Hopkinson 등, 2010). 흥미롭게도, 그룹의 약 1/3만이 날숨 근육 피로(연축 위압, 21%)를 나타냈고, 이 하위 그룹도 연축 가로막 압력(7.9%)에서 상당한 감소를 보였다. 피로하지 않은 사람들은 연축 위압에 변화가 없었지만 연축 가로막 압력은 7.7% 증가했다. 불행히도 그룹은 가로막 피로 요인을 더 자세히 조사하기 위해 세분화 되지 않았다. 이러한 데이터는: (1) 적어도 일부 COPD 환자에서 들숨 및 날숨 근육 과부하가 있고 (2) 가로막 연축 압력의 기준선 측정에서 신뢰성 부족으로 인해 가로막 피로가 가려질 수 있음을 시사한다.

COPD 환자는 또한 들숨 근육 일량에 대한 요구 증가를 경험하는데, 이는 특히 운동 중 분당 환기량($\dot{V}_E$)에 대한 요구 증가로 인해 발생한다. 환기/관류 불일치 및 무용공간 대

일회호흡량(V_D/V_T)의 정상보다 높은 비율은 둘 다 혈액 가스의 변화를 최소화하기 위해 $\dot{V}_E$의 증가를 필요로 하지만 그럼에도 불구하고 저산소혈증은 일반적인 결과이다. 또한 COPD 환자는 유산소 운동 능력이 좋지 않아 운동의 환기 요구량이 증가하고(Casaburi 등, 1991) 들숨 근육 일량이 더욱 증가한다. 말할 필요도 없이 이러한 증가된 환기 흐름 요구 사항은 또한 과다팽창을 악화시킨다(Somfay 등, 2002).

요약하면, COPD 환자는 들숨 근육 일량에 대한 수요가 극적으로 증가하지만 근육 기능 장애로 인해 이러한 수요를 공급할 수 있는 능력이 감소한다. 즉, 수요/용량 관계가 완전히 잘못된 방향으로 쌓여 있다. '운동 제한에 대한 호흡근 개입' 섹션에서는 호흡근으로 인한 운동 내성 제한을 고려할 것이며, 4장에서는 COPD 환자의 특정 호흡근 훈련을 뒷받침하는 증거를 검토할 것이다.

천식

전식 환사의 기세적 이싱은 COPD에서 설명한 것과 유사한다. 그러나 중요한 차이점이 있다. 예를 들어, 정적 폐 반동 압력의 감소가 적고 천식에서 더 광범위한 흉강 내 기도 협착이 있다(Pride & Macklem, 1986). 또한, COPD 환자의 기도 붕괴성 증가는 천식 환자에서는 나타나지 않는다. 더욱이, 천식에서 기도 폐쇄의 가역적 성질은 들숨 근육에 대한 스트레스의 상대적으로 단기간 지속되는 결과를 초래한다. 후자는 천식 환자가 COPD 환자에서 나타나는 것과 같은 들숨근 길이 또는 섬유 구성의 변화를 나타내지 않는다는 것을 의미한다(위 참조).

생검 데이터가 존재하지 않기 때문에 건강한 사람과 비교하여 천식 환자의 들숨 근육의 일차적 약화에 대한 명확한 합의가 없다. 그러나, 경구용 코르티코스테로이드를 투여받는 스테로이드 의존성 환자가 낮은 들숨 근력을 나타내지만 유사한 정도의 과다팽창을 보인다는 결과는 스테로이드 의존성 천식 환자에서 근병증이 있을 수 있음을 시사한다(Akkoca 등, 1999). 일반적으로 호흡근의 근력과 지구력은 안정적인 천식 환자에서 비교적 정상이다(Hill, 1991).

그러나 기관지 수축으로 인한 과다팽창이 들숨 근육의 이차적 약화와 관련이 있다는 것은 보편적으로 받아들여지고 있다(**그림 3.1** 삽화)(Weiner 등, 1990; Perez 등, 1996; Akkoca 등, 1999; Stell 등, 2001 ; Weiner 등, 2002). COPD의 경우와 마찬가지로 기도 협착의 주요 기계적 결과는 유동 저항 작업 증가, 탄성 작업 증가 및 $PEEP_i$(동적 폐 과다팽창으로 인한) 및 동적 폐 순응도 감소이다(Martin 등, 1980; Lougheed 등, 1995). COPD 환자와 천식 환자의 들숨 근육 기능을 과다팽창 정도와 비교한 연구에서 천식 환자의 지구력이 더 많이 손상되었다(Perez 등, 1996). 흥미롭게도 천식 환자에 비해 COPD 환자의 근력이 더 낮았다. 이러한 데이터는 COPD의 만성 부하에 대한 반응으로 발생하는 일부 구조적 및 생화학적 적응이 천식 환자에게는 없다는 것을 시사한다. 따라서 기도 폐쇄가 있는 경우 천식 환자는 COPD 환자와 동일한 폐 기능의 급성 기능적 결함을 경험한다. 그러나 기도 폐쇄의 가역적 특성으로 인해 천식 환자는 기능적 불리한 위치에 놓일 수 있으므로 기능적 과부하에 더 취약할 수 있다.

히스타민 유발 기관지 수축(기준선의 FEV_1 49%)에 대한 연구에서 들숨 작업은 11배 증가하는 것으로 나타났으며, 증가의 69%는 호흡 작업의 탄성 요소로 인한 것이다(Martin 등, 1983). 또한, 기관지 수축으로 인한 과다팽창이 있을 때 날숨 동안 들숨 근육의 지속적인 활성화가 있는 것으로 보이며(Muller 등, 1980; Muller 등, 1981), 이는 전체 들숨 근육의 작업이 다음과 같을 수 있음을 시사한다. 들숨 작업만 나타내는 것보다 훨씬 더 증가했다.

기관지 수축, 과다팽창 및 호흡 곤란 사이의 상호 관계도 연구되었다. 다중 회귀 분석에 따르면 메타콜린에 의한 기관지 수축 동안 들숨 용량의 변화(동적 과다팽창 지수)가 기관지 수축 동안 호흡 곤란의 가장 강력한 예측 인자였으며 지각 등급 변동의 74%를 설명했다(Lougheed 등, 1993). 이러한 관찰은 과다팽창이 천식 환자의 호흡곤란의 주요 결정 요인임을 확인하는 보다 최근의 증거에 의해 뒷받침된다(Martinez-Moragon 등, 2003).

COPD의 경우와 마찬가지로 기관지 수축과 관련된 기계적 변화는 들숨 신경 구동의 크기에 미치는 영향을 통해 호흡 곤란의 강도를 증가시킬 가능성이 높다(1장 참조). 이 제안에 대한 실험적 지원이 있다. Bellofiore 등(1996)은 메타콜린에 의해 유도된 기관지 수축 동안 호흡곤란의 가장 강력한 결정 요인이 들숨 신경 구동($P_{0.1}$, 입 폐색 압력)이며, 이는 호흡곤란의 전체 변이의 82%를 설명한다. 보다 최근에 Binks 등(2002)은 메타콜린에 의해 유발된 기관지 수축 및 과다팽창 동안 기계적 환기를 실시하면 경미한 천식 환자의 '호흡 노력' 등급이 상당히 감소했다고 보고했다. 또한 들숨 근력의 성별 차이가 호흡 곤란 인식, 삶의 질 및 β_2 작용제 약물 소비의 차이를 뒷받침할 수 있음이 밝혀졌다(Weiner 등, 2002). 이러한 데이터는 들숨근 훈련 연구(4장 참조)의 데이터와 함께 들숨근 강도, 따라서 들숨근 작업의 상대적 강도가 천식 환자의 호흡곤란에 근본적으로 기여한다는 개념을 뒷받침한다.

운동은 천식 환자의 약 90%에서 천식을 유발하기 때문에(Wilkerson, 1998) 신체 활동의 회피와 유산소 운동 불량으로 해석될 수 있는 운동에 대한 불안이 이해할 수 있다(Welsh 등, 2004). 그러나 천식이 있는 성인의 유산소 체력이 일반적으로 낮다는 증거가 일부 있지만(Satta, 2000), 특히 천식이 있는 어린이의 신체 활동 및 체력 수준에 대한 명확한 합의는 없다(Wilkerson, 1998). 따라서 열악한 유산소 조건은 환기 요구량을 증가시키고 과다팽창을 악화시켜 운동 중 호흡 작업의 과다팽창 관련 증가를 악화시킬 수 있다. 요약하면, 천식 환자는 기도 폐쇄의 심각도에 비례하는 들숨 근육 일량에 대한 요구가 증가한다. 들숨근의 일차적인 약화가 있는지는 명확하지 않지만 스테로이드 의존성 천식에서 들숨근의 스테로이드 유발 근병증의 증거가 있다. 더욱이, 과다팽창의 영향으로 인한 이차적 약화는 잘 확립되어 있으며 호흡곤란과 강력하게 연관되어 있다. '운동 제한에 대한 호흡근 관여' 섹션에서는 호흡근으로 인한 운동 내성 제한을 고려할 것이며, 4장에서는 천식 환자의 특정 호흡근 훈련을 뒷받침하는 증거를 검토할 것이다.

기관지확장증

기관지확장증은 일반적으로 COPD의 범위 내에 포함되지 않지만 이와 중복되는 만성 폐 질환이다(Neves 등, 2011). 실제로 한 연구에서는 COPD 환자의 50%가 기관지확장증도 가지고 있는 것으로 나타났다(Patel 등, 2004). 이는 염증, 만성 감염 및 기관지 벽 파괴를 동반한 중간 크기 기도의 돌이킬 수 없는 확장을 특징으로 한다(Neves 등, 2011). 기관지확장증의 병리학 및 기능적 징후는 모두 염증 세포 프로필, 프로테아제 방출 및 그에 따른 기도 폐쇄를 포함하여 COPD의 징후와 유사하다(Neves 등, 2011). 두 조건 모두에서 이러한 요인은 호흡 역학의 해로운 변화, 수반되는 운동성 호흡곤란 및 운동 불내성을 초래한다. 기침, 가래 생성 및 천명을 포함하여 증상도 COPD와 유사하다(Neves 등, 2011). 날숨 흐름 제한(날숨 음압 기법을 사용하여 식별)은 기관지확장증 환자의 39%에서 정지 상태에 있으며 이는 COPD 환자보다 유병률이 낮다(Koulouris 등, 2003). 후자의 결과에 대한 설명은 환자의 약 절반이 폐쇄성 및 제한성 결함을 모두 가지고 있다는 것일 수 있다. 즉, 제한이 혼란스러운 영향으로 작용했다. 흐름 제한의 존재는 MRC 호흡곤란 점수와 상관관계가 있었고, 이는 차례로 운동 내성과 상관관계가 있다(Koulouris 등, 2003). 따라서, 기관지확장증과 관련된 기계적 변화는 들숨 근육 일량에 대한 요구를 증가시키며, 이는 운동성 호흡곤란으로 증상적으로 나타난다.

비슷한 연령의 건강한 사람과 비교하여 중등도에서 중증의 기관지확장증 환자는 최대 들숨 및 날숨 근력이 더 낮다(각각 약 20% 및 40% 낮음)(Newall 등, 2005; Moran 등, 2010). 이 약점의 원인은 불분명하지만 과다팽창으로 인한 주요 약점과 기능적 약점이 결합되어 있을 가능성이 높다. 따라서 COPD 환자와 마찬가지로 기관지확장증 환자는 호흡근의 수요/용량 관계에 불균형이 있다. 이 불균형은 '운동 제한에 대한 호흡근 개입' 섹션에서도 고려될 것이며, 4장에서는 기관지확장증 환자를 위한 특정 호흡근 훈련을 뒷받침하는 증거를 검토할 것이다.

낭포성 섬유증

호흡 부전은 낭포성 섬유증(CF) 환자의 가장 흔한 사망 원인이며(Taylor-Cousar, 2009), 호흡곤란은 그들의 주요 불만 사항 중 하나이다(Leroy 등, 2011). 또한 CF 환자의 폐 기능 저하가 활동성 호흡곤란을 설명하기에 불충분하다 언급된 바 있다. CF 환자는 높은 호흡 작업을 가지며(Dunnink 등, 2009), 이는 호흡곤란의 중요한 원인으로 확인된다(Leroy 등, 2011). CF 환자에서 들숨근 약화의 증거는 없는 것으로 보인다. 실제로 일부 저자는 CF 환자가 우수한 강도(Dufresne 등, 2009; Dunnink 등, 2009)와 가로막 두께(Dufresne 등, 2009)를 가지고 있다고 보고했다. CF 환자의 기도 저항 상승은 가로막 비대에 기여하는 것으로 보인다(Dufresne 등, 2009). 그러나 가장 낮은 무지방 질량을 가진 환자는 가로막 두께의 손실을 보여준다(Ionescu 등, 1998; Enright 등, 2007). 또한 CF 환자에서 들숨 근력 지표가 정상이거나 우수한 것으로 밝혀졌지만 최대 들숨 근육 일량 능력의 손실이 보고되었다(Ionescu 등, 1998; Enright 등, 2007). 들숨 근육의 대사 특성 저하. 이 결과는 들숨 근력의 보존이 들숨 근육 일량 및 호흡 곤란에 대한 요구 증가를 동반하기 때문에 요구와 용량 사이의 불균형을 암시한다. 호흡 부전이 주요 사망 원인이라는 사실은 수요와 용량 간의 불균형이 미치는 중요한 영향을 강조한다. 이것은 또한 '운동 제한에 대한 호흡근 개입' 섹션에서 고려될 것이며, 4장에서는 CF 환자를 위한 특정 호흡근 훈련을 뒷받침하는 증거를 검토할 것이다.

제한적 흉벽 장애

척추측만증, 섬유흉, 흉부 성형술, 허약한 흉부 및 강직성 척추염과 같은 상태는 모두 흉벽 제한을 유발하여 전체 호흡 시스템 탄성 및 저항이 상승하는 제한적 폐 결함을 생성한다(Donath & Miller, 2009). 중증 후만증 및/또는 척추측만증의 경우 흉추의 붕괴와 복부 내용물의 두개골 변위로 인해 흉부 부피도 감소할 수 있다. 그 결과 호흡 패턴이 빠르고 얕아지는 경향이 있어 사강 대 일호흡량(V_D/V_T) 비율이 정상보다 높아져 $\dot{V}_E$의 증가가 필요하다. 이는 이미 높아진 흡입 작업(Donath & Miller, 2009)과 수반되는 호흡곤란을 악화시킨다. 또한 흉벽 및 가로막 구성의 변화로 인해 들숨 근육 기능도 손상되는 경향이 있다(Lisboa 등, 1985; Cejudo 등, 2009). 척추측만증에서 들숨 근력은 강제 폐활량(FVC) 및 동맥 혈액 가스와 관련이 있는 것으로 보였으며, 가장 약한 환자는 최악의 FVC 및 혈액 가스를 보였다(Lisboa 등, 1985). 궁극적으로 이러한 조건의 결과는 호흡 부전 및 기계적 환기 요구 사항일 수 있다. 호흡근의 수요/능력 관계의 불균형은 '운동 제한에 대한 호흡근 관여' 섹션에서도 고려할 것이다. 호흡 운동을 뒷받침하는 증거에 대한 설명은 4장을 참조한다.

간질성 폐질환(ILD)은 많은 병태생리학적 특성과 임상적 특징을 공유하는 폐 질환 그룹을 가리키는 포괄적인 용어이다. ILD의 주요 특징은 운동성 호흡곤란과 피로감으로 인한 운동 불내성이다. 운동 과민증은 삶의 질과 관련이 있으며(Holland, 2010) 중요한 치료 대상이 된다.

ILD에서 감소된 폐 순응도는 폐활량의 손상과 운동 중 악화되는 빠르고 얕은 호흡 패턴으로 이어진다(Javaheri & Sicilian, 1992). 이 패턴은 V_D/V_T 비율에 미치는 영향으로 인해 기존 환기/관류($\dot{V}/\dot{Q}$) 불일치를 악화시킨다. 또한 확산 용량의 손상이 있으며 $\dot{V}/\dot{Q}$ 불일치와 결합하여 상당한 동맥 불포화를 촉발할 수 있다(Miki 등, 2003). 이러한 변화는 또한 운동의 환기 요구량을 증가시켜 호흡 작업을 증가시킨다.

사르코이드증(sarcoidosis)은 여러 기관을 포함하지만 폐 증상은 일반적으로 ILD 형태로 우세하다(Lynch 등, 2007). 호흡곤란은 조기에서 중등도로 진행된 질병 환자에서 가장 흔한 증상이다(Baydur 등, 2001). 사르코이드증은 감소된 들숨 및 날숨 근력(~20% 감소) 및 손상된 지구력(Wirnsberger 등, 1997; Baydur 등, 2001; Spruit 등, 2005)과 관련이 있으며 호흡근 기능은 폐 기능보다 일상 생활 활동 중 호흡 곤란(Baydur 등, 2001); 실제로 호흡곤란은 폐 기능 결함이 없어도 나타날 수 있다(Baydur 등, 2001). 사르코이드증에서 호흡근 기능 장애에 대한 근본적인 기전은 불분명하지만 두 가지 사례 보고에서 호흡근의 육아종 관련이 있음을 보여준다(Dewberry 등, 1993; Pringle & Dewar, 1997). 연구되어질 당시 유육종증 또는 기타 ILD 환자의 호흡근 훈련에 대한 연구는 없었다.

만성심부전 및 폐 고혈압
(Chronic heart failure and pulmonary hypertension)

만성심부전(CHF) 환자는 호흡곤란, 운동 불내성 및 피로를 보여준다. 만성심부전은 골격근, 맥관 구조, 신경 호르몬 시스템 및 폐에 영향을 미치는 여러 상호 관련된 병태생리학적 변화를 일으키는 복잡한 상태이다(Brubaker, 1997).

들숨근 기능 장애는 COPD에서와 같이 CHF에서 광범위하게 또는 엄격하게 평가되지 않았다. 예를 들어, 가로막 구성에 대한 생검 연구는 없으며 가로막 연축 압력을 조사한 연구는 단 하나뿐이다(Hughes 등, 1999). 그럼에도 불구하고 들숨 근육 약화의 증거는 일관되고 강력한다(Ribeiro 등, 2009). 들숨근 약화가 CHF에서 흔히 발생하는 일반화된 위축의 일부일 수 있다고 제안되었지만 들숨근의 선택적 약화가 있을 수 있다는 일부 증거가 있다(Ribeiro 등, 2009). 실제로, 들숨 근력은 예후적 가치가 있는 것으로 나타났으며(Frankenstein 등, 2008, 2009), 이는 그 중요성을 강조한다. 또한, 들숨근 약화는 심박출량 및 폐 고혈압의 중증도를 포함하여 혈역학적 기능 장애의 여러 지표와 상관관계가 있다(Filusch 등, 2011).

CHF 환자는 운동 중에 빠르고 얕고 제한된 호흡 패턴을 채택하는 경향이 있다(Johnson 등, 2000). 이것은 들숨 근육의 수요/용량 관계 변화에 대한 적응 반응으로 보인다. 폐 순응도는 폐부종 및 폐 섬유증(Wright 등, 1990)에 의해 감소되며, 이는 호흡 작업을 증가시킨다(Cross 등, 2012). 빠르고 얕은 호흡 패턴의 흥미로운 특징은 날숨 흐름 제한 및 날숨말 폐용적 감소와 공존한다는 것이다. 그 결과 호흡의 탄성 작업과 저항 작업이 모두 증가한다. 후자는 호흡의 두 단계 모두에 존재하는 반면 전자는 들숨 중에만 보인다(Cross 등, 2012). COPD 및 천식 환자와 달리 CHF 환자는 날숨량 제한을 줄이기 위해 과도하게 팽창하지 않는다(Johnson 등, 2000). 대신 빠르고 얕은 호흡 패턴을 채택하여 불쾌한 호흡 감각을 최소화한다. 이 전략은 과다팽창과 관련된 감각이 날숨 흐름 제한 및 빠르고 얕은 호흡과 관련된 감각보다 더 불쾌하다는 것을 시사한다. 폐부종과 섬유증이 있는 상태에서 과다팽창이 들숨 탄성 작업을 상당히 증가시킬 것이라는 점을 감안할 때 이것은 전적으로 합리적이다(Cross 등, 2012). CHF에서 더 큰 호흡 저항 작업의 기본 메커니즘은 불확실하지만 운동 중 폐 울혈 및/또는 기관지 수축의 악화와 관련이 있을 수 있다(Cross 등, 2012).

또한 CHF에서 운동의 환기 요구량을 증가시켜 호흡 근육에 부과되는 요구량을 증가시키는 많은 이상이 있다. 예를 들어, 중증 CHF 환자의 67%에서 확산 장애가 나타난다(Wright 등, 1990). 이는 폐 섬유증 때문일 수 있지만, 생리학적 사강을 상승시키는 환기/관류 불일치(Lewis 등, 1996)에 대한 심박출량 장애의 영향 때문일 수도 있다. 또한 빠르고 얕은 호흡은 일회 호흡량에 대한 사강의 비율(V_D/V_T)이 정상보다 높기 때문에 사강 환기를 더욱 증가시킨다. 더 높은 사강은 혈액 가스의 변화를 최소화하기 위해 $\dot{V}_E$의 증가를 필요로 한다. 빠르고 얕은 호흡의 또 다른 결과는 더 높은 들숨 유속이 들숨 근육에 대한 상대적인 기능적 요구를 증가시킨다는 것이다. 들숨 근육은 힘-속도 관계의 약한 부분에서 작동해야 한다(4장 **그림 4.1** 참조).

CHF 환자의 40%에서 말초 화학요법 민감도의 상승이 결과되며 교감흥분뿐만 아니라 과도한 운동 과다 호흡에 기여할 수 있다(Chua 등, 1997). 최근에 이산화탄소에 대한 말초 화학신경 민감도가 들숨근 약화가 있는 CHF 환자에서 그렇지 않은 환자보다 유의하게 더 높다는 것이 밝혀졌다(Callegaro 등, 2010). 연구 저자들은 상승된 화학 반응 민감도가 약화/피로된 들숨 근육에서 대사 반사 활성화로 인한 교감 흥분에 이차적이라는 가설을 세웠다. 이것은 CHF 환자에서 운동근 대사 반사 활성화에 대한 환기 및 심혈관 반응이 증가한다는 결과와 일치한다(Piepoli 등, 1996). 따라서, 운동 중 화학 반사 및 대사 반사 자극에 대한 과장된 반응은 이미 증가된 환기 요구를 악화시키기 위해 공모할 가능성이 높다.

아직 완전히 이해되지 않은 이유로 MIP는 심근 경색 및 심혈관 질환 사망에 대한 독립적인 위험 요소이다(van der Palen 등, 2004). 한 연구는 또한 MIP가 낮은 환자에서 환자 생존율이 더 낮다는 것을 보여주었다(Meyer 등, 2000).

마지막으로, 폐동맥 고혈압(PAH)은 이 시점에서 언급할 가치가 있다. 이 상태는 심부전과 관련이 있지만 특발성일 수도 있다. PAH의 증상 및 호흡 징후는 호흡근 약화를 포함하여 CHF와 유사한다(Meyer 등, 2005). 또한 들숨 근력이 PAH 환자의 운동 내성에 영향을 미칠 수 있다는 증거가 있다(Kabitz 등, 2008a).

따라서 CHF 및/또는 PAH 환자는 들숨 근육 일량에 대한 수요가 증가하고 근육 기능 장애로 인해 이러한 수요를 공급할 수 있는 능력이 감소한다. '운동 제한에 호흡근 관여' 섹션에서 운동 내성에 대한 호흡근 유도 제한의 맥락에서 이것의 의미를 고려할 것이며 4장에서는 CHF 환자를 위한 특정 호흡근 훈련을 뒷받침하는 증거를 검토할 것이다.

신경 및 신경근 질환
(Neurological and neuromuscular disease)

신경 및 신경근 질환에는 뇌, 척수, 신경 및 근육에 영향을 미치는 상태가 포함된다. 손상은 본질적인 근육 기능장애의 결과이거나 신경학적/신경 기능장애를 통해 간접적으로 발생할 수 있다. 기능적 결과는 크게 경련과 마비로 나뉜다. 단순화를 위해 이러한 상태는 척수 손상부터 시작하여 신경근 질환(NMD)이라는 용어로 이 섹션에서 종합적으로 고려된다.

척수 손상

호흡기 합병증은 척수 손상(SCI) 환자의 이환율과 사망률의 주요 원인으로 남아 있으며(Schilero 등, 2009), 이러한 합병증의 근본적인 원인은 기침 기능이 좋지 않아 점액 저류, 무기폐 및 감염을 유발한다(Schilero 등, 2009). SCI 후 호흡계 손상의 범위와 심각도는 병변의 수준, 병변의 완전성 및 그에 따른 병변에 대한 시간적 적응을 포함한 여러 요인에 따라 달라진다. 또한, 높은 척수 병변(아래 OSA 섹션 참조)이 있는 사람의 폐쇄 수면 무호흡증(OSA) 유병률이 높아 심혈관 질환 위험이 증가할 수 있다(Schilero 등, 2009).

그림 3.2는 하반신마비와 사지마비의 차이를 나타내는 것뿐만 아니라 호흡근의 척추 신경분포 수준을 요약한 것이다. 가로막의 운동신경세포(C3-C5) 수준 이상의 병변은 모든 호흡근의 마비를 유발하는 반면, 하부 경추 병변(C5-C8)에서는 가로막과 목빗근의 기능이 보존된다. 그러나 후자의 경우 들숨 부속근 기능(외갈비근 및 부갈비근)과 기본 날숨 근육(내갈비근 및 복근)의 손실이 여전히 있다. 흉부 부위의 병변은 수준이 더 아래가 됨에 따라 갈비사이근의 점진적으로 덜 광범위한 탈신경화를 초래하지만, T6 이상의 병변은 앞쪽배벽 신경분포의 완전한 손실을 초래한다. T6와 L3 사이의 병변은 전복벽의 부분적 탈신경화를 초래하여 더 많은 꼬리 수준에서 덜 광범위해진다. 후복벽의 신경지배는 T12

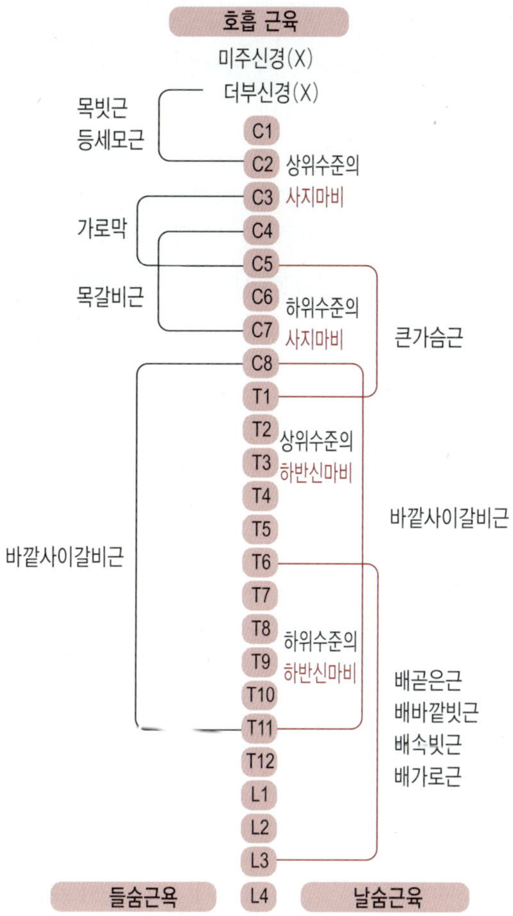

그림 3.2 호흡 근육의 신경 분포 수준.
하반신마비(para), 사지마비(tetra).

와 L4 사이에서 시작되지만, 이 근육들은 호흡에 약간만 기여한다.

최대 호흡 구강 압력은 완전 운동 병변이 있는 사람의 병변 수준과 상관관계가 있지만 불완전 병변이 있는 사람은 그렇지 않다(Mateus 등, 2007). 예상할 수 있듯이, 강도 감소는 동일한 병변 수준에서 들숨근보다 날숨근에서 더 크며 가장 심각한 손상은 C4 – C5(예상 최대 날숨압 18%)의 병변이다. 대조적으로 들숨 근력은 가장 적게 영향을 받으며 T1에서 L6까지의 병변은 거의 정상이다(85% 예측).

호흡압 생성 능력의 상실은 폐 기능에 예측 가능한 영향을 미쳐 강제 폐활량(FVC)이 예측된 정상 값(T7 – L3)의 49%(C4 – C5)에서 68% 사이로 감소하도록 유도한다(Mateus 등, 2007). 1초간 강제 날숨량(FEV_1)도 감소하지만 이는 폐색의 징후가 아니라 낮은 들숨 용량(낮은 폐용적에서 날숨 노력 시작)을 반영한다. 실제로 FVC 대 FEV_1의 비율은 정상(90 – 95%)이다. 그럼에도 불구하고, 기도 과민성뿐만 아니라 기관지 운동 긴장도가 증가했다는 증거가 있는데, 이는 폐에 대한 교감신경 분포의 상실로 인한 것이다(Schilero 등, 2005).

호흡 역학은 특히 사지 마비에서 상당히 변경된다. 호흡 중 압력과 부피 변화를 최적화하기 위해 정상적으로 작동하는 시스템이 중단되어 기계적 비효율이 발생한다. 예를 들어, 흉곽의 역설적인 움직임에 의해 가로막의 일반적으로 효율적인 작용이 손상된다. 이 역설은 시간이 지남에 따라 줄어들 수 있다(Scanlon 등, 1989). 호전은 갈비뼈 관절의 강직과 늑간 경련(Estenne & De Troyer, 1985)에 기인하지만 이에 대한 불이익은 호흡의 산소 비용 증가(Silver, 1963), 호흡 노력 지각 증가, 급격한 얕은 호흡 패턴 및 가로막 피로도 증가 가능성이 있다(Hopman 등, 1997). 복부 순응도의 증가는 또한 내장 받침의 안정성을 감소시키고 더 긴 휴식 길이를 유도하여 가로막의 효율성을 손상시킨다. 전자는 또한 하부 늑골의 확장을 감소시켜 흉막압력과 가스 분포 변화의 불균일성을 생성하며(Estenne & De Troyer, 1985), 흉곽의 역설적인 움직임에 의해 악화된다(Hiraizumi 등, 1986). 그에 따른 환기/관류 불일치는 비효율적인 가스교환에 기여할 수 있다.

예상할 수 있듯이, 폐 기능 감소는 급성기에 가장 심각하며 부상 후 12개월 동안 기능이 약간 회복된다. 그러나 회복은 개인차가 크며 호흡근 기능의 개선과 흉곽 안정성의 변화에 기인한다(Schilero 등, 2009).

호흡기 증상은 SCI 환자에게 흔하며 호흡 곤란이 가장 흔한 불만 사항이다. 호흡곤란은 C5 병변이 있는 사람의 73%에서 나타나지만, T8 아래 병변이 있는 사람은 29%에 불과하다(Spungen 등, 1997). 다른 증상은 척수손상 환자의 약 4분의 1에 나타나는 기침과 기래와 관련이 있는 것으로 보이며 손상 정도와는 상관관계가 없다. C5와 T6 사이의 병변이 있는 사람들에서 스트랩을 사용하여 복부 순응도를 높이면 호흡 노력 인식이 감소하는 것으로 나타났으며, 이는 가로막 길이와 기능이 동시에 증가하기 때문일 가능성이 크다(Hart 등, 2005).

SCI 환자의 OSA 유병률은 일반 인구에서 관찰되는 것의 두 배 이상이며, 자궁 경부 SCI 환자와 손상 후 급성기에 가장 흔하다(Schilero 등, 2009). SCI 환자에서 OSA의 높은 유병률을 설명하기 위해 많은 추정 메커니즘이 제안되었는데, 상기도와 호흡 펌프 근육 사이의 정상적인 조정 장애, 구인두 벽의 비후 및 상기도 감소로 이어지는 목의 지방 증가를 포함한다(Schilero 등, 2009).

운동 내성에서 호흡근 탈신경의 역할은 '운동 제한에 대한 호흡근 개입' 섹션에서도 고려될 것이며 4장에서는 SCI 환자를 위한 특정 호흡근 훈련을 뒷받침하는 증거를 검토할 것이다.

기타 신경근병 질환들

호흡에 영향을 미치는 신경근병(NMD)들에는 근위축측삭경화증, 뇌졸중, 파킨슨병, 다발경화증, 근디스트로피, 중증근무력증, 뇌성마비, 길랭-바레증후군, 소아마비 등이 있다. 이러한 신경근병(NMD) 환자에서 볼 수 있는 주요 결손 가운데 하나는 호흡근의 약화라고 할 수 있다. 하지만 호흡근육의 약화뿐만 아니라 가슴벽의 가동성 감소와 같은 질병 특이성 요인들로 인해서도 여러 가지 호흡에 유해한 변화가 생긴다. 따라서 신경근병(NMD) 환자의 호흡은 호흡 근육들의 수요/용량 관계에서 두 가지 측면 모두에 의해 영향을 받는다. 신경근병(NMD)이 초래하는 건강 상태들이 매우 다양하기 때문에 모든 상황을 설명하기에는 어려움이 있어, 이 부분에서는 특정 건강 상태에서 볼 수 있는 몇 가지 상황과 관련된 예를 인용해 호흡에 영향을 미치는 주요 결손에 초점을 맞추어 설명할 것이다. 더욱이 신경근병(NMD)의 호흡기 증상에 관한 포괄적인 설명은 이 부분에서 다루지 않을 것인데, 안타깝게도 이 글을 쓰는 시점에서는 이를 설명할 만큼의 충분한 연구가 이루어지지 않아 더 많은 설명이 사실상 불가능하기 때문이다.

들숨과 날숨근육들의 약화는 신경근병(NMD)이 있을 때, 특히 질병이 진행됨에 따라 흔하게 나타나며, 이로 인해 제한성 폐기능 장애가 초래된다(Gibson 등, 1977). 물론 신체 활동은 전반적인 근육 기능 저하로 인해서도 제한을 받기 때문에 항상 신체 활동을 할 때 호흡곤란이 발생하는 것은 아니다. 하지만 호흡근 약화로 인해 발생하는 환기 제한은 환기 수요를 증가시키는 질병 특이성 요인에 의해 악화될 수 있는데, 예를 들어, 특히 사립체가 손상되는 근육병증의 경우는 무산소 역치가 낮아져 환기 수요를 증가시키게 된다(Flaherty 등, 2001). 더해서 빠르고 얕은 호흡 양상은 호흡일과 분당환기량 ($\dot{V}_E$)의 수요를 증가시키는 일회호흡량 대비 무용공간의 비율 (V_D/V_T)을 정상보다 높이게 된다. 또한 환기/관류비의 불균형과 가스 교환 장애 역시 일으킬 수 있다(Rochester, 1993).

병이 진행됨에 따라 호흡근 약화, 근육의 섬유화 및 미세무기폐가 발생하고, 이것으로 인해 만성 저환기와 고이산화탄소혈증이 발생할 수 있다. 이러한 상황에서는 들숨근육 일에 대한 수요가 조금만 변해도 들숨근에서 피로 발생 위험성이 높아지는데, 예를 들어, 폐 합병증이 발생하면 그 위험성이 더 높아지게 된다(Kang, 2006). 근위축측삭경화증(ALS) 환자를 대상으로 한 최근 연구를 보면 들숨근의 근력 저하와 폐활량의 감소가 있는 경우 바로 누운 자세에서의 Borg 점수가 3 이상으로 나타났다. 따라서 저자들은 이 간단한 평가가 근위축측삭경화증(ALS) 환자에서 들숨근의 근력 저하에 대한 유용한 검사가 될 수 있다고 제안하였다(Just 등, 2010). 게다가 호흡근의 근력이 뇌성마비 아동의 삶의 질 설문지(PEDI) 항목 가운데 자가 관리와 사회 기능 부문의 일상생활능력에 영향을 미치며(Wang 등, 2012), 근긴장디스트로피 환자의 경우에는 삶의 질 설문지(SF-36) 항목들 가운데 신체 기능 부문과 연관이 있었다는 보고가 있다(Araujo 등, 2010). 이러한 연구 결과는 신경근병(NMD)을 가진 어린이와 성인에서 호흡근의 근력과 삶의 질 사이에 연관성이 있다는 것을 시사한다.

수면시 호흡 장애 역시 폐활량에 영향을 미쳐 이차적으로 들숨근의 근력 약화를 초래하는 것으로 알려져 있다(Ragette 등, 2002). 신경근병(NMD)에 영향을 받는 상기도 근육의 기능 이상 역시 수면 중 폐쇄 호흡 장애를 유발할 수 있다(Aboussouan, 2009). 물론 흡인과 삼킴 곤란 역시 숨뇌가 지배하는 기도 근육의 기능 손상과 관련이 있다(Aboussouan, 2009). 기침 기능 저하와 호흡근의 약화는 상호작용하면서 신경근병(NMD)에서 호흡성 합병증의 이환율을 높이고, 사망률을 높이게 된다(Macklem, 1986).

급성호흡부전은 일반적으로 만성질환에서 흔하게 볼 수 있는 합병증이지만, 길랭-바레 증후군, 근무력증 및 다발근염과 같은 급성으로 발병하는 신경근계 질환에서도 흔하게 나타나는 합병증이다(Mehta, 2006). 호흡부전의 발생은 여러 가지 원인에 의해 생기지만 상기도, 들숨 및 날숨근육의 약화와 피로가 주원인이며, 이러한 원인들은 기침의 효능을 감소시키고, 감염의 위험성을 높인다(Mehta, 2006). 아래의 '기계적 환기' 항목도 참조하라.

따라서 신경근병(NMD)의 특징 중 하나는 다양한 원인에 의해 발생하는 호흡 및 상기도 기능의 결함과 급성호흡부전을 유발할 수 있는 호흡근들의 수요/용량 관계의 불균형이라고 할 수 있다(Macklem, 1986). '운동 한계에서 호흡근의 관여' 부분에서는 운동 내성에서 이러한 변화의 의의를 고려할 것이며, 4장에서는 신경근병(NMD) 환자에게 특정 호흡근을 훈련시켜야 하는 이유를 뒷받침하는 근거를 검토할 것이다.

비만(Obesity)

비만이 호흡근 기능에 미치는 영향은 주로 지방이 축적됨에 따라 가슴벽과 가로막의 움직임을 방해하는 기계적 저항으로부터 시작된다(Salome 등, 2010). 가슴벽에 축적된 지방은 제한성폐질환을 일으키는 호흡기계의 순응도 감소를 유발한다. 배안에 축적된 지방은 가로막의 순응도를 떨어뜨리고, 가로막이 배안쪽으로 이동하는 움직임을 방해한다. 비만인 사람들의 호흡기계 순응도는 대략 날씬한 사람의 절반 수준이며, 누운 상태에서는 더더욱 감소한다(Naimark & Cherniack, 1960).

비만이 폐용적에 미치는 주 영향은 호흡기계 반동 탄성의 증가로 인한 기능적잔기용량(FRC)과 날숨-끝 폐용적(EELV)의 감소이다(Babb 등, 2008b). 이것은 날숨 기류 제한의 가능성을 높이게 된다(Ferretti 등, 2001). 부가적으로 날숨이 잔기량(RV) 수준까지 진행되면 기도의 직경이 더욱 작아지고, 그에 따라 기도 저항은 더 커진다. 예를 들어, 비만인 사람들(BMI 46 kg·m^{-2})은 과체중인 사람들(BMI 27 kg·m^{-2})과 비교해 기도 저항이 56%나 더 컸으며, 기도 저항은 기능적잔기용량(FRC)의 감소와도 상관성이 있었다(Zerah 등, 1993). 비만일지라도 총폐활량(TLC)과 잔기량(RV)은 보존되는 경향이 있으나, 들숨예비용적(IRV)은 증가하는 반면 날숨예비용적(ERV)은 감소하는 경향이 있다(EELV의 감소로 인해). 하지만 고도 비만에서는 들숨근육들이 가슴벽과 배안쪽의 증가된 순응도(탄성)을 이겨내지 못하거나 지방조직의 침투로 인해 가슴용적이 줄어들어 총폐활량(TLC)이 감소하게 된다(Salome 등, 2010). 전반적으로 비만은 호흡 일(work of breathing)을 대략 두 배 정도 증가시키는데(Naimark & Cherniack, 1960; Pelosi 등, 1996; Kress 등, 1999), 증가의 대부분은 탄성 일의 증가로 인해 발생한다(Pelosi 등, 1996).

비만에서 호흡 펌프의 상대적인 과부하는 최대자발적환기(MVV)가 감소하기 때문에 발생하며, 이러한 최대자발적환기 감소는 체질량지수(BMI)가 높을수록 더욱 커진다. 그러나 최대자발적환기(MVV)의 감소가 1초간강제(노력)날숨량(FEV_1)과 강제(노력)폐활량(FVC)의 감소에 비해 예상보다 더 크다면(Weiner 등, 1998), 그것은 들숨근의 기능에 결함이 있다는 것을 강하게 시사하는 것이다. 체질량지수(BMI)가 증가함에 따라 1초간강제(노력)날숨량(FEV_1)과 강제(노력)폐활량(FVC)은 감소하는 경향을 보이며, 이로 인해 기도의 기능이 약간 감소된다(Salome 등, 2010). 두 지표 모두 같은 정도로 감소하기 때문에 1초간강제(노력)날숨량(FEV_1)의 감소는 비만이 기도 직경에 미치는 직접적인 영향 때문이라기 보다는 강제(노력)폐활량(FVC)의 감소로 인한 이차적인 것일 가능성이 높다(Salome 등, 2010). 호흡역학의 변화들은 비만이 운동하는 동안 날숨-끝 폐용적(EELV)의 감소를 초래하고, 그 결과 얼마의 날숨 기류 제한을 일으킨다는 것을 의미한다(Rubinstein 등, 1990).

비만이 운동하는 동안 요구되는 환기량에 영향을 미친다는 것은 자명한 일이지만, 운동으로 인해 증가된 산소 요구량과 이에 부합한 환기량의 조화는 디컨디셔닝으로 인해 발생하는 유산소 체력 저하에 의해 악화된다. 후자는 대사성 산증에 대한 조기 환기 보상을 일으킨다. 운동을 하는 동안 중요한 적응 반응은 빠르고 얕은 호흡 패턴을 취한다는 것이며, 이러한 호흡 패턴은 환기량을 증가시킬 뿐만 아니라 상대적으로 들숨근들의 기능적 움직임을 증가시킨다(일회호흡량(TV) 대비 무용공간 내 환기 비율을 증가시킴). 이러한 요인들은 복합적으로 작용해 높아진 환기 요구량을 충족시킬 수 있도록 호흡 근육의 일을 증가시킨다.

일부 비만 성인에서는 호흡 근육의 근력과 지구력이 잘 보존되는 것으로 보이지만(Yap 등, 1995; Weiner 등, 1998; Collet 등, 2007), 몇몇의 연구들은 호흡 근육의 근력과 지구력이 약간(~10%) 감소한다고 보고하였다(Weiner 등, 1998; Chlif 등, 2005). 흥미롭게도, 호흡근 기능이 비교적 잘 보존된 사람들에서도 비만 수술 후 체중이 감소함에 따라 들숨 및 날숨근육의 근력이 약 20% 정도 향상된다(Weiner 등, 1998). 한 가지 분명한 것은 들숨근 기능이 체질량지수(BMI)와 반비례한다는 것이다. 일부 연구자들은 이 둘 사이에 의미 있는 음의 상관성이 있다고 보고하였고(Chlif 등, 2005), 더 나아가 다른 연구자들은 BMI가 49kg·m^{-2} 초과인 환자들의 들숨근육의 근력이 BMI가 49kg·m^{-2} 미만인 환자들보다 약간(~15%) 낮았다고 보고했다(Collet 등, 2007).

호흡곤란은 비만인 사람들이 휴식중이거나 운동 중일 때 흔히 호소하는 증상이다. 이는 부분적으로 들숨근육 약화 때문일 수 있지만(Chlif 등, 2007, 2009), 호흡기계의 역학적인 변화 역시 그 원인이 된다. 호흡은 빠르고 얕은 호흡 양상을 보이고, 들숨근육에 의한 환기량 증가와 들숨근육 일의 증가를 가져온다(Chlif 등, 2007; Chlif 등, 2009). 이와 같이 산소섭취량을 증가시키는 호흡은 특히 비만과 관련된 호흡곤란과 연관이 있다(Babb 등, 2008a).

비만이 호흡에 미치는 영향과 관련하여 염두에 두어야 할 또 다른 중요한 요인은 합병증의 존재이다. 예를 들어, 비만과 만성폐쇄폐질환(COPD)이 함께 존재하는 경우가 점차 일반화되고 있다(Franssen 등, 2008). 또한 비만과 폐쇄수면무호흡(Schwartz 등, 2010), 비만과 저환기증후군(Anthony, 2008) 사이의 인과관계 역시 잘 확립되어 있다. 반면 명확하게 확립된 것은 아니지만 비만과 천식 사이의 연관성에 대한 관심이 점점 더 증가하고 있는데, 비만과 천식 사이에 인과관계가 있고(Sood, 2005), 비만이 선행된 후 천식이 발생하기도 한다(Ford, 2005)는 일부학자들의 주장이 있다. 천식의 진행과 기존 질환의 악화에 대해 일반적으로 고려되고 있는 기본 메카니즘은 지방 조직에 의한 염증성 사이토카인의 생성이다(Sood, 2010).

따라서 비만 환자는 호흡기계의 복잡한 역학적 변화로 인해 들숨근육이 더 많은 일을 해야 한다. 더욱이 들숨근 약화가 동반된 사람의 경우에는 증가된 수요를 충족시키지 못할 만큼의 용량 감소가 나타난다. '운동 한계에서 호흡근의 관여' 부분에서는 호흡근이 유발하는 운동 내성의 제한에 대해 고려할 것이고, 4장에서는 비만인 사람들을 위한 특정 호흡근 훈련의 효과를 뒷받침하는 근거에 대해 알아볼 것이다.

노화(Ageing)

정상적인 노화 과정은 호흡에 영향을 미치는 여러 가지 변화와 관련이 있다(Janssens 등, 1999). 따라서 폐의 역학적 움직임, 폐 기능, 운동 효율성 및 호흡근 기능의 악화와 폐맥관의 재형성은 모두 호흡근의 수요/용량 관계에 영향을 미친다.

호흡기계의 노화성 변화는 '노인성 폐기종'이라고 불리며(Janssens 등, 1999), 50세부터 나타나 80세 전후에 가장 뚜렷해진다(Britto 등, 2009). 이러한 변화 중 가장 중요한 것은 폐의 정적 반동 감소, 가슴벽 순응도 감소 및 호흡근의 근력 감소이다(Janssens 등, 1999). 따라서 만성폐쇄폐질환(COPD)에서 들숨근의 일 수요를 증가시키는 많은 요인들이 정상적인 노화에서도 동일하게 작용한다. 여기에는 동적 과다팽창(Deruelle 등, 2008)과 운동 중 기계적 환기 제한의 증가(DeLorey & Babb, 1999)가 포함된다. 노인들의 호흡 역시 빠르고 얕은 호흡 양상을 보이고, 일회호흡량 대비 무용공간의 비율(V_D/V_T)이 커지기 때문에 분당환기량($\dot{V}_E$)의 증가가 필요하다(DeLorey & Babb, 1999). 또한 폐맥관의 재형성이 일어나 혈관 경직, 저항과 압력의 증가를 초래한다(Taylor & Johnson, 2010). 이러한 변화는 폐 모세혈관의 혈액량을 감소시키고 환기/관류 비율의 불균형을 증가시킨다. 이와 일치하게 막 확산 능력의 감소가 폐포-모세혈관의 표면적 감소와 일치한다는 연구 결과가 있다(Taylor & Johnson, 2010). 따라서 이러한 변화는 환기 수요를 조금 더 증가시키게 된다. 게다가 노인의 경우 운동의 기계적 효율이 더 낮은 것을 볼 수 있다(McConnell & Davies, 1992).

문헌에 근감소증이라는 용어가 처음으로 등장하는 것은 1990년대 초이며, 연령과 관련된 근육량 감소를 설명하기 위해 사용되었다(Rogers & Evans, 1993). 호흡근들 역시 근감소증의 영향을 받으며, 노인에서 호흡근의 근력이 더 약한 것을 확인하였는데(McConnell & Copestake, 1999), 실제로 호흡근의 근력은 독립적으로 손의 악력과 높은 상관성이 있다(Enright 등, 1994). 또한 호흡근의 근력은 독립적으로 노인의 움직임 감소와도 상관성이 있다(Buchman 등, 2008).

마지막으로, 대부분의 노인들은 질병을 하나 이상 가지고 있기 때문에, 동반되는 질환들의 영향 역시 염두에 두어야 한다. 따라서 위에서 설명한 연령 관련 변화들은 질병 관련 호흡기계 장애들을 악화시키는 역할을 한다. 따라서 노인에서 볼 수 있는 특징 가운데 하나는 나이가 들어감에 따라 점진적으로 호흡근육들 내에서 부하/용량 불균형이 심화되고, 만성질환에 의해 더욱 악화된다는 것이다.' 운동 한계에서 호흡근의 관여' 부분에서는 운동 내성에 대한 이러한 변화들의 의의를 고려할 것이고, 4장에서는 노인을 위한 특정 호흡근 훈련의 효과를 뒷받침하는 근거들을 검토할 것이다.

기타 질환들(Miscellaneous conditions)

여러 가지 기타 질환들 역시 원발성 및 기능적 호흡근의 기능 장애 및/또는 수요/용량 관계의 불균형을 초래할 수 있다. 이러한 질환들은 이전 부분에서 언급된 질환에 비해 호흡기 관점에서 체계적으로 연구되지는 않았지만, 그럼에도 불구하고 호흡근에 대한 특정 훈련이 이러한 질환들 치료의 일부로 간주될 수 있기 때문에 고려할만한 충분한 가치가 있다. 잘하면 호흡근의 기능적 약화가 환자의 운동 내성만을 손상시킬 뿐이지만, 최악의 경우에는 생명을 위협하는 사건이나 합병증을 초래할 수 있다.

아래에 언급한 질환에서 호흡근 약화의 근본적인 원인들은 '근육병증 근육 환경 변화'(예: 코티코스테로이드 치료에 의한)에서부터 과도한 무사용(기계적 환기에 의해)에 이르기까지 다양하다. 해당되는 경우, 4장에서 이러한 질환을 치료하기 위해 적용하는 특정 호흡근 훈련의 효과를 뒷받침하는 근거들을 제시할 것이다.

당뇨병

제1형 및 제2형 당뇨병은 들숨근 및 날숨근 약화(각각 20%와 10% 손상)와 관련이 있으며(Heimer 등, 1990; Kaminski 등, 2011), 제1형의 경우는 들숨근의 지구력(Heimer 등, 1990), 폐활량(VC) 및 1초간강제날숨량(FEV_1)(Innocenti 등, 1994) 역시 손상되는 경향이 있다. 폐 용적의 감소는 적어도 부분적으로는 들숨근 약화에 의해 생긴다고 할 수 있다(Wanke 등, 1991). 그러나 폐 탄성의 상실과 그에 따른 기도 허탈과 폐쇄도 관련이 있다(Goldman, 2003). 동적 폐 순응도의 감소는 말초 기도의 폐쇄 정도와 일치되게 나타난다(Mancini 등, 1999). 폐 탄성의 특성 변화는 폐 결합 조직의 생화학적 변화에 의해 발생하는 것으로 알려져 있다(Irfan 등, 2011). 폐 확산 능력도 감소하는데, 이는 미세혈관에 발생한 합병증으로 인한 폐 모세혈관이 손상되어 나타난 결과라고 할 수 있다(Saler 등, 2009). 기능적으로 폐 실질의 구조적 변화는 호흡 일을 증가시키는 결과를 가져오고(Wanke 등, 1992), 운동 시에 환기 반응의 크기를 증가시키며, 자율신경병증이 있을 때 빠른 호흡을 유발한다(Tantucciet 등, 1996). 이러한 요인들 대부분이 운동(Wanke 등, 1992)과 저산소증으로 인해 과다호흡을 하는 동안(Scano 등, 1999) 호흡 곤란의 강도를 더 증가시키는데 관여할 가능성이 있다. 당뇨병성 신경병증은 이미 확인된 바와 같이 심박수의 변동성 감소를 초래하는 것처럼 들숨근 약화와 자율신경 기능 장애 역시 발생시킨다고 알려져 있다(Kaminski 등, 2011).

당뇨병 환자의 들숨근 약화에 대해 일반적으로 알려진 기본적인 기전은 크게 두 가지 유형 즉 (1) 생화학적인 것과 (2) 신경학적인 것으로 나누어진다. 예를 들어, 들숨근의 근력은 카르니틴 수준과 상관관계가 있으며(Kilicli 등, 2010), 당뇨병이 있는 사람들에서 이 수준이 더 낮다는 것을 확인할 수 있다. 부가적으로 당뇨병 설치류 모델을 통해 안정막전위와 활동전위의 특성이 변경된다는 것을 확인할 수 있었고(van Lunteren & Moyer, 2003), 당뇨병성 다발성 신경병증 환자를 대상으로 자기 자극으로 가로막 신경을 자극한 결과 가로막의 반응성이 손상되어 있다는 것을 확인할 수 있었다(Kabitz 등, 2008b). 예를 들어, 들숨근의 지구력 손상은 인슐린 저항성 증가 혹은 고혈당증으로 인해 많은 근육들에서 대사 이상이 발생하기 때문이라고 설명할 수 있다(Sun 등, 2008). '운동 한계에서 호흡근의 관여' 부분에서는 이러한 변화가 운동 내성에 미치는 영향을 고려할 것이고, 4장에서는 당뇨병 환자를 위한 특정 호흡근 훈련의 효과를 뒷받침하는 근거들을 검토할 예정이다.

신부전

신부전으로 인해 발생하는 호흡기계의 문제는 매우 복잡한데(Prezant, 1990), 신부전이라는 병 자체와 신부전을 치료하는 과정 모두에서 발생하기 때문이다. 여러 해 동안 요독증 환자들은 들숨근의 근력 손상과 제한성 폐 결함을 가지고 있다고 알려져 왔다(Gomez-Fernandez 등, 1984). 후자는 아마도 폐 고혈압과 폐부종을 야기하는 혈량과다증의 영향 때문일 가능성이 높다. 특히 폐활량(VC) 손상이 혈액 투석으로 가역적이라면 혈량과다증이 주요 원인일 가능성이 크다는 것을 의미한다(Kovelis 등, 2008). 반면 혈액 투석을 한다하더라도 호흡 근육의 기능은 개선되지 않기 때문에, 혈액투석 후에도 폐활량에 변화가 없다면, 이때는 주된 원인이 근력 약화라는 것을 의미한다. 게다가 혈액 투석의 기간이 긴 환자일수록 호흡 근육 기능 장애가 더 크게 나타났다(Kovelis 등, 2008). 이러한 결과는 주요 호흡 근육의 근력 약화가 점진적으로 발전할 수 있다는 개념을 지지한다(Bark 등, 1988; Karacan 등, 2006; Kovelis 등, 2008). 이러한 이유로 호흡 근육의 기능 손상 정도는 연구에 따라 조금씩 다르게 나타나는데, 들숨과 날숨근의 근력이 각각 40%와 50% 감소에서(Bark 등, 1988)부터 10%(Kovelis 등, 2008) 감소까지 다양한 범위의 손상 정도를 보인다. 흥미롭게도 신장을 이식한 후에 호흡 근육의 기능장애가 부분적으로 회복되는 것을 볼 수 있다(Guleria 등, 2005). 4장에서는 신부전 환자를 위한 특정 호흡근 훈련을 뒷받침하는 근거들을 검토할 것이다.

암

암 환자의 가장 흔한 만성 증상 중 하나는 운동성 호흡곤란이며, 소아암 생존자의 최대 10%와 진행성 암 환자의 최대 70%에서 나타난다(Travers 등, 2008). 일반적으로 암 환자들의 폐 기능은 비교적 정상이며(Travers 등, 2008), 역학적인 기능 장애 역시 크게 나타나지 않는다. 하지만 예외적으로 가슴부위를(예를 들어, 폐와 유방) 침범하는 특정 암들에서는 폐 기능이 손상될 수 있으며, 특히 국소보조방사선요법을 시행한 후에 나타날 수 있다(Spyropoulou 등, 2009). 암 자체 또는 암 치료가 호흡곤란을 유발하는 이유는 다양하지만, 암 환자에서 볼 수 있는 운동성호흡곤란의 근본적인 원인은 호흡근의 근력 약화라고 보고되어 왔다(Feathers 등, 2003; Travers 등, 2008). 많은 경우에 폐 기능이 호흡곤란과 상관성이 없음에 따라, 들숨근의 근력 약화가 운동성 호흡 곤란의 중요한 작용 요인이라고 할 수 있다(Travers 등, 2008). '운동 한계에서 호흡근의 관여' 부분에서는 이러한 변화가 운동 내성에 미치는 영향을 고려할 것이다. 이 책을 쓸 때까지 만해도 암 환자를 대상으로 호흡근에 대한 근력 훈련 효과를 알아보는 연구는 없었다.

신경성식욕부진

신경성식욕부진은 전반적인 근육 소모와 가로막을(Murciano 등, 1994) 포함한 특정 호흡 근육들의 약화를 초래한다(Birmingham & Tan, 2003; Gardini Gardenghi 등, 2009). 또한 체질량과 상관관계가 있는 폐활량의 일부 기능이 손상된다는 증거도 있다(Ziora 등, 2008). 더욱이 영양실조가 폐의 실질 조직에 변화를 유발하여 확산 능력 장애를 초래하기도 하고(Gardini Gardenghi 등, 2009), 폐기종과 같은 폐 구조의 변화 (Coxson 등, 2004) 및 잔기량(RV) 증가를 초래하기도 한다(Gonzalez-Moro 등, 2003). 기능적으로 운동 내성이 손상될 수 있는데(Biadi 등, 2001), 부분적으로 호흡곤란 때문일 가능성이 있다(Birmingham & Tan, 2003). 사례 연구는 다시 음식을 섭취한다 하더라도 들숨근의 기능이 다른 근육들에 비해 회복에 더 오랜 시간이 걸릴 수 있다는 점을 보여주며, 이로 인해 호흡곤란 증상들과 운동 내성의 손상(Exercise intolerance)이 더 오랫동안 나타날 수 있음을 보여주고 있다(Birmingham & Tan, 2003).

폐활량의 변화는 들숨근의 약화로 인한 제한성 결함과 폐 실질 조직의 영양결핍이 미치는 영향들이 복합적으로 작용한 결과라고 생각된다(Ziora 등, 2008). 식욕부진의 동물모델은 폐에서 계면활성제 생산이 감소된다는 것을 보여주고 있으며(D'Amours 등, 1983), 어린 동물 모델은 폐에서 총 단백질, 결합조직과 탄성의 구성 성분이 감소된다는 것을 보여주는데(Sahebjami & MacGee, 1985), 이러한 변화는 다시 음식을 섭취한다 하더라도 완전히 회복되지 않는 것으로 나타났다(Sahebjami & Domino, 1992). '운동 한계에서 호흡근의 관여' 부분에서는 이러한 변화가 운동 내구성에 미치는 영향을 고려할 것이다. 이 책을 쓸 때까지 만해도 신경성식욕부진 환자를 대상으로 호흡근에 대한 근력 훈련 효과를 알아보는 연구는 없었다.

근육병증 약물

근육병증에 대한 경구용 코티코스테로이드 약물의 효과는 만성폐쇄폐질환(COPD)과 천식 환자와 관련된 설명에서도 간단하게 논의한 바 있다. 스테로이드 유도성 근육병증은 코티코스테로이드를 과다 복용했을 때 나타나는 현상으로 그 원리에 대해서는 비교적 잘 확립되어 있다(Perkoff 등, 1959). 코티코스테로이드 치료의 효과와 질병 진행에 대한 독립표본 검사를 실시한 첫 연구는 호흡기계 질환자가 아닌 군에게 매일 1~1.5mg/kg의 프레드니솔론 약물로 8주간 치료를 실시한 결과 들숨근육의 근력(~30%)과 지구력(~50%) 이 유의하게 감소했음을 보여주었다(Weiner 등, 1993; Weiner 등, 1995). 이러한 변화들은 치료 중단 후 일부 회복되기는 하지만 그렇다 하더라도 기능이 정상화되기까지는 최대 6개월이 걸릴 수 있다(Weiner 등, 1993).

또한, 지속적인 치료에 따른 콜취신 유발 근육병에 대한 많은 사례들도 보고되고 있으며(Wilbur & Makowsky, 2004), 이러한 보고들 가운데 한 사례연구는 주된 임상적 특징이 심한 호흡 곤란, 앉아 숨쉬기, 빠른 호흡 및 역행 호흡과 같이 호흡근 약화에 의해 생기는 증상들이 있었다고 보고하였다(Tanios 등, 2004). 하지만 치료를 중단한 후 호흡근 기능이 개선되는 결과를 보이는데, 예를 들어, 치료를 하는 동안에는 근력이 25~30cmH_2O 이하 수준이었지만 중단 후에는 그보다 2배 이상 증가하였다(Tanios 등, 2004).

가장 최근에는 스타틴 유발 근육병증을 면밀히 조사한 결과, 스타틴을 복용하는 환자의 약 5~10%에서 근육병증이 발병하는 것으로 추산되었다(Rallidis 등, 2011). 이러한 사례들 가운데 적어도 하나의 사례보고는 호흡기계 증상 및 들숨근 기능 이상과 스타틴 복용 사이에 연관성이 있다는 것을 보여주었다(Chatham 등, 2009). 특정 들숨근 훈련의 효과를 지지하는 근거에 대해서는 4장을 참조하기 바란다.

수술

수술 후 폐 합병증들(PPC)은 심장가슴, 배 및 기타 부위에 주요 수술을 받은 환자에서 흔하게 발생한다. 수술의 특성과 수술 후 폐 합병증(PPC)의 정의에 따라 발병률의 추정치는 2%에서 40%까지 다양하다(Canet & Mazo, 2010). 수술과 마취와 관련된 이환율과 사망률에 수술 후 폐 합병증(PPC)이 실제로 많은 영향을 미치기 때문에 수술 후 폐 합병증(PPC)이 발생할 위험을 가진 환자들을 예측하는 것에 대한 관심이 커지고 있다. 위험성에 영향을 미치는 세 가지 주요 요인은 (1) 일반적인 건강 상태, (2) 마취의 영향, (3)

수술 외상이며, 이 요인들의 상호작용이 위험 수준을 결정하는 것으로 보인다(Canet & Mazo, 2010).

일반적인 건강 상태는 특히 기존에 호흡기 및 심혈관 기능 이상이 있는 환자에서 위험을 예측하는 중요한 요인이다(Canet & Mazo, 2010). 마취는 수술 전후에 수술 후 폐 합병증(PPC)의 위험을 증가시키는 다양한 변화를 유발한다(Canet & Mazo, 2010). 예를 들어, 무기폐가 보편적으로 발생하는 합병증인데, 이는 폐에 대한 물리적 압박, 폐포의 공기 흡수 및 표면활성제 기능 저하로 인해 발생한다. 이러한 변화는 환기/관류 불일치를 유발하여 무효공간과 저산소혈증을 증가시킨다(Canet & Mazo, 2010). 수술 후 약물 예를 들어, 마취제와 진통제 같은 약물 역시 상기도 및 호흡보조근육의 기능에 영향을 미쳐 수술 후 폐 합병증(PPC)의 위험을 증가시킨다(Canet & Mazo, 2010). 예상할 수 있는 것처럼 수술 부위도 수술 후 폐 합병증(PPC)의 발생에 강력한 영향 요인이라고 할 수 있다. 특히, 가슴과 배 수술은 수술 후 폐 합병증(PPC)의 가장 높은 위험 요인이며, 수술환자의 10~40% 정도에서 합병증이 발생하고(Duggan & Kavanagh, 2010), 수술 후에 호흡근의 기능 장애를 일으킨다. 근기능 장애를 일으키는 원인은 복잡하지만, 가슴배의 기계적 움직임 변화와 근육계의 통합성 감소와 같은 요인들이 포함된다(Siafakas 등, 1999). 게다가 수술 후 통증은 호흡운동을 제한할 수 있으며, 호흡 근육의 활성을 억제하는 반사 특히 가로막의 억제 반사에 의해서도 호흡운동의 제한이 발생한다(Sharma 등, 1999). 가로막의 억제 반사는 내장기계의 기계적 교란에 의해 자극된 피드백 때문에 촉발된다(Canet & Mazo, 2010). 마지막으로, 3시간 이상 지속되는 수술은 수술 후 폐 합병증(PPC)의 발생 위험을 더 높이는데, 이는 부분적으로 기계적 환기로 인해 들숨근육의 활동성이 떨어지는 것이 그 원인일 수 있다. ('기계적 환기' 부분 참조). 수술 후 폐 합병증(PPC) 예방을 위한 특정 들숨근 훈련의 효과를 지지하는 근거에 대해서는 4장을 참조하기 바란다.

기계적 환기

일반적으로 중환자실에 입원하게 되는 주된 이유가 기계적 환기의 필요성 때문이지만, 중환자실로의 입원은 환자뿐만 아니라 의료체계에도 상당히 부담을 준다(Bissett 등, 2012). 기계적 환기는 호흡 근육의 입장에서 보면 양날의 검과 같다. 과부하 된 근육에 필요한 휴식을 제공할 수 있다는 면에서는 긍정적이지만, 다른 한편으로 강제 휴식이 호흡근의 급속한 위축과 기능 상실을 초래할 수 있다는 부정적인 측면이 있다(Petrof 등, 2010). 이러한 부정적인 측면은 기계적 환기를 연장시킬 수 있고, 환기장치의 사용을 중단하는 위닝(뗌, weaning)에 어려움을 초래할 수 있다(Callahan, 2009). 일반적으로 기계적 환기를 필요로 하는 환자의 40~50% 정도에서 위닝이 이루어지지만, 환자의 30%는 첫 번째 시도에서 위닝에 실패한다(Moodie 등, 2011). 실제로 위닝에 실패했던 환자는 빠르고 얕은 호흡 양상을 보였고, 가로막의 장력-시간 지수(TTI)가 피로 문턱값에 가까운 특징을 보였는데(Karakurt 등, 2011), 성공적인 위닝에 대한 다중 로지스틱 회귀분석은 TTI가 가장 중요한 독립변인이고, 일회호흡량(V_T)에 대비 호흡 빈도의 비율이 의미 있는 예측인자였음을 보여주었다(Vassilakopoulos 등, 1998). 기계적 환기장치를 성공적으로 위닝한 환자는 그렇지 않은 환자보다 MIP가 더 높은 것으로 나타났으며(Epstein 등, 2002; Carlucci 등, 2009), 낮은 MIP가 위닝을 지연시키는 독립적인 예측인자였다(De Jonghe 등, 2007). 그러나 최근의 체계적 문헌고찰(systemic review)은 우수한 들숨근 근력이 기계적 환기 기간을 단축시키고, 위닝의 성공률을 향상시키며, 생존율을 향상시킨다는 근거를 제시하지 못함을 지적하면서 앞으로 더 많은 추가 연구가 필요하다는 점을 강조했다(Moodie 등, 2011). 따라서 체계적 문헌고찰을 통해 MIP가 기계적 환기 기간의 단축, 위닝의 성공률, 생존율에 영향을 준다는 것을 밝혀내지 못했기 때문에 아직까지는 위닝과 같은 복잡한 현상에 호흡 근육이 기여할 수 있는지를 예측하기 위해 예후지표(prognostic index)로서 MIP를 사용하기에 부적절하다는 것을 알 수 있다(Bissett 등, 2012).

반면 기계적 환기가 환기장치에 의존하는 기간을 늘리고 위닝을 어렵게 할 수 있는 호흡기계의 병리학적 변화를 초래한다는 증거가 늘어나고 있다(Bissett 등, 2012). 환기장치로 인한 호흡근 기능 장애의 유병률과 발생률과 더불어 시간 경과에 따라 정확하게 어떤 변화가 발생하는지에 대해서는 여전히 불분명하지만 영장류 모델은 11일 간의 기계적 환기 후 가로막의 근력이 46% 소실되었고, 환기장치에 대한 내성이 37% 감소하였음을 보여주었다(Anzueto 등, 1987). 인간을 대상으로 한 데이터는 희박하지만, 기계적 환기를 하고 있는 뇌사 장기 기증자의 가로막 섬유와 기계적 환기를 3시간 미만 동안 적용한 대조군의 가로막 섬유를 비교한 연구가 있었다. 그 결과를 보면 18~69시간의 기계적 환기 후 장기 기증자의 가로막 섬유의 단면적(유형 I 및 II)이 대조군에 비해 50% 이상 작았다(Levine 등, 2008). 흥미롭게도, 위축이 다른 비교 근육(큰가슴근)의 생체조직에서는 나타나지 않았던 점을 보면, 이러한 위축은 특별히 가로막의 비활성에 국한되어 나타난다는 것을 시사한다.

또한 기계적 환기를 지속하고 있는 환자를 대상으로 가로막 기능이 시간의 경과에 따라 어떠한 변화를 보이는지를 평가하기 위해 연속적으로 가로막 압력(TwP_{di})을 측정한 또 다른 연구가 있었다(Hermans 등, 2010). 결과는 기계적 환기 기간이 증가할수록 가로막 압력(TwP_{di})이 로그식으로 감소한다(logarithmic decline)는 것을 보여주었다. 이러한 연관성은 프로포폴과 피리트라미드의 누적 용량에서도 발견되었는데, 결과적으로 진정제 및 진통제와 같은 요인 역시 잠재적으로 가로막의 위축에 기여할 수 있음을 시사한다(Hermans 등, 2010).

반면 이 분야에 대한 정보가 여전히 부족한데, 그 이유 가운데 하나는 기계적 환기 환자를 대상으로 호흡 근육의 기능을 평가하기 어렵기 때문이다. MIP와 같은 자발적 근력 측정 방법은 신뢰성이 너무 떨어진다는 인식이 있어, 한방향성 판막을 사용해 환자의 기관절개 부위 삽입관을 폐쇄하여 공기가 새지 않게 한 후 MIP 검사를 실시하는 기술을 개발하였다. 이를 통해 기존의 MIP 검사보다 타당도와 신뢰도를 더 높이긴 하였지만 여전히 신뢰성이 떨어지는 것으로 인식되고 있다(Caruso 등, 1999). 비자의적 측정법을 사용한 연구는 데이터를 얻기가 어렵기 때문에 거의 없다. 반면 자기자극을 이용해 가로막 신경을 자극하여 가로막의 수축을 유도한 후 그 압력을 확인하는 세 개의 연구가 있었는데, 연구를 통해 기계적 환기 환자의 가로막 압력(TwP_{di})이 정상인의 약 30% 수준밖에 되지 않는다는 것을 확인하였다(Watson 등, 2001; Laghi 등, 2003; Hermans 등, 2010).

하지만 환기장치로 인해 들숨근이 약화되는 원리를 설명하는 기본적인 기전들은 여전히 불분명한 상황이다. 물론 그것이 중증 질환에서 언급되었던 여러 신경병증의 설명 가운데 일부 제시되었다고는 하지만, 들숨근 약화의 특성들은 더 복잡한 무언가가 관여하고 있으며(Latronico & Bolton, 2011), 호흡근만의 특별한 요인들이 관여하여 나타나는 것이라 보여진다. 이러한 특별한 요인들에는 불사용 위축/단백질 분해, 영양 요인과 약리학적 영향에 더해 가로막의 길이-장력 관계의 변경으로 인한 날숨 끝 양압($PEEP_i$)에 대한 기계적 반응이 있으며, 이들이 단독으로 또는 복합적으로 작용하여 영향을 미치는 것으로 알려져 있다(Bissett 등, 2012). 특정 들숨근 훈련을 뒷받침하는 근거에 대한 설명은 4장을 참조하라.

임신

임신 중에는 배내 질량의 증가로 인해 정상적인 가로막 운동이 방해를 받고, 호흡에 미치는 영향이 제한적이긴 하지만 비만에서 관찰되는 것과 유사한 문제가 발생한다. 가로막은 임신 후기에 머리 방향으로 이동되지만 평상시 호흡을 하는 동안에는 계속해서 정상적으로 움직인다(Laghi & Tobin, 2003). 마찬가지로 호흡근의 근력 역시 변하지 않는다(Contreras 등, 1991). 하지만 임신에 따른 호르몬의 변화는 호흡욕구와 $\dot{V}_E$(분당환기량)의 증가를 초래한다(Jensen 등, 2007); 전자는 혈장 프로게스테론 수치와 관련이 있으며(Contreras 등, 1991), 후자는 V_T(일회호흡량)의 증가로 인해 발생한다(Jensen 등, 2009b).

이러한 변화는 임산부의 약 4분의 3 정도가 경험하는 호흡노력과 호흡곤란의 증가를 유발한다(Milne 등, 1978). 임신성 호흡곤란을 설명하기 위해 몇 가지 이론이 제시되었지만, 그 병인은 아직 잘 알려져 있지 않지만('운동 한계에서 호흡근의 관여' 부분 참조), 최근의 근거들은 '증가된 환기요구량에 대한 정상적인 인지 반응'이 그 원인이라고 언급한다(Jensen 등, 2009b). 또 다른 측면으로 호흡근이 임신에서 중요한 역할을 하는데, 가로막이 피로해지기는 하지만 분만 과정에 관여하고 있다(Nava 등, 1992). 아기를 출산하려고 배에다 힘을 주는 동안 가로막은 가슴내 압력 증가(그것은 유해한 혈역학적 효과가 있음)를 최소화하고, 배내 압력 증가를 최대화하는 데 매우 중요한 역할을 한다. 후자는 압력이 150 cm H_2O를 초과할 수 있으며, 이 압력은 분만 속도와 상관관계가 있다. 즉 배내 압력이 높을수록 분만 속도가 빨라진다(Buhimschi 등, 2002). 따라서 가로막에 피로가 발생하게 되면 임산부의 배출 노력의 효과가 저하되어 분만 시간이 길어질 수 있다고 생각하는 것이 합리적이라고 할 수 있다.

'운동 한계에서 호흡근의 관여' 부분에서 이러한 변화가 운동 내성에 미치는 영향을 고려할 것이다. 이 책을 쓸 때까지 만해도 임산부를 대상으로 호흡근 훈련의 효과를 알아보는 연구는 없었다.

폐쇄수면무호흡

가슴에 있는 들숨근들의 수축은 가슴막내 압력을 감소시키고, 가슴 위쪽 기도(상기도)에서 대기압보다 낮은 기압이 생기도록 한다. 이것은 상기도를 허탈시키는 경향을 보이는 속공간 경유압력을 만든다. 속공간경유압력 경사의 크기는 기도 벽 탄성, 가슴막내 압력을 포함한 여러 요인들과 얼마나 저항이 상기도를 통하여 분산될 수 있는가에 달려 있다

(Olson 등, 1988). 인두 수준에서는 상기도 열림을 유지하기 위한 뼈나 연골 구조가 없기 때문에 상기도 열림은 전적으로 20개가 넘는 확장근들의 활동에 의존하며(1장 참조), 이들 확장근들에 의해 들숨 중 관내 음압 효과에 의한 상기도 허탈효과가 억제된다(Series, 2002).

이와 일치하게 호흡 펌프 근육들과 상기도의 협조 작용에서 기능 장애가 발생하거나 상기도 근육들의 신경근 긴장도에 기능장애가 발생하는 것이 폐쇄수면무호흡(OSA)을 일으키는 핵심 원인임이 밝혀졌다(Steier 등, 2010). 실제로, 상기도 확장 근육의 신경근 긴장 소실은 기도 막힘으로 이어지는 일련의 사건을 촉발한다(Hudgel & Harasick, 1990). '압력의 균형' 개념에 따르면 상기도 막힘은 상기도 근육 조직에 의해 생기는 확장성 양압이 들숨 노력에 의해 생긴 관내 음압을 이겨내지 못할 때 발생한다(Brouillette & Thach, 1979). 폐쇄수면무호흡(OSA) 환자를 대상으로 한 기도 확장 근육의 기능지수 조사를 보면 근력은 더 큰 반면 지구력은 낮은 것을 볼 수 있다(Eckert 등, 2011). 더욱이 상기도와 인두의 내인성과 수동성의 특성도 기도의 허탈 경향에 기여한다(Isono 등, 1997) 다시 말해 기도 벽의 순응도가 증가할수록 압력경사는 더 작아지고, 이로 인해 기도 협착과 궁극적으로 막힘이 발생한다고 할 수 있다.

따라서 상기도의 허탈을 수정할 수 있는 두 가지 기계적 기전이 있다: 첫 번째는 상기도의 능동적 신경근 긴장을 향상시키는 것이고, 두 번째는 상기도의 수동적 순응도를 줄이는 것이다. 전자는 두 가지 하위 구성 요소로 이루어져 있는데, 첫 번째는 기도 확장 근육들의 협조를 촉진하는 것이고, 두 번째는 이러한 근육들의 기능적 특성들(예를 들어, 근력, 피로 저항, 단축 속도)을 강화하는 것이다. 이 두 가지 기계적 기전은 특정 훈련에 의해 영향을 받을 수 있다(Lindstedt 등, 2002; Demoule 등, 2008). 폐쇄수면무호흡(OSA) 환자들을 대상으로 하는 특정 호흡근 훈련의 효과를 뒷받침하는 근거에 대해서는 4장의 설명을 참조하라.

운동 한계에서 호흡근의 관여 (RESPIRATORY MUSCLE INVOLVEMENT IN EXERCISE LIMITATION)

앞부분에서는 호흡 요구와 호흡 펌프 근육들에 의한 용량과의 관계가 질병에 따라 어떻게 변화되는지에 대해 알아보았다. 그리고 '약해진다는 것'을 호흡 펌프가 작동하는 현상이라는 맥락에서 정의하는 실제적인 방법을 제시하였다. 이러한 정의에 의하면, 만약 호흡 요구량이 '정상 근육'이 할 수 있는 것보다 많아지게 되면, 근육의 능력만으로는 부족하고, 그렇게 되면 근육의 기능이 약해지게 된다는 것을 알 수 있다. 이어지는 부분에서는 앞에서 설명했던 몇 가지 질병 상황으로 발생하는 운동 한계에서 호흡 근육이 어떻게 기여할 수 있는지를 고려할 것이다. 하지만 먼저 젊고 건강한 운동선수에서 생기는 운동 한계의 최근 이해를 바탕으로 한 설명을 먼저 할 것이다. 호흡기계가 건강한 사람에게서 운동 수행력이나 운동 내성을 제한한다는 개념은 비교적 새로운 것이지만, 그럼에도 불구하고 강력한 과학적 근거가 이를 뒷받침하고 있다.

건강한 사람(Healthy people)

건강한 젊은 사람에서 폐 속으로 공기를 넣고 빼는 펌핑 작업을 하는 동안 호흡 근육들이 수행하는 물리적 일들은 광대할 수 있으며(Harms & Dempsey, 1999), 심지어 운동선수가 아닌 사람에서도 호흡 일이 운동 내성에 영향을 주는 것으로 확인되고 있다. 연구는 운동 한계는 두 가지 기전 즉 (1) 의식적 노력에 영향을 주거나 (2) 환기 요구가 혈류를 만드는 순환기계의 능력을 초과하는 경우에 발생한다고 설명한다. 이 부분에서는 어떻게 이러한 요소들이 운동 한계에 관여하는지를 알아볼 것인데, 호흡 근육이 하는 일의 역할과 영향에 중점을 두고 설명할 것이다.

호흡근이 건강한 사람의 운동 수행력을 제한한다는 주장에서 중요한 전제는 근육이 용량의 한계까지 또는 그에 가까운 지점까지 작동한다는 것이다. 근육이 이런 식으로 일을 할 때 피로해지게 된다(1장 '피로의 기전' 참조). 따라서 만약 운동이 호흡근피로(RMF)를 유발한다는 근거들이 없다면 호흡 근육들을 훈련시키는 것이 바람직하다는 주장은 매우 어설픈 것이다.

호흡 근육들은 들숨에 관여하는지, 날숨에 관여하는지에 따라 기능적으로 구분된다. 호흡에는 들숨과 날숨이 동일하게 움직여야 하기 때문에 동일한 조건에서 두 근육 군 모두에 피로가 발생할 것이라고 예측할 수 있다. 하지만 실상은 그렇지 않다는 것을 볼 수 있다. 한 가지 이유는 들숨근육의 작용이 항상 날숨근육의 작용보다 크다는 사실이고(1장에서 언급했던 파티 풍선 비유를 떠올려보라 — 들숨 시 발생한 조직의 신장은 날숨을 돕는 역할을 한다); 두 번째 이유는 근육 자체의 훈련 상태가 다르기 때문이며(날숨근육들은 스스로 훈련할 수 있는 많은 자세 활동에 관여한다); 세 번째 이유는 다양한 운동 조건이 들숨과 날숨근육들에 서로 다른 정도로 과부하를 주기 때문이다.

경쟁 스포츠 종목들의 시합 후 들숨근피로(IMF)에 대한 최초의 보고는 1980년대 초에 있었다. 그 기록은 피로를 운동 후 자발적인 힘 생성 능력의 상실이라고 정의하고 있으며, 실제로 마라톤 달리기 후에 들숨근육의 근력(MIP)이 현저하게 감소되는 것을 확인하였다(Loke 등, 1982). 울트라 마라톤(Ker & Schultz, 1996)과 트라이애슬론 대회(Hill 등, 1991)가 끝난 후 검사에서 들숨근피로(IMF) 발생을 확인하였으며, 그 외의 후속 연구들 역시 동일한 결과가 발생했다는 것을 확인하였다(Chevrolet 등, 1993; Ross 등, 2008).

실험실과 현장 기반 연구에서 조정(Volianitis 등, 2001; Griffiths & McConnell, 2007), 사이클링(Romer 등, 2002b), 수영(Lomax & McConnell, 2003), 스프린트 트라이애슬론(Sharpe 등, 1996) 및 트레드밀 마라톤 달리기(Ross 등, 2008)에서 들숨근피로(IMF)가 발생하는 것을 확인하였다. 위에 인용된 모든 연구는 최대들숨압(MIP)을 사용하여 들숨근피로(IMF)를 평가했는데, 최대들숨압(MIP)은 들숨근육이 생성하는 근력에 대한 전반적, 자발적 대체 검사방법 가운데 하나이다(MIP 평가에 대한 설명은 6장 참조). 최대들숨압(MIP)은 그것의 장점(비침투성, 휴대성, 검사가 빠르고 쉬움, 신뢰성 및 전반적 힘의 정도 파악 가능)에도 불구하고, 피험자의 노력 여하에 영향 받기 쉽다는 비판을 받기도 한다. 다시 말해 운동 직후에 최대들숨압(MIP)이 낮게 나오는 경우, 원인이 생리적 요인이 아니라 노력 감소의 결과일 수 있다는 것이다. 그러나 가로막의 수축성 피로는 가로막 신경들을 전기 및 자기 자극을 이용해 격렬하게 운동시킨 후 검사를 한 실험실 연구에서도 확인되고 있다(Johnson 등, 1993; Mador 등, 1993; Babcock 등, 1997; Babcock 등, 1998). 따라서 실제 세계 스포츠 경기에 참여하거나 실험실에서의 경기 시뮬레이션 이후에 들숨근피로(IMF)가 발생한다는 연구결과 뿐만 아니라 엄격하게 통제된 실험실에서의 실험 역시 가로막이 심하게 운동한 후에는 수축성 피로가 나타난다는 실험 결과들을 볼 수 있다. 가로막이 운동에 의한 피로에 취약하다는 관찰은 운동 한계에서 호흡근의 역할에 대해 분명히 제고의 가치가 있다는 점을 시사한다(Romer & Polkey, 2008).

하지만 날숨근육은 어떠한가? 날숨근육의 기능이 실제 세계 스포츠 활동에 미치는 효과에 대해서는 들숨근육에 비해 연구가 훨씬 부족하며, 기존의 연구 데이터들도 최근 연구들과 반대되는 결과를 보이는 경우도 있다. 마라톤 달리기 후 검사에서 최대들숨압(MIP)은 감소하였지만, 최대날숨압(MEP)은 운동 후에도 변화가 관찰되지 않았다(Chevrolet 등, 1993; Ross 등, 2008). 유사하게 경기 후 최대들숨압(MIP)을 현저하게 감소시킨 트라이애슬론 역시 최대날숨압(MEP)에서는 변화가 없었다(Hill 등, 1991). 하지만 대조적으로, 실험실에서 2,000미터 조정 경주를 시뮬레이션한 타임 트라이얼 방식의 조정 경주에서 최대날숨압(MEP)이 상당히 감소되는 것이 관찰되었다(Griffiths & McConnell, 2007). 이와 유사하게도 실험실에서 사이클링 운동을 허용한계(T_{lim})까지 수행한 결과 최대날숨압(MEP)이 감소하는 것을 확인할 수 있었다(Cordain 등, 1994). 반대로 일부 저자는 최대 자전거 에르고미터 운동 후에 최대들숨압(MIP)은 감소하는 반면 최대날숨압(MEP)은 변화가 없었다고 보고하였다(Coast 등, 1999). 하지만 보다 최근의 연구를 보면 배근육에 대한 자기장 자극법을 이용해 날숨근육피로(EMF)를 평가한 결과 운동한계지점(T_{lim})까지의 고강도 자전거 에르고미터 운동 후에 날숨근피로(EMF)가 발생한다는 것을 입증했다(Taylor 등, 2006; Verges 등, 2006). 따라서 날숨근피로(EMF)는 특정 운동 방법 및/또는 운동 강도에 따라 다를 수 있다는 것을 알 수 있다. 다시 말해 최대 강도의 운동 및/또는 조정과 같이 날숨근이 추진력 전달에 중요한 역할을 하는 특정 스포츠 경기 후에 날숨근피로(EMF)가 나타나는 것으로 보인다.

하지만 전체적으로 보면, 많은 문헌들은 들숨근피로(IMF)가 날숨근피로(EMF)보다 더 다양한 활동에서 발생하며, 더 낮은 강도 및/또는 더 단시간의 활동 후에도 발생 가능성이 있다는 점을 지적하고 있다.

고려해야 할 다음 질문은 호흡근피로(RMF)가 기능적으로 영향을 미치는가 하는 것이다. 이 질문에 대한 해답을 얻기 위해 다양한 실험 설계를 이용해 연구하였지만, 크게는 두 가지의 기본 접근법을 사용하였다: 첫 번째는 호흡근피로(RMF)를 유도하고 이어지는 운동에 미치는 영향을 알아보는 것이고, 두 번째는 호흡근피로(RMF)의 발생을 가속하거나(호흡을 하는 동안 저항을 부가하므로) 지연시키기(환기장치를 착용하고 호흡의 일을 수행하므로) 위해 운동하는 동안 호흡 일을 인위적으로 조작하였다. 들숨근피로(IMF) 및 날숨근피로(EMF)가 생기면 이후의 전신 운동 시 호흡을 위해 의식적인 노력 강도가 증가하고, 일정하게 힘을 내야하는 운동을 할 때 운동한계지점(T_{lim})까지 도달하는 시간이 짧아지게 된다. 예를 들어, 들숨근피로(IMF)의 발생이 운동 내성에 미치는 영향을 알아보았던 초기 연구들 가운데 하나는 최대산소섭취량의 90% 수준에서 자전거 타기를 지속하는 능력이 23% 감소한다는 것을 보여주었다(Mador & Acevedo, 1991). 또한 운동을 지속하기 위해 의식적인 노력이 더 많이 든다고 느꼈다. 즉 들숨근피로(IMF)가 발생한 다음에 운동이 더 어렵게 느껴졌다. 약간 다른 실험 설계를 했던 연구도 있는데, 이미 발생된 들숨근피로(IMF)가 발바닥쪽굽힘근육 운동에 미치는 효과를 연구하였다(McConnell & Lomax, 2006). 이 연구에서 들숨근피로(IMF)가 발생한 이후에 발바닥쪽굽힘근육의 피로가 더 빠르게 발생하는 것을 관찰하였다(이유는 나중에 설명함).

보다 최근에는 자전거 타기 수행에 대해 날숨근피로(EMF)가 미치는 영향을 알아보는 연구가 있었다(Taylor & Romer, 2008). 이 연구를 통해 운동 시 날숨근피로(EMF)가 발생할 때 운동한계지점(T_{lim})이 감소하는(33%) 것을 관찰했을 뿐만 아니라 의식적으로 호흡을 위해 노력한다는 느낌 및 다리를 의식적으로 움직이려고 노력한다는 느낌이 증가했다는 것을 확인할 수 있었다. 날숨근피로(EMF)가 생긴 후에는 다리의 피로도가 더 심했다. 그러나 날숨근육을 미리 피로하게 만든 다음 날숨근피로(EMF)가 미치는 영향을 알아보는 연구를 해석할 때는 주의가 필요하다. 이와 관련하여 동일한 저자는 날숨 부하가 날숨근피로(EMF) 뿐만 아니라 들숨근피로(IMF) 역시 유도한다는 것을 확인하였다(Taylor & Romer, 2009). 다시 말해 운동 수행능력에 대한 날숨근피로(EMF)의 효과는 동반된 들숨근피로(IMF)에 의해 '오염'될 수 있다는 것이다. 이는 들숨근육이 날숨 압력 전달에 관여하기 때문이다. 따라서 운동 수행능력에 대한 날숨근피로(EMF)의 어떠한 효과도 날숨근육에서만 기인되었다고 할 수 없다.

표면적으로는 많은 연구들이 들숨근피로(IMF)와 날숨근피로(EMF)가 팔다리 근육의 피로를 악화시킨다는 점을 밝혔지만 결과적으로 호흡 근육의 피로가 팔다리 근육의 피로를 악화시키는 이유가 무엇인지에 대해서는 논리적으로 설명하지 못한 부분이 있었다. 그 답은 운동 중 호흡 일을 조작하는 것이 미치는 영향을 평가해온 일련의 연구 결과들에서 발견할 수 있다. 이론적으로 호흡 근육 일이 운동 수행능력을 제한하는 경우라면 운동 중 호흡 근육들이 수행하는 일의 양을 줄이면 운동 수행능력이 향상되어야만 한다. 마찬가지로 운동 중 호흡 일을 늘리면 운동 수행능력이 저하되어야 한다. 1990년대 중반에 수행된 일련의 매우 훌륭한 연구들에서는 운동 중 들숨근육의 부하를 줄이기 위해 환기 보조장치를 사용하였고, 반면 들숨근육의 일을 증가시키기 위해서는 기류 저항기를 사용하였다.

운동 내성에 대한 호흡 일의 영향을 조사하기 위한 초기 연구는, 최대 자전거 에르고미터 운동을 수행하는 동안 다리 혈류에 대해 호흡 일의 변화가 미치는 영향을 조사하였다(Harms 등, 1997). 다리 혈류와 호흡 일 사이의 상호 관계를 관찰하는 연구에서 들숨 일을 수행하는 동안 환기장치를 사용해 들숨 일을 줄인 결과 다리 혈류가 4.3% 증가했다. 대조적으로, 들숨 일을 할 때 기류 저항기로 들숨 저항을 증가시킨 결과 다리 혈류가 7% 감소했다. 다리 혈류의 변화는 다리에 있는 혈관에 주어지는 신경 자극의 변화에 의해 조정된다. 따라서 들숨 일이 증가하면 혈관이 수축되고, 감소하면 혈관이 확장된다. 일련의 후속 연구들을 보면, 팔다리 혈관 수축을 일으키는 자극은 들숨근육에서 시작하는 심혈관 반사이며, 이는 '들숨근육 대사 반사'로 알려지게 되었다(St Croix, 2000; Sheel 등, 2001; Sheel 등, 2001). 들숨근육들의 기능적 과부하가 운동하고 있는 팔다리의 혈류를 감소시키는 심혈관 조정 반사를 유도한다는 강력한 증거를 제공하는 연구들이 반복적으로 수행되었고, 더욱 확대되었다(McConnell & Lomax, 2006; Katayama 등, 2012). 초기 연구들에서 사용된 운동 모델은 초고강도 운동만이 들숨근육 대사 반사 활성화와 관련이 있다고 제안했다(Wetter 등, 1999). 그러나 보다 최근의 연구들에 따르면 들숨근육 부하를 동반한 중강도 운동 역시 들숨근육 대사 반사 활성화를 유발하며(Katayama 등, 2012), 보다 중요한 요인은 전신 근육에 대한 운동 강도가 아니라 들숨근육의 기능적 과부하임을 알려준다.

'들숨근육 대사 반사'는 들숨근육 내 대사산물이 축적되어 들신경 섬유(유형 III 및 IV)가 자극받아 발사 빈도가 증가될 때 활성화된다. 이러한 섬유의 자극은 일반적으로 혈관 수축을 유도하는 교감신경의 날신경을 자극하는 강도를 증가시킨다. 제한된 혈류는 운동하는 근육으로의 산소 공급을 제한하고 운동 중 발생하는 대사산물을 제거하는 기능 역시 저하시켜 해당 근육을 더 빨리 피로해지게 하고 운동 수행능력을 저하시킨다(McConnell & Lomax, 2006). 실제로 이러한 현상을 발견할 수 있었다; 들숨 일이 증가하거나 감소함에 따라 야기되는 다리 혈류의 변화와 운동으로 유발된 다리 피로의 크기 변화 사이에 상관관계가 있었다(Romer 등, 2006). 다시 말해 들숨 일이 증가하면 다리 혈류가 감소하고 다리 피로가 심해지며 운동 내성이 감소되는 반면, 들숨 일이 감소하면 그 반대 현상이 나타난다. 그러나 들숨근육의 수축성 피로가 대사 반사 활성화의 필수 전제 조건이 아니라는 점을 이해하는 것이 중요하다; 전제 조건은 대사산물의 축적이다. 하지만 대사산물의 축적이 반드시 수축성 피로를 유발하는 것은 아닐 수 있다. 실제로, 근육의 되먹임 회로가 피로를 방지하는 중요한 보호 기전을 제공할 수 있다는 주장들이 있다(Gandevia, 2001). 위의 결과를 요약하자면 RMF와 다리 피로는 연결된 하나의 원과 같이 연속적으로 일어난다; 즉, 대사 반사 활성화는 다리 혈관 수축을 촉진하고, 이는 다리 혈류를 감소시키고, 그렇게 되면 다리 피로가 가속화된다. 대사 반사 활성화에 대한 IMT의 효과에 대한 증거는 4장에서 검토할 것이다.

앞에서 우리는 IMF와 EMF가 호흡과 팔다리 노력에 미치는 영향, 즉 RMF가 운동 중 노력 감각을 강화한다는 것에 대해 간단히 언급했었다(Mador & Acevedo, 1991; Taylor & Romer, 2008). 팔다리 노력에 대한 영향에 대해 이제 명확히 이해해야 한다: IMF는 팔다리 혈류를 감소시키고, 그에 따라 산소 전달이 감소하며 팔다리 피로가 가속화된다. 약하거나 피로한 근육이 강하거나 생생한 근육보다 운동할 때 의식적인 노력이 더 필요하다는 것이 자명해 보일지라도, 이러한 현상을 뒷받침하는 신경생리학적 기전을 설명할 가치가 있다. 인간의 두뇌는 신경에서 나가는 자극의 크기를 판단할 수 있으며(McCloskey 등, 1983), 근육이 수축함에 따라 생성되는 힘의 양과 속도 및 움직임 가동 범위에 대한 정보를 판단할 수 있다(Cafarelli, 1982). 무거운 물체를 움직일 때는 많은 힘이 필요하고 천천히 움직여야 하며, 가동 범위가 제한적일 수 있다; 물론 가벼운 물체의 경우는 그 반대일 것이다. 뇌의 감각 영역은 근육으로 보낸 신경 자극의 크기와 근육에서 오는 감각 정보를 비교한다. 그렇게 함으로써 의식적 노력 정도를 표현한다. 필요한 만큼의 외력을 생성하는 데 필요한 신경 자극의 크기는 여러 요인에 의해 영향을 받지만 주로 근육의 힘에 의해 영향을 받는다. 강한 근육은 필요한 힘을 생성하는데, 더 낮은 신경 자극으로 충분하며, 이것이 근력 훈련 후에 무게가 더 가볍게 느껴지는 이유이다. 마찬가지로 피로한 근육은 필요한 힘을 생성하는데 더 높은 신경 자극이 필요하며, 이것이 근육이 피로할 때 무게가 더 무겁게 느껴지는 이유이다(Gandevia & McCloskey, 1978).

1장에서 설명한 것처럼 위에서 설명한 신경생리학적 원리는 다른 골격근과 마찬가지로 호흡근에도 동일하게 적용된다(Campbell, 1966). 따라서 호흡근육들의 약화, 피로 또는 강화는 의식적인 호흡 노력과 호흡곤란을 조정한다. 유사하게 비정상적인 호흡 기전은 의식적 호흡 노력을 심화시킨다(Scano 등, 2010). 최근에 '신경역학적 분리(neuromechanical uncoupling)'라는 용어는 신경 자극과 그것이 생성하는 역학적 움직임 사이의 불균형을 설명하는 데 사용되고 있다(1장 참조).

마지막으로, 중추성 의식적 노력과 중추성 피로에 대한 그룹 III과 IV 들신경 되먹임의 영향에 대해 몇 가지 새로운 증거를 언급하고자 한다. 그룹 III 및 IV 섬유는 중추 신경계 내의 여러 부위로 투사된다. 가장 최근에 Amann과 동료들은 선택적 μ-아편성 수용체 작용제를 사용하여 그룹 III 및 IV 섬유의 활동으로부터 생긴 들 되먹임이 운동 중 심폐 조절과 의식 반응 모두에서 '필수적인 기여자'로서 작용한다는 것을 처음으로 입증했다(Amann 등, 2010a). 이러한 연구 결과는 들숨근육을 강화하면 의식적 호흡 노력과 의식적인 팔다리 움직임이 모두 감소된다는 관찰과 일치하며(Romer 등, 2002a), 이러한 결과는 호흡과 운동 중인 근육에 있는 그룹 III 및 IV 들신경으로 부터의 되먹임이 감소하기 때문인 것으로 판단할 수 있다.

더욱이, 그룹 III 및 IV 들신경으로부터의 되먹임은 또한 중추신경계의 운동신경 자극을 억제함으로 중추성 피로 기전에 관여한다(Gandevia, 2001). 따라서 운동 중인 근육들로부터의 들신경 되먹임이 운동에 관여하는 팔다리 근육들과 호흡 근육들에서 치명적 피로가 발생하지 않도록 보호한다는 점을 시사하는 것이다(Gandevia, 2001). 실제로 Gandevia는 '중추성 피로의 극단적 예로서 들숨근육들에 대한 운동이 말초 피로가 매우 적은데도 불구하고 목적 있는 움직임을 수행하지 못하게 만들 수 있다'(Gandevia, 2001)고 제안했다. 통합 운동 반응을 조절하는 그룹 III 및 IV 들신경 되먹임의 중요성은 선택적 m-아편성 수용체 작용제 펜타닐을 사용한 상태에서와 사용하지 않은 상태에서 타임 트라이얼 형식의 자전거 타기를 수행하는 최근 연구에 의해 설명되었다(Amann 등, 2009). 자기 속도로 5km 타임 트라이얼을 하는 동안 경막내 펜타닐이 있었던 집단에서 위약 집단에 비해 넙다리네갈래근의 피로가 더 컸고, 중추성 운동 출력도 더 높았으며, 의식적 노력이 더 많이 들었다. 펜타닐 타임 트라이얼의 전반부에서 더 높은 운동 출력이 있었지만 후반부에서는 더 낮은 운동 출력이 발생하기 때문에 이 둘이 상쇄되어 결과적으로 전체 운동 수행 시간에 변화는 없었다. 그러나 위약과 비교하여 펜타닐에서 넙다리네갈래근 수축력의 감소가 더 컸으며(45.6% 대 33.1%), 이로 인해 운동 후 보행 문제가 발생하였다. 이러한 자료들을 근거로 저자들은 운동의 종료 시점에 운동 근육의 '기능적 예비력'을 보존하면서 최대 운동을 수행할 수 있기 위해 필요한 '최적의' 운동 강도를 피험자가 선택할 때 운동 근육의 들신경 되먹임이 중요한 역할을 한다는 점을 보여준 것이라고 주장하였다. 반면 전신 운동 중 중추성 피로에 대한 호흡근 그룹 III 및 IV 들신경의 구체적인 기여에 대해서는 여전히 더 많은 조사가 필요한 상황이다. 다만 가로막 기능 보호의 중요성을 감안할 때, 운동 중 가로막의 들신경으로부터 억제 되먹임이 호흡뿐만 아니라 운동 중추에서의 운동 출력에도 영향을 미친다고 추측하는 것이 합리적이다.

따라서 지난 10년 동안 밝혀진 증거들은 호흡근 일이 생각했던 것보다 더 큰 영향을 미친다는 점을 알려준다. 호흡 근육들은 심혈관 반사 조절, 즉 팔다리 혈류의 대사 반사 감소 반응을 통해 운동 한계에 기여할 수 있다. 더해서 호흡근들은 운동 중 의식적 노력을 만드는데 관여하고, 중추성 피로를 만드는데도 중요한 역할을 한다. 호흡 근육들을 강화하면 의식적 노력이 감소하고 운동 내성이 향상된다는 증거는 4장에서 검토할 것이다.

이 부분에서 우리는 건강한 사람들에서 호흡 근육들에 의해 운동 내성이 제한된다는 점을 고려했다. 이어지는 부분에서는 건강한 사람에서 운동 내성에 대한 호흡 관련성 제한이 더 심화됨에 따라 질병 관련 요인이 어떻게 운동을 제한하는지 설명할 것이다. 4장에서는 RMT를 통해 호흡 근육의 요구도와 수행력 사이의 관계를 재조정하는 것이 임상적 이점뿐만 아니라 호흡근 구조와 기능에 유익한 적응을 유도한다는 증거를 고려할 것이다.

호흡기질환(Respiratory disease)

만성폐쇄폐질환

만성폐쇄폐질환(COPD)을 가진 환자들은 복잡한 질병 양상을 가지고 있으며, 정확한 운동 제한 기전에 대한 논의가 계속되고 있다(Nici, 2008). 그러나 COPD 환자의 운동 제한과 관련된 주요 증상이 호흡곤란(dyspnoea)이라는 것에는 의심의 여지가 없고(O'Donnell & Webb, 2008a), 이런 호흡곤란의 정도는 COPD로 인한 폐와 전신의 변화에 의해 영향을 받는다('호흡역학 및 호흡근 기능의 변화' 참조). O'Donnell & Webb이 생생하게 표현한 대로 "숨을 쉴 수 없을 때는 다른 것들은 중요하지 않다!"(O'Donnell & Webb, 2008a). 호흡곤란과 더불어 COPD 환자들은 운동으로 인한 다리 근육의 피로(exercise-induced locomotor muscle fatigue)도 상당히 경험하고, 이런 피로에 대해서도 건강한 동일 연령의 대조군보다 더욱 민감한 경향이 있었다(Mador 등, 2003). 이처럼 말초적 요인들도 운동 제한에 중요한 역할을 하지만, 아래에서 논의할 것처럼 호흡근 일(work)의 증가도 팔다리에 산소공급을 감소시켜서 운동 제한에 영향을 미친다(Amann 등, 2010b).

COPD 환자에게서 들숨근 수요/용량 관계(inspiratory muscle demand/capacity)가 왜곡되면 들숨근이 심각한 과부하를 받는다(Moxham & Jolley, 2009). 이러한 불균형은 운동 중 팔다리의 혈류에 영향을 줄뿐만 아니라(Vogiatzis 등, 2011), 신경역학적 결합분리(neuromechanical uncoupling)를 통해 호흡곤란에 주요하게 기여한다(Moxham & Jolley, 2009). 이전 장에서 설명한 대로 COPD 환자들은 일차적인 들숨근 약화를 갖고 있고, 이것은 폐의 과다팽창으로 악화된다. 과다팽창은 폐 용량을 증가시켜 호흡의 탄성반동에 대항하는 일(elastic work of breathing)에는 물론 내인성 날숨-끝 양압(positive end-expiratory pressure, $PEEP_i$)에 의해 부과되는 들숨 역치 부하(inspiratory threshold load)에도 영향을 주어 들숨근 일(inspiratory muscle work)에 대한 수요를 상승시킨다. 들숨근의 과부하는 과다팽창의 역학적 결과로 인한 일회호흡량(tidal volume, V_T) 제한으로 인해 운동 중 빠른호흡(빠르고 얕은 호흡)을 하게 됨으로써 더욱 악화된다(O'Donnell & Webb, 2008b; O'Donnell 등, 2012). 그래서 빠르고 얕은 호흡 패턴으로 환기 요구량(ventilatory requirement, $\dot{V}_E$)이 증가하고, 들숨근 단축 속도의 증가로 들숨근의 기능적 약화가 더욱 심해진다(O'Donnell &Webb, 2008b). O'Donnell과 동료들은 과다팽창이 환기 제한과 운동 중 호흡곤란에 미치는 영향을 조사하기 위해 두 개의 선행연구를 후향적으로 분석하여, 환자를 질병의 중증도에 따라 네 가지 수준으로 분류하였다. 그리고 질병의 중증도가 들숨용량, V_T 증가, 호흡곤란 및 운동 내성에 강한 부정적인 영향을 미치는 것을 발견했다(O'Donnell 등, 2012). 점증적 자전거 운동을 하는 동안, 질병의 중증도와 관계없이 V_T 증가는 들숨근 용량(73–77%)과 동일한 비율에서 중단되었고, 그 후 호흡곤란은 급속하게 증가하였다. 연구자들은 호흡곤란과 운동내성이 '운동 중 환기가 점증적으로 감소할 때 발생하는 호흡곤란 증가와 V_T 증가에 대한 중요한 제약'과 관련되어 있다고 결론을 내렸다(O'Donnell 등, 2012).

COPD 환자의 과다팽창은 운동 중 가로막 활성도를 최대 수준까지 증가시킬 수 있는데, 운동내성 한계에 가까운 점증적 운동검사의 종료 지점에서 가로막 활성도는 81%까지 상승할 수 있다(Sinderby 등, 2001). 이것은 가로막(그리고 보조 근육도 가능)이 운동 중 매우 높은 상대적 강도에서 작용한다는 것을 시사한다. 역설적이게도 가로막신경 자극을 이용한 가로막 수축 피로 연구에서는 COPD 환자에서 증상제한 운동 후 가로막 피로에 관한 일관성 있는 근거를 찾지 못했으나(Mador 등, 2000a; Mador 등, 2000b), 다리 근육의 피로는 관찰하였다(Mador 등, 2000a). 이러한 명백한 역설은 이전 장에서 언급하였고, 본 장의 마지막 문단에서 좀 더 자세히 다루겠다.

유산소 체력 감소와 말초근육의 근육병도 운동 시 젖산 산증을 빠르게 발생시키고 환기 요구량을 증가시켜 COPD 환자의 운동 제한에 기여한다. 이러한 요인도 폐의 과다팽창을 악화시키며, 들숨근 일과 관련성이 있다. 따라서 운동 중 COPD 환자의 호흡곤란 정도는 폐의 과다팽창 정도와 유의한 상관관계를 갖고 있다는 것은 놀랍지 않다(O'Donnell & Laveneziana, 2007). 약물적 또는 수술적, 비침습양압환기 등으로 폐 용적을 줄여줌으로써 들숨근의 작업 수요량을 감소시키는 중재로 호흡곤란이 유의하게 감소된다는 몇몇 연구들이 있다(Ambrosino & Strambi, 2004). 이러한 연구들은 들숨근 수요/용량 관계에서 수요 측면을 수정하면 호흡곤란을 감소시킬 수 있다고 제시한다. 따라서 수요/용량 관계에서 용량 측면을 수정하면 호흡곤란을 동일하게 완화시킬 수 있다는 것도 합리적인 제시이다. 이와 관련된 근거는 4장에서 고찰할 것이다.

들숨근 작업 수요를 감소시키는 것도 COPD 환자의 다리 근육의 수행력에 영향을 미친다. 헬리옥스(저밀도 가스)를 흡입하여 호흡의 작업을 감소시킬 경우, COPD 환자의 운동 내성이 향상되고 운동으로 인한 다리 피로가 감소된다(Butcher, 2008). 이는 이차적으로 팔다리의 혈류가 개선될 수 있기 때문이다(Vogiatzi 등, 2011). 마찬가지로, 비례보조환기(proportional assist ventilator)를 사용하여 들숨근 부하를 줄이면 COPD 환자의 운동 내성이 향상되고, 다리의 부담이 감소하며 다리의 산소공급(oxygenation)이 개선된다(Borghi-Silva 등, 2008b); CHF 환자에서도 동일한 결과가 관찰되었다. 이러한 데이터는 선행 연구에서 건강한 젊은 운동선수들에게 들숨근 부하를 감소시켰을 때 관찰한 결과와 완전히 일치한다(Harms 등, 1997). 건강한 젊은 운동선수들에서 광범위하게 제시된 들숨근 대사반사(metaboreflex)가(Dempsey 등, 2006; 위 참고) COPD 환자에게서도 작용하여 팔다리의 혈류와 운동 내성을 제한한다(Dempsey 등, 2006; Scano 등, 2006).

이런 자료는 COPD 환자의 가로막의 수축성 피로를 일관성 있게 관찰되지 않지만, 팔다리 피로는 관찰된다는 명백한 역설을 설명해 줄 수도 있다(Mador 등, 2000a). 들숨근 작업 수준이 높아지면 명백한 가로막 피로 징후가 나타나기 전에 들숨근 대사반사가 활성화될 수 있다. 이런 활성화는 팔다리의 혈류를 감소시키고, 팔다리의 피로를 악화시키는 교감신경 유출의 일반적인 증가를 초래하는데(Romer 등, 2006), 가로막의 피로가 증가되기 전에 선행되어 나타날 수 있다. 실제로 일부 연구자들은 들숨근 대사반사가 가로막의 산소공급을 보존하는 보호 반사의 일부라고 주장하고(Seals, 2001), 이로 인해 들숨근이 피로로부터 보호된다. III과 IV 유형 들신경섬유로부터의 피드백이 힘듦에 대한 지각(effort perception)과 중추성 피로에 영향을 미친다는 근거가('건강한 사람' 장을 참고) 일부 집단에서 운동 중 가로막의 수축성 피로가 관찰되지 않는 이유를 설명해 준다(Gandevia, 2001).

가로막의 피로가 나타나지 않도록 보호하는 또 다른 요인은, 운동이 진행됨에 따라 가로막의 작업에 대한 보조근의 지원이 증가하는 것이다. 이러한 전략은 건강한 청소년 운동선수(Babcock 등, 1996)와 COPD 환자(Yan 등, 1997)에게서 모두 나타난다. 유감스럽게도 운동 후 COPD 환자의 MIP에 대한 결과 보고는 폴란드어로 작성된 연구 하나뿐이다. 이 연구의 초록에서는 점증적 트레드밀 운동 검사 후 MIP와 MEP가 각각 11%와 10% 감소하였다고 보고하고 있다(Maskey-Warzechowska 등, 2006). 그러나 이전에 언급한 바와 같이, COPD 환자가 내성의 한계(들숨 시 식도 내 압력의 이완률이 감소하는)에 도달할 정도로 걸었을 때 들숨근 전체의 피로가 나타났다는 증거가 있으며(Coirault 등, 1999). 이것은 들숨 보조근의 피로를 시사한다(Kyroussis 등, 1996). 이러한 자료는 특정 근육의 피로와 일반적인 운동 내성을 연구할 때 환원주의적 접근법을 취하는 것의 위험성을 강조한다. 들숨근은 잠재적 운동 제한 요인으로 무시할 수 없다. 그 이유는 고도의 환원주의적 기능 지수인 가로막 연축 압력이 운동 후 낮은 빈도의 피로를 나타내지 않는 것으로 보이기 때문이다.

그러나 건강한 젊은 성인에서는 가로막의 수축성 피로가 존재하는 반면, COPD 환자에서는 그렇지 않은 이유에 대해 의문을 제기하는 것은 합리적이다. 운동 중 가로막의 파워 생산과 운동 후 피로 사이의 관계는 가로막의 작업 강도 자체가 피로의 크기를 결정하는 요인 중 하나라는 것을 제시한다(Babcock 등, 1995). 운동 중 대사성 산증의 중등도와 활용 가능한 혈류량과 같은 요소들이 가로막 작업에 피로를 유발하는 자극을 강화시킬 수 있다고 제시하고 있다(Babcock 등, 1995). 다시 말해 혈액 흐름이 제한되고 대사성 산증이 존재할 때에만 가로막 작업에 피로가 유발된다. 건강한 청년에게서는 혈액 순환 제한과 대사성 산증이 나타나서 운동이 제한되는데, COPD 환자는 이 수준에 도달하기 전에 호흡곤란으로 운동이 제한된다. 따라서 COPD 환자에게는 운동 중 가로막 작업의 강도가 상대적으로 높지만, 가로막의 혈류와 근육 섬유의 세포 외 환경이 충분히 제한되지 않기 때문에 가로막의 수축성 피로는 유발되지 않을 수 있다.

마지막으로, COPD 환자의 운동 반응에 관한 연구가 대체로 운동 장비로 고정형 사이클을 사용했다는 것을 고려해야 한다. 점증 사이클 에르고미터 운동과 점증 셔틀워킹 운동 시 COPD 환자의 환기와 대사 반응을 비교한 연구(Palange 등, 2000)에서 모든 $\dot{V}O_2$ 수준에서 $\dot{V}_E$가 더 높았고, 걷기 운동에서 더 가파른 비율로 증했다. 또한 걷기 운동 시 V_T가 더 낮았다. 호흡근이 자세 조절과 안정성을 유지하는 데 기여하는 역할을 고려할 때('호흡근의 비호흡 기능' 참조), 호흡근이 보행 시 자세 조절에 기여해야 하는 필요성 때문에 호흡 패턴의 변형은 호흡근의 호흡기능을 이차적으로 손상시킬 수 있다. COPD 환자가 보행 시 들숨 보조근은 가로막과 동기화되지 않고 수축하며, 호흡곤란은 운동 내성을 제한하는 주요한 증상이다(Delgado 등, 1982). Gosselink와 동료들은 COPD 환자의 6분걷기검사에서 MIP가 넙다리네갈래근 근력과 함께 수행력에 크게 기여한다고 보고하여(Gosselink 등, 1996), 들숨근의 기능이 보행의 내성에 중요한 역할을 한다는 것을 뒷받침했다. 따라서 일상생활 활동 중 COPD 환자는 호흡근과 관련된 다양한 요인들로 인해 다양한 움직임의 제한을 경험할 수 있다. 이러한 요인으로 비호흡 기능으로 자세 조절근 역할을 하는 들숨근 기능이 COPD 악화로 손상되는 것도 포함된다. 4장에서는 RMT를 통해 호흡근 구조와 기능에 유익한 적응을 유도하여 호흡 펌프 근육의 수요와 용량 관계에 다시 균형을 잡아주는 근거와 임상적 이점을 설명할 것이다.

천식

천식 환자의 운동 제한에 대한 연구는 COPD 환자와 비교해 적다. 그러나 기도 폐색이 심각하여 과다팽창이 발생하고 그로 인해 호흡곤란이 주요 증상으로 나타나서 운동을 제한한다. 이러한 기저 기전은 COPD 환자와 유사하지만, 천식에서는 상대적으로 정상적인 흡기 근육 기능으로 인해 수요/용량 관계의 불균형이 크지 않을 수 있다(Hill, 1991). 천식 환자는 또한 COPD 환자보다 다리 근육의 기능을 보다 잘 유지하는 경향이 있다(de Bruin 등, 1997). 따라서 운동 유발 기관지 수축이 없는 안정된 천식 환자에서는 호흡과 관련된 운동 제한이 건강한 사람들과 유사하다. 그러나 질환의 중증도가 회복 불가능하면, 호흡과 관련된 운동 제한이 COPD 환자와 유사해 진다. 4장에서 들숨근 훈련이 천식 환자의 운동 내성을 향상시킨다는 근거를 고찰할 것이다.

기관지확장증

기관지확장증 환자의 운동 내성을 제한하는 요인들은 COPD 환자와 유사하다. 증상적으로 주된 운동 제한 요인은 호흡곤란으로, 이것이 이차적으로 날숨 기류 제한과 동적 과다팽창을 유발한다(Koulouris 등, 2003). COPD에서 설명한 것과 같이, 동적 과다팽창은 들숨근에 영향을 주는 다양한 역학적 변화를 초래하여 호흡곤란과 운동 제한에 기여한다. 또한 과다팽창은 들숨근에 과부하를 주고, 제한적 결함이 존재하면 들숨근 작업을 증가시키는 데도 기여한다.

낭성섬유증

낭성섬유증(CF) 환자는 호흡 작업이 증가하는데(Dunnink 등, 2009), 이는 다양한 요인으로 인해 발생한다; 무용공간, 공기 잡힘과 기도저항 증가, 폐 순응도 감소 등 모두가 호흡 작업 증가에 기여할 수 있다. 말초근육의 디컨디셔닝도 젖산 역치를 감소시키고 운동 중 환기 요구량을 증가시킨다. CF 환자에서 호흡 작업은 운동 중 호흡곤란을 유발하는 주요 원인으로 확인되었다(Leroy 등, 2011). CF 환자의 들숨 근력 지수는 정상일 수도 있고, 심지어 증가할 수도 있지만, 최대 들숨근 작업 용량은 감소될 수 있다(Ionescu 등, 1998; Enright 등, 2007). 게다가 들숨근 지구력 감소는 운동 중 호흡곤란과 허파꽈리 저환기와 관련이 있다(Leroy 등, 2011). 따라서 호흡근의 수요/용량 관계에서 양측 모두가 운동 중에 영향을 받을 수 있으며, 이것이 운동 내성의 감소에 기여한다. 4장에서 IMT가 CF 환자의 운동 내성을 향상시키는 근거를 고찰할 것이다.

제한성 가슴벽장애

제한성 가슴벽장애는 호흡근의 수요/용량 관계의 양측 모두에 영향을 준다('호흡역학 및 호흡근 기능의 변화' 장 참조). 또한, 척추측만증과 같은 상태는 디컨디셔닝과 영양학적 요인 및 전신적 염증 등 복합적인 영향으로 인해 근육 약화가 일반적으로 나타난다(Martinez-Llorens 등, 2010). 척추측만증 초기 단계에서 일반적인 근육 약화가 존재하면 주요한 운동 제한 요인은 다리의 불편감일 수 있는데, 특히 사이클 에르고미터와 점증적 운동프로토콜을 사용하는 경우이다(Martinez-Llorens 등, 2010). 그러나 앞서 언급한 대로 다리의 불편감은 대사반사 활성화로 인한 들숨근 과부하의 징후일 수도 있다('스포츠 세계의 교훈' 장을 참조). 흥미롭게도 Martinez-Llorens 등(2010)이 최대 사이클링 수행력이 호흡근과 말초근육의 근력 모두를 고려한 공식으로 가장 가깝게 예측할 수 있다는 것을 발견했다. 이는 척추측만증 초기 단계에서 운동 제한이 다양한 요인에 의해 발생한다는 것을 시사한다. 그러나 가슴벽 변형이 증가하고 제한성 폐질환의 특징이 뚜렷해질수록 호흡 관련 요소가 주요한 운동 제한 요인이 될 수 있다(Martinez-Llorens 등, 2010).

강직성 척추염 환자에서 운동 내성은 폐 기능 손상과 가장 밀접한 관련이 있는 것으로 보인다. 구체적으로 다중 단계적 회귀분석에서는 폐활량이 운동 내성의 변동성 55%를 설명한다고 보고되었다(Ozdem Yr 등, 2011). 그러나 폐활량 자체가 운동 내성에 직접적인 영향을 미칠 가능성은 낮다. 오히려 이러한 상호관계는 가슴 확장의 어려움과 운동 내성 사이의 연관성을 드러내는 것으로 보인다. 전자(가슴 확장의 어려움)는 운동 내성을 제한하는데 많은 영향을 줄 수 있는데, 특히 호흡에 필요한 감각과 들숨근 과부하에 영향을 준다. 특히 강직성 척추염 환자에서 들숨 근력과 지구력이 최고 사이클 에르고미터 작업량과 최대 산소섭취량의 변동성 약 60%를 독립적으로 설명한다(van der Esch 등, 2004). 이것은 들숨근에 대한 치료가 필요함을 강력히 시사한다. 제한성 가슴벽장애 환자를 위한 호흡 운동에 대한 근거는 4장을 참조하길 바란다.

사코이드증과 사이질폐질환

사코이드증(sarcoidosis)과 사이질폐질환(interstitial lung disease, ILD)은 운동성 호흡곤란과 운동 불내성을 포함하는 많은 임상적 특징을 공유한다('호흡역학 및 호흡근 기능의 변화' 장 참조) (Anderson & Bye, 1984). 운동 불내성의 기저에는 여러 가지가 요인이 있으며(Markovitz & Cooper, 2010), 이러한 복잡성으로 인해 안정 시 폐 기능과 운동 내성 사이의 관련성이 낮아진다(Cotes 등, 1988).

사이질폐질환 환자는 운동 시 빠른호흡을 하는데, 이것은 폐의 순응도 감소에 기인한다(Agusti 등, 1991). 이러한 특징은 들숨근 작업을 증가시키고 호흡곤란에 기여한다(1장 참조). 빠르고 얕은 호흡은 운동 중 V_T 증가 제한과 관련된 적응이지만, 호흡역학이 운동 제한에 어느 정도 영향을 미치는지에 대해서는 여전히 논란이 있다. 모든 연구에서 환기 제한이 존재한다고 밝혀진 것은 아니기 때문이다(Markovitz & Cooper, 2010). 그러나 운동 종료 시 '호흡의 여유'가 나타나서 오해를 불러일으킬 수 있는데, 이것이 운동이 비호흡적인 요인에 의해 제한되었음을 반드시 나타내는 것은 아니다('건강한 사람들' 장을 참조).

더욱이 빠르고 얕은 호흡으로 인해 발생하는 무용공간 대 일회호흡량(V_D/V_T)의 비정상적으로 높은 비율은 운동의 환기 요구량을 증가시키며, ILD의 다른 특징인 운동 중 동맥혈 산소포화도 저하 및 폐포와 동맥 간 산소분압차를 증가시키는데 기여한다. 이러한 변화의 주요 기전은 확산 제한보다는 환기/관류($\dot{V}/\dot{Q}$) 불균형으로 보인다(Markovitz & Cooper, 2010). 또한 운동 종료 시 V_D/V_T는 운동 종료 시 동맥혈 산소분압과 매우 높은 상관관계($r = 0.909$)가 있으며(Hansen & Wasserman, 1996), 이는 잠재적인 운동 제한 요인들 사이의 복잡한 상호 관계를 명확히 제시한다.

ILD 초기 단계에서는 운동이 폐 고혈압과 관련이 있는데, 이것은 동맥 저산소혈증의 이차적인 결과로 나타난다(Markovitz & Cooper, 2010). 그러나 추가 산소공급이 폐 혈관 수축을 완전히 완화시키지 않는다(Widimsky 등, 1977), 이로 인해 근육의 대사반사 활성화와 같은 요인이 폐 동맥압을 상승시키는 데 기여하는지에 대한 의문을 일으킨다(Lykidis 등, 2008). '건강한 사람들'이라는 장에서 논의된 것처럼, 높은 수준의 들숨근 작업은 이동 근육의 조기 피로를 유발할 수 있는 들숨근 대사반사의 활성화와 관련될 수 있다. 일부 ILD 환자에서 말초근육 기능 장애가 확인되기 때문에, 이것은 ILD 환자에서 특히 중요할 수 있으며, 네갈래근의 근력 약화는 운동 제한과 관련이 있다(Markovitz & Cooper, 2010). 마찬가지로 사코이드증 환자에서는 골격 근육의 육아종적인 변화가 이동 및 호흡 근육의 기능 장애에 기여하고, 네갈래근의 근력 약화가 운동 불내성과 관련이 있다(Spruit 등, 2005). 따라서 ILD와 사코이드증을 동시에 가진 환자에서 들숨근 약화와 높은 수준의 들숨근 작업 및 들숨근 대사반사의 활성화가 동반된 경우에는 팔다리 근육의 혈관 수축이 유발되어 말초 근육 피로와 운동 불내성이 악화될 수 있다. 현재까지 사코이드증이나 ILD 환자를 대상으로 시행한 호흡근 훈련에 대한 연구는 없다.

만성심부전 및 폐 고혈압
(Chronic heart failure and pulmonary hypertension)

만성심부전(CHF)의 특징은 호흡곤란과 운동 불내성이다. CHF 환자는 상대적으로 낮은 운동 강도에서도 높은 수준의 호흡곤란과 팔다리의 불편감을 경험한다(Wilson & Mancini, 1993). CHF 증후군의 복잡성 때문에 운동 불내성에 기여하는 개별적인 이상 요인들을 분리하기 어렵게 한다. 그러나 호흡곤란이 CHF에서 운동 불내성에 크게 기여하기 때문에, 폐의 기여가 매우 중요하다는 것은 분명하다. 보다 구체적으로 지난 10년 동안 들숨근 기능과 들숨근의 수요/용량 관계가 CHF에서 운동 불내성에 중요한 기여를 한다는 근거가 제시되어 왔다(Ribeiro 등, 2012).

CHF 및 COPD에서 운동 중 호흡곤란을 유발하는 원인에는 하나 이상의 공통점이 있는데, 그것은 들숨근 작업에 대한 높은 요구이다. 앞선 '호흡역학 및 호흡근 기능의 변화' 장에서 설명한대로, CHF에서 이러한 증가된 요구는 과도한 환기 반응, 빠른 호흡 패턴, 폐의 순응도 증가와 날숨유속 제한 등 다양한 요인에 의해 발생한다. 이런 요구 증가와 함께 들숨근 기능 장애로 인해 들숨근 작업 능력이 감소한다(Ribeiro 등, 2012). 또한 CHF 환자는 심각한 심박출량 감소에 대응해야 한다(Pina 등, 2003). CHF 자체가 심박출량과 혈류에 미치는 영향은 폐 순환에만 국한되지 않는다. 운동 중에는 근육 혈류가 저하되어 산소 공급량과 대사산물 제거가 감소하며, 결과적으로 무산소 대사에 더 많이 의존하게 된다. 이것은 들숨근에 영향을 미쳐서, 그 결과 대사성 산증이 유발되어 환기량 증가를 자극한다(Franco, 2011). CHF 환자는 화학반사 민감도가 더 높아져서, 화학반사 활성화에 대한 환기 반응과 근육의 교감신경 활동이 증가한다(Ribeiro 등, 2012). 또한 제한된 심박출량의 일부를 차지하기 위한 경쟁으로 인해 운동 중 들숨근 내의 관류 부족과 산소공급 감소가 발생한다는 근거도 있다(Mancini 등, 1991; Terakado 등, 1999).

CHF 환자에서 운동 시 과다호흡은 높은 수준의 들숨 신경 드라이브와 더불어 들숨압력 생성 용량(MIP)에 대한 높은 수요와 관련이 있다(Vibarel 등, 1998). 이런 문제와 함께 보조 근육의 관류가 감소된다는 증거가 있기 때문에, CHF 환자에서 들숨근 피로를 예상할 수 있다(Mancini 등, 1991). COPD와 마찬가지로, CHF 환자에서 운동 관련 들숨근 기능의 변화는 상대적으로 연구가 적으며, 거의 대부분 가로막 수축 기능에 관한 연구로 제한된다. 한 연구에서는 CHF 환자가 증상 제한 사이클 에르고미터 검사 후 가로막 수축 압력(TwP_{di})의 변화가 없었다(Kufel 등, 2002). 이 연구에서 4명의 환자는 호흡곤란으로 운동을 중단하였고, 6명은 다리의 피로로 운동을 중단하였다. 운동 후 가로막 피로의 부재는 이후 점증 사이클 에르고미터 검사를 이용하여 운동내성의 한계를 연구한 연구에서도 확인되었다(Dayer 등, 2006). 그러나 이러한 데이터는 호흡의 작업이 다리 피로에 기여할 수 있다는 증거가 있으므로 주의해서 해석해야 한다(Dempsey, 2010). 또한 가로막 피로의 부재는 운동 시 과다호흡에 들숨 보조근이 작용함으로써 가로막을 피로로부터 보호한다는 것을 설명될 수도 있다(COPD 참조). COPD 환자에서 들숨 보조근 피로가 운동 후 발생하는 것처럼, CHF 환자에서도 운동 후 보조근 피로가 존재하는 증거가 있으며, 이 피로는 호흡곤란과 관련이 있는 것으로 보인다(Hughes 등, 2001). CHF 환자가 호흡곤란을 참을 수 없는 정도까지 걸었을 때, 들숨근 이완 속도가 느려졌다는 것은 전반적인 들숨근의 피로를 나타내는 증거가 될 수 있다(Hughes 등, 2001). 이 연구의 저자는 이러한 결과가 들숨근에 가해지는 수요와 그 수요에 대응하는 들숨근의 용량 사이에 불균형과 일치한다고 결론을 내렸다.

CHF 환자에서 들숨근의 제한적인 역할은 운동 중 호흡의 작업 감소가 운동내성을 향상시킨다는 증거로도 지지받고 있다. CHF 환자가 점증 운동검사에서 헬리옥스를 흡입하면 운동내성 한계에 도달하는 시간이 증가한다(Mancini 등, 1997). 또한 CHF 환자가 운동 중 들숨 보조를 받을 경우(압력 지원을 통한 부분적인 들숨근 부하 감소), 일정한 하중이 적용되는 사이클검사에서 운동내성 한계에 도달하는 시간이 증가한다(O'Donnell 등, 1999). 이 경우 다리 불편감의 감소도 나타났다.

이러한 데이터는 들숨근 대사반사 활성화가 나타나지 않는 운동내성이 향상된 건강한 운동선수가 호흡 보조를 받았을 때와 유사하다(Harms 등, 1997), 운동 중 호흡 보조로 다리 작업에 대한 지각이 감소하는 것은 다리의 혈류가 개선되었기 때문이다. 이러한 결과를 들숨근 부하 감소가 CHF 환자의 다리 작업을 감소시키고 운동내성을 향상시켰다는 또 다른 연구가 간접적으로 지지한다. 이러한 변화는 다리의 산소공급 개선과 관련있다(Borghi-Silva 등, 2008a). 이 연구자들은 COPD 환자에서도 동일한 결과를 관찰했다(Borghi-Silva 등, 2008b). 직접적인 증거로는 CHF 환자가 들숨근 부하가 감소된 상태에서 사이클 운동(최대 파워의 60%)을 할 때 팔다리의 혈류가 개선되었을 제시한 연구가 있다(Olson 등, 2010). 그러나 건강한 사람들과 달리 CHF 환자의 들숨근에 부하가 주어졌을 때, 정상 호흡 중 관찰된 것 이상의 팔다리의 혈류 감소는 없었다. 따라서 CHF 환자는 이미 정상 호흡 중 팔다리 혈관에 교감신경 출력이 최대가 되었기 때문에, 호흡 작업이 증가할 때 교감신경 출력이 증가되기 어렵다. 이러한 데이터는 CHF 환자의 운동 제한에 들숨근 대사반사의 역할을 지지한다. 심박출량이 손상된 환자에서 대사반사는 운동 제한에 특히 중요한 역할을 할 수 있다.

CHF 환자에서 심장 기능의 안정 지수는 운동 내성을 예측하는 좋은 인자는 아닌 것으로 보인다. 반면 호흡 기능의 지수는 예측력이 뛰어나다(Faggiano 등, 2001). CHF 환자에서 운동 불내성에 기여하는 인자로서의 들숨근 기능의 주요 중요성은 최고 산소섭취량이 MIP(MEP는 아님)(Nishimura 등, 1994; Chua 등, 1995)는 물론 들숨 용량(Nanas 등, 2003)과 관련이 있음을 제시한 연구결과를 통해 지지받고 있다. 들숨 용량은 운동내성의 독립적인 예측 인자요인이며, 폐포모세혈관 쐐기압력(폐의 순응도 결정 인자)과 상관관계가 있다. 앞선 연구(Chua 등, 1995)에서는 들숨근 용량의 중요성을 제시하고 있고, 이후 연구에서 CHF 환자의 운동 내성을 결정하는 들숨근 작업 수요의 역할을 제시하고 있다.

4장에서는 CHF 환자에서 들숨근 훈련이 운동내성을 향상시킨다는 근거를 고찰할 것이다.

신경학적 및 신경근육 질환
(Neurological and neuromuscular disease)

척수 손상

SCI 환자에서 호흡 증상은 흔하게 나타나며, C5 수준의 손상을 가진 사람의 73%에서 호흡곤란이 나타나지만, T8 이하의 손상을 가진 사람에서는 그 비율이 29%에 불과하다(Spungen 등, 1997).

그러나 현재로서는 호흡곤란이 운동 제한 요인으로 얼마나 기여하는가는 명확하게 밝혀지지 않았다. '호흡역학 및 호흡근 기능의 변화' 장에서 설명한 대로, SCI는 호흡역학은 물론 폐와 호흡근 기능에 심각한 변화를 초래한다. 호흡에 미치는 영향은 손상 수준과 정도 및 손상 후 경과 시간에 따라 달라진다. 상위 척수 수준의 급성 손상을 가진 SCI 환자에서는 호흡에 대한 가장 극심한 장애가 나타난다. 호흡역학 및 호흡근 기능의 변화로, 들숨근 수요/용량 관계에 불균형이 발생하여 호흡곤란과 운동-유발 들숨근 피로가 나타날 수 있다(Taylor 등, 2010).

상체 운동에 사용되는 근육량이 작기 때문에, 전신 운동에 비해 상체 운동을 할 때 최고 운동에 대한 심호흡계 반응의 절대 값은 낮다. 이와 관련된 중요한 문제는 운동에 참여한 작은 근육량이 호흡 펌프에 과부하를 주기 충분한 대사적 및 환기적 요구를 발생시켜, 운동을 제한하는 요소로 작용하는지 여부이다.

SCI 환자와 건강한 사람들 간에 심호흡계 반응을 직접 비교한 연구는 상대적으로 적지만, 팔-크랭크 운동 및 휠체어 추진 중 훈련받지 않은 SCI 환자에서 최대 운동 값이 더욱 낮게 나타나는 경향이 있었다(Glaser 등, 1980; Keyser 등, 1999). 이것은 더 적은 몸통 근육량이나 호흡역학의 손상을 나타내는 것일 수 있다. 또한 SCI 환자에서는 산소에 대한 환기 동등량도 손상되어 동일한 산소 섭취량 수준에서 환기량이 더 낮은데, 그 손상의 크기는 척수 손상 수준에 비례한다(Lassau-Wray & Ward, 2000). 이것은 척수 손상 수준이 더 뇌 수준으로 올라갈수록 분당 환기량의 반응이 점증적으로 손상될 수 있음을 제시한다. 이러한 손상은 대사성 산성증에 대한 효과적인 호흡 보상 능력에 영향을 주어, 이로 인해 피로가 빨리 유발될 수 있다(2장 참조).

운동이 환기 요인에 의해 제한되는 정도는 명확하지 않다. 고도로 훈련된 패럴림픽 선수들의 경우, 경부 척수 손상이 일정한 파워로 운동 내성 제한까지 팔-크랭크 운동(최대 전력의 90%)을 수행하는 동안 환기 제약을 유발하지 않았다(Taylor 등, 2010). 이것은 들숨근 피로의 어떠한 증거도 없이, 환기 용적과 유량의 여유 용량을 통해 입증되었다. 피로의 부재는 운동 중 심박출량에 대한 정상적인 경쟁이 없었기 때문일 수 있다. SCI에서 운동에 참여는 작은 근육량이 호흡근에 공급되는 산소량을 감소시킬 정도까지 국소 혈류량을 감소시키는 것으로는 보이지는 않는다. 대부분 선수들(7명 중 5명)은 호흡곤란보다 팔의 불편함이 더 크다고 평가했다. 비록 둘 다 최대 운동 종료 시 최대로 크다고 평가하지는 않았지만, 양쪽의 수치는 호흡기질환 환자가 점진적 트레드밀 운동검사의 최고에 도달했을 때 측정된 값과 유사했다(Hamilton 등, 1996b). 그리고 패럴림픽 선수들에서 산소에 대한 환기 동등량은 감소하지 않았는데, 이것은 선수들의 분당 환기 전달 능력이 경부 척수 손상을 가진 비운동 선수들보다 우수함을 시사한다(위 내용을 참조). 따라서 패럴림픽 선수를 대상으로 한 연구 결과를 일반 척수 손상 환자에게 일반화하는 데는 제한점이 있다. 구체적인 호흡 근육 훈련에 관한 근거는 4장을 참조하길 바란다.

기타 신경근육병

신경근육병(NMD) 환자에서 근기능의 일반적인 저하로 신체 활동이 제한되기 때문에, 호흡곤란은 항상 존재하지 않을 수 있으며, 따라서 주된 운동 제한 요인이 되지 않을 수 있다(McCool 및 Tzelepis, 1995). 그러나 이것이 호흡과 관련된 제한이 없다는 것을 의미하지는 않는다. '건강한 사람들'에서 고찰한 대로, 들숨근 작업이 높아지면 들숨근 대사반사가 활성화되어 이미 손상된 이동 근육에 빠른 피로를 유발시킬 수 있다.

제한적인 양상의 폐 기능부전(Gibson 등, 1977)은 빠르고 얕은 호흡 패턴과 정상 수준보다 높은 일회호흡량에 대한 무용공간의 비율(V_D/V_T)을 유발한다. 이로 인해 분당 환기량($\dot{V}_E$)의 수요가 증가하고, 초기 대사성 산증이 악화되어 운동 중 호흡 작업이 증가한다. NMD 환자에서 절대적인 $\dot{V}_E$는 높지 않을 수 있지만, 호흡근 약화로 인해 상대적인 호흡 작업량이 증가하여 수요/용량 관계에 불균형이 유발된다. 따라서 NMD 환자에서 들숨근 대사반사 활성화는 이동 근육에 혈관 수축을 유발하여 운동 불내성과 말초근육 피로에 기여할 수 있다.

신경근육질환(NMD)에서 들숨근 대사반사가 운동 제한에 특히 중요한 역할을 할 수 있다; 여러 NMD(뒤셴느근디스트로피 및 베커근디스트로피, 그리고 팔팔다리이음 근디스트로피, 선천성 근디스트로피, 근염과 근병 등을 포함하는 기타 근육 질환)에서 교감신경계에 의해 매개되는 혈관수축과 반대로 신경 산화질소 합성효서 시스템 신경성 일산화질소 합성효소 시스템(neuronal nitric oxide synthase system, nNOS)의 장애가 확인되고 있다(Kobayashi 등, 2008). 따라서 nNOS 시스템의 기능 장애는 NMD 환자에서 이동 근육 피로를 유발하는 공통적인 기전으로 제시되고 있다(Aboussouan, 2009). 따라서 들숨근 대사반사는 이러한 환자들에게 특히 강력한 영향을 미칠 수 있으며, 이 근육들은 매력적인 치료 대상이 될 수 있다.

4장에서 들숨근 훈련이 NMD 환자의 운동 내성을 향상시키는 근거에 관해 고찰한다.

비만(Obesity)

비만 환자들에서 운동 중 호흡곤란은 흔한 증상이지만(Babb 등, 2008a), 역학적 관점에서 상대적으로 연구된 것은 적다. 극심한 호흡곤란이 모든 비만 환자들에게서 제한적인 증상은 아니지만, 호흡에 필요한 산소 소비량이 호흡곤란의 심각성을 결정하는 주요한 요인으로 보인다(Babb 등, 2008a). 비만 여성들에서 호흡 산소 소비량과 운동 중 호흡곤란의 관계를 직접 조사한 결과, 운동 시 호흡곤란을 경험하는 사람들에서 호흡 산소 소비량이 상당히 그리고 유의하게 더 높았다(38–70%)(Babb 등, 2008a). 뿐만 아니라 호흡곤란의 변동성의 약 65%가 호흡 산소 소비량의 변동성으로 설명되었다. 이러한 결과는 호흡곤란이 호흡근 작업과 직접적으로 관련되어 있음을 지지한다. 호흡근 작업은 상대적으로 정상적인 들숨근 근력에도 불구하고 상승하기 때문에, 호흡곤란은 들숨근 작업 수요와 그 수요를 충족시키는 들숨근 능력 간의 불균형을 반영한다(Campbell, 1966).

비만인에서 운동의 총 산소 소비량에 영향을 주는 중요한 요인은 지방의 분포이다. 예를 들어, 지방이 상체에 축적된 비만 여성들(평균 BMI 40 kg/m^2)이 지방이 하체에 지방이 축적된 여성들보다 자전거 타기 운동을 할 때 산소 소비량이 더 크고, 더 높은 분당 호흡량과 더 빠르고 얕은 호흡 패턴, 그리고 무산소 역치가 더 낮은 것으로 나타났다(Li 등, 2001). 이것은 지방이 몸통 주변에 축적될 때 호흡 작업이 증가하는 기전과 관련이 있음을 시사한다. 이 연구에서는 호흡곤란은 평가되지 않았지만(Ume 등, 2001), 상체에 지방이 축적된 그룹에서 호흡곤란이 더 심했을 것으로 추정할 수 있다.

그럼에도 불구하고, 호흡곤란으로 인한 운동 제한 정도와 이와 관련된 들숨근 수행 사이의 관계에 대한 의문이 생긴다. 비만 남성들(평균 BMI 42 kg/m^2)을 대상으로 한 연구에서는 호흡 작업을 기준으로 호흡근이 호흡작업을 유지할 수 있는 역량으로 상대적 호흡작업 지수를 만들었다(Chlif 등, 2007). 그리고 들숨근의 신경 활성도 지수를 측정했다. 비만 남성에서 비만이 아닌 남성과 비교하여 동일한 상대적 운동강도에서 더 높은 수준의 들숨 신경 활성과 호흡곤란이 나타났다. 일반적으로 비만 남성은 호흡 불편을 최소화하기 위한 전략으로 빠르고 얕은 호흡 패턴을 채택했다. 그러나 이 전략으로 호흡곤란은 정상화되지 않았다. 왜냐하면 운동 후 존재하는 들숨근 피로에 의해 입증된 것처럼, 호흡의 상대적 작업이 들숨근에 대해 여전히 높았기 때문이다. 이러한 데이터는 비만인이 들숨근 작업의 수요와 용량 사이에 불균형을 가지고 있다는 사실을 다시 강조한다.

Chlif 등(2007)의 연구에서 관찰된 들숨근 피로와 높은 수준의 들숨근 작업은 들숨근 대사반사 활성화의 위험이 비만인에서 매우 높을 가능성이 있음을 의미한다. 이런 영향은 '건강한 사람들' 장에서 설명되었으며, 이로 인해 팔다리의 혈류가 감소하여 팔다리의 불편감과 피로의 발달 속도와 크기가 증가한다. 지금까지 비만인에서 호흡곤란과 들숨근 작업 및 운동 내성의 상호관계는 주로 사이클 에르고미터 운동을 사용하여 연구되었다. 이 운동기구는 비만인에게 체중 영향을 최소화하기 위해 사용된다. 그러나 실생활에서 비만인에게 걷는 것이 요구되며, 걷기는 증가된 체중으로 인해 증가된 대사 및 환기 수요에 대처하기 위한 요구뿐만 아니라 호흡근이 자세 조절에 기여하는 역할에 대한 요구도 증가시킨다. 이러한 요인은 피할 수 없으며, 이러한 호흡근에 가해지는 요구를 악화시켜 호흡곤란, 들숨근 과부하 및 들숨근 대사반사 활성화로 인해 팔다리 피로가 가속화될 수 있다.

4장에서 호흡근 훈련이 비만 환자의 운동 내성을 향상시키는 근거에 관해 고찰한다.

노화(Ageing)

노화에 따른 폐의 변화를 '노인 폐기종'이라고 한다(Janssens 등, 1999). 따라서 심폐 질환이 없음에도 불구하고 노인에게서 운동성 호흡곤란이 흔하게 나타난다는 것은 놀라운 일이 아니다(Landahl 등, 1980). 또한 젊은 성인(40-59세)에 비해 건강한 노인(60-80세)이 점증 트레드밀 운동 중 표준 최대하 산소섭취량에서 호흡곤란이 Borg 척도로 1에서 2 정도 더 높았다(Ofir 등, 2008).

그러나 건강하고 활발한 노인의 호흡곤란 지각은 날숨유량 제한이나 $\dot{V}_E$와 상관관계가 없는 것으로 보인다. 대신 들숨근에 대한 상대적인 부하와 관련이 있는 것으로 보인다. 즉 들숨 압력-생성 용량의 퍼센트로서 들숨압력 요구, 즉 수요/용량 관계와 관련이 있는 것으로 보인다(Johnson 등, 1991). 운동 중 들숨압 생성의 요구는 $\dot{V}_E$에 대한 더 높은 요구, 동적 폐 과다팽창 및 역학적 제약과 같은 여러 가지 요인에 의해 건강한 노화에서 증가한다(Jensen 등, 2009a). 더욱이 들숨근 근력은 나이가 들면서 감소한다(McConnell & Copestake, 1999).

'건강한 사람들' 장에서 설명한 바와 같이, 들숨근 부하는 호흡 및 이동 근육 피로에 기여할 수 있다. 건강한 사람에서 운동 중단으로 이어지는 주요 증상은 '국소적' 이동 근육 피로와 '중추적' 호흡곤란이라는 두 가지 범주로 나뉜다(Ekblom & Goldbarg, 1971). 운동 제한에 대한 다리의 피로와 호흡곤란의 기여도를 평가할 때, 건강한 사람들의 60% 이상은 두 가지 증상이 함께 기여해서 운동을 중단한다(Hamilton 등, 1996a). 흥미롭게도 이 건강한 그룹(6 등급)에서 운동 중단 시 호흡곤란 등급(Borg CR-10 척도)은 호흡기질환을 가진 유사한 그룹(5 등급)보다 높았다(Hamilton 등, 1996a). 이러한 데이터는 건강한 사람에서도 호흡곤란이 운동 중단 결정에 중요한 기여를 하는 문제가 되는 증상임을 보여준다.

4장에서 들숨근 훈련이 건강한 노인의 운동 내성을 향상시키는 근거에 관해 고찰한다.

기타 질환(Miscellaneous conditions)

'호흡 역학 및 호흡근 기능의 변화' 장에서는 기계적 환기와 같이 운동 내성과 호흡 제한이 관련되지 않은 부분을 포함하여 광범위하게 여러 질환을 다루었다. 따라서 다음 장은 호흡 펌프의 수요/용량 관계가 운동 내성을 제한할 수 있는 질환에 한정한다.

당뇨병

당뇨병 환자는 들숨근 약화와 운동 중 들숨 압력 생성에 대한 요구가 증가되어 있다(Wanke 등, 1992). 따라서 호흡근의 수요/용량 관계가 불균형 상태에 있다('호흡 역학 및 호흡근 기능의 변화' 참조). 건강한 사람과 비교하여 당뇨병 환자는 사이클 에르고미터 운동 중 운동 내성이 저하되고, 호흡 노력에 대한 감각도 상승된다(Wanke 등, 1992). 당뇨병에서 운동에 대한 환기반응은 거의 연구되지 않았으므로, 호흡곤란이 주요한 운동 제한 요인인지 여부는 명확하지 않다. 그러나 당뇨병 환자(1형)에서 저산소 환기 자극 동안 신경역학적 결합해제(1장 참조)의 증거는 들숨 구동에 대한 역학적 반응의 손상을 시사하며, 호흡곤란이 증가한 들숨근 작업의 중요한 특징임을 시사한다(Scano 등, 1999). 구체적인 들숨근 훈련에 대한 근거는 4장을 참조하길 바란다.

암

암 환자의 가장 흔한 만성 증상 중 하나는 운동성 호흡곤란으로, 소아 암 생존자의 경우 10% 이상, 성인 암 환자의 경우 최대 70%에서 발생한다(Travers 등, 2008). 일반적으로 건강한 사람들과 비교하여 암 환자는 말초근력 약화되어 있고 젖산 역치가 저하되어 있다(Travers 등, 2008). 만성적인 설명되지 않은 운동성 호흡곤란을 가진 암 환자는 만성 호흡곤란이 없는 암 환자나 통제군에 비해 증상-제한 검사의 최고산소섭취량과 분당 환기량도 낮으며, 이러한 호흡곤란을 갖고 있는 환자의 70%에서 운동 제한의 주요한 요인이 호흡곤란이었다(Travers 등, 2008). 호흡곤란을 갖고 있는 암 환자는 운동 중 빠르고 얕은 호흡 패턴과 들숨용량의 감소로 감별될 수 있다(Travers 등, 2008). 후자는 들숨근 근력과 상관관계가 있어, 인과적인 관계를 시사한다(Travers 등, 2008).

최근 흉부 암 환자를 대상으로 한 연구에서도 운동 내성에 대한 들숨근 근력의 중요한 역할이 밝혀졌다(England 등, 2012). 다양한 생리학적 및 심리학적 요인을 탐색한 결과, 들숨근 근력(MIP)와 말초근력이 운동 내성(점증적 셔틀 걷기)의 중요한 결정 요인으로 나타났다. 호흡곤란이 환자의 92%에서 운동 중단에 기여했으며, 이것은 MIP가 말초근력보다 운동 내성의 더 강력한 결정 인자라는 것을 설명해준다. 연구자들은 두 가지 요인이 모두 치료 대상으로 고려되어야 한다고 제안했다. 현재까지 암 환자를 대상으로 한 호흡근 훈련에 대한 연구는 없다.

신경성식욕부진

불행하게도 신경성식욕부진 환자와 관련하여 출판된 문헌 대부분은 사례 연구를 기반으로 한 것이다. 그러나 한 연구에서 신경성식욕부진을 갖고 있는 19명의 젊은 여성과 '마른' (BMI 〈19 kg·m^{-2}) 대조군을 비교한 결과, 신경성식욕부진 여성에게서 최대 심박수와 산소섭취량, 젖산 역치, 분당환기량과 산소 맥박을 포함하는 모든 주요 심폐기능 변수가 최고 운동에서 더 낮게 나타났다(Biadi 등, 2001). 호흡곤란이 운동 제한에 어느 정도 기여하는지는 명확하지 않지만, 사례 연구의 결과는 들숨근 약화, 호흡곤란 및 운동 내성 사이의 관련성을 지지한다(Birmingham & Tan, 2003).

신경성식욕부진 환자에게 들숨근 훈련을 적용하는 목적은 근력을 회복하여 폐 기능을 개선하고 운동성 호흡곤란을 감소시키는 것에 있다. 현재까지 신경성식욕부진 환자를 대상으로 한 호흡근 훈련에 대한 연구는 없다.

임신

임신 중인 여성의 약 3/4 정도가 호흡 노력과 호흡곤란을 경험한다고 알려져 있다(Milne 등, 1978). 최근 한 연구는 임신 3기 여성의 사이클 에르고미터 운동에 대한 환기, 대사 및 지각적 반응을 수집하고, 출산 후 5개월에 수집된 데이터와 비교하였다. 참가자는 '임상적으로 유의한 활동 관련 호흡곤란(clinically significant activity-related dyspnoea, CSB)' 이 있는 그룹과 없는 그룹으로 분류하였다. 호흡 노력은 평균적으로 임신 3기에서 43% 더 높았으나, 호흡곤란은 CSB 그룹에서만 45% 더 높았다. CSB 그룹은 임신 3기와 출산 후 5개월에 모두 사이클 에르고미터 운동에 과도한 환기 반응을 보였다(Jensen 등, 2009b). 중추 환기 조절이나 호흡 역학에서는 차이가 없었기 때문에, CSB 그룹에서 호흡곤란의 증가는 '증가한 환기에 대한 정상적인 지각'으로 설명되었다. 더 흥미로운 점은 호흡 작업의 상당한 증가가 CSB 없는 그룹에서는 호흡 노력에 대한 감각의 증가와 동반되지 않았다는 것이다. 현재까지 임신 중인 여성을 대상으로 한 호흡근 훈련에 대한 연구는 없다.

성대 기능이상과 들숨협착음

후두를 포함한 상기도 근육은 중요한 호흡 보조 근육이다. 정상적인 안정시 호흡에서는 들숨 시 성대를 벌려 성대문을 넓혀서 후두를 통해 들어오는 공기의 흐름에 차단이 생기지 않도록 한다. 이것은 뒤쪽 반지모뿔근육(posterior cricoarytenoid muscle)의 반사적 활성화를 통해 이루어진다. 이러한 반사가 없으면 성대 협착이 발생하여 상기도의 공기 흐름에 저항이 증가하여 호흡 작업 및 호흡곤란, 갑작스런 운동 불내성의 증가를 초래할 수 있다.

들숨협착음은 운동 중 성대 기능이상(vocal cord dysfunction, VCD)의 외적인 징후이다. 이 질환의 유병률은 5%에서 15% 사이이며, 종종 운동 유발성 천식과 혼동된다(Kenn & Hess, 2008). 그러나 증상이 운동 중에 갑자기 발생하고, 크고 빠른 들숨 시 쌕쌕거림이 동반된다는 것이 VCD의 주요 징후이다. 그럼에도 불구하고, VCD와 천식은 동시에 공존할 수 있다(Kenn & Hess, 2008). 들숨협착음의 정확한 원인은 알려져 있지 않으며, 다양한 병인이 존재할 것으로 추정된다. 그러나 성대 이완을 담당하고 상부 기도 개방을 유지하는 근육의 피로가 하나의 가능한 기전이다.

상기도 근육은 들숨 노력의 크기에 비례하여 활성화되므로, 들숨 부하를 외적으로 추가로 증가시키는 것은 대사 활동의 증가를 유도할 수 있으므로 상기도 근육에 대한 잠재적인 훈련 자극이 될 수 있다(How 등, 2007; Cheng 등, 2011). 따라서 저항성 들숨훈련기를 사용하여 상기도 안정화 근육을 훈련하는 것이 가능하다. VCD에 대한 구체적인 호흡근 훈련의 근거는 4장을 참조하길 바란다.

호흡근의 비호흡기능
(NON-RESPIRATORY FUNCTIONS OF THE RESPIRATORY MUSCLES)

얼마나 많은 환자가 고정식 에르고미터를 타는 것보다 걷기가 호흡을 더 힘들게 한다고 인식할까? 답은 전부는 아니지만 대부분 환자가 그렇게 인식한다는 것이다. 호흡근의 역할은 호흡 펌프를 구동하는 것 이상으로 확장된다. 그러나 자세조절(균형)과 코어 안정화에 기여하는 역할은 재활에서 완전히 간과되고 있다. 이러한 사실은 호흡근의 비호흡적 기능이 호흡근의 기능을 최대화하고 그와 관련된 불쾌한 증상을 최소화하기 위해 호흡근을 훈련하는데 매우 심오한 영향을 미칠 수 있기 때문에 놀라운 일이다.

이 시점에서 안정성과 조절이라는 개념의 차이를 정의하는 것이 도움이 된다. 이러한 개념은 여러 차례 재검토되고 있다:

- *코어 안정성:* 몸통과 허리골반 부위의 안정성을 유지하고, 척추를 손상으로부터 보호하고 팔다리 움직임을 생성하는 안정적인 플랫폼을 만드는 동작
- *자세조절:* 몸에 작용하는 불안정한 힘에 대응하여 균형을 유지하는 동작

몸통 근육의 비호흡적 역할은 종종 호흡 역할과 충돌하여, 두 역할 중 어느 것도 최적으로 수행되지 않을 수 있다. 근육계에서 기능적인 충돌이 발생하면, 문제 근육에 여유 용량을 제공하고 훈련을 통해 특정 신경 활성화 패턴을 정립함으로써 시스템 실패의 위험을 완화할 수 있다. 이 장에서는 기능적 호흡근 훈련의 이론적 근거를 발전시키기 위해 호흡근의 자세조절과 코어 안정화에 대한 역할을 고려한다.

고찰을 시작하기 전에, 이전에 정의한 코어 안정성의 개념을 약간 발전시키는 것이 도움이 된다. 간단하게 말해서, 코어 안정성은 팔다리가 움직임을 수행할 수 있는 안정된 플랫폼을 제공한다. 코어 근육에 의해 제공되는 안정된 플랫폼이 없다면, '*카누에서 대포를 발사하는*'(Tsatsouline 2000) 것과 거의 유사한 결과가 초래된다!

위에서 언급한 대로, 코어는 해부학적으로 팔다리가 움직임을 수행하는 안정한 기반이 되며, 척추, 골반 및 이러한 골조를 안정화하는 다양한 근육들로 구성된다. 팔다리의 주요 운동 근육과 안정화 근육 대부분은 골반과 척추에 부착된다. 호흡이 들어올리기, 내리기, 밀기/당기기와 같은 몸통-부하 작업과 기능적으로 연결되어 있다는 것은 수년 동안 알려져 왔다. 인간은 이러한 움직임 이전에 본능적으로 호흡을 하고, 호흡을 통해 가슴 속 안정화 공기압력을 발생시키며 복강내 압력을 증가시킨다(아래 참조). 일반적으로 부하 전 들숨 용량은 부하의 크기에 비례하고(Hagins & Lamberg, 2006), 체력 수준이 낮은 사람은 더 큰 예비 들숨 용적이 필요한 것으로 나타났다(Lamberg & Hagins, 2012). 훈련되지 않은 사람들, 특히 허리와 복부 근육이 약한 사람들은 안정화를 위해 구획 내 공기압력에 대한 의존도가 더 높았다.

배근육(배가로근, 배속빗근, 배바깥빗근, 배곧은근)은 상대적으로 큰 표재 근육으로, 배 구획을 보강하고 복강내 압력을 증가시켜 척추와 골반을 보강하여 안정화시킨다(Hodges 등, 2005). 이 근육들이 수축하여 단단한 실린더(또는 '코르셋')을 형성하며, 이 근육들이 복강내 압력을 증가시키는 능력은 골반 바닥 근육과 가로막의 수축 상태에 의해 영향을 받는다. 이것은 배 근육으로 형성된 단단한 실린더의 밑바닥과 뚜껑으로 고려할 수 있다. 실린더 벽의 수축으로 인해 증가한 복강내 압력은 뚜껑(가로막)이 제대로 고정되지 않으면 사라진다. 반대로 뚜껑이 실린더 내부 아래로 이동하면 복강내 압력은 증가할 수 있다(Hodges & Gandevia, 2000). 따라서 가로막은 복강 내 압력의 발달과 코어 안정성에 상당히 중요한 역할을 한다. 이 역할은 웨이트리프팅 운동 프로그램이 가로막의 두께와 근력을 증가시키고(DePalo 등, 2004), 비웨이트리프터보다 웨이트리프터의 가로막이 더 두껍고 강하다는 연구(McCool 등, 1997) 결과를 통해 확인되었다. 또한 가로막의 웨이트리프팅 작업에 대한 기여는 들어올리는 무게에 비례하며, 척추 부하를 유발하는 과제에서 가장 컸다(Al-Bilbeisi & McCool, 2000). 다양한 작업 중 가로막을 자기공명 영상(MRI)을 사용하여 관찰한 결과, 인간은 숨을 참는 동작에서 수의적으로 가로막을 수축시킬 수 있으며, 이는 안정화에 기여한다는 것을 시사한다(Kolar 등, 2009). 그러나 이 능력은 개인마다 다르며, 이것이 요통을 발생하는 이유를 일부 설명해 줄 수 있다(Kolar 등, 2009). 또 다른 흥미로운 연구 결과는 가로막 수축이 다양한 형태로 나타났으며, 이는 다양한 조건에서 가로막의 다른 부분들이 안정성에 관여하고 있다는 것과 아마도 가로막과 배 근육 사이의 상호작용에 변화를 반영할 수 있음을 시사한다(Kolar 등, 2009).

배가로근과 가로막은 자세조절에 관여하며, 척추를 불안정하게 만들거나 부하를 가하는 행동을 예상하여 자동으로 수축한다(Hodges 등, 1997a; Hodges 등, 1997b). 이러한 수축은 호흡의 단계와 상관없이 발생하며, 가로막의 호흡 작

용과 중첩될 수 있음을 시사한다. 이처럼 근육이 먼저 수축하는 것(feedforward contractions)은 주동근에서 근전도(electromyogram, EMG) 활동이 감지되기 약 20 밀리세컨드 전에 발생하며(Hodges 등, 1997a; Hodges 등, 1997b), 척추를 보호하기 위한 전략의 일환으로 몸통을 보강하고 자세조절을 한다. Hodges와 동료들은 자세의 문제로 어깨의 빠른 굽힘에 관심을 갖았다. 예를 들어, COPD 환자가 지지받지 못한 채 팔을 들어 올리는 일상생활동작을 하면 숨이 가빠지는 것으로 잘 알려져 있다(Breslin, 1992). 이런 증상은 특히 머리 감기와 같이 팔을 머리 위로 들어 올릴 때 발생한다. 이것은 호흡 근육의 안정화 및 균형 조절 과제와 관련이 있다고 볼 수 있다. 이와 같은 경우 독립적인 팔 저항 운동은 이런 환자의 호흡곤란에 별다른 영향을 미치지 않는다(Janaudis-Ferreira 등, 2011).

연구 결과, 호흡 요구가 증가하는 상황에서 가로막의 호흡에 대한 역할은 항상 자세조절에 대한 역할보다 우선시 된다(Hodges 등, 2001). 따라서 운동을 하는 상황에서는 가로막의 자세조절 역할이 손상될 수 있으며, 이는 부상의 위험을 증가시키거나 낙상 또는 균형 상실의 위험을 증가시킬 수 있다. 이것은 호흡 요구가 높은 모든 활동에 중요한 영향을 미친다. COPD 환자가 팔로 체중을 지지하고 몸통을 앞으로 기울이면 호흡근의 자세조절 역할이 감소되어 호흡 압력과 최대 수의적 환기량이 증가될 수 있다는 사실에 의해서도 호흡근의 호흡 및 비호흡 역할 간의 요구가 상충된다는 것을 입증한다(Cavalheri 등, 2010). 이 결과는 또한 자세가 호흡곤란을 완화하는 이유를 설명하는 데 도움이 된다.

심혈관 질환과 COPD을 포함하여 많은 만성 질환은 낙상의 위험 증가와 관련이 있다(Lawlor 등, 2003). Lawlor와 동료들의 최근 전향적 연구(2003)는 6개월 동안 COPD 환자 중 약 3분의 1이 넘어진다고 보고하였다. 이 연구자들은 COPD 환자는 낙상하기 쉽다는 결론을 내렸고, 다른 연구에서는 이러한 낙상이 호흡곤란에 대한 지각을 약화시키는 것과도 관련이 있다고 보고하였다(Roig 등, 2011). COPD 환자의 낙상에 대한 내적 위험 요인으로는 다리 근력 약화와 보행 및 균형의 감소와 같은 잘 알려진 요인들이 포함된다(Roig 등, 2009). 후자 요인에 관련하여 COPD 환자에서 구체적인 균형 감소가 확인되었는데, 신체 동요 증가(Butcher 등, 2004; Chang 등, 2008; Smith 등, 2010)와 팔을 뻗어 균형을 유지하는 능력의 저하(Butcher 등, 2004; Eisner 등, 2008) 등이 포함된다. 지금까지는 팔다리 근력 약화가 COPD 환자의 균형 감소의 원인이라는 가정이 있었다. 그러나 최근의 연구는 COPD 환자는 자세조절 전략도 손상되어 발목의 고유수용성 피드백에 더 크게 의존한다고 제시한다(Janssens 등, 미발표 연구). 이 전략은 요통이 있는 사람에게서도 관찰되지만, 무릎, 엉덩이 및 척추를 포함하는 정상적인 다-분절 전략보다 차선책이고 비효율적이다(Butcher 등, 2004). 흥미롭게도 들숨근이 피로하면, 건강한 참가자는 불안정한 지지면 위에 서 있을 때보다 큰 자세 동요를 경험했으며, 정상적인 다-분절 전략을 포기하고 발목 부위를 조정하는 전략에 의존했다(Janssens 등, 2010). 따라서 호흡근 피로(inspiratory muscle fatigue, IMF)가 존재할 때 건강한 사람의 자세조절 전략은 만성 요통과 COPD 환자와 같아졌다. 이러한 데이터는 자세조절에 몸통 근육의 기여가 저하될 때, 사람들이 발목을 중심으로 한 자세조절 전략으로 되돌아가는 것을 시사한다. COPD 환자의 경우 이런 것이 들숨근의 균형에 대한 자세조절 기여가 저하되어 발생할 수 있다. 이것으로 COPD 환자에서 낙상의 위험이 더 클 수 있음을 설명할 수 있다(Janssens 등, 미발표 연구).

몸통 근육 기능과 관련된 여러 요인들 간의 상관관계는 38,000명 이상의 호주 여성을 대상으로 한 횡단면 연구에서 강조되었다(Smith 등, 2006). 요실금 및 호흡 장애를 가진 여성은 이러한 장애가 없는 여성보다 요통의 유병률이 더 높았다. 이러한 결과는 요실금(Deindl 등, 1994) 및 호흡기질환(Hodges 등, 2000)에 의해 가로막과 배 및 골반 바닥 근육의 자세조절 기능이 감소된다는 이전 생리학적 자료에 의해 뒷받침된다. 또한 만성 요통 환자는 요통이 없는 사람보다 호흡과 관련된 자세동요가 크게 나타난다(Hamaoui 등, 2002). 그리고 건강한 사람이 들숨근이 피로해진 상태에서 등척성 몸통 폄 검사(수정 Biering-Sørensen 검사)를 수행하면 등 근육의 피로가 더 빨리 발생한다(Brumagne 등, 2008a). 이것은 몸통을 펴는 데 들숨근의 기여가 감소하면, 등 근육조직에 요구가 더 증가한다는 것을 시사한다. 이러한 데이터는 몸통 근육의 '분리된' 기능(호흡, 배뇨, 안정화, 균형)이 실제로 개별적이지 않고 서로 상호 의존적임을 뒷받침한다.

마지막으로, 몸통의 굽힘과 회전 같은 움직임은 호흡 기능도 갖고 있는 근육들에 의해 일어난다는 사실을 기억하는 것도 중요하다. 예를 들어, 몸통 회전은 배의 빗근들뿐만 아니라 갈비뼈 근육들도 관여한다. 또한 팔의 움직임에는 배속 압력 증가뿐만 아니라 갈비뼈 근육의 안정된 수축도 필요하다. 갈비우리를 뻣뻣하게 하고 안정화하면 가슴우리 확장이 어려워져 들숨근의 더 강력한 수축과 더 큰 들숨 노력이 필요하다. 이것은 COPD 환자가 지지되지 않은 팔을 움직이거나 가벼운 물건을 옮길 때도 호흡곤란을 느끼는 또 다른 이유일 수 있다.

이제 들숨 및 날숨 근육 모두 자세조절과 코어 안정화를 제공하는 데 기본이 된다는 사실이 분명해질 것이다. 그러나 배 근육은 대부분의 코어 안정화 훈련의 필수적인 부분이지만, 가로막이나 다른 들숨근은 그렇지 않다. 호흡곤란 환자에게 더 중요한 것은 호흡근의 비호흡적 기능이 호흡근에 기능적 과부하를 악화시켜 증상을 악화시키고 효과적인 자세조절 및 안정화를 저해한다는 것이다.

7장에서 호흡 및 자세 조절/안정화 문제를 모두 포함하는 기능적 호흡근 훈련을 시행하는 방법에 대해 살펴볼 것이다.

호흡근 훈련의 근거 (THE RATIONALE FOR RESPIRATORY MUSCLE TRAINING)

이전 장에서는 호흡근 작업에 대한 수요와 해당 수요를 충족하는 호흡근의 용량 사이에 불균형이 발생하는 다양한 상황에 대해 살펴보았다. 이러한 불균형은 다음 같을 요소에 의해 발생할 수 있다: (1) 급성 임상적 및/또는 환경적 변화, 예를 들어, 기관지수축, 운동, 자세 변화, (2) 만성 질환과 관련된 호흡근 및 호흡역학, 가스 교환의 효율의 변화, (3) 급성적 및 만성적인 영향의 조합, 예를 들어, COPD의 악화.

'호흡역학 및 호흡근 기능 변화' 장에서 수요/용량 불균형이 존재하는 다양한 상태의 병리생리학에 대한 개요를 제공했다. 각각의 경우에 해당하는 호흡근 훈련(respiratory muscle training, RMT)의 이론적 근거를 제시했다. 마찬가지로 '운동 제한에 대한 호흡근 역할' 장에서 운동제한에 대한 호흡근의 기여를 제시하고, 운동 내성을 향상시키는 RMT에 대한 이론적 근거를 확립했다. 마지막으로 호흡근의 비호흡 기능은 호흡근 작업에 대한 수요를 증가시켜 수요/용량 불균형을 악화시킨다는 것을 살펴보았다. 모든 상황에서 있어 RMT의 근본적인 근거는 수요/용력 불균형을 개선하는 것이다. 이러한 이점은 개별 환자의 불균형에 대한 임상적 특징에 따라 달라진다 — 운동 불내성 또는 호흡부전. 4장에서는 수요/용량 불균형 개선에 RMT가 미치는 영향에 대한 구체적인 근거를 살펴볼 것이다. RMT에 대한 적응증은 6장에서 다룰 것이다('기초 IMT의 일반적인 원칙').

참고문헌(REFERENCES)

Aboussouan, L.S., 2009. Mechanisms of exercise limitation and pulmonary rehabilitation for patients with neuromuscular disease. Chron. Respir. Dis. 6, 231–249.

Agusti, A.G., Roca, J., Gea, J., et al., 1991. Mechanisms of gas-exchange impairment in idiopathic pulmonary fibrosis. Am. Rev. Respir. Dis. 143, 219–225.

Akkoca, O., Mungan, D., Karabiyikoglu, G., et al., 1999. Inhaled and systemic corticosteroid therapies: Do they contribute to inspiratory muscle weakness in asthma? Respiration 66, 332–337.

Al-Bilbeisi, F., McCool, F.D., 2000. Diaphragm recruitment during nonrespiratory activities. Am. J. Respir. Crit. Care Med. 162, 456–459.

Amann, M., Proctor, L.T., Sebranek, J.J., et al., 2009. Opioid-mediated muscle afferents inhibit central motor drive and limit peripheral muscle fatigue development in humans. Am. J. Physiol. 587, 271–283.

Amann, M., Blain, G.M., Proctor, L.T., et al., 2010a. Group III and IV muscle afferents contribute to ventilatory and cardiovascular response to rhythmic exercise in humans. J. Appl. Physiol. 109, 966–976.

Amann, M., Regan, M.S., Kobitary, M., et al., 2010b. Impact of pulmonary system limitations on locomotor muscle fatigue in patients with COPD. Am. J. Physiol. Regul. Integr. Comp. Physiol. 299, R314–R324.

Ambrosino, N., Strambi, S., 2004. New strategies to improve exercise tolerance in chronic obstructive pulmonary disease. Eur. Respir. J. 24, 313–322.

Anderson, S.D., Bye, P.T., 1984. Exercise testing in the evaluation of diffuse interstitial lung disease. Aust. N. Z. J. Med. 14, 762–768.

Anthony, M., 2008. The obesity hypoventilation syndrome. Respir. Care 53, 1723–1730.

Anzueto, A., Tobin, M.J., Moore, G., et al., 1987. Effect of prolonged mechanical ventilation on diaphragmatic function, a preliminary study of a baboon model. Am. Rev. Respir. Dis. 135, A201.

Araujo, T.L., Resqueti, V.R., Bruno, S., et al., 2010. Respiratory muscle strength and quality of life in myotonic dystrophy patients. Rev. Port. Pneumol. 16, 892–898.

Babb, T.G., Ranasinghe, K.G., Comeau, L.A., et al., 2008a. Dyspnea on exertion in obese women: association with an increased oxygen cost of breathing. Am. J. Respir. Crit. Care Med. 178, 116–123.

Babb, T.G., Wyrick, B.L., DeLorey, D.S., et al., 2008b. Fat distribution and endexpiratory lung volume in lean and obese men and women. Chest 134,

704–711.
Babcock, M.A., Pegelow, D.F., McClaran, S.R., et al., 1995. Contribution of diaphragmatic power output to exercise-induced diaphragm fatigue. J. Appl. Physiol. 78, 1710–1719.
Babcock, M.A., Pegelow, D.F., Johnson, B.D., et al., 1996. Aerobic fitness effects on exercise-induced low-frequency diaphragm fatigue. J. Appl. Physiol. 81, 2156–2164.
Babcock, M.A., Harms, C.A., Pegelow, D.F., et al., 1997. Effects of mechanical unloading of inspiratory muscles on exercise-induced diaphragm fatigue. Am. Rev. Respir. Dis. 152, 178.
Babcock, M.A., Pegelow, D.F., Taha, B.H., et al., 1998. High frequency diaphragmatic fatigue detected with paired stimuli in humans. Med. Sci. Sports Exerc. 30, 506–511.
Bark, H., Heimer, D., Chaimovitz, C., et al., 1988. Effect of chronic renal failure on respiratory muscle strength. Respiration 54, 153–161.
Barreiro, E., de la Puente, B., Minguella, J., et al., 2005. Oxidative stress and respiratory muscle dysfunction in severe chronic obstructive pulmonary disease. Am. J. Respir. Crit. Care Med. 171, 1116–1124.
Baydur, A., Alsalek, M., Louie, S.G., et al., 2001. Respiratory muscle strength, lung function, and dyspnea in patients with sarcoidosis. Chest 120, 102–108.
Bellofiore, S., Ricciardolo, F.L., Ciancio, N., et al., 1996. Changes in respiratory drive account for the magnitude of dyspnoea during bronchoconstriction in asthmatics. Eur. Respir. J. 9, 1155–1159.
Biadi, O., Rossini, R., Musumeci, G., et al., 2001. Cardiopulmonary exercise test in young women affected by anorexia nervosa. Ital. Heart J. 2, 462–467.
Binks, A.P., Moosavi, S.H., Banzett, R.B., et al., 2002. 'Tightness' sensation of asthma does not arise from the work of breathing. Am. J. Respir. Crit. Care Med. 165, 78–82.
Birmingham, C.L., Tan, A.O., 2003. Respiratory muscle weakness and anorexia nervosa. Int. J. Eat. Disord. 33, 230–233.
Bissett, B., Leditschke, I.A., Paratz, J.D., et al., 2012. Respiratory dysfunction in ventilated patients, can inspiratory muscle training help? Anaesth Intensive Care 40, 236–246.
Bohannon, R.W., Williams Andrews, A., 2011. Normal walking speed: a descriptive meta-analysis. Physiotherapy 97, 182–189.
Borghi-Silva, A., Carrascosa, C., Oliveira, C.C., et al., 2008a. Effects of respiratory muscle unloading on leg muscle oxygenation and blood volume during high-intensity exercise in chronic heart failure. Am. J. Physiol. Heart Circ. Physiol. 294, H2465–H2472.
Borghi-Silva, A., Oliveira, C.C., Carrascosa, C., et al., 2008b. Respiratory muscle unloading improves leg muscle oxygenation during exercise in patients with COPD. Thorax 63, 910–915.
Breslin, E.H., 1992. Dyspnea-limited response in chronic obstructive pulmonary disease: reduced unsupported arm activities. Rehabil. Nurs. 17, 12–20.
Britto, R.R., Zampa, C.C., de Oliveira, T.A., et al., 2009. Effects of the aging process on respiratory function. Gerontology 55, 505–510.
Brouillette, R.T., Thach, B.T., 1979. A neuromuscular mechanism maintaining extrathoracic airway patency. J. Appl. Physiol. 46, 772–779.
Brubaker, P.H., 1997. Exercise intolerance in congestive heart failure: a lesson in exercise physiology. J. Cardiopulm. Rehabil. 17, 217–221.
Brumagne, S., Janssen, L., Polspoel, K., et al., 2008a. Inspiratory muscle fatigue and back muscle fatiguability in persons with and without low back pain. European Respiratory Society, Berlin, 2205. Eur. Respir. J. 32, 726S.
Brumagne, S., Janssens, L., Janssens, E., et al., 2008b. Altered postural control in anticipation of postural instability in persons with recurrent low back pain. Gait Posture 28, 657–662.
Buchman, A.S., Boyle, P.A., Wilson, R.S., et al., 2008. Respiratory muscle strength predicts decline in mobility in older persons. Neuroepidemiology 31, 174–180.
Buhimschi, C.S., Buhimschi, I.A., Malinow, A.M., et al., 2002. Pushing in labor: performance and not endurance. Am. J. Obstet. Gynecol. 186 (6), 1339–1344.
Butcher, S.J., 2008. Modulation of ventilatory mechanics during exercise in ventilation-limited populations. Appl. Physiol. Nutr. Metab. 33, 536–537.
Butcher, S.J., Meshke, J.M., Sheppard, M.S., 2004. Reductions in functional balance, coordination, and mobility measures among patients with stable chronic obstructive pulmonary disease. J. Cardiopulm. Rehabil. 24, 274–280.
Cafarelli, E., 1982. Peripheral contributions to the perception of effort. Med. Sci. Sports Exerc. 14, 382–389.
Callahan, L.A., 2009. Invited editorial on 'acquired respiratory muscle weakness in critically ill patients: what is the role of mechanical ventilation-induced diaphragm dysfunction?' J. Appl. Physiol. 106, 360–361.
Callegaro, C.C., Martinez, D., Ribeiro, P.A., et al., 2010. Augmented peripheral chemoreflex in patients with heart failure and inspiratory muscle weakness. Respir. Physiol. Neurobiol. 171, 31–35.
Campbell, E.J.M., 1966. The relationship of the sensation of breathlessness to the act of breathing. In: Howell, J.B.L. (Ed.), Breathlessness. Blackwell Scientific, London, pp. 55–64.
Canet, J., Mazo, V., 2010. Postoperative pulmonary complications. Minerva Anestesiol. 76, 138–143.
Carlucci, A., Ceriana, P., Prinianakis, G., et al., 2009. Determinants of weaning success in patients with prolonged mechanical ventilation. Crit. Care 13 (3), R97.
Caruso, P., Friedrich, C., Denari, S.D., et al., 1999. The unidirectional valve is the best method to determine maximal inspiratory pressure during weaning. Chest 115, 1096–1101.
Casaburi, R., Patessio, A., Ioli, F., et al., 1991. Reductions in exercise lactic acidosis and ventilation as a result of exercise training in patients with obstructive lung disease. Am. Rev. Respir. Dis. 143, 9–18.
Cavalheri, V., Camillo, C.A., Brunetto, A.F., et al., 2010. Effects of arm bracing posture on respiratory muscle strength and pulmonary function in patients with chronic obstructive pulmonary disease. Rev. Port. Pneumol. 16, 887–891.
Cejudo, P., Lopez-Marquez, I., Lopez-Campos, J.L., et al., 2009. Factors associated with quality of life in patients with chronic respiratory failure due to kyphoscoliosis. Disability Rehabilitation 31, 928–934.
Chang, A.T., Seale, H., Walsh, J., et al., 2008. Static balance is affected following an exercise task in chronic obstructive pulmonary disease. Journal of Cardiopulmonary Rehabilitation and Prevention 28, 142–145.
Chatham, K., Gelder, C.M., Lines, T.A., et al., 2009. Suspected statin-induced respiratory muscle myopathy during long-term inspiratory muscle training in a patient with diaphragmatic paralysis. Phys. Ther. 89 (3), 257–266.
Cheng, S., Butler, J.E., Gandevia, S.C., et al., 2011. Movement of the human upper airway during inspiration with and without inspiratory resistive loading. J. Appl. Physiol. 110, 69–75.

Chevrolet, J.C., Tschopp, J.M., Blanc, Y., et al., 1993. Alterations in inspiratory and leg muscle force and recovery pattern after a marathon. Med. Sci. Sports Exerc. 25, 501–507.

Chlif, M., Keochkerian, D., Mourlhon, C., et al., 2005. Noninvasive assessment of the tension-time index of inspiratory muscles at rest in obese male subjects. Int. J. Obes. (Lond.) 29, 1478–1483.

Chlif, M., Keochkerian, D., Feki, Y., et al., 2007. Inspiratory muscle activity during incremental exercise in obese men. Int. J. Obes. (Lond.) 31, 1456–1463.

Chlif, M., Keochkerian, D., Choquet, D., et al., 2009. Effects of obesity on breathing pattern, ventilatory neural drive and mechanics. Respir. Physiol. Neurobiol. 168, 198–202.

Chua, T.P., Anker, S.D., Harrington, D., et al., 1995. Inspiratory muscle strength is a determinant of maximum oxygen consumption in chronic heart failure. Br. Heart J. 74, 381–385.

Chua, T.P., Ponikowski, P., Webb-Peploe, K., et al., 1997. Clinical characteristics of chronic heart failure patients with an augmented peripheral chemoreflex. Eur. Heart J. 18, 480–486.

Clanton, T.L., Levine, S., 2009. Respiratory muscle fiber remodeling in chronic hyperinflation: dysfunction or adaptation? J. Appl. Physiol. 107, 324–335.

Coast, J.R., Haverkamp, H.C., Finkbone, C.M., et al., 1999. Alterations in pulmonary function following exercise are not caused by the work of breathing alone. Int. J. Sports Med. 20, 470–475.

Coirault, C., Chemla, D., Lecarpentier, Y., 1999. Relaxation of diaphragm muscle. J. Appl. Physiol. 87, 1243–1252.

Collet, F., Mallart, A., Bervar, J.F., et al., 2007. Physiologic correlates of dyspnea in patients with morbid obesity. Int. J. Obes. (Lond.) 31, 700–706.

Contreras, G., Gutierrez, M., Beroiza, T., et al., 1991. Ventilatory drive and respiratory muscle function in pregnancy. Am. Rev. Respir. Dis. 144, 837–841.

Cordain, L., Rode, E.J., Gotshall, R.W., et al., 1994. Residual lung volume and ventilatory muscle strength changes following maximal and submaximal exercise. Int. J. Sports Med. 15, 158–161.

Cotes, J.E., Zejda, J., King, B., 1988. Lung function impairment as a guide to exercise limitation in work-related lung disorders. Am. Rev. Respir. Dis. 137, 1089–1093.

Coxson, H.O., Chan, I.H., Mayo, J.R., et al., 2004. Early emphysema in patients with anorexia nervosa. Am. J. Respir. Crit. Care Med. 170, 748–752.

Cross, T.J., Sabapathy, S., Beck, K.C., et al., 2012. The resistive and elastic work of breathing during exercise in patients with chronic heart failure. Eur. Respir. J. 39, 1449–1457.

D'Amours, R., Clerch, L., Massaro, D., 1983. Food deprivation and surfactant in adult rats. J. Appl. Physiol. 55, 1413–1417.

Dayer, M.J., Hopkinson, N.S., Ross, E.T., et al., 2006. Does symptom-limited cycle exercise cause low frequency diaphragm fatigue in patients with heart failure? Eur. J. Heart Fail. 8, 68–73.

de Bruin, P.F., Ueki, J., Watson, A., et al., 1997. Size and strength of the respiratory and quadriceps muscles in patients with chronic asthma. Eur. Respir. J. 10, 59–64.

Decramer, M., 1997. Hyperinflation and respiratory muscle interaction. Eur. Respir. J. 10, 934–941.

Decramer, M., 2001. Respiratory muscles in COPD: regulation of trophical status. Verh. K. Acad. Geneeskd. Belg 63, 577–602; discussion 602–574.

Deindl, F.M., Vodusek, D.B., Hesse, U., et al., 1994. Pelvic floor activity patterns: comparison of nulliparous continent and parous urinary stress incontinent women: A kinesiological EMG study. Br. J. Urol. 73, 413–417.

De Jonghe, B., Bastuji-Garin, S., Durand, M.C., et al., 2007. Respiratory weakness is associated with limb weakness and delayed weaning in critical illness. Crit. Care Med. 35, 2007–2015.

Delgado, H.R., Braun, S.R., Skatrud, J.B., et al., 1982. Chest wall and abdominal motion during exercise in patients with chronic obstructive pulmonary disease. Am. Rev. Respir. Dis. 126, 200–205.

DeLorey, D.S., Babb, T.G., 1999. Progressive mechanical ventilatory constraints with aging. Am. J. Respir. Crit. Care Med. 160, 169–177.

Demoule, A., Verin, E., Montcel, S.T., et al., 2008. Short-term trainingdependent plasticity of the corticospinal diaphragm control in normal humans. Respir. Physiol. Neurobiol. 160, 172–180.

Dempsey, J.A., 2010. Cardiorespiratory responses to exercise in CHF: a conspiracy of maladaptation. J. Physiol. 588, 2683.

Dempsey, J.A., Romer, L., Rodman, J., et al., 2006. Consequences of exerciseinduced respiratory muscle work. Respir. Physiol. Neurobiol. 151, 242–250.

DePalo, V.A., Parker, A.L., Al-Bilbeisi, F., et al., 2004. Respiratory muscle strength training with nonrespiratory maneuvers. J. Appl. Physiol. 96, 731–734.

Deruelle, F., Nourry, C., Mucci, P., et al., 2008. Difference in breathing strategies during exercise between trained elderly men and women. Scand. J. Med. Sci. Sports 18, 213–220.

De Troyer, A., Wilson, T.A., 2009. Effect of acute inflation on the mechanics of the inspiratory muscles. J. Appl. Physiol. 107, 315–323.

Dewberry, R.G., Schneider, B.F., Cale, W.F., et al., 1993. Sarcoid myopathy presenting with diaphragm weakness. Muscle Nerve 16, 832–835.

Donath, J., Miller, A., 2009. Restrictive chest wall disorders. Semin. Respir. Crit. Care Med. 30, 275–292.

Dufresne, V., Knoop, C., Van Muylem, A., et al., 2009. Effect of systemic inflammation on inspiratory and limb muscle strength and bulk in cystic fibrosis. Am. J. Respir. Crit. Care Med. 180, 153–158.

Duggan, M., Kavanagh, B.P., 2010. Perioperative modifications of respiratory function. Best Pract. Res. Clin. Anaesthesiol. 24, 145–155.

Dunnink, M.A., Doeleman, W.R., Trappenburg, J.C., et al., 2009. Respiratory muscle strength in stable adolescent and adult patients with cystic fibrosis. J. Cyst. Fibros. 8, 31–36.

Eckert, D.J., Lo, Y.L., Saboisky, J.P., et al., 2011. Sensori-motor function of the upper airway muscles and respiratory sensory processing in untreated obstructive sleep apnea. J. Appl. Physiol. 111 (6), 1644–1653.

Eisner, M.D., Blanc, P.D., Yelin, E.H., et al., 2008. COPD as a systemic disease: impact on physical functional limitations. Am. J. Med. 121, 789–796.

Ekblom, B., Goldbarg, A.N., 1971. The influence of physical training and other factors on the subjective rating of perceived exertion. Acta Physiol. Scand. 83, 399–406.

England, R., Maddocks, M., Manderson, C., et al., 2012. Factors influencing exercise performance in thoracic cancer. Respir. Med. 106, 294–299.

Enright, P.L., Kronmal, R.A., Manolio, T.A., et al., 1994. Respiratory muscle strength in the elderly Correlates and reference values. Cardiovascular Health Study Research Group. Am. J. Respir. Crit. Care Med. 149, 430–438.

Enright, S., Chatham, K., Ionescu, A.A., et al., 2007. The influence of body composition on respiratory muscle, lung function and diaphragm thickness in adults with cystic fibrosis. J. Cyst. Fibros. 6, 384–390.

Epstein, C.D., El-Mokadem, N., Peerless, J.R., 2002. Weaning older patients from long-term mechanical ventilation: a pilot study. Am. J. Crit. Care 11, 369–377.

Estenne, M., De Troyer, A., 1985. Relationship between respiratory muscle electromyogram and rib cage motion in tetraplegia. Am. Rev. Respir. Dis. 132, 53–59.

Faggiano, P., D'Aloia, A., Gualeni, A., et al., 2001. Relative contribution of resting haemodynamic profile and lung function to exercise tolerance in male patients with chronic heart failure. Heart 85, 179–184.

Feathers, L.S., Wilcock, A., Manderson, C., et al., 2003. Measuring inspiratory muscle weakness in patients with cancer and breathlessness. J. Pain Symptom. Manage. 25, 305–306.

Ferretti, A., Giampiccolo, P., Cavalli, A., et al., 2001. Expiratory flow limitation and orthopnea in massively obese subjects. Chest 119, 1401–1408.

Filusch, A., Ewert, R., Altesellmeier, M., et al., 2011. Respiratory muscle dysfunction in congestiveheart failure – the role of pulmonary hypertension. Int. J. Cardiol. 150, 182–185.

Flaherty, K.R., Wald, J., Weisman, I.M., et al., 2001. Unexplained exertional limitation: characterization of patients with a mitochondrial myopathy. Am. J. Respir. Crit. Care Med. 164, 425–432.

Ford, E.S., 2005. The epidemiology of obesity and asthma. J. Allergy Clin. Immunol 115, 897–909; quiz 910.

Franco, V., 2011. Cardiopulmonary exercise test in chronic heart failure: beyond peak oxygen consumption. Curr. Heart Fail. Rep. 8, 45–50.

Frankenstein, L., Meyer, F.J., Sigg, C., et al., 2008. Is serial determination of inspiratory muscle strength a useful prognostic marker in chronic heart failure? Eur. J. Cardiovasc. Prev. Rehabil. 15, 156–161.

Frankenstein, L., Nelles, M., Meyer, F.J., et al., 2009. Validity, prognostic value and optimal cutoff of respiratory muscle strength in patients with chronic heart failure changes with beta-blocker treatment. Eur. J. Cardiovasc. Prev. Rehabil. 16 (4), 424–429.

Franssen, F.M., O'Donnell, D.E., Goossens, G.H., et al., 2008. Obesity and the lung: 5. Obesity and COPD. Thorax 63, 1110–1117.

Gandevia, S.C., 2001. Spinal and supraspinal factors in human muscle fatigue. Physiol. Rev. 81, 1725–1789.

Gandevia, S.C., McCloskey, D.I., 1978. Interpretation of perceived motor commands by reference to afferent signals. J. Physiol. 283, 493–499.

Gardini Gardenghi, G., Boni, E., Todisco, P., et al., 2009. Respiratory function in patients with stable anorexia nervosa. Chest 136, 1356–1363.

Gibson, G.J., Pride, N.B., Davis, J.N., et al., 1977. Pulmonary mechanics in patients with respiratory muscle weakness. Am. Rev. Respir. Dis. 115, 389–395.

Glaser, R.M., Sawka, M.N., Brune, M.F., et al., 1980. Physiological responses to maximal effort wheelchair and arm crank ergometry. J. Appl. Physiol. 48, 1060–1064.

Goldman, M.D., 2003. Lung dysfunction in diabetes. Diabetes Care 26, 1915–1918.

Gomez-Fernandez, P., Sanchez Agudo, L., Calatrava, J.M., et al., 1984. Respiratory muscle weakness in uremic patients under continuous ambulatory peritoneal dialysis. Nephron 36, 219–223.

Gonzalez-Moro, J.M., De Miguel-Diez, J., Paz-Gonzalez, L., et al., 2003. Abnormalities of the respiratory function and control of ventilation in patients with anorexia nervosa. Respiration 70, 490–495.

Gosselink, R., Troosters, T., Decramer, M., 1996. Peripheral muscle weakness contributes to exercise limitation in COPD. Am. J. Respir. Crit. Care Med. 153, 976–980.

Gosselink, R., Troosters, T., Decramer, M., 2000. Distribution of muscle weakness in patients with stable chronic obstructive pulmonary disease. J. Cardiopulm. Rehabil. 20, 353–360.

Griffiths, L.A., McConnell, A.K., 2007. The influence of inspiratory and expiratory muscle training upon rowing performance. Eur. J. Appl. Physiol. 99, 457–466.

Guleria, S., Agarwal, R.K., Guleria, R., et al., 2005. The effect of renal transplantation on pulmonary function and respiratory muscle strength in patients with end-stage renal disease. Transplant. Proc. 37, 664–665.

Hagins, M., Lamberg, E.M., 2006. Natural breath control during lifting tasks: effect of load. Eur. J. Appl. Physiol. 96, 453–458.

Hamaoui, A., Do, M., Poupard, L., et al., 2002. Does respiration perturb body balance more in chronic low back pain subjects than in healthy subjects? Clin. Biomech. (Bristol, Avon) 17, 548–550.

Hamid, Q., Shannon, J., Martin, J. (Eds.), 2005. Physiologic basis of respiratory disease. BC Decker, Hamilton.

Hamilton, A.L., Killian, K.J., Summers, E., et al., 1996a. Quantification of intensity of sensations during muscular work by normal subjects. J. Appl. Physiol. 81, 1156–1161.

Hamilton, A.L., Killian, K.J., Summers, E., et al., 1996b. Symptom intensity and subjective limitation to exercise in patients with cardiorespiratory disorders. Chest 110, 1255–1263.

Hansen, J.E., Wasserman, K., 1996. Pathophysiology of activity limitation in patients with interstitial lung disease. Chest 109, 1566–1576.

Harms, C.A., Dempsey, J.A., 1999. Cardiovascular consequences of exercise hyperpnea. Exerc. Sport Sci. Rev. 27, 37–62.

Harms, C.A., Babcock, M.A., McClaran, S.R., et al., 1997. Respiratory muscle work compromises leg blood flow during maximal exercise. J. Appl. Physiol. 82, 1573–1583.

Hart, N., Hawkins, P., Hamnegard, C.H., et al., 2002. A novel clinical test of respiratory muscle endurance. Eur. Respir. J. 19, 232–239.

Hart, N., Laffont, I., de la Sota, A.P., et al., 2005. Respiratory effects of combined truncal and abdominal support in patients with spinal cord injury. Arch. Phys. Med. Rehabil. 86, 1447–1451.

Heimer, D., Brami, J., Lieberman, D., et al., 1990. Respiratory muscle performance in patients with type 1 diabetes. Diabet. Med. 7, 434–437.

Hermans, G., Agten, A., Testelmans, D., et al., 2010. Increased duration of mechanical ventilation is associated with decreased diaphragmatic force: a prospective observational study. Crit. Care 14, R127.

Hill, A.R., 1991. Respiratory muscle function in asthma. J. Assoc. Acad. Minor. Phys. 2, 100–108.

Hill, N.S., Jacoby, C., Farber, H.W., 1991. Effect of an endurance triathlon on pulmonary function. Med. Sci. Sports Exerc. 23, 1260–1264.

Hiraizumi, Y., Fujimaki, E., Hishida, T.,

et al., 1986. Regional lung perfusion and ventilation with radioisotopes in cervical cord-injured patients. Clin. Nucl. Med. 11, 352–357.
Hodges, P.W., Gandevia, S.C., 2000. Changes in intra-abdominal pressure during postural and respiratory activation of the human diaphragm. J. Appl. Physiol. 89, 967–976.
Hodges, P.W., Butler, J.E., McKenzie, D.K., et al., 1997a. Contraction of the human diaphragm during rapid postural adjustments. J. Physiol. 505 (pt 2), 539–548.
Hodges, P.W., Gandevia, S.C., Richardson, C.A., 1997b. Contractions of specific abdominal muscles in postural tasks are affected by respiratory maneuvers. J. Appl. Physiol. 83, 753–760.
Hodges, P.W., McKenzie, D.K., Heijnen, I., et al., 2000. Reduced contribution of the diaphragm to postural control in patients with severe chronic airflow limitation. Respirology 5 (Suppl.), A8.
Hodges, P.W., Heijnen, I., Gandevia, S.C., 2001. Postural activity of the diaphragm is reduced in humans when respiratory demand increases. J. Physiol. 537, 999–1008.
Hodges, P.W., Eriksson, A.E., Shirley, D., et al., 2005. Intra-abdominal pressure increases stiffness of the lumbar spine. J. Biomech. 38, 1873–1880.
Holland, A.E., 2010. Exercise limitation in interstitial lung disease – mechanisms, significance and therapeutic options. Chron. Respir. Dis. 7, 101–111.
Hopkinson, N.S., Dayer, M.J., Moxham, J., et al., 2010. Abdominal muscle fatigue following exercise in chronic obstructive pulmonary disease. Respir. Res. 11, 15.
Hopman, M.T., van der Woude, L.H., Dallmeijer, A.J., et al., 1997. Respiratory muscle strength and endurance in individuals with tetraplegia. Spinal Cord 35, 104–108.
How, S.C., McConnell, A.K., Taylor, B.J., et al., 2007. Acute and chronic responses of the upper airway to inspiratory loading in healthy awake humans: an MRI study. Respir. Physiol. Neurobiol. 157, 270–280.
Hudgel, D.W., Harasick, T., 1990. Fluctuation in timing of upper airway and chest wall inspiratory muscle activity in obstructive sleep apnea. J. Appl. Physiol. 69, 443–450.
Hughes, P.D., Polkey, M.I., Harrus, M.L., et al., 1999. Diaphragm strength in chronic heart failure. Am. J. Respir. Crit. Care Med. 160, 529–534.
Hughes, P.D., Hart, N., Hamnegard, C.H., et al., 2001. Inspiratory muscle relaxation rate slows during exhaustive treadmill walking in patients with chronic heart failure. Am. J. Respir. Crit. Care Med. 163, 1400–1403.
Innocenti, F., Fabbri, A., Anichini, R., et al., 1994. Indications of reduced pulmonary function in type 1 (insulindependent) diabetes mellitus. Diabetes Res. Clin. Pract. 25, 161–168.
Ionescu, A.A., Chatham, K., Davies, C.A., et al., 1998. Inspiratory muscle function and body composition in cystic fibrosis. Am. J. Respir. Crit. Care Med. 158, 1271–1276.
Irfan, M., Jabbar, A., Haque, A.S., et al., 2011. Pulmonary functions in patients with diabetes mellitus. Lung India 28, 89–92.
Isono, S., Feroah, T.R., Hajduk, E.A., et al., 1997. Interaction of cross-sectional area, driving pressure, and airflow of passive velopharynx. J. Appl. Physiol. 83, 851–859.
Janaudis-Ferreira, T., Hill, K., Goldstein, R.S., et al., 2011. Resistance arm training in patients with COPD: a randomized controlled trial. Chest 139, 151–158.
Janssens, J.P., Pache, J.C., Nicod, L.P., 1999. Physiological changes in respiratory function associated with ageing. Eur. Respir. J. 13, 197–205.
Janssens, L., Brumagne, S., Polspoel, K., et al., 2010. The effect of inspiratory muscles fatigue on postural control in people with and without recurrent low back pain. Spine 35, 1088–1094.
Javaheri, S., Sicilian, L., 1992. Lung function, breathing pattern, and gas exchange in interstitial lung disease. Thorax 47, 93–97.
Jensen, D., Webb, K.A., O'Donnell, D.E., 2007. Chemical and mechanical adaptations of the respiratory system at rest and during exercise in human pregnancy. Appl. Physiol. Nutr. Metab. 32, 1239–1250.
Jensen, D., Ofir, D., O'Donnell, D.E., 2009a. Effects of pregnancy, obesity and aging on the intensity of perceived breathlessness during exercise in healthy humans. Respir. Physiol. Neurobiol. 167, 87–100.
Jensen, D., Webb, K.A., Davies, G.A., et al., 2009b. Mechanisms of activityrelated breathlessness in healthy human pregnancy. Eur. J. Appl. Physiol. 106, 253–265.
Johnson, B.D., Reddan, W.G., Seow, K.C., et al., 1991. Mechanical constraints on exercise hyperpnea in a fit aging population. Am. Rev. Respir. Dis. 143, 968–977.
Johnson, B.D., Babcock, M.A., Suman, O.E., et al., 1993. Exerciseinduced diaphragmatic fatigue in healthy humans. J. Physiol. 460, 385–405.
Johnson, B.D., Beck, K.C., Olson, L.J., et al., 2000. Ventilatory constraints during exercise in patients with chronic heart failure. Chest 117, 321–332.
Just, N., Bautin, N., Danel-Brunaud, V., et al., 2010. The Borg dyspnoea score: a relevant clinical marker of inspiratory muscle weakness in amyotrophic lateral sclerosis. Eur. Respir. J. 35, 353–360.
Kabitz, H.J., Schwoerer, A., Bremer, H.C., et al., 2008a. Impairment of respiratory muscle function in pulmonary hypertension. Clin. Sci. (Lond.) 114, 165–171.
Kabitz, H.J., Sonntag, F., Walker, D., et al., 2008b. Diabetic polyneuropathy is associated with respiratory muscle impairment in type 2 diabetes. Diabetologia 51, 191–197.
Kaminski, D.M., Schaan, B.D., da Silva, A.M., et al., 2011. Inspiratory muscle weakness is associated with autonomic cardiovascular dysfunction in patients with type 2 diabetes mellitus. Clin. Auton. Res. 21, 29–35.
Kang, S.W., 2006. Pulmonary rehabilitation in patients with neuromuscular disease. Yonsei Med. J. 47, 307–314.
Karacan, O., Tutal, E., Colak, T., et al., 2006. Pulmonary function in renal transplant recipients and end-stage renal disease patients undergoing maintenance dialysis. Transplant. Proc. 38, 396–400.
Karakurt, Z., Fanfulla, F., Ceriana, P., et al., 2011. Physiologic determinants of prolonged mechanical ventilation in patients after major surgery. J. Crit. Care 27 (2), 221 e9–221.e16.
Katayama, K., Iwamoto, E., Ishida, K., et al., 2012. Inspiratory muscle fatigue increases sympathetic vasomotor outflow and blood pressure during submaximal exercise. Am. J. Physiol. Regul. Integr. Comp. Physiol. 302, R1167–R1175.
Kawagoe, Y., Permutt, S., Fessler, H.E., 1994. Hyperinflation with intrinsic PEEP and respiratory muscle blood flow. J. Appl. Physiol. 77, 2440–2448.
Kenn, K., Hess, M.M., 2008. Vocal cord dysfunction: an important differential diagnosis of bronchial asthma. Deutsches Arzteblatt International 105, 699–704.
Ker, J.A., Schultz, C.M., 1996. Respiratory muscle fatigue after an ultra-marathon

measured as inspiratory task failure. Int. J. Sports Med. 17, 493–496.
Keyser, R.E., Rodgers, M.M., Gardner, E.R., et al., 1999. Oxygen uptake during peak graded exercise and single-stage fatigue tests of wheelchair propulsion in manual wheelchair users and the able-bodied. Arch. Phys. Med. Rehabil. 80, 1288–1292.
Kilicli, F., Dokmetas, S., Candan, F., et al., 2010. Inspiratory muscle strength is correlated with carnitine levels in type 2 diabetes. Endocr. Res. 35, 51–58.
Kobayashi, Y.M., Rader, E.P., Crawford, R.W., et al., 2008. Sarcolemma-localized nNOS is required to maintain activity after mild exercise. Nature 456, 511–515.
Kolar, P., Neuwirth, J., Sanda, J., et al., 2009. Analysis of diaphragm movement during tidal breathing and during its activation while breath holding using MRI synchronized with spirometry. Physiol. Res. 58, 383–392.
Koulouris, N.G., Retsou, S., Kosmas, E., et al., 2003. Tidal expiratory flow limitation, dyspnoea and exercise capacity in patients with bilateral bronchiectasis. Eur. Respir. J. 21, 743–748.
Kovelis, D., Pitta, F., Probst, V.S., et al., 2008. Pulmonary function and respiratory muscle strength in chronic renal failure patients on hemodialysis. J. Bras. Pneumol. 34, 907–912.
Kress, J.P., Pohlman, A.S., Alverdy, J., et al., 1999. The impact of morbid obesity on oxygen cost of breathing (VO(2RESP) at rest. Am. J. Respir. Crit. Care Med. 160, 883–886.
Kufel, T.J., Pineda, L.A., Junega, R.G., et al., 2002. Diaphragmatic function after intense exercise in congestive heart failure patients. Eur. Respir. J. 20, 1399–1405.
Kyroussis, D., Polkey, M.I., Keilty, S.E., et al., 1996. Exhaustive exercise slows inspiratory muscle relaxation rate in chronic obstructive pulmonary disease. Am. J. Respir. Crit. Care Med. 153, 787–793.
Laghi, F., Tobin, M.J., 2003. Disorders of the respiratory muscles. Am. J. Respir. Crit. Care Med. 168, 10–48.
Laghi, F., Cattapan, S.E., Jubran, A., et al., 2003. Is weaning failure caused by low-frequency fatigue of the diaphragm? Am. J. Respir. Crit. Care Med. 167, 120–127.
Lamberg, E.M., Hagins, M., 2012. The effects of low back pain on natural breath control during a lowering task. Eur. J. Appl. Physiol. 112 (10), 3519–3524.
Landahl, S., Steen, B., Svanborg, A., 1980. Dyspnea in 70-year-old people. Acta Med. Scand. 207, 225–230.
Lassau-Wray, E.R., Ward, G.R., 2000. Varying physiological response to arm-crank exercise in specific spinal injuries. J. Physiol. Anthropol. Appl. Human Sci. 19, 5–12.
Latronico, N., Bolton, C.F., 2011. Critical illness polyneuropathy and myopathy: a major cause of muscle weakness and paralysis. Lancet Neurol. 10, 931–941.
Lawlor, D.A., Patel, R., Ebrahim, S., 2003. Association between falls in elderly women and chronic diseases and drug use: cross sectional study. BMJ 327, 712–717.
Leroy, S., Perez, T., Neviere, R., et al., 2011. Determinants of dyspnea and alveolar hypoventilation during exercise in cystic fibrosis: impact of inspiratory muscle endurance. J. Cyst. Fibros. 10, 159–165.
Levine, S., Kaiser, L., Leferovich, J., et al., 1997. Cellular adaptations in the diaphragm in chronic obstructive pulmonary disease. N. Engl. J. Med. 337, 1799–1806.
Levine, S., Nguyen, T., Kaiser, L.R., et al., 2003. Human diaphragm remodeling associated with chronic obstructive pulmonary disease: clinical implications. Am. J. Respir. Crit. Care Med. 168, 706–713.
Levine, S., Nguyen, T., Taylor, N., et al., 2008. Rapid disuse atrophy of diaphragm fibers in mechanically ventilated humans. N. Engl. J. Med. 358, 1327–1335.
Lewis, N.P., Banning, A.P., Cooper, J.P., et al., 1996. Impaired matching of perfusion and ventilation in heart failure detected by 133xenon. Basic Res. Cardiol. 91 (Suppl. 1), 45–49.
Li, J., Li, S., Feuers, R.J., et al., 2001. Influence of body fat distribution on oxygen uptake and pulmonary performance in morbidly obese females during exercise. Respirology 6, 9–13.
Lindstedt, S.L., Reich, T.E., Keim, P., et al., 2002. Do muscles function as adaptable locomotor springs? J. Exp. Biol. 205, 2211–2216.
Lisboa, C., Moreno, R., Fava, M., et al., 1985. Inspiratory muscle function in patients with severe kyphoscoliosis. Am. Rev. Respir. Dis. 132, 48–52.
Loke, J., Mahler, D.A., Virgulto, J.A., 1982. Respiratory muscle fatigue after marathon running. J. Appl. Physiol. 52, 821–824.
Lomax, M.E., McConnell, A.K., 2003. Inspiratory muscle fatigue in swimmers after a single 200 m swim. J. Sports Sci. 21, 659–664.
Lougheed, M.D., Lam, M., Forkert, L., et al., 1993. Breathlessness during acute bronchoconstriction in asthma. Pathophysiologic mechanisms. Am. Rev. Respir. Dis. 148, 1452–1459.
Lougheed, D.M., Webb, K.A., O'Donnell, D.E., 1995. Breathlessness during induced lung hyperinflation in asthma: the role of the inspiratory threshold load. Am. J. Respir. Crit. Care Med. 152, 911–920.
Lykidis, C.K., White, M.J., Balanos, G.M., 2008. The pulmonary vascular response to the sustained activation of the muscle metaboreflex in man. Exp. Physiol. 93, 247–253.
Lynch 3rd, J.P., Ma, Y.L., Koss, M.N., et al., 2007. Pulmonary sarcoidosis. Semin. Respir. Crit. Care Med. 28, 53–74.
Macklem, P.T., 1986. Muscular weakness and respiratory function. N. Engl. J. Med. 314, 775–776.
Mador, M.J., Acevedo, F.A., 1991. Effect of respiratory muscle fatigue on subsequent exercise performance. J. Appl. Physiol. 70, 2059–2065.
Mador, M.J., Magalang, U.J., Rodis, A., et al., 1993. Diaphragmatic fatigue after exercise in healthy human subjects. Am. Rev. Respir. Dis. 148, 1571–1575.
Mador, J.M., Kufel, T.J., Pineda, L.A., 2000a. Quadriceps and diaphragmatic function after exhaustive cycle exercise in the healthy elderly. Am. J. Respir. Crit. Care Med. 162, 1760–1766.
Mador, M.J., Kufel, T.J., Pineda, L.A., et al., 2000b. Diaphragmatic fatigue and high-intensity exercise in patients with chronic obstructive pulmonary disease. Am. J. Respir. Crit. Care Med. 161, 118–123.
Mador, M.J., Bozkanat, E., Kufel, T.J., 2003. Quadriceps fatigue after cycle exercise in patients with COPD compared with healthy control subjects. Chest 123, 1104–1111.
Mancini, D.M., Ferraro, N., Nazzaro, D., et al., 1991. Respiratory muscle deoxygenation during exercise in patients with heart failure demonstrated with near-infrared spectroscopy. J. Am. Coll. Cardiol. 18, 492–498.
Mancini, D., Donchez, L., Levine, S., 1997. Acute unloading of the work of breathing extends exercise duration in patients with heart failure. J. Am. Coll. Cardiol. 29, 590–596.
Mancini, M., Filippelli, M., Seghieri, G., et al., 1999. Respiratory muscle function and hypoxic ventilatory control in patients with type I diabetes. Chest 115, 1553–1562.
Markovitz, G.H., Cooper, C.B., 2010. Rehabilitation in non-COPD:

mechanisms of exercise limitation and pulmonary rehabilitation for patients with pulmonary fibrosis / restrictive lung disease. Chron. Respir. Dis. 7, 47–60.

Martin, J., Powell, E., Shore, S., et al., 1980. The role of respiratory muscles in the hyperinflation of bronchial asthma. Am. Rev. Respir. Dis. 121, 441–447.

Martin, J.G., Shore, S.A., Engel, L.A., 1983. Mechanical load and inspiratory muscle action during induced asthma. Am. Rev. Respir. Dis. 128, 455–460.

Martinez-Llorens, J., Ramirez, M., Colomina, M.J., et al., 2010. Muscle dysfunction and exercise limitation in adolescent idiopathic scoliosis. Eur. Respir. J. 36, 393–400.

Martinez-Moragon, E., Perpina, M., Belloch, A., et al., 2003. Determinants of dyspnea in patients with different grades of stable asthma. J. Asthma 40, 375–382.

Maskey-Warzechowska, M., Przybylowski, T., Hildebrand, K., et al., 2006. Maximal respiratory pressures and exercise tolerance in patients with COPD. Pneumonol. Alergol. Pol. 74, 72–76.

Mateus, S.R., Beraldo, P.S., Horan, T.A., 2007. Maximal static mouth respiratory pressure in spinal cord injured patients: correlation with motor level. Spinal Cord 45, 569–575.

McCloskey, D.I., Gandevia, S., Potter, E.K., et al., 1983. Muscle sense and effort: motor commands and judgments about muscular contractions. Adv. Neurol. 39, 151–167.

McConnell, A.K., Copestake, A.J., 1999. Maximum static respiratory pressures in healthy elderly men and women: issues of reproducibility and interpretation. Respiration 66, 251–258.

McConnell, A.K., Davies, C.T., 1992. A comparison of the ventilatory responses to exercise of elderly and younger humans. J. Gerontol. 47, B137–B141.

McConnell, A.K., Lomax, M., 2006. The influence of inspiratory muscle work history and specific inspiratory muscle training upon human limb muscle fatigue. J. Physiol. 577, 445–457.

McCool, F.D., Tzelepis, G.E., 1995. Inspiratory muscle training in the patient with neuromuscular disease. Phys. Ther. 75, 1006–1014.

McCool, F.D., Conomos, P., Benditt, J.O., et al., 1997. Maximal inspiratory pressures and dimensions of the diaphragm. Am. J. Respir. Crit. Care Med. 155, 1329–1334.

McKenzie, D.K., Butler, J.E., Gandevia, S.C., 2009. Respiratory muscle function and activation in chronic obstructive pulmonary disease. J. Appl. Physiol. 107, 621–629.

Mehta, S., 2006. Neuromuscular disease causing acute respiratory failure. Respir. Care 51, 1016–1021; discussion 1021–1013.

Meyer, F.J., Zugck, C., Haass, M., et al., 2000. Inefficient ventilation and reduced respiratory muscle capacity in congestive heart failure. Basic Res. Cardiol. 95, 333–342.

Meyer, F.J., Lossnitzer, D., Kristen, A.V., et al., 2005. Respiratory muscle dysfunction in idiopathic pulmonary arterial hypertension. Eur. Respir. J. 25, 125–130.

Miki, K., Maekura, R., Hiraga, T., et al., 2003. Impairments and prognostic factors for survival in patients with idiopathic pulmonary fibrosis. Respir. Med. 97, 482–490.

Milne, J.A., Howie, A.D., Pack, A.I., 1978. Dyspnoea during normal pregnancy. Br. J. Obstet. Gynaecol. 85, 260–263.

Moodie, L., Reeve, J., Elkins, M., 2011. Inspiratory muscle training increases inspiratory muscle strength in patients weaning from mechanical ventilation: a systematic review. Journal of Physiotherapy 57, 213–221.

Moran, F., Piper, A., Elborn, J.S., et al., 2010. Respiratory muscle pressures in non-CF bronchiectasis: repeatability and reliability. Chron. Respir. Dis. 7, 165–171.

Moxham, J., Jolley, C., 2009. Breathlessness, fatigue and the respiratory muscles. Clin. Med. 9, 448–452.

Muller, N., Bryan, A.C., Zamel, N., 1980. Tonic inspiratory muscle activity as a cause of hyperinflation in histamineinduced asthma. J. Appl. Physiol. 49, 869–874.

Muller, N., Bryan, A.C., Zamel, N., 1981. Tonic inspiratory muscle activity as a cause of hyperinflation in asthma. J. Appl. Physiol. 50, 279–282.

Murciano, D., Rigaud, D., Pingleton, S., et al., 1994. Diaphragmatic function in severely malnourished patients with anorexia nervosa Effects of renutrition. Am. J. Respir. Crit. Care Med. 150, 1569–1574.

Naimark, A., Cherniack, R.M., 1960. Compliance of the respiratory system and its components in health and obesity. J. Appl. Physiol. 15, 377–382.

Nanas, S., Nanas, J., Papazachou, O., et al., 2003. Resting lung function and hemodynamic parameters as predictors of exercise capacity in patients with chronic heart failure. Chest 123, 1386–1393.

Nava, S., Zanotti, E., Ambrosino, N., et al., 1992. Evidence of acute diaphragmatic fatigue in a 'natural' condition. The diaphragm during labor. Am. Rev. Respir. Dis. 146 (5 pt 1), 1226–1230.

Neves, P.C., Guerra, M., Ponce, P., et al., 2011. Non-cystic fibrosis bronchiectasis. Interactive Cardiovascular and Thoracic Surgery 13 (6), 619–625.

Newall, C., Stockley, R.A., Hill, S.L., 2005. Exercise training and inspiratory muscle training in patients with bronchiectasis. Thorax 60, 943–948.

Nici, L., 2008. The major limitation to exercise performance in COPD is inadequate energy supply to the respiratory and locomotor muscles vs. lower limb muscle dysfunction vs. dynamic hyperinflation. Difficulties in determining the primary physiological abnormality that limits exercise performance in COPD. J. Appl. Physiol. 105, 760–761.

Nishimura, Y., Maeda, H., Tanaka, K., et al., 1994. Respiratory muscle strength and hemodynamics in chronic heart failure. Chest 105, 355–359.

O'Donnell, D.E., 2001. Ventilatory limitations in chronic obstructive pulmonary disease. Med. Sci. Sports Exerc. 33, S647–S655.

O'Donnell, D.E., Laveneziana, P., 2007. Dyspnea and activity limitation in COPD: mechanical factors. Chronic Obstructive Pulmonary Disease 4, 225–236.

O'Donnell, D., Webb, K., 2008a. Last word on Point:Counterpoint: The major limitation to exercise performance in COPD is 1) inadequate energy supply to the respiratory and locomotor muscles, 2) lower limb muscle dysfunction, 3) dynamic hyperinflation. J. Appl. Physiol. 105, 765.

O'Donnell, D.E., Webb, K.A., 2008b. The major limitation to exercise performance in COPD is dynamic hyperinflation. J. Appl. Physiol 105, 753–755; discussion 755–757.

O'Donnell, D.E., D'Arsigny, C., Raj, S., et al., 1999. Ventilatory assistance improves exercise endurance in stable congestive heart failure. Am. J. Respir. Crit. Care Med. 160, 1804–1811.

O'Donnell, D.E., Banzett, R.B., Carrieri-Kohlman, V., et al., 2007. Pathophysiology of dyspnea in chronic obstructive pulmonary disease: a roundtable. Proc. Am. Thorac. Soc. 4, 145–168.

O'Donnell, D.E., Guenette, J.A., Maltais, F., et al., 2012. Decline of

resting inspiratory capacity in COPD: the impact on breathing pattern, dyspnea, and ventilatory capacity during exercise. Chest 141, 753–762.
Ofir, D., Laveneziana, P., Webb, K.A., et al., 2008. Sex differences in the perceived intensity of breathlessness during exercise with advancing age. J. Appl. Physiol. 104, 1583–1593.
Olson, L.G., Fouke, J.M., Hoekje, P.L., et al., 1988. A biomechanical view of upper airway function. In: Mathew, O.P., Sant'Ambrogio, G. (Eds.), Respiratory function of the upper airway. Marcel Dekker, New York, pp. 359–389.
Olson, T.P., Joyner, M.J., Dietz, N.M., et al., 2010. Effects of respiratory muscle work on blood flow distribution during exercise in heart failure. J. Physiol. 588, 2487–2501.
Ottenheijm, C.A., Heunks, L.M., Sieck, G.C., et al., 2005. Diaphragm dysfunction in chronic obstructive pulmonary disease. Am. J. Respir. Crit. Care Med. 172, 200–205.
Ozdem Yr, O., Inanici, F., Hascelik, Z., 2011. Reduced vital capacity leads to exercise intolerance in patients with ankylosing spondylitis. European Journal of Physical and Rehabilitation Medicine 47, 391–397.
Palange, P., Forte, S., Onorati, P., et al., 2000. Ventilatory and metabolic adaptations to walking and cycling in patients with COPD. J. Appl. Physiol. 88, 1715–1720.
Patel, I.S., Vlahos, I., Wilkinson, T.M., et al., 2004. Bronchiectasis, exacerbation indices, and inflammation in chronic obstructive pulmonary disease. Am. J. Respir. Crit. Care Med. 170, 400–407.
Pelosi, P., Croci, M., Ravagnan, I., et al., 1996. Total respiratory system, lung, and chest wall mechanics in sedated-paralyzed postoperative morbidly obese patients. Chest 109, 144–151.
Perez, T., Becquart, L.A., Stach, B., et al., 1996. Inspiratory muscle strength and endurance in steroid-dependent asthma. Am. J. Respir. Crit. Care Med. 153, 610–615.
Perkoff, G.T., Silber, R., Tyler, F.H., et al., 1959. Studies in disorders of muscle. XII. Myopathy due to the administration of therapeutic amounts of 17-hydroxycorticosteroids. Am. J. Med. 26, 891–898.
Petrof, B.J., Jaber, S., Matecki, S., 2010. Ventilator-induced diaphragmatic dysfunction. Curr. Opin. Crit. Care 16, 19–25.
Piepoli, M., Clark, A.L., Volterrani, M., et al., 1996. Contribution of muscle afferents to the hemodynamic, autonomic, and ventilatory responses to exercise in patients with chronic heart failure: effects of physical training. Circulation 93, 940–952.
Pina, I.L., Apstein, C.S., Balady, G.J., et al., 2003. Exercise and heart failure: A statement from the American Heart Association Committee on exercise, rehabilitation, and prevention. Circulation 107, 1210–1225.
Polkey, M.I., Kyroussis, D., Keilty, S.E., et al., 1995. Exhaustive treadmill exercise does not reduce twitch transdiaphragmatic pressure in patients with COPD. Am. J. Respir. Crit. Care Med. 152, 959–964.
Polkey, M.I., Kyroussis, D., Hamnegard, C.H., et al., 1996. Diaphragm strength in chronic obstructive pulmonary disease. Am. J. Respir. Crit. Care Med. 154, 1310–1317.
Polkey, M.I., Moxham, J., Green, M., 2011. The case against inspiratory muscle training in COPD. Eur. Respir. J. 37, 236–237.
Prezant, D.J., 1990. Effect of uremia and its treatment on pulmonary function. Lung 168, 1–14.
Pride, N.B., Macklem, P.T., 1986. Lung mechanics in disease. In: Fishman, A.P. (Ed.), Handbook of physiology. American Physiological Society, Bethesda, MD, pp. 659–692.
Pringle, C.E., Dewar, C.L., 1997. Respiratory muscle involvement in severe sarcoid myositis. Muscle Nerve 20, 379–381.
Ragette, R., Mellies, U., Schwake, C., et al., 2002. Patterns and predictors of sleep disordered breathing in primary myopathies. Thorax 57, 724–728.
Rallidis, L.S., Fountoulaki, K., Anastasiou-Nana, M., 2011. Managing the underestimated risk of statin-associated myopathy. Int. J. Cardiol. 159 (3), 169–176.
Ribeiro, J.P., Chiappa, G.R., Neder, J.A., et al., 2009. Respiratory muscle function and exercise intolerance in heart failure. Curr. Heart Fail. Rep. 6, 95–101.
Ribeiro, J.P., Chiappa, G.R., Callegaro, C.C., 2012. The contribution of inspiratory muscles function to exercise limitation in heart failure: pathophysiological mechanisms. Revista Brasileira de Fisioterapia 16 (4), 261–267.
Rochester, D.F., 1993. Respiratory muscles and ventilatory failure: 1993 perspective. Am. J. Med. Sci. 305, 394–402.
Rogers, M.A., Evans, W.J., 1993. Changes in skeletal muscle with aging: effects of exercise training. Exerc. Sport Sci. Rev. 21, 65–102.
Roig, M., Eng, J.J., Road, J.D., et al., 2009. Falls in patients with chronic obstructive pulmonary disease: a call for further research. Respir. Med. 103, 1257–1269.
Roig, M., Eng, J.J., MacIntyre, D.L., et al., 2011. Falls in people with chronic obstructive pulmonary disease: an observational cohort study. Respir. Med. 105, 461–469.
Romer, L.M., Polkey, M.I., 2008. Exerciseinduced respiratory muscle fatigue: implications for performance. J. Appl. Physiol. 104, 879–888.
Romer, L.M., McConnell, A.K., Jones, D.A., 2002a. Effects of inspiratory muscle training on timetrial performance in trained cyclists. J. Sports Sci. 20, 547–562.
Romer, L.M., McConnell, A.K., Jones, D.A., 2002b. Inspiratory muscle fatigue in trained cyclists: effects of inspiratory muscle training. Med. Sci. Sports Exerc. 34, 785–792.
Romer, L.M., Lovering, A.T., Haverkamp, H.C., et al., 2006. Effect of inspiratory muscle work on peripheral fatigue of locomotor muscles in healthy humans. J. Physiol. 571, 425–439.
Ross, E., Middleton, N., Shave, R., et al., 2008. Changes in respiratory muscle and lung function following marathon running in man. J. Sports Sci. 26, 1295–1301.
Rubinstein, I., Zamel, N., DuBarry, L., et al., 1990. Airflow limitation in morbidly obese, nonsmoking men. Ann. Intern. Med. 112, 828–832.
Sahebjami, H., Domino, M., 1992. Effects of repeated cycles of starvation and refeeding on lungs of growing rats. J. Appl. Physiol. 73, 2349–2354.
Sahebjami, H., MacGee, J., 1985. Effects of starvation on lung mechanics and biochemistry in young and old rats. J. Appl. Physiol. 58, 778–784.
Saler, T., Cakmak, G., Saglam, Z.A., et al., 2009. The assessment of pulmonary diffusing capacity in diabetes mellitus with regard to microalbuminuria. Intern. Med. 48, 1939–1943.
Salome, C.M., King, G.G., Berend, N., 2010. Physiology of obesity and effects on lung function. J. Appl. Physiol. 108, 206–211.
Satta, A., 2000. Exercise training in asthma. J. Sports Med. Phys. Fitness 40, 277–283.
Scanlon, P.D., Loring, S.H., Pichurko, B.M., et al., 1989.

Respiratory mechanics in acute quadriplegia. Lung and chest wall compliance and dimensional changes during respiratory maneuvers. Am. Rev. Respir. Dis. 139, 615–620.
Scano, G., Seghieri, G., Mancini,M., 1999. Dyspnoea, peripheral airway involvement and respiratory muscle effort in patients with type I diabetes mellitus under goodmetabolic control. Clin. Sci. (Lond.) 96, 499–506.
Scano, G., Grazzini, M., Stendardi, L., et al., 2006. Respiratory muscle energetics during exercise in healthy subjects and patients with COPD. Respir. Med. 100, 1896–1906.
Scano, G., Innocenti-Bruni, G., Stendardi, L., 2010. Do obstructive and restrictive lung diseases share common underlying mechanisms of breathlessness? Respir. Med. 104, 925–933.
Schilero, G.J., Grimm, D.R., Bauman, W.A., 2005. Assessment of airway caliber and bronchodilator responsiveness in subjects with spinal cord injury. Chest 127, 149–155.
Schilero, G.J., Spungen, A.M., Bauman, W.A., et al., 2009. Pulmonary function and spinal cord injury. Respir. Physiol. Neurobiol. 166, 129–141.
Schwartz, A.R., Patil, S.P., Squier, S., et al., 2010. Obesity and upper airway control during sleep. J. Appl. Physiol. 108, 430–435.
Seals, D.R., 2001. Robin Hood for the lungs? A respiratory metaboreflex that 'steals' blood flow from locomotor muscles. J. Physiol. 537, 2.
Series, F., 2002. Upper airway muscles awake and asleep. Sleep. Med. Rev. 6, 229–242.
Sharma, R.R., Axelsson, H., Oberg, A., et al., 1999. Diaphragmatic activity after laparoscopic cholecystectomy. Anesthesiology 91, 406–413.
Sharpe, G.R., Hamer, M., Caine, M.P., et al., 1996. Respiratory muscle fatigue during and following a sprint triathlon in humans. J. Physiol. 165P.
Sheel, A.W., Derchak, P.A., Morgan, B.J., et al., 2001. Fatiguing inspiratory muscle work causes reflex reduction in resting leg blood flow in humans. J. Physiol. 537, 277–289.
Sheel, A.W., Derchak, P.A., Pegelow, D.F., et al., 2002. Threshold effects of respiratory muscle work on limb vascular resistance. Am. J. Physiol. Heart Circ. Physiol. 282, H1732–H1738.
Siafakas, N.M., Mitrouska, I., Bouros, D., et al., 1999. Surgery and the respiratory muscles. Thorax 54, 458–465.
Silver, J.R., 1963. The oxygen cost of breathing in tetraplegic patients. Paraplegia 1, 204–214.
Similowski, T., Yan, S., Gauthier, A.P., et al., 1991. Contractile properties of the human diaphragm during chronic hyperinflation. N. Engl. J. Med. 325, 917–923.
Sinderby, C., Spahija, J., Beck, J., et al., 2001. Diaphragm activation during exercise in chronic obstructive pulmonary disease. Am. J. Respir. Crit. Care Med. 163, 1637–1641.
Smith, M.D., Russell, A., Hodges, P.W., 2006. Disorders of breathing and continence have a stronger association with back pain than obesity and physical activity. Aust. J. Physiother. 52, 11–16.
Smith, M.D., Chang, A.T., Seale, H.E., et al., 2010. Balance is impaired in people with chronic obstructive pulmonary disease. Gait Posture 31, 456–460.
Somfay, A., Porszasz, J., Lee, S.M., et al., 2002. Effect of hyperoxia on gas exchange and lactate kinetics following exercise onset in nonhypoxemic COPD patients. Chest 121, 393–400.
Sood, A., 2005. Does obesity weigh heavily on the health of the human airway? J. Allergy Clin. Immunol. 115, 921–924.
Sood, A., 2010. Obesity, adipokines, and lung disease. J. Appl. Physiol. 108, 744–753.
Spruit, M.A., Thomeer, M.J., Gosselink, R., et al., 2005. Skeletal muscle weakness in patients with sarcoidosis and its relationship with exercise intolerance and reduced health status. Thorax 60, 32–38.
Spungen, A.M., Grimm, D.R., Lesser, M., et al., 1997. Self-reported prevalence of pulmonary symptoms in subjects with spinal cord injury. Spinal Cord 35, 652–657.
Spyropoulou, D., Leotsinidis, M., Tsiamita, M., et al., 2009. Pulmonary function testing in women with breast cancer treated with radiotherapy and chemotherapy. In Vivo 23, 867–871.
St Croix, C.M., Morgan, B.J., Wetter, T.J., et al., 2000. Fatiguing inspiratory muscle work causes reflex sympathetic activation in humans. J. Physiol. 529 (pt 2), 493–504.
Steier, J., Jolley, C.J., Seymour, J., et al., 2010. Increased load on the respiratory muscles in obstructive sleep apnea. Respir. Physiol. Neurobiol. 171, 54–60.
Stell, I.M., Polkey, M.I., Rees, P.J., et al., 2001. Inspiratory muscle strength in acute asthma. Chest 120, 757–764.
Sun, Z., Liu, L., Liu, N., Liu, Y., 2008. Muscular response and adaptation to diabetes mellitus. Front. Biosci. 13, 4765–4794.
Tanios, M.A., El Gamal, H., Epstein, S.K., et al., 2004. Severe respiratory muscle weakness related to long-term colchicine therapy. Respir. Care 49, 189–191.
Tantucci, C., Bottini, P., Dottorini, M.L., et al., 1996. Ventilatory response to exercise in diabetic subjects with autonomic neuropathy. J. Appl. Physiol. 81, 1978–1986.
Taylor, B.J., Johnson, B.D., 2010. The pulmonary circulation and exercise responses in the elderly. Semin. Respir. Crit. Care Med. 31, 528–538.
Taylor, B.J., Romer, L.M., 2008. Effect of expiratory muscle fatigue on exercise tolerance and locomotor muscle fatigue in healthy humans. J. Appl. Physiol. 104, 1442–1451.
Taylor, B.J., Romer, L.M., 2009. Effect of expiratory resistive loading on inspiratory and expiratory muscle fatigue. Respir. Physiol. Neurobiol. 166, 164–174.
Taylor, B.J., How, S.C., Romer, L.M., 2006. Exercise-induced abdominal muscle fatigue in healthy humans. J. Appl. Physiol. 100 (5), 1554–1562.
Taylor, B.J., West, C.R., Romer, L.M., 2010. No effect of arm-crank exercise on diaphragmatic fatigue or ventilatory constraint in Paralympic athletes with cervical spinal cord injury. J. Appl. Physiol. 109, 358–366.
Taylor-Cousar, J.L., 2009. Hypoventilation in cystic fibrosis. Semin. Respir. Crit. Care Med. 30, 293–302.
Terakado, S., Takeuchi, T., Miura, T., et al., 1999. Early occurrence of respiratory muscle deoxygenation assessed by near-infrared spectroscopy during leg exercise in patients with chronic heart failure. Jpn. Circ. J. 63, 97–103.
Terzano, C., Ceccarelli, D., Conti, V., et al., 2008. Maximal respiratory static pressures in patients with different stages of COPD severity. Respir. Res. 9, 8.
Travers, J., Dudgeon, D.J., Amjadi, K., et al., 2008. Mechanisms of exertional dyspnea in patients with cancer. J. Appl. Physiol. 104, 57–66.
Tsatsouline, P., 2000. Power to the people!: Russian strength training secrets for every American. Dragon Door Publications, St Paul, MN.
van der Esch, M., van 't Hul,, A.J., Heijmans, M., et al., 2004. Respiratory

muscle performance as a possible determinant of exercise capacity in patients with ankylosing spondylitis. Aust. J. Physiother 50, 41–45.
van der Palen, J., Rea, T.D., Manolio, T.A., et al., 2004. Respiratory muscle strength and the risk of incident cardiovascular events. Thorax 59, 1063–1067.
van Lunteren, E., Moyer, M., 2003. Streptozotocin-diabetes alters action potentials in rat diaphragm. Respir. Physiol. Neurobiol. 135, 9–16.
Vassilakopoulos, T., Zakynthinos, S., Roussos, C., 1998. The tension-time index and the frequency / tidal volume ratio are the major pathophysiologic determinants of weaning failure and success. Am. J. Respir. Crit. Care Med. 158, 378–385.
Verges, S., Schulz, C., Perret, C., Spengler, C.M., 2006. Impaired abdominal muscle contractility after high-intensity exhaustive exercise assessed by magnetic stimulation. Muscle Nerve 34, 423–430.
Vibarel, N., Hayot, M., Pellenc, P.M., et al., 1998. Non-invasive assessment of inspiratory muscle performance during exercise in patients with chronic heart failure. Eur. Heart J. 19, 766–773.
Vogiatzis, I., Habazettl, H., Aliverti, A., et al., 2011. Effect of helium breathing on intercostal and quadriceps muscle blood flow during exercise in COPD patients. Am. J. Physiol. Regul. Integr. Comp. Physiol. 300, R1549–R1559.
Volianitis, S., McConnell, A.K., Koutedakis, Y., et al., 2001. Inspiratory muscle training improves rowing performance. Med. Sci. Sports Exerc. 33, 803–809.
Wang, H.Y., Chen, C.C., Hsiao, S.F., 2012. Relationships between respiratory muscle strength and daily living function in children with cerebral palsy. Res. Dev. Disabil. 33, 1176–1182.
Wanke, T., Formanek, D., Auinger, M., et al., 1991. Inspiratory muscle performance and pulmonary function changes in insulin-dependent diabetes mellitus. Am. Rev. Respir. Dis. 143, 97–100.
Wanke, T., Formanek, D., Auinger, M., et al., 1992. Mechanical load on the inspiratory muscles during exercise hyperpnea in patients with type 1 (insulin-dependent) diabetes mellitus. Diabetologia 35, 425–428.
Watson, A.C., Hughes, P.D., Louise Harris, M., et al., 2001. Measurement of twitch transdiaphragmatic, esophageal, and endotracheal tube pressure with bilateral anterolateral magnetic phrenic nerve stimulation in patients in the intensive care unit. Crit. Care Med. 29, 1325–1331.
Weiner, P., Suo, J., Fernandez, E., et al., 1990. The effect of hyperinflation on respiratory muscle strength and efficiency in healthy subjects and patients with asthma. Am. Rev. Respir. Dis. 141, 1501–1505.
Weiner, P., Azgad, Y., Weiner, M., 1993. The effect of corticosteroids on inspiratory muscle performance in humans. Chest 104, 1788–1791.
Weiner, P., Azgad, Y., Weiner, M., 1995. Inspiratory muscle training during treatment with corticosteroids in humans. Chest 107, 1041–1044.
Weiner, P., Waizman, J., Weiner, M., et al., 1998. Influence of excessive weight loss after gastroplasty for morbid obesity on respiratory muscle performance. Thorax 53, 39–42.
Weiner, P., Magadle, R., Beckerman, M., et al., 2002. The relationship among inspiratory muscle strength, the perception of dyspnea and inhaled beta2-agonist use in patients with asthma. Can. Respir. J. 9, 307–312.
Welsh, L., Roberts, R.G., Kemp, J.G., 2004. Fitness and physical activity in children with asthma. Sports Med. 34, 861–870.
Wetter, T.J., Harms, C.A., Nelson, W.B., et al., 1999. Influence of respiratory muscle work on VO(2) and leg blood flow during submaximal exercise. J. Appl. Physiol. 87, 643–651.
Widimsky, J., Riedel, M., Stanek, V., 1977. Central haemodynamics during exercise in patients with restrictive pulmonary disease. Bull. Eur. Physiopathol. Respir. 13, 369–379.
Wilbur, K., Makowsky, M., 2004. Colchicine myotoxicity: case reports and literature review. Pharmacotherapy 24, 1784–1792.
Wilkerson, L.A., 1998. Exercise-induced asthma. J. Am. Osteopath. Assoc. 98, 211–215.
Wilson, J.R., Mancini, D.M., 1993. Factors contributing to the exercise limitation of heart failure. J. Am. Coll. Cardiol. 22, 93A–98A.
Wirnsberger, R.M., Drent, M., Hekelaar, N., et al., 1997. Relationship between respiratory muscle function and quality of life in sarcoidosis. Eur. Respir. J. 10, 1450–1455.
Wright, R.S., Levine, M.S., Bellamy, P.E., et al., 1990. Ventilatory and diffusion abnormalities in potential heart transplant recipients. Chest 98, 816–820.
Yan, S., Kaminski, D., Sliwinski, P., 1997. Inspiratory muscle mechanics of patients with chronic obstructive pulmonary disease during incremental exercise. Am. J. Respir. Crit. Care Med. 156, 807–813.
Yap, J.C., Watson, R.A., Gilbey, S., et al., 1995. Effects of posture on respiratory mechanics in obesity. J. Appl. Physiol. 79, 1199–1205.
Zerah, F., Harf, A., Perlemuter, L., et al., 1993. Effects of obesity on respiratory resistance. Chest 103, 1470–1476.
Ziora, K., Ziora, D., Oswiecimska, J., et al., 2008. Spirometric parameters in malnourished girls with anorexia nervosa. J. Physiol. Pharmacol. 59 (Suppl. 6), 801–807.

Chapter | 4 |

호흡근 훈련의 기능적 이점

(Functional benefits of respiratory muscle training)

근육 훈련을 하는 이유는 기능적 과부하가 있기 때문이다. 3장에서는 특정 질병 상태가 호흡 펌프 근육의 수요용량 비율의 불균형, 즉 기능적 과부하와 관련되어 있다는 개념을 알아보았다. 질병은 호흡 중 극복해야 할 저항과 탄성을 변화시키고, 이러한 기계적 요구를 충족하기 위한 호흡근의 능력을 변하게 하여 불균형을 만든다. 예를 들어, 만성폐쇄폐질환(chronic obstructive pulmonary disease; COPD) 환자는 들숨근이 약해지는데 여기에 들숨에 대한 요구가 증가하는 '이중 부담'을 겪게 된다. 그러나 다른 상황에서 들숨근의 기능은 정상일 수 있지만, 경미한 천식과 같이 일시적인 들숨 수요 증가 상황에서 호흡 펌프가 작동할 수도 있다. 따라서 근육은 절대적인 기준에서 '정상'으로 간주될 수 있지만, '정상 근육'에 적용되는 요구 사항이 초과된 경우 기능적으로 약한 상태가 된다. 예를 들어, 비만이 심한 사람은 대퇴부 근력이 정상이더라도 기능적으로는 약하다. 따라서 3장에서는 다양한 조건에서 호흡 펌프 근육의 특정 훈련을 위한 이론적 근거를 알아보고, 호흡이 건강과 질병에서 운동 제한에 어떻게 영향을 미치는지에 대해 설명하였다.

본 장의 목적은 호흡근이 특정 훈련에 어떻게 반응하는지 알아보는 것이다. 근육의 구조적 및 기능적 수준에서 이러한 반응을 살펴보는 것부터 시작한다. 건강한 젊은 선수들에서 호흡근 훈련에 대한 전신적 반응의 간단한 검토가 이어지는데, 이는 특정 질병 상황에서 호흡근 훈련(respiratory muscle training; RMT)의 반응을 설정하는 데 도움이 된다. 다양한 호흡근 훈련방법과 이들이 유발하는 특정 적응에 대한 상세한 분석은 5장에 있다.

호흡근 훈련에 대한 호흡근 반응

(RESPIRATORY MUSCLE RESPONSES TO RMT)

본질적으로 근육은 구조를 변화시켜 훈련에 적응하고 그 결과 근육 기능의 변화를 유도한다. 예를 들어, 웨이트를 들어 올리면 근섬유가 비대해지고 근육의 강도가 증가한다. 반대로 근육이 장기간 저강도 부하(예: 달리기)를 계속 받게 된다면 근섬유는 지구력을 높이기 위해 구조적 및 생화학적 변화를 하게 된다(2장 참조). 따라서 일반적으로 훈련은 두 가지 주요 유형으로 나눌 수 있다. 하나는 근력을 증가시키는 유형이고 다른 하나는 지구력을 증가시키는 유형이다. 그러나 이러한 극단 사이의 중간 지점에서 훈련 반응의 혼성화에 대한 많은 잠재력이 있다. 5장에서는 '과부하', '특이성', '가역성'의 훈련 원리와 호흡근 훈련(RMT)을 시행하는 데 사용되는 방법과 장비에 대해 자세히 살펴볼 것이다. 본 장의 목적을 위해 훈련 방법에 대한 매우 간략한 설명이 이어진다.

예상하는 바와 같이 호흡근의 근력 및 지구력 훈련을 하는 데 필요한 장비와 방법은 상당히 다르다. 이는 레그프레스 머신과 러닝머신을 비교하는 것과 비슷하다. 두 머신 모두 다리 근육을 훈련하지만 훈련 결과 및 기능적 결과는 매우 다르다. 특정 들숨 및 날숨 근력 훈련의 경우 도구를 사용하여 입에서 호흡 근육에 저항을 가하게 된다(덤벨을 들어 올리는 것처럼). 대조적으로, 호흡근 지구력 훈련은 장기간 동안의 과호흡으로 구성된다(러닝머신에서 달리기와 같이). 호흡근 지구력 훈련의 경우 들숨 및 날숨 근육을 분리하여 훈련하는 것이 불가능하므로 이 방법은 두 근육 그룹을 동시에 훈련한다. 훈련 원리, 방법 및 장비는 5장에서 더 자세히 살펴볼 것이다. 그러나 그 동안 앞의 설명은 특정 호흡근 훈련에 대한 작업 지식을 제공한다.

다음 섹션에서는 호흡근에서 측정된 적응변화를 살펴본다. 이 근거는 환자와 건강한 젊은 성인을 대상으로 한 연구를 통해서 얻어졌다. 호흡근 훈련을 들숨, 날숨 또는 둘 다 포함으로 구별하는 것은 각각 들숨근 훈련(inspiratory muscle training; IMT), 날숨근 훈련(expiratory muscle training; EMT) 또는 호흡근 훈련(respiratory muscle training; RMT)을 참조하여 매우 신중하게 이루어진다. 따라서 명확하게 들숨근 훈련이나 날숨근 훈련과 관련이 있는 경우에는 이렇게 구분하여 사용하고 일반적인 경우 호흡근 훈련이라는 용어가 사용된다.

호흡근 훈련의 구조적 적응 (Structural adaptations to RMT)

호흡근 훈련의 구조적 적응에 대한 자료는 두 가지 형태의 측정 연구에서 얻어졌다; 첫 번째는 환자에서 채취한 근육 생검 샘플의 분석이고 두 번째는 환자와 건강한 사람에게 초음파검사를 해서 확인한 근육의 두께이다. 이 근거는 들숨근 저항훈련에만 해당된다.

환자

현재 호흡근 훈련 전후에 들숨근 생검 샘플을 얻은 유일한 연구는 Ramirez-Sarmiento와 동료들이 만성폐쇄폐질환 환자를 대상으로 한 연구이다(Ramirez-Sarmiento 등, 2002). 그들의 무작위 대조 연구는 압력 문턱값 들숨근 훈련(5장 참조) 5주 전후 바깥갈비사이근(들숨근)의 근육 섬유를 표본으로 하였다. 훈련 방법으로 지구력 훈련(30분 훈련, 의 40~50% 부하에서 주당 5일)을 하였고, 환자는 I형 근육 섬유(피로-저항성 섬유)의 비율이 증가하였고, II형 근육 섬유의 비율이 감소하는 것을 보여 주었다. 두 근육 모두 섬유 단면적(비대)이 증가하였으며 특히, II형 섬유에서 더욱 두드러졌다. 최대들숨압(maximal inspiratory pressure; MIP)으로 평가(6장 '호흡근 기능평가' 참조)한 바와 같이 환자의 들숨근력이 증가하였으며 외부 부하에 대한 지속적인 호흡능력(지구력)도 증가하였다.

들숨근 훈련에 대한 가로막의 반응을 알아보기 위해 만성심부전(chronic heart failure; CHF) 및 낭성섬유증(cystic fibrosis; CF) 환자의 가로막 두께 측정 및 초음파 영상 촬영을 이용한 연구가 이루어졌다. 만성심부전 및 들숨근 약화(예측 최대들숨압 60%)가 있는 환자에서 4주간의 압력 문턱값 들숨근 훈련(최대들숨압의 30%로 매일 30분)은 가로막 두께가 55% 증가하였고 최대들숨압이 72% 증가하였다(Chiappa 등, 2008b). 환자들이 기저적인 약함을 가지고 있었기 때문에 이러한 큰 변화가 나타난 것으로 추측된다. 또한 낭성섬유증 환자에서도 들숨근 훈련 이후 가로막 두께가 증가하는 것으로 보고되었다. 8주간의 고강도 저항 부하(최대들숨압의 80%) 후 가로막 두께는 19% 증가한 반면 최대들숨압은 18% 증가하였다(Enright 등, 2004).

건강한 사람

건강한 젊은 사람들에 대한 구조적 적응과 관련한 유일한 자료는 초음파를 이용한 가로막 두께를 측정하여 얻은 것이다. 들숨근 저항훈련을 4~8주 한 이후 수축된 가로막 두께가 12% 정도 증가하는 것으로 나타났다(Enright 등, 2006; Downey 등, 2007). 예상대로 가로막 두께 증가는 최대들숨압의 개선(4주 후 24%, 8주 후 41%)과 동반되었다. 흥미로운 점은 들숨근 저항훈련 4주 후와 8주 후에도 같은 크기의 가로막 두께 증가가 관찰되었으나 최대들숨압의 변화는 다른 것으로 나타났다는 것이다. 이러한 결과는 가로막의 두께 증가만으로 최대들숨압이 개선된 것이 아니며, 보조근육 기능과 신경 적응 개선을 통해서도 증가될 수 있다는 점을 명확하게 보여준다. 이러한 신경 적응에는 협력근육 수축을 조절하는 능력의 향상과 개별 근육의 활성화를 최대화하는 능력의 향상이 포함된다. 또한 4주와 8주의 연구에서는 서로 다른 훈련 기술, 즉 압력 문턱값 훈련(Downey 등, 2007)과 점진적 저항 부하(Enright 등, 2006)가 적용되었다. 각 훈련 방법의 자세한 내용은 5장에 설명되어 있다.

자세조절 및 코어안정화 근육으로서의 핵심 역할을 유지하는 가로막의 두께와 들숨근력도 16주 동안 윗몸일으키기 및 위팔두갈래근 훈련(biceps curl) 후에 증가하는 것으로 나타났다(DePalo 등, 2004). 이 연구에서 가로막의 훈련 자극은 자세 및 코어 안정화근육으로서의 역할을 하면서 발생한 가로-가로막압(경횡경막압; transdiaphragmatic pressure)의 증가에서 파생되었다. 참가자들은 16주 동안 일주일에 3~4회 윗몸일으키기와 위팔두갈래근 훈련을 하였다. 날숨근의 근력은 37% 증가하였는데 이는 배곧은근이 중요한 날숨근이기 때문이다. 이러한 결과는 몸통근육의 자세안정화 기능과 호흡이 서로 밀접한 상관관계가 있다는 것이며, 이로 인해 호흡근에 기능적 훈련 방법을 적용하는 잠재적 이점이 강조된다(3장 '호흡근의 비호흡적 기능' 참조). 또한 건강한 노인 중 활동적인 그룹에서 가로막 두께와 호흡근력이 보다 더 큰 것으로 나타났다(Summerhill 등, 2007). 예상대로 최대들숨압은 가로막 두께와 상관관계가 있었다. 이러한 자료는 비호흡적 활동이 호흡 근육에 훈련자극을 준다는 개념을 더욱 뒷받침한다.

환자와 건강한 사람의 연구 결과를 종합해 보면, 들숨근은 높은 적응성을 가진 조직으로 근육훈련과 관련된 근육비대와 섬유 형태 변화와 일치하는 것으로 나타났다. 이러한 변화는 건강한 사람과 환자 모두 비슷하게 발생하는 것으로 보고되었다. 또한 연구결과는 호흡근이 다양한 과부하 자극에 의해 훈련된다는 것을 나타낸다(5장 '호흡근 훈련 방법' 참조). 다음 섹션에서는 호흡근 훈련에 대한 기능적 적응에 대하여 설명할 것이다. 이 섹션은 다양한 훈련 유형(저항 또는 지구력)과 근육 그룹(들숨, 날숨 또는 둘 다)을 다루는 하위 섹션으로 나뉜다.

호흡근 훈련에 대한 기능적 적응 (Functional adaptations to RMT)

기본적으로 근육은 훈련에 반응하여 근력, 수축 속도, 힘, 지구력을 향상시킨다. 근육은 훈련 자극에 매우 특정한 방식으로 반응하기 때문에(5장 '호흡근 훈련 방법' 참조), 다양한 훈련 방법은 각 특성에서 약간씩 다른 변화를 이끌어낸다. 예를 들어, 높은 힘으로 최대 정적 노력으로 구성된 훈련은 근력을 향상시키지만 수축 속도는 향상시키지 않는다(Romer와 McConnell, 2003). 그러나 명백하게 강도 중심의 훈련이 지구력을 향상시킬 수 있지만 일반적으로 그 반대는 성립하지 않는다는 교차효과도 많다(5장 '특이성' 참조). 다음 섹션에서는 저항 훈련 후 각 기능적 특성 개선에 대해 설명한다.

근육의 기능적 특성을 표현하는 유용한 방법은 근력과 수축 속도 사이의 관계를 그래프로 그리는 것인데, 이를 힘-속도 관계라고 한다(5장 '특이성' 참조). 압력과 속도의 곱인 근육 힘 출력의 형식으로 세 번째 차원을 추가할 수도 있다. **그림 4.1**은 들숨근에 대한 이러한 상호 관계를 설명하고 근육의 세 가지(근력, 속도, 힘) 핵심적이고 서로 관련된 기능적 특성을 요약하였으며, 모두 적절한 훈련으로 수정이 가능하다.

저항훈련에 대한 들숨근의 적응

가장 많이 연구된 근육은 들숨근이며, 들숨근의 기능적 특성은 광범위하게 특성화되어 있다. 앞에 설명한 대로 들숨근 훈련은 근비대와 근력을 증가시키며, 환자와 건강한 사람 모두에서 얻어진 광범위한 증거 기반의 체계적 고찰을 위해서는 독자가 다른 참고문헌을 참조하여야 한다(Geddes 등, 2008; Gosselink 등, 2011; Hajghanbari 등, 2012; Illi 등,

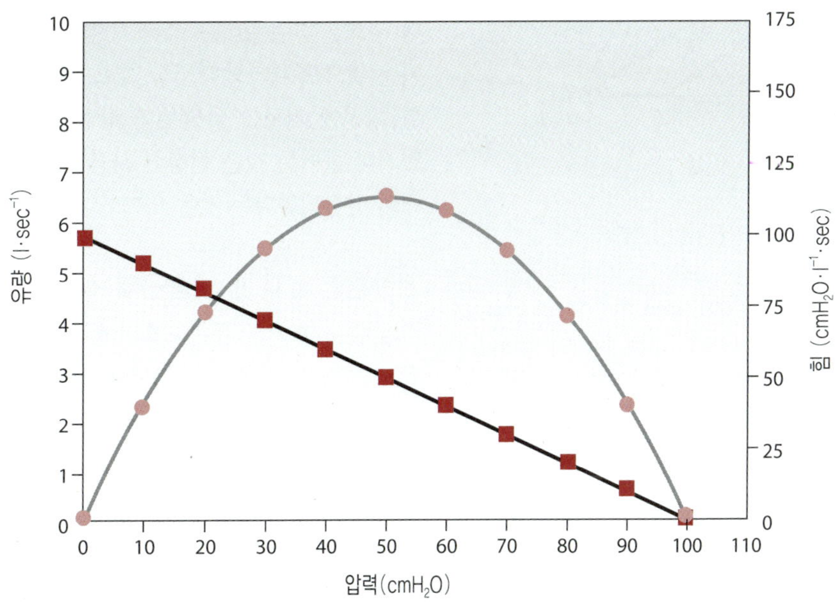

그림 4.1 들숨근의 세 가지 주요 특징의 상관관계: 압력(근력), 유량(속도), 힘(근력×속도). 사각형 = 압력/유속; 곡선 = 압력/힘 (McConnell AK, 2011. Breathe strong, perform better. Human Kinetics, Champaign, IL, 허가받고 수정함.)

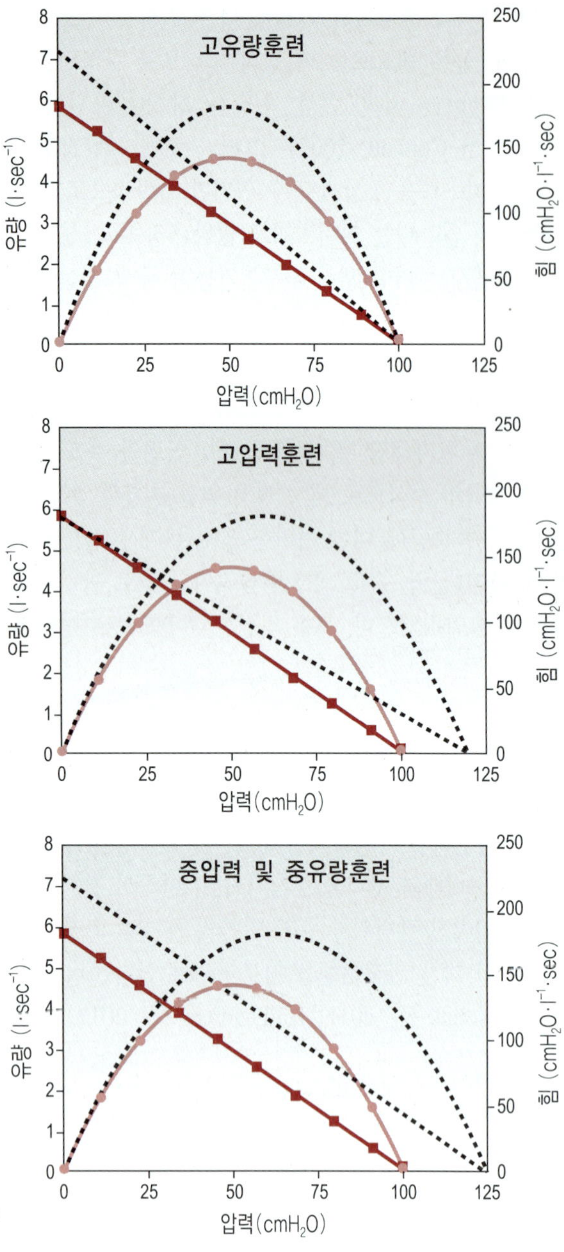

그림 4.2 다양한 훈련 자극에 대한 압력(근력), 유량(속도), 힘(근력×속도)의 변화. 점선은 훈련 후, 직선은 압력/속도, 곡선은 압력/힘(Romer LM, McConnell AK, 2003. Med. Sci. Sports Exerc. 35, 237 - 244. Adapted from McConnell AK, 2011. Breathe strong, perform better. Human Kinetics, Champaign, IL, 허가받고 수정함)

2012; Plentz 등, 2012; Smart 등, 2012). 중강도(최대들숨압의 60%)의 들숨근 훈련을 할 때 건강한 사람들은 빠른 근수축이 가능한 상황에서 근력 증가와 동시에 최대들숨유량(peak inspiratory flow rate) 및 최대 힘도 증가한다는 연구 결과가 있다(Tzelepis 등, 1994; Tzelepis 등, 1999; Romer와 McConnell, 2003). 중강도 훈련은 일반적으로 30회 호흡을 유지할 수 있으며 건강한 사람들에서 지구력을 크게 향상시키는 것으로 나타났다(Caine과 McConnell, 1998a). 대부분의 저항 들숨근 훈련 연구에서는 속임약을 사용하여 최대들숨압의 15% 수준에서 30에서 60회 호흡을 하는 것이 일반적이다. 이는 인지할 수 있는 저항을 만들지만 호흡근 기능에는 유의한 변화를 유발하지 않는 것으로 알려져 있어서 건강한 대상자들에서 들숨근 훈련 속임약을 반복적으로 사용하게 되었다(Volianitis 등, 2001; Romer 등, 2002a; Romer 등, 2002b; Bailey 등, 2010; Brown 등, 2011; Turner 등, 2011; Turner 등, 2012).

그림 4.2는 건강한 사람들의 다양한 들숨근 훈련 방법에 의해 유도된 근력, 최대들숨유량 및 힘의 중요한 변화를 보여준다. 서로 다른 유형의 훈련이 서로 다른 기능적 특성의 변화를 유도한다는 것은 분명하다. 이는 근육이 근육특성에 따라 적응하는 원리인 훈련의 특이성의 원리로서 자세한 설명은 5장('특이성' 섹션)에 나와 있다. 예를 들어, **그림 4.2**에서 고압력 훈련(최대 정적 근육 수축)은 근력을 향상시키지만 수축 속도는 향상시키지 않는다는 것이 분명하다. 고유량 훈련(무부하 최대 흡입)의 경우는 반대였다. 속임약 들숨근 훈련 후에는 이러한 변화가 관찰되지 않았다.

앞에서 언급했듯이 근력운동은 지구력도 향상시킬 수 있다. 지구력을 평가하는 표준화된 방법은 없지만 전신운동 지구력을 평가하는데 사용되는 방법을 응용하여 들숨근 훈련은 점진적 저항 및 고정된 강도 부하를 사용하는 검사와 최대 과호흡을 유지하는 검사 등에서 들숨근 지구력을 향상시키는 것으로 나타났다(6장 '호흡근 기능평가' 섹션 참조). 또한 이전에 피로를 유발했던 작업을 하고 난 이후에 피로가 없거나 줄어든 것은 건강한 사람들에서 들숨근 훈련 후 지구력이 향상되었다는 것을 의미한다(Romer 등, 2002d).

저항훈련에 대한 날숨근의 적응

날숨근 훈련은 들숨군훈련에 비해 연구가 적지만 환자들을 대상으로 한 주요 연구에서 최대날숨압(maximal expiratory pressure; MEP)이 특정 날숨근 훈련으로 유의하게 증가(19~56%)된다는 보고가 있다(Smeltzer 등, 1996; Sapienza 등, 2002; Weiner 등, 2003b; Baker 등, 2005; Chiara 등, 2007; Mota 등, 2007; Kim 등, 2008; Roth 등, 2010). 만성폐쇄폐질환 환자에 대한 자세한 연구에서 들숨근 훈련 그룹, 날숨근 훈련 그룹 및 들숨근 훈련과 날숨근 훈련을 같이 시행한 그룹, 속임약 그룹을 대상으로 진행되었는데 이 연구는 모든 훈련에 동일한 훈련 장치와 훈련 방법이 사용되었다는 점에서 독특하다(Weiner 등, 2003a). 또한 들숨근 훈련 그룹과 날숨근 훈련 그룹은 실제 훈련 이후 속임약 훈련을 받았으며, 날숨근과 들숨근을 모두 훈련한 그룹은 날숨근 훈련을 수행한 직후 들숨근 훈련을 수행하는 그룹의 경험을 모방하기 위해 같은 절차에 따라 속임약 훈련을 받았다. 들숨근 훈련을 3개월 동안 실시한 결과 최대들숨압이 25% 증가하였고, 날숨근 훈련을 실시한 경우에는 최대날숨압이 20% 증가하였다. 들숨근과 날숨근을 모두 훈련한 그룹에서는 최대들숨압과 최대날숨압이 33% 증가하여 날숨근 훈련 후 들숨근 훈련을 실시할 때 훈련효과가 약간 강화될 수 있다는 것을 보여준다. 사실 들숨근 훈련 그룹과 날숨근 훈련 그룹 모두 훈련의 속임약 단계에서 유의하지 않은 약 5%의 증가가 있었는데 이는 작은 훈련효과를 시사한다. 게다가 날숨을 지속하는 능력(점진적 압력에 대항하는 호흡)은 날숨근 훈련 그룹에서 31%, 날숨근과 들숨근 모두 훈련한 그룹에서 25% 증가되었으며, 들숨을 지속하는 능력은 들숨근 훈련 그룹에서 25%, 날숨근과 들숨근 모두 훈련한 그룹에서 33% 증가하였다. 이러한 결과는 만성폐쇄폐질환 환자에서 동일한 훈련 자극이 적용되었을 때 날숨근이 들숨근과 동일한 방식으로 반응한다는 것을 의미한다.

언급할 만한 가치가 있는 것은 날숨근 훈련의 '순수성'이다. 환자를 대상으로 날숨근 훈련을 실시한 많은 연구에서는 최대들숨압과 최대날숨압이 모두 증가된 것으로 나타났다(Roth 등, 2010). 표면적으로 이러한 결과는 양쪽 그룹 모두 속임약 효과를 의미한다. 그러나 이 효과는 속임약 그룹에서 유의한 변화가 없는 대조연구에서도 입증되었다(Roth 등, 2010). 또한 건강한 사람들의 날숨부하에 대한 들숨근과 날숨근에 대한 급성반응을 조사한 연구에서 최대들숨압과 최대날숨압이 유의하게 감소, 즉 피로를 유발하는 것으로 나타났다(Taylor와 Romer, 2009). 다시 말해, 날숨부하는 들숨근에게도 부하를 가하게 되는데 이는 강한 노력성 날숨을 하는 동안 들숨근이 활성화되기 때문에 발생하는 것으로 여겨진다. 건강한 사람들의 경우 들숨부하와 들숨근 훈련에서 이러한 '오염'이 나타나지 않는 것으로 보인다. 즉, 최대날숨압에는 변화가 없지만 환자의 경우 반응에는 여러 변수가 있다(Romer 등, 2002b; Griffiths와 McConnell, 2007). 예를 들어, 척수손상 및 신부전 환자는 들숨근 훈련 후 최대날숨압에 변화가 없는 반면(Rutchik 등, 1998; Silva 등, 2011), 울혈심부전과 다발경화증 환자는 유의한 증가를 보인다(Cahalin 등, 1997; Klefbeck와 Hamrah Nedjad, 2003). 이러한 차이는 날숨근의 기본적인 근력 변화와 들숨근 훈련을 하는 동안 날숨-끝 폐용량(end-expiratory lung volume)을 낮추기 위해 동원되는 정도의 차이에 의해 설명될 수 있다.

동시 들숨근과 날숨근 저항 훈련에 대한 적응

동일한 호흡주기에서 들숨근 훈련과 날숨근 훈련을 결합(들숨근 훈련과 날숨근 훈련 동시 시행)하면 두 근육 그룹의 기능이 향상될 것이라고 예측할 수 있다. 그러나 동시 훈련을 시행한 건강한 사람들에 대한 두 가지 연구결과는 이러한 접근법이 훈련반응을 저해시킨다는 결과가 나왔다. 예를 들어, 젊은 수영선수를 대상으로 한 연구에서는 격렬하고 점진적인 훈련 프로그램에도 불구하고 최대들숨압과 최대날숨압에서 유의한 변화가 없었다(Wells 등, 2005). 마찬가지로 조정선수를 대상으로 한 연구에서도 최대들숨압과 최대날숨압에서 약간의 변화만 있었다(Griffiths와 McConnell, 2007). 참가자들은 일반적으로 호흡주기의 동시 부하를 불편하게 느끼고 들숨과 날숨 단계가 모두 부하를 받았을 때 최대노력으로 훈련을 하는 것이 불가능하다고 보고하였다. 이는 이전 단락에서 설명한 훈련자극 "오염" 효과 때문일 수 있나. 그리나 건강한 노인을 대상으로 한 연구에서는 동시 들숨근 훈련과 날숨근 훈련을 8주 동안 실시한 결과 최대들숨압과 최대날숨압이 각각 22%와 30% 증가한 것으로 보고되었다(Watsford와 Murphy, 2008).

호흡지구력 훈련에 대한 기능적 적응

호흡근의 순수한 지구력 훈련은 지속적인 고강도 과호흡 과제를 적용하여 진행되며(5장 '호흡근 훈련 방법' 참조), 이 방법은 저항훈련에 비해 사용빈도가 훨씬 적고 특히 환자에게는 더 적게 사용된다. 과호흡훈련은 들숨근과 날숨근을 동시에 동원하며 들숨근 훈련과 달리 본질적으로 진정한 속임약을 구현하기가 어렵다. 그래서 연구에서는 일반적으로 속임약 그룹이 아닌 '훈련 없음' 대조군이 포함되어 왔다. 건강한 사람들과 환자들에서 이러한 훈련은 높은 수준의 과호흡을 유지할 수 있는 능력을 유의하게 향상시킨다(지구력 지표)(Scherer 등, 2000; Illi 등, 2012). 건강한 사람의 경우 훈련은 보통 15초 정도(힘 출력 지표) 짧은 최대 과호흡에서 호흡량을 증가시킨다(Verges 등, 2008; Illi 등, 2012). 이는 근수축의 최대 속도 개선과 일관된 결과를 보여주지만, 이에 대한 직접적인 증거는 아직 없다. 이러한 유형의 훈련은 건강한 사람들에서 호흡근의 근력을 향상시키지 않는데(Verges 등, 2008; Illi 등, 2012), 근력 향상에 필요한 훈련자극은 근육 수축력의 증가를 포함해야 하므로 놀라운 결과는 아니다(5장 '특이성' 참조). 그러나 만성폐쇄폐질환 환자의 경우 한 연구에서 약간이나마 유의한 최대날숨압의 증가가 보고되었다(Scherer 등, 2000). 이는 만성폐쇄폐질환 환자에서 날숨기류제한으로 인해 과호흡을 하는 동안 날숨기류저항이 생성이 되어 나타나는 것으로 설명될 수 있다. 따라서 날숨기류제한이 없을 경우 기능적 적응은 일반적으로 유량, 힘, 지구력에만 해당된다.

요약

호흡근은 다른 뼈대근육과 마찬가지로 훈련자극에 반응하여 해당 자극에 특정한 구조 및 기능적 적응이 발생한다(5장 '특이성' 참조). 구체적인 훈련 방법에 따라 호흡근 저항운동 훈련의 기능적 적응은 근력, 수축 속도, 힘 출력, 지구력 향상이 포함된다. 내성한계(일반적으로 30회 호흡)까지 지속적 중강도 부하(50~60%)를 사용하는 훈련 방법이 가장 광범위한 기능적 이점을 가져온다는 연구결과도 있다(Romer와 McConnell, 2003). 날숨근 적응에 대한 연구는 많지는 않지만 날숨근은 들숨근과 비슷한 방식으로 훈련에 반응할 가능성이 있다. 들숨근과 날숨근 동시 저항훈련은 실용적이지 않아서 들숨과 날숨에 개별적으로 부하를 주는 것이 더 좋은 결과를 보여주었다. 특정 호흡근 지구력 훈련은 속도, 힘, 지구력을 향상시키지만, 근력은 날숨 기류 제한이 존재하여 날숨 저항성 부하를 만들 경우에만 향상된다.

호흡근의 기능을 개선하는 것은 유용한 임상 중재로 가는 첫 번째 단계에 불과하다. 임상 중재로 가는 가장 중요한 단계는 이 첫 번째 단계를 따르는 기능적 및 임상적 결과의 변화이다. 다음 섹션에서는 호흡근 훈련에 의해 자극되는 생리학적 변화를 살펴볼 것이다. 그 다음에는 다양한 임상 조건에서 호흡근 훈련에 대한 질환별 반응을 살펴볼 것이다.

건강한 사람들의 호흡근 훈련에 대한 반응 (RESPONSES TO RMT IN HEALTHY PEOPLE)

이번 장의 첫 번째 섹션에서 호흡근의 측정훈련에 의해 유도된 구조적 및 기능적 적응을 살펴보았다. 3장에서는 스포츠 선수를 포함하여 다양한 질병 상태에서 호흡이 어떻게 운동수행을 제한하는지 살펴보았다. 이번 섹션에서는 위에 설명한 근육 적응이 3장에서 설명한 스포츠 수행의 제한을 어떻게 극복하는지를 살펴볼 예정이다. 이는 이번 장의 마지막 섹션에서 환자에 대한 호흡근 훈련의 임상적 이점과 관련된 증거 검토를 위한 배경을 마련할 것이다.

이번 장을 최대한 활용하려면 3장에서 설명한 건강한 사람의 운동수행에 대한 호흡관련 제한요인을 이해하는 것이 바람직하다. 간략하게 말하면, 운동선수들이 운동을 줄이거나 중단하도록 유도하는 호흡 펌프 근육의 두 가지 주요 영향이 있다는 것이다: (1) 호흡 노력의 지각 (2) 들숨근이 있는 III과 IV 그룹 교감신경 활성화로 인한 영향. 전자는 운동이 더 어려워지게 만들며 들숨근이 피로해짐에 따라 더 심해지고, 후자는 팔다리의 혈류를 감소시키고 팔다리 피로를 촉진하며 팔다리와 전신 노력에 대한 인식을 악화시킨다.

논리적으로, 호흡근을 더 강화하고 피로 저항력을 높이면 운동내성에 대한 호흡의 부정적인 영향을 지연시키거나 없앨 수 있다. 그러나 이를 뒷받침하는 과학적 증거는 무엇이며, 어느 정도 향상되며, 향상을 가져오는 활동 유형은 무엇인가? 출간된 문헌은 수행 결과 측정 유형에 따라 두 가지 하위 섹션으로 세분화된다: (1) 타임 트라이얼(time trial) 및 지구력 검사, (2) 무산소 지구력 및 전력질주 검사. 또한 이 섹션에서는 젊은 사람의 호흡근 훈련 전후 저산소 상태에 대한 생리적 반응을 조사한 연구를 살펴볼 것이다. 후반부는 만성폐쇄폐질환과 같은 저신소혈증 환자들과 관련이 있기 때문에 건강한 사람들의 호흡근 훈련에 대한 전체적 근거 개요는 Illi 등(2012)의 체계적 고찰을 참조하면 된다. 이 연구는 훈련 강도와 지구력 호흡근 훈련을 모두 포함한 46개의 연구를 분석한 것으로 '호흡근 훈련 후 수행의 유의한 증가가 고정된 부하 검사, 타임 트라이얼 및 간헐적 부하 증가 검사에서는 나타났지만 〔연속적인〕 부하 증가 검사에서는 유의한 증가가 나타나지 않았다'라고 보고하였다. 다음은 선수들에서 사용되는 수행력 검사 유형 및 호흡근 훈련을 평가한 주요 연구들의 개요이다.

타임 트라이얼 및 지구력 검사에 대한 호흡근 훈련의 영향 (Influence of RMT upon time trials and tests of endurance)

건강한 사람들을 대상으로 한 호흡근 훈련에 대한 대부분의 연구는 지구력운동에 초점을 맞추어 진행되었으며, 내성 제한까지 가는 고정강도 운동(T_{lim})과 타임 트라이얼 두 가지 유형의 운동검사가 사용되었다. 대부분 무작위 대조 연구이지만 일부는 단순한 비훈련 대조군 또는 대조군이 전혀 없는 빈약한 연구로 발표되었다(Illi 등, 2012). 하지만 이번 섹션에서는 속임약 그룹 및 대조군이 있는 연구만 살펴볼 것이다.

운동선수가 가능한 한 오랫동안 동일한 강도로 계속하는 경기는 없지만(T_{lim} 검사) 이러한 유형의 검사는 호흡근 훈련(수행 향상을 위한 중재)과 같은 '보조재'의 효과를 연구하기 위한 우수한 실험실 모델을 제공한다. 이는 T_{lim} 검사가 극히 작은 생리적 변화에 매우 민감하고 대규모의 변화(일반적으로 30% 이상)를 보여주며 중재 전후의 생리학적 및 지각적 반응을 동일한 조건에서 연구할 수 있기 때문이다. 반면에 타임 트라이얼 사용하여 운동수행을 평가하는 확실한 장점은 실제 경기를 모방하여 평가할 수 있다는 것이다. 그러나 이러한 이유로 보조재 중재 이후 관찰되는 변화는 매우 작다(일반적으로 5% 미만)(Currell와 Jeukendrup, 2008). 또한 운동 조건이 동일하지 않기 때문에 타임 트라이얼을 이용한 중재 전후의 생리적 반응을 의미 있는 방법으로 비교할 수 없다. 예를 들어, 호흡근 훈련 후 수행 능력이 향상되면 운동선수는 더 큰 강도로 운동하게 되며 이는 중재 전 검사와 비교할 수 없다. 두 유형의 검사 모두 호흡근 훈련의 효과에 대한 유용한 정보를 제공하였다.

일반적으로 T_{lim} 검사는 젖산염 문턱값보다 약간 높은 강도에서 실시한다. 젖산염 문턱값 이상으로 운동을 유지하는 능력은 제한되며, 운동강도가 젖산염 문턱값을 초과할수록 운동불내성(exercise intolerance)이 더 빨리 시작된다. 호흡근 훈련에 대한 연구에서는 20~40분 동안 견딜 수 있는 운동 강도를 사용하였다. 반면에 타임 트라이얼은 연구 대상 스포츠에 따라 상당히 다양하였다. 예를 들어, 수영은 최소 1분, 자전거는 최대 1시간이 사용된 연구가 있었다.

호흡근에 대한 저항 훈련을 사용한 연구(5장 참조)는 자전거, 조정, 수영 및 달리기 같은 운동방식을 이용하였다. 자전거와 달리기의 경우 T_{lim} 검사와 타임 트라이얼을 모두 사용하였다. 조정과 수영의 경우 타임 트라이얼만 사용되었다. **표 4.1**은 속임약 대조 연구 결과를 요약한 것이다. 이 외에도 많은 연구가 수행되었지만 연구의 질은 제각각이었기 때문에(Illi 등, 2012) 표에는 견고한 설계를 가진 연구로 제한하였다.

표 4.1은 들숨근 훈련이 운동수행에 통계적으로 유의한 효과가 있지만 날숨근 훈련은 유의한 효과가 없다는 것을 명확하게 보여준다. Illi 등(2012)이 통계적으로 입증한 바와 같이 타임 트라이얼(1~60분 동안 지속되는 검사의 경우 1.7%~4.6% 향상) 또는 T_{lim} 검사(30분 검사의 경우 30% 이상 향상)를 사용하여 검사한 경우 모두 수행이 증가되었다. 더 높은 강도와 짧은 기간의 T_{lim} 검사의 경우 수행 증가의 효과가 더 적었다(4분 미만 지속되는 검사의 경우 4% 향상). 이러한 수행 증가 정도의 차이는 사람들이 운동을 중단하게 만드는 요인과 이러한 요인이 축적되어 불내성을 유발하는 속도의 차이 때문에 발생한다(Currell와 Jeukendrup, 2008).

호흡근의 지구력 훈련에는 장기간 높은 수준의 과호흡이 포함된다(5장 참조). **표 4.2**는 호흡근의 지구력 훈련을 사용한 대조군 및 속임약 대조군 검사를 요약한 것이다. 훈련 방법의 엄청난 차이에도 불구하고 지구력 훈련 결과는 들숨근 저항 훈련의 결과와 매우 비슷하다(Illi 등, 2012). 일반적으로 T_{lim} 검사는 20%에서 50%까지 증가하는 반면 타임 트라이얼은 4% 증가를 보여주었다. 이러한 유사성은 호흡근 훈련이 매우 독특하고 중요한 기전을 활용한다는 것을 암시하는 전신 지구력 및 저항 훈령에 대한 반응과는 상당히 다르다. 3장에서 설명한 바와 같이 이 효과에 대한 가장 유력한 기전은 들숨근 빈시의 활성화 역치 증가이다.

과호흡 훈련의 들숨과 날숨 효과를 분리하는 것은 불가능하지만, 저항 훈련을 위해 분리를 할 때 수행의 변화에서 두 근육군의 독립적인 역할이 확실해진다(Griffiths와 McConnell, 2007). 들숨군훈련만이 수행력을 증가시킨다. 실제로 동일한 호흡 주기 동안 들숨근 훈련에 날숨근 훈련을 추가하는 것은 들숨근 훈련에 대한 들숨근의 반응을 저해시키고(Griffiths와 McConnell, 2007), 수행 증가의 효과를 없애는 것으로 보인다(Wells 등, 2005). 이는 건강한 젊은 사람들에게 날숨근 훈련을 실시하는 것에 대한 강력한 반대근거가 될 것이다.

표 4.1과 **표 4.2**에는 호흡근 훈련에 수반되는 일부 생리학적 변화를 요약하고 있으며, 이는 수행 향상으로 이어지는 잠재적인 기전과 그렇지 않은 기전을 밝히는데 도움이 된다. 구체적으로 들숨근 훈련 이후 증가된 운동수행을 뒷받침하는 '유력한 용의자' 즉, 최대산소섭취량($\dot{V}O_{2max}$) 및 젖산염 문턱값(2장 참조)에는 변화가 없다. 호흡은 산소 확산을 제한하지 않기 때문에(1장 참조) 최대산소섭취량이 개선될 것으로 기대하지 않는다. 그러나 들숨근 훈련이 동일한 강도로 운동하는 동안 혈중젖산농도(blood lactate concentrations; $[La]_b$)를 감소시킨다는 점을 감안할 때 젖산염 문턱값의 변화가 없다는 것은 약간 의아하다(**표 4.1** 및 **4.2** 참조). 들숨근 훈련은 혈중젖산농도를 감소시키지만, 축적이 시작되는 운동강도 또는 젖산염 문턱값의 기능적 상관관계는 변하지

표 4.1 **저항성 호흡근 훈련이 지구력 수행에 미치는 영향의 속임약-대조 연구**

훈련타입	운동도구	운동검사 형태	기간/검사강도	훈련기간 (주)	수행력 변화(%)	훈련그룹의 생리적변화	비고	연구자
저항성 들숨근 훈련	자전거	T_{lim}	21 분	4	33*	$[La]_b$* 및 RPE* 감소		Caine과 McConnell, 1998b
저항성 들숨근 훈련	자전거	TT	20 km, 40 km (~30 분, ~60 분)	6	20 km = 3.8* 40 km = 4.6*	호흡* 및 다리노력* 감소	호흡근피로도 감소*	Romer 등, 2002c
저항성 들숨근 훈련	자전거	T_{lim}	75 % $\dot{V}O_{2max}$	10	36*	F_C*, $\dot{V}_E$* 및 노력의 지각* 감소		Gething 등, 2004
저항성 들숨근 훈련	자전거	TT	25 km(36 분)	6	2.6*		호흡근피로도 감소*	Johnson 등, 2007
저항성 들숨근 훈련	자전거	T_{lim}	고강도 최대	4	고강도 = 39* 최대 = 18*	고강도 운동 중 $\dot{V}O_2$ 역동학 증가 및 $[La]_b$* 낮음	호흡근피로도 감소*	Bailey 등, 2010
저항성 들숨근 훈련	달리기	T_{lim}	3.8 분	4	4*			Edwards와 Cooke, 2004
저항성 들숨근 훈련	달리기	TT	5000 m (~20 분)	4	2*	RPE* 감소		Edwards 등, 2008
저항성 들숨근 훈련	조정	TT	6 분, ~20 분 (~2 km, 5 km)	4, 11	2 km = 1.9* 5 km = 2.2*	$[La]_b$* 및 호흡노력* 감소, V_T* 증가	4주와 11주 수행력 증가, 호흡근피로도 감소	Volianitis 등, 2001
저항성 들숨근 훈련+날숨근 훈련	조정	TT	6 분(~2 km)	4, 10	2.7*	F_C*, $\dot{V}_E$* 및 호흡노력의 지각* 감소	수행력과 기타 결과는 들숨근 훈련에만 반응하여 증가, 호흡근피로도 감소*	Griffiths와 McConnell, 2007
저항성 들숨근 훈련	수영	TT	100 m(~1 분) 200 m(~2 분) 400 m(~4.4 분)	6	1.7* 1.5* 변화 없음	RPE* 감소	400 m 이상에서는 수행력 변화 없음	Kilding 등, 2010

IMT = 들숨근 훈련; EMT = 날숨근 훈련; RMT = 호흡근 훈련, T_{lim} = 내성제한에 대한 고정강도; TT = 타임 트라이얼; $\dot{V}O_2$ = 산소섭취량; $\dot{V}O_{2max}$ = 최대산소섭취량; f_c = 심박수;
$\dot{V}_E$ = 분당환기량; V_T = 일회호흡량; $[La]_b$ = 혈중젖산농도; RPE = 운동자각도
*$p < 0.05$.

표 4.2 **지구력 수행에 대한 지구력 호흡근 훈련에 미치는 영향의 속임약 연구**

훈련타입	운동도구	운동검사 형태	기간/검사강도	훈련기간 (주)	수행력변화 (%)	훈련그룹의 생리적변화	비고	연구자
지구력 호흡근 훈련	자전거	T_{lim}	최대강도의 70 %	15	24*		속임약 그룹 없음 비호흡근 훈련 그룹만 있음	Markov 등, 2001
지구력 호흡근 훈련	자전거	T_{lim}	최대강도의 70 %	15	24*		속임약 그룹 없음 비호흡근 훈련 그룹만 있음	Stuessi 등, 2001
지구력 호흡근 훈련	자전거	T_{lim}	최대강도의 85 %	4~6	~20*		속임약 그룹 없음 비호흡근 훈련 그룹만 있음	McMahan 등, 2002
지구력 호흡근 훈련	자전거	TT	40 분	6	4.70*			Holm 등, 2004
지구력 호흡근 훈련	달리기	TT 및 T_{lim}	TT = 6.4 km T_{lim} = 80% $\dot{V}O_{2max}$	4	TT = 4* T_{im} = 50*	$\dot{V}_E$*, $\dot{V}O_2$*, $[La]_b$* 감소		Leddy 등, 2007

RMT = 호흡근 훈련; T_{lim} = 내성제한에 대한 고정강도; TT = 타임 트라이얼; $\dot{V}O_2$ = 산소섭취량; $\dot{V}O_{2max}$ = 최대산소섭취량; $\dot{V}_E$ = 분당환기량; $[La]_b$ = 혈중젖산농도
*$p < 0.05$.

않는 것으로 보인다(Johnson 등, 2007). 젖산염 문턱값의 변화없이 정상상태의 혈중젖산농도가 감소하는 기전은 매우 흥미로운 것이다. 사람마다 정상 상태의 젖산농도는 다르지만 젖산염 문턱값은 매우 유사한 것이 일반적이므로 혈중젖산농도 자체가 젖산염 문턱값의 결정요인이 아니라는 것을 알 수 있다. 들숨근 훈련이 들숨근의 대사능력을 증가시켜 준최대 운동 중에 젖산을 소비하는 능력을 증가시킨다는 강력한 증거가 있다(Brown 등, 2011). 교감신경적 혈관수축이 감소하여 산소공급량이 증가되기 때문에 근육에서 젖산 생성이 감소할 수 있다. 그러나 산소가 많은 들숨을 흡입하여 엘리트에 준하는 운동선수의 산소전달을 개선해도 젖산염 문턱값은 향상되지는 않는 것으로 나타났다(Sadowsky 등, 1995). 따라서 젖산염 문턱값의 변화가 없으면서 점점 낮아지는 혈중젖산농도에 대한 가장 가능성 있는 설명은 들숨근에 의한 젖산 소모 증가이다(Peter Brown & Graham Sharpe, 개인적 의견). 그러나 이것이 개선된 근육 혈류가 무의미하다는 것은 아니다. 호흡 작업을 조작하여 근육 혈류를 개선하면 운동으로 인한 운동 근육 수축 피로가 감소한다(Romer 등, 2006). 또한 근육 대사 물질의 제거는 피로에 대한 주요 원인에 영향을 미칠 수 있다(1장 '피로의 기전' 참조). 들숨근 훈련 후 바뀌는 요소들은 혈중젖산농도, 심박수, 호흡 및 팔다리 노력에 대한 지각, 격렬한 운동 중 산소섭취속도가 빨라지는 것 등이 있다. 또한 호흡은 더 깊이지고 느려지며 대사효율성이 높아진다(Turner 등, 2012). 아마도 가장 중요한 것은 들숨근 훈련이 운동 후 관찰된 최대 들숨압 감소를 지연시키거나 없앤다는 점이다. 즉, 들숨근 훈련은 들숨근의 피로를 완화시킨다(Romer 등, 2002d). 이러한 변화는 모두 3장에서 설명한 호흡 관련 운동 제한 요인과 일치한다. 들숨근의 피로가 줄어든 것은 호흡 펌프 근육의 기능적 능력이 향상되었다는 것을 의미한다. 대사산물 축적은 말초 및 중추 수준 모두에서 근력을 생성하는 능력의 결핍에 기여하기 때문에(2장 '피로의 기전' 참조) 들숨근 피로의 감소는 대사산물 축적 및 들숨근 대사반사의 활성화 감소 또는 지연과 일치한다. 이 반사의 활성화는 운동근육의 혈관수축을 유도하지만 들숨근 훈련은 이 반사를 활성화하는데 필요한 들숨근의 작업의 강도를 증가시키고(McConnell과 Lomax, 2006; Witt 등, 2007; Bailey 등, 2010), 들숨근에 의한 젖산생성을 감소시킨다(Brown 등, 2011).

결과적으로 근육 혈류가 보존되고 팔다리의 피로가 줄어들거나 지연될 수 있다(McConnell과 Lomax, 2006). 이 기전은 혈중젖산농도와 다리 노력이 줄어드는 것을 설명할 수 있고, 혈류가 좋은 근육은 젖산을 적게 생성하고 피로와 노력 지각에 기여하는 III 및 IV 구심성 자극을 유발하는 대사산물 수준이 낮아진다(Amann 등, 2010; Gandevia, 2001; Amann 등, 2009)(3장 참조). 또한 들숨근 피로가 줄어들면 호흡노력에 대한 지각이 감소하여 보다 효율적이고 깊고 느린 호흡패턴을 유지할 수 있게 된다(Turner 등, 2012). 요약하자면 생리학적 변화는 팔다리 혈류의 보전과 호흡노력의 감소로 인한 들숨근 훈련의 운동효과를 강력하게 지지한다. 운동내성은 종종 호흡곤란 또는 혈류손상으로 인해 악화되는 근육 기능 장애에 의해 제한되기 때문에 이러한 효과는 환자들에게 훨씬 더 중요하다.

들숨근 대사반사에 대해 환자와 특히 관련이 있기 때문에 자세히 살펴볼만한 들숨근 훈련에 대한 특정 연구가 하나 있다. 해당 연구는 들숨근 훈련의 T_{lim}을 연장한다는 것을 입증했을 뿐만 아니라, 고강도 및 최대 강도로 자전거 운동을 했을 때 산소섭취가 가속화되는 것을 보여주었으며(Bailey 등, 2010), 이러한 결과는 이후에도 확인되었다(Brown 등, 2011). 연구자들의 해석은 '운동하는 팔다리로의 혈류 증가'로 인한 것이며 이는 들숨근 훈련 후 들숨근 대사반사 활성화의 부재로 발생한 것이라고 주장하였다(Bailey 등, 2010). 이러한 발견은 환자의 산소섭취 역동학이 질병 및 활동부족으로 인하여 느려지기 때문에 특히 환자와 관련이 있다(Chiappa 등, 2008a). 산소섭취 역동학의 일과성 속도는 운동 중 산소 결핍의 크기를 결정하고 이에 따라 운동 시작 시 무산소 기여의 크기를 결정한다(1장 참조). 유산소근원에서 방출되는 에너지의 양을 늘리면 피로를 유발하는 대사산물의 생성이 최소화되고 운동에 대한 환기 요구량도 줄어들게 된다. 걷기운동이 고강도 운동으로 여겨지는 환자들이 '무산소성 심연'의 가장자리에 서 있는 경우, 산소섭취 역동학에 대한 이러한 영향은 운동내성을 향상시키는데 중요한 역할을 할 수 있다. 흥미롭게도 저밀도 흡입(heliox)을 사용하여 호흡 부하를 줄이면 만성폐쇄폐질환 환자의 산소섭취 역동학 속도가 빨라지고 운동내성이 향상된다(Chiappa 등, 2009); 이 반응은 건강한 사람들이 들숨근 훈련을 한 후 관찰된 결과와도 매우 유사하다(Bailey 등, 2010; Brown 등, 2011).

마지막으로 일부 연구에서 들숨근 훈련이 호흡의 기계적 효율성을 향상시킬 수 있다는 추측은 오래 전부터 있었는데, 일부 연구에서 운동의 산소소모량이 약간(보통 유의하지 않음) 감소한 것으로 나타났기 때문이다(Romer 등, 2002a; Griffiths와 McConnell, 2007; Turner 등, 2011). 최근 연구에서는 6주간의 들숨근 훈련(최대들숨압의 50%에 해당하는 부하에 대한 30회 반복)이 과호흡으로 인한 산소소모량을 5~12%까지 감소시켰다는 결과가 나왔다(Turner 등, 2012). 산소 소모의 가장 큰 감소는 호흡근 작업의 강도가 가장 높을 때 나타났다. 이 결과는 호흡기계 질병 관련 손상이 산소소모량을 증가시키는 환자에게 중요한 의미를 갖는다. 사용 가능한 산소섭취량의 상당 부분을 차지할 수 있으며 이 부담을 줄이면 다른 근육에서의 산소이용을 촉진하여 운동내성을 향상시킬 수 있다.

요약하면, 타임 트라이얼과 지구력 검사를 사용한 연구에서 1~60분 동안 지속되는 노력을 수반하는 운동의 경우 들숨근 훈련은 운동수행력을 1.7%에서 4.6%로 크게 향상시킨다는 연구결과가 있다. 오랜 시간 동안 해야 하는 운동(마라톤이나 철인 3종 경기)에서는 비슷한 개선효과가 있을 것이라는 직접적인 연구 근거는 없지만 이러한 운동 이후 최대들숨압의 감소가 증명된 바 있으므로 호흡관련 요인에 의해 운동수행이 제한될 수 있다는 것을 의미한다. 따라서 1시간 이상 지속되는 운동 상황에서는 들숨근 훈련이 운동수행을 증가시킬 것이라고 기대할 수 있다. 위에 설명한 운동수행 개선을 위한 기전은 운동 제한을 겪는 환자에게도 동일하게 적용되며 더 큰 연관성을 가진다. 실제로 Illi와 동료들의 체계적 고찰은 호흡근 훈련의 운동 효과는 체력이 가장 낮은 참가자에서 가장 크게 나타났다는 것을 보여주고 있다(Illi 등, 2012).

무산소 지구력 및 전력질주 검사에서 호흡근 훈련의 영향 (Influence of RMT upon tests of anaerobic endurance and sprinting)

단거리 전력질주는 들숨근 훈련의 이점이 바로 드러나지 않는 짧은 활동이다. 그러나 들숨근 훈련이 생리학적 변화를 유도하기 때문에 단거리 전력질주 수행도 들숨근 훈련의 이점을 얻을 수 있다는 것이 분명해졌다. 이는 일상생활동작에서의 대사요구는 젊고 건강한 사람의 달리기 요구와 유사할 수 있기 때문에 환자와 관련이 있다. 이전 섹션에서 우리는 들숨근 훈련 이후 운동내성 제한까지 자전거를 탈 때 최대운동시간이 상당히 연장되며, 이는 산소섭취 역동학의 상당한 가속화와 함께 이루어진다는 것에 대해 설명하였다(Bailey 등, 2010; Brown 등, 2011). 반복적인 전력질주는 많은 환자들이 일상생활에서 참여하는 것은 아니지만 재활프로그램에서 점차 인기를 얻고 있는 인터벌 트레이닝에서 접하게 된다(Mador 등, 2009). 따라서 반복된 전력질주에 대한 연구 결과는 인터벌 트레이닝과 같은 무산소 운동의 반복에 대한 운동내성 향상을 위한 들숨근 훈련의 잠재적 이점을 의미한다. 훈련 중재의 내성을 향상시키는 것은 훈련 자극의 효과와 이에 따른 운동내성을 향상시키는 이점이 있다. 실제로 인터벌 트레이닝을 하기 전에 들숨근 훈련을 수행한 운동선수는 이전에 들숨근 훈련을 하지 않은 그룹에 비해 훨씬 더 열심히 훈련을 할 수 있었고 반복 달리기 수행이 많이 향상되었다(Tong 등, 2010). 하지만 이 연구에서는 속임약 대조군이 없었다.

팀 스포츠의 맥락에서 전력질주 사이에 호흡 노력이 증가한다는 것은 선수가 다시 전력질주를 할 수 있는 능력에 많은 영향을 미치며, 경기에서는 선수의 기여도에 영향을 주게 된다. 이러한 이유로 들숨근 훈련이 전력질주에 미치는 영향을 조사한 첫 번째 연구에서 반복 전력질주를 지속하는 동안 지각된 회복속도를 사용하였다(Romer 등, 2002b). 들숨근 훈련이 전력질주 사이의 호흡노력을 줄이고 들숨근 피로의 발생을 지연시켜 참가자들이 더 빨리 회복된 것처럼 느끼게 할 것으로 기대되었다. 그러나 전력질주가 매우 짧고(3.2초) 회복기간이 중간에 있기 때문에 실제 전력질주 능력이 향상될 것이라는 기대는 없었다. 이러한 기대가 확인되었다; 6주간 들숨근 훈련(최대들숨압의 50%에 해당하는 부하에 대한 30회 반복) 후 선수들은 기준선 및 속임약 대조군에 비해 상당히 빠른 회복 속도를 보였지만 전력질주 능력에는 변화가 없었다. 호흡곤란에 의해 심하게 제한되는 환자에게 들숨근 훈련이 호흡회복에 소요되는 시간을 줄일 수 있다는 가설은 평가를 기다리고 있다.

약간 다른 접근방식을 사용한 두 개의 대조 연구(하나는 속임약 대조)에서 반복적인 전력질주를 지속할 수 있는 능력, 점차적으로 증가하는 전력질주 속도 및 전력질주 사이의 짧은 회복 휴식(Yo-Yo test)에 대한 들숨근 훈련의 이점을 조사하였다(Bangsbo 등, 2008). 이러한 종류의 검사에서의 수행은 산소전달 및 대사산물 제거와 같은 팔다리 혈류와 관련된 요인과 노력지각 모두에 의해 영향을 받는다. 이전에 설명한 바와 같이 이 두 가지 요인은 호흡노력 및 들숨근 대사반응의 활성화를 통해 들숨근 훈련에 의한 잠재적인 영향을 받는다. 들숨근 훈련(최대들숨압의 50%에 해당하는 부하로 30회 반복) 5~6주 후 두 연구 모두 요-요 검사의 수행이 17% 향상되었다(Tong 등, 2008; Nicks 등, 2009). 수행 향상과 함께 호흡 및 전신 노력에 대한 지각과 대사 스트레스 지표가 유의하게 감소하였다. 최근 반복적인 전력질주를 하는 동안 다리와 호흡근으로의 혈류분포가 연구되었다

(Tong 등, 2012). 전력질주 검사가 진행됨에 따라 분당 환기량은 점진적으로 증가하는 것으로 나타났고 대사성 산증 발생에 대한 호흡보상이 시작된 지점에서 호흡 및 다리 근육 모두 산소화가 명확하게 감소하였다. 이 두 현상에 대한 타이밍은 상당한 상관관계가 있다. 이러한 결과는 증가하는 환기 요구에 대한 들숨근 대사반사의 활성화와 호흡 및 다리 근육 혈관의 수축이 뒤따르는 것과 일치한다. 따라서 지구력 운동에 대해 제안된 대로 들숨근 훈련은 대사반사를 활성화하는데 필요한 호흡근 작업의 강도를 증가시켜 팔다리 혈류를 보존함으로써 반복되는 전력질주 동안 수행력을 향상시킬 수 있게 된다(McConnell과 Lomax, 2006; Witt 등, 2007; Bailey 등, 2010).

가장 최근에 들숨근 훈련과 특정 들숨 근육 준비운동(6장 참조)을 결합한 효과가 세미프로 축구선수에 대한 속임약 대조 시험에서 연구되었다(Lomax 등, 2011). 이전 연구에서와 동일한 들숨근 훈련 프로토콜과 반복 전력질주 검사가 사용되었다. 들숨근 훈련 4주 후 전력질주 수행이 12% 증가하였다. 기준선에서 준비운동은 두 그룹에서 전력질주 능력을 5~7% 유의하게 증가시켰으며 이는 이전 연구결과와 일치한다(Tong과 Fu, 2006). 들숨근 훈련 이후 들숨근 준비운동을 추가했을 때 수행은 2.9% 더 크게 증가하였다. 따라서 들숨근 준비운동과 들숨근 훈련의 이점이 추가되었다(14.9%).

요약하면, 들숨근 훈련은 유산소대사가 우세한 운동에서만 효과가 있다고 생각되었다. 하지만 최근 연구들은 들숨근 훈련이 더 다양한 운동에서 사용이 가능하며 장기간의 중강도 운동과 단기간 운동 모두에 대한 수행을 향상시키는데 효과적인 훈련방법으로 사용될 수 있음을 시사하고 있다. 들숨근 훈련은 호흡 노력의 감소와 팔다리 혈류의 증가와 같은 두 상황에서 동일한 기본 기전을 통해 작용한다는 점을 감안할 때 건강한 사람의 전력질주 및 지구력 운동을 하는 동안 들숨근 훈련 이후 관찰된 생리적 변화는 비슷할 것으로 예상된다.

저산소 조건에서 호흡근 훈련의 영향
(Influence of RMT under hypoxic conditions)

운동 중 호흡을 위한 저산소욕구(hypoxic drive)가 더해지면 호흡 근육에 대한 부하도 크게 증가한다. 따라서 저산소 환경에서 운동하는 사람이나 질병으로 인하여 저산소혈증이 있는 사람에게 호흡근 훈련의 잠재적 이점이 훨씬 더 크다고 볼 수 있다. 지금까지 저산소 상태에서 운동내성 및 운동에 대한 생리학적 반응에 대한 들숨근 훈련의 영향을 평가한 속임약 대조 연구는 단 한 건뿐이었다(Downey 등, 2007). 이 무작위 대조 연구의 결과는 인상적이면서도 놀라웠다. 들숨근 훈련군은 최대들숨압의 50% 부하로 주당 5일, 40회 호흡훈련을 한 반면에 속임약 대조군은 최대들숨압의 15% 부하로 실시하였다. 저산소 환경은 3500미터(12,000피트)의 고도의 가상 상황을 만들었는데 이 환경은 동맥혈산소포화도(S_aO_2)를 휴식 때에는 93%, 운동종료 때에는 77%로 낮추기에 충분하였다. 4주간의 들숨근 훈련 이후 들숨근 훈련군은 저산소 트레드밀 운동의 분당환기량, 심박출량, 산소섭취량이 각각 25%, 14%, 0~12%로 유의하게 감소하였다. 낮은 분당환기량에도 불구하고 동맥혈산소포화도와 폐확산용량은 각각 4%와 22% 증가하였다. 운동자각도와 호흡곤란도 유의하게 감소하였다. 속임약 대조군에서는 이러한 변화가 관찰되지 않았다. 일반적으로 동맥혈산소포화도의 증가는 분당환기량의 증가를 필요로 하므로 분당환기량과 동맥혈산소포화도의 변화는 서로 완전히 상충된 것으로 보인다. 이러한 역설을 해결하는 실마리는 폐확산용량의 증가에 있는데, 폐확산용량의 증가는 폐확산 표면적이 증가할 때만 가능하기 때문이다. 폐혈관은 근육대사반사 활성화에 반응한다((Lykidis 등, 2008). 따라서 들숨근 훈련이 들숨근 내사반사의 활성화를 지연시키거나 없애면 폐순환에서 혈류가 보존될 수 있다는 가설이 성립할 수 있다. 이러한 경우 폐확산 표면적이 증가하여 동맥혈산소포화도가 증가한다. 저산소 조건에서 동맥혈산소포화도에 대한 들숨근 훈련의 효과는 네팔 히말라야 원정 중 군인을 대상으로 실사한 무작위 대조연구에서 확인되었다(Lomax, 2010). 4880~5500미터의 고도에서 휴식 동맥혈산소포화도는 대조군에 비해 들숨근 훈련군에서 6% 더 높게 나왔다. 동맥혈산소포화도에 대한 이러한 보호효과가 1400미터에서는 관찰되지 않았다.

폐가 건강한 사람에게는 높은 고도 환경이 산소이동을 제한하는 유일한 환경이다. 그러나 많은 질환 상태에서는 휴식 및 운동 중 모두 저산소혈증과 폐혈관수축을 초래한다. 이러한 조건에서 환자는 들숨근 대사반사로 인해 폐혈관계로의 추가 혈관수축 자극에 특히 민감할 수 있다. 따라서 들숨근 훈련은 건강한 사람들에게서 관찰된 효과보다 환자들에게 훨씬 더 큰 이점을 제공할 수 있다. 다음 섹션에서는 다양한 조건을 가진 환자에 대한 호흡근 훈련의 영향과 관련된 증거를 살펴볼 것이다.

호흡근 훈련에 대한 질환별 기능적 반응 (DISEASE-SPECIFIC FUNCTIONAL RESPONSES TO RMT)

아래 검토된 대부분 문헌에서의 호흡근 훈련 방법은 들숨 저항훈련 방법이었다. 그러나 지구력 호흡근 훈련 또는 날숨근 훈련을 사용한 연구도 일부 있었으며 그에 따라 구분되어 있다.

호흡기계질환(Respiratory disease)

만성폐쇄폐질환

호흡근 훈련은 만성폐쇄폐질환 환자에서 가장 많이 연구되었으며 사용된 중재방법으로는 들숨근 저항훈련이 압도적으로 많았다. 첫 연구는 1970년대 후반에 진행되었으며 매년 연구 수가 꾸준하게 증가하여 최근 이 분야의 메타분석에는 32개 연구가 포함되었다(Gosselink 등, 2011). 그러나 이러한 연구는 들숨근 훈련 연구의 빙산의(질적 수준이 높은) 일각에 불과하다. 3장에서 설명한 바와 같이 만성폐쇄폐질환 환자에서 들숨근 훈련의 이론적 근거는 호흡 펌프 근육의 수요용량 관계에서 균형을 회복하는 것이다. 만성폐쇄폐질환 환자는 기본적으로 들숨근의 약화가 있으며 이는 기능적 약화로 인해 점차 악화된다. 또한 호흡 기전의 변화와 운동을 위한 환기 요구사항의 증가로 인해 들숨 근육 작업의 수요가 증가한다. 이러한 상태에서 주요한 운동제한 증상은 호흡곤란이다.

들숨근 훈련에 대한 다양한 문헌들이 있기 때문에, 2008년 이후 체계적 고찰(Shoemaker 등, 2009)과 두 개의 메타분석(Geddes 등, 2008; Gosselink 등, 2011)이 발표되었고, 이에 따라 통계적 근거를 기반으로 만성폐쇄폐질환 환자에서 들숨근 훈련의 유용성에 대한 결론을 도출하는 것이 가능해졌다. 이 세 가지 연구 모두 들숨근 훈련이 들숨근 강도(최대들숨압), 지구력, 운동능력(6분보행거리), 호흡곤란 및 삶의 질을 개선시킨다는 것을 보여주었다. Gosselink 등(2011)은 이러한 반응의 효과크기를 '중간에서 많음'으로 평가하였다. 하위분석에서 들숨근의 근력운동이 지구력 운동보다 운동능력과 호흡곤란을 더 많이 개선시키는 것으로 나타났다. 또한 기준선이 가장 낮은 최대들숨압을 가진 환자는 최대들숨압과 운동능력에서 가장 큰 향상을 보였다.

들숨근 훈련이 건강관리 의료자원으로 활용되는 것은 현재까지 매우 적다. Beckerman 등(2005)의 12개월 동안의 속임약 대조 연구에서 들숨근 훈련 그룹은 속임약 대조군보다 최대들숨압, 운동능력, 호흡곤란 및 삶의 질의 개선이 관찰되었을 뿐만 아니라 일차진료 상담 횟수 및 병원에서의 중재일수에서도 유의한 차이를 보였다. 입원 환자수와 총 입원일수에서도 차이가 있었으나 유의한 수준은 아니었다. 이러한 자료는 들숨근 훈련이 악화 횟수를 줄이거나 악화로부터 회복을 촉진할 수 있다는 것을 의미한다. 그러나 이러한 잠재적 이점을 확실하게 밝히기 위해서는 추가 연구가 필요하다.

현재는 들숨근 훈련을 재활프로그램에서 어떻게 통합해야 가장 좋은지 확실하지 않다. 위에 설명한 바와 같이 들숨근 훈련이 독립적인 중재로서 들숨근강도, 지구력, 운동능력, 호흡곤란 및 삶의 질을 개선하는데 효과적이라는 강력한 증거가 있다. 그러나 들숨근 훈련이 전신운동을 포함한 재활프로그램에 추가될 때 추가적인 개선이 이루어지는지 여전히 불확실하다. 그럼에도 불구하고 Lotters 등(2002)과 O'Brien 등(2008)의 증거를 바탕으로 들숨근 약화 환자를 위한 일반적인 운동프로그램에 들숨근 훈련을 추가하는 것이 BTS/ACPRC 가이드라인(Bott 등, 2009)에서 권고되고 있다.

들숨근 훈련과 재활을 비교한 체계적 고찰에서 들숨근 훈련을 운동에 추가하면 운동만 했을 때보다 최대들숨압과 운동내성이 더 많이 개선되었다고 보고하였다(O'Brien 등, 2008). 흥미롭게도 들숨근 훈련을 운동훈련과 비교할 때 만성폐쇄폐질환 환자들 사이에서 최대들숨압과 운동내성에 대한 결과에서는 '유의한 차이가 없다'라고 나왔다(O'Brien 등, 2008). 다시 말해 들숨근 훈련은 운동만큼 운동내성을 향상시킬 수 있다는 것이다. 또한 만성폐쇄폐질환 환자를 위한 가정기반 물리치료중재에 대한 체계적 고찰에서 가정기반 들숨근 훈련이 대조군에 비해 호흡곤란지수(Transitional Dyspnoea Index)을 2.36 단위 개선한 것으로 나타났다(Thomas 등, 2010). 이러한 결과는 들숨근 훈련이 최소한의 감독으로 가정환경에서 시행될 수 있고 호흡곤란을 개선하기 위해 운동보다 비용효율이 높은 중재라는 것을 의미한다. 또한 건강한 사람들에서 전신훈련 전에 들숨근 훈련을 시행하면 전신훈련의 결과가 향상된다는 사실을 기억해야 한다(Tong 등, 2010). 따라서 들숨근 훈련은 운동훈련 시작을 기다리는 환자를 위한 '사전훈련'으로 고려될 수 있다.

날숨근 훈련은 거의 주목받지 못했다. 지금까지 만성폐쇄폐질환 환자에서 날숨근 훈련의 효과를 조사한 속임약 대조 연구는 2건 뿐이다. 하나는 특정 날숨근 훈련(Weiner 등,

2003b)이며 다른 하나는 날숨근 훈련, 들숨근 훈련, 들숨근과 날숨근 동시훈련을 비교한 연구이다(Weiner 등, 2003a). 날숨근 훈련 연구에서도 최대날숨압력과 지구력이 운동능력과 마찬가지로 유의하게 향상되었다. 일상 활동 중 호흡곤란을 느끼는 정도에는 유의한 변화가 없었다. 두 번째 연구(Weiner 등, 2003a)에서 8명의 환자가 날숨근 훈련을 받고, 8명은 들숨근 훈련을 받고 8명은 날숨근 훈련과 들숨근 훈련을 모두 받고 8명은 속임약 대조군으로 지정되었다. 속임약 대조군에는 변화가 없었지만 훈련을 받은 그룹에서 최대날숨압 및 지구력(날숨근 훈련 그룹, 날숨근 훈련+들숨근 훈련 그룹)이 유의하게 증가하였고, 최대들숨압과 지구력(들숨근 훈련 그룹, 날숨근 훈련+들숨근 훈련 그룹)이 유의하게 증가하였다. 세 훈련 그룹 모두 운동능력이 증가하였다. 그러나 들숨근 훈련 그룹과 날숨근 훈련+들숨근 훈련 그룹의 증가폭은 날숨근 훈련 그룹에 비해 컸다. 또한 들숨근 훈련 그룹과 날숨근 훈련+들숨근 훈련 그룹에서는 호흡곤란이 감소했지만 날숨근 훈련 그룹이나 속임약 그룹에서는 변화가 없었다. 들숨 근육 및 날숨 근육을 특별한 훈련을 통해 근력과 지구력을 모두 향상시킬 수 있다는 결론이 도출되었다. 그러나 들숨근 훈련+날숨근 훈련이 들숨근 훈련만 하는 경우와 비교하여 추가적 이점은 없는 것으로 나타났다.

마지막으로 언급할 가치가 있는 들숨근 훈련의 두 가지 특이하고 잘 알려지지 않은 응용분야가 있다. 첫 번째는 들숨저항에 대한 반복적이고 깊은 들숨이 체위배액과 능동주기 호흡기법으로 구성된 표준화된 물리치료보다 가래배출에서 두 배 더 효과적인 것으로 밝혀졌다(Chatham 등, 2004). 따라서 들숨근 훈련은 기도청결에 도움을 준다. 두 번째 응용은 환자의 흡입기 사용능력을 촉진하는 것이다. 분말흡입기(dry-powder inhaler; DPI)는 협응력 장애가 있는 환자에게 더 적합한 것으로 제시되고 있다. 하지만 분말흡입기는 종종 흡입기내의 들숨기류 저항이 훨씬 더 높기 때문에 매우 약한 환자는 사용이 어려울 수 있다. 한 연구에서 만성폐쇄폐질환 환자의 20%가 Turbohaler® DPI를 사용할 때 필요한 들숨유량을 생성하지 못하는 것으로 나타났다(Weiner와 Weiner, 2006). 이러한 분말흡입기 사용의 어려움은 최대들숨압과 관련이 있다. 8주간 들숨근 훈련을 받은 후에는 모든 환자가 Turbohaler®를 통해 필요한 들숨 유량을 생성할 수 있었다. 따라서 들숨근 훈련은 매우 약한 환자들이 분말흡입기를 사용하는 것을 가능하게 하고 개선시키는 유용한 방법이 될 수 있다.

요약하면, 만성폐쇄폐질환 환자에서 호흡근 훈련, 특히 들숨근 훈련의 효과를 지지하는 증거의 수준은 들숨근 훈련을 독립적인 치료로 권장할 수 있을 정도로 상당히 높아졌다. 들숨근 강화, 지구력, 운동능력, 호흡곤란 및 삶의 질의 개선을 기대할 수 있다. 운동훈련에 들숨근 훈련을 추가하는 것이 더 많은 이점을 제공하는지 여부에 대한 질문이 남아 있지만 예비지표는 두 가지 치료를 병행하면 호흡곤란과 같은 결과가 더 크게 개선된다는 것이다. 날숨근 훈련의 역할은 연구 부족으로 훨씬 덜 명확하다. 들숨근력이 가장 약한 환자들은 들숨근 훈련 이후 가장 큰 향상을 보이지만 효과를 예측할 수 있는 최소한의 기준은 없다. 또한 부하가 가해진 호흡의 급성발작은 기도청결을 촉진할 수 있다. 들숨근 훈련의 구체적인 시행에 대한 권상사항은 5장과 6장을 참조하면 된다.

천식

천식 환자에서 들숨근 훈련에 관한 연구는 만성폐쇄폐질환 환자와 비교하여 폭넓은 연구가 이루어지지 않았다. 3장에서 언급한 바와 같이, 천식 환자에서 기능적 들숨근 훈련(IMT)을 적용해야 하는 이론적 근거는 기도폐쇄가 발생할 때 과부하가 생기는 호흡 펌프 근육의 수요/용량 사이에 균형 회복이다. 이러한 상황에서 주된 증상은 호흡곤란이다. 현재까지 1개의 체계적 문헌연구(Ram 등, 2003)가 진행되었지만 포함된 연구가 단지 다섯 건으로서 자료가 부족하여 추가 연구가 필요하다는 결론을 내렸다. 그럼에도 불구하고 기능적 들숨근 훈련(IMT)이 최대들숨압(MIP)을 유의하게 향상시킨다는 것을 확인할 수 있었다. 2003년 이후 천식이 있는 사람을 대상으로 기능적 들숨근 훈련을 적용한 추가 연구는 하나밖에 없었으며, 결과는 아래에 요약해 놓았다.

천식에서 기도폐쇄의 주목할 만한 특징은 1초간강제날숨량(FEV_1)의 하락으로 인해 호흡곤란 강도가 실험 대상자들 사이에서 차이가 크게 나타난다는 점이다(Loghed 등, 1993). 더욱이, 여성은 남성보다 더 높은 수준의 호흡곤란을 보이고(Wijnhoven 등, 2003), 삶의 질 저하, 병원 입원 빈도가 더 높은 것으로 나타났다(Weiner 등, 2002c). 이러한 결과를 통해서, Weiner와 동료들은 여성이 남성보다 들숨근이 약하기 때문에 성별에 따른 차이가 나타날 것이라고 주장하였다(Weiner 등, 2002c). 경도에서 중등도(1초간강제날숨량 〉 예측값의 60%)의 기관지수축이 있는 22명의 남성과 22명의 여성 천식 환자를 대상으로 최대들숨압(MIP), 문턱값 부하에서 호흡곤란의 지각, 기관지확장제 소비량을 비교하여 성별과 들숨근 근력(최대들숨압)이 1초간강제날숨량

(FEV_1)에 미치는 영향을 조사하였다(Weiner 등, 2002c). 그 결과 동일한 1초간강제날숨량(예측값의 %)일 경우, 여성의 호흡근이 남성보다 유의하게 약했던 반면, 부하 호흡(loaded breathing)동안 호흡곤란, β_2-작용제 소비량은 남성보다 유의하게 높았다. 여성들을 두 군으로 무작위 할당하여, 한 군에게는 들숨근 훈련(IMT)을 시켰고, 다른 한 군은 거짓 훈련을 시켰다. 그 결과 20주간의 들숨근 훈련 후에, 여성의 최대들숨압(MIP)(+42%)이 남성의 최대들숨압과 유사할 정도로 향상되었다. 그리고 들숨근 훈련군을 받은 여성에서 부하 호흡(loaded breathing)을 하는 동안 호흡곤란, β_2-작용제 소비량이 감소하는 것을 확인하였다. 그뿐만 아니라, 들숨근 훈련 이후 호흡곤란과 β_2-작용제 소비량이 남성과 비교해 차이가 없었다.

최대들숨압(MIP), 호흡곤란과 β_2-작용제 소비량 사이에 강한 상관관계가 연구를 통해 확인되었다(Weiner 등, 2002b). 반면 30명의 환자를 대상으로 한 연구에서 최대들숨압 기준선과 부하 호흡(loaded breathing)을 하는 동안 호흡곤란의 강도 사이에 상관성이 없었다. 그러나, 들숨근 훈련 후 부하 호흡을 하는 동안 총 약물 사용과 호흡곤란의 지각 모두 최대들숨압 증가와 직접적이고 정량적인 관계를 보여주었다. 실제로, β_2-작용제 소비량 변화의 93%는 최대들숨압의 변화로 설명할 수 있으며, 이러한 결과는 약물의 소비량과 호흡곤란을 결정하는데 들숨근의 역할이 절대적이라는 것을 의미한다.

어떤 연구자들은 부하 호흡을 하는 동안 생기는 호흡곤란의 변화는 운동호흡곤란과 같지 않다고 주장한다. 그러나, 천식이 있는 사람들의 경우 3주의 들숨근 훈련 이후 운동호흡곤란이 완화(12.4% 감소)되는 것을 볼 수 있다(McConnell 등, 1998). 최근 이중-맹검 위약-대조 설계로 진행된 들숨근 훈련에 관한 연구에서도 6주의 들숨근 훈련 후 운동호흡곤란이 감소(16%)되었음을 보여주었다(Turner 등, 2011); 또한, 운동 내성이 향상되고, 운동으로 유발된 최대들숨압이 감소되었으며, 운동에 필요한 산소 비용이 감소하였다(T_{lim}에서 12% 감소). 저자들은 호흡의 기계적 효율성 향상 때문이라고 생각했는데, 이는 임의로 과다호흡을 하는 동안 건강한 사람들의 산소 비용이 들숨근 훈련 이후 12%까지 감소한다는 결과와 일치한다(Turner 등, 2012).

천식 환자에서 들숨근 훈련을 적용하였을 때 β_2-작용제 소비가 감소한다는 것은 주목할 만하다. 이와 관련된 세 가지 연구(Weiner 등, 1992; Weiner 등, 2000; Weiner 등, 2002c)를 보면 적게는 38%에서 많게는 78%까지 감소하였는데, 기준선에서 소비량이 가장 높은 환자가 가장 많이 감소하였다. 따라서 들숨근 훈련은 호흡곤란 수준이 높고, β_2-작용제 소비가 높은 환자에게 도움이 되는 것으로 보인다. 또한, 6개월 동안 실시된 이중-맹검 위약-대조실험에서도 폐기능, 천식으로 인한 증상, 입원, 학교나 직장에서 결석이 유의하게 향상하였다(Weiner 등, 1992).

그러나, 호흡곤란 강도를 줄이는 것이 생명을 위협할 수 있는 일부 천식 환자들도 있으므로 주의가 필요하다. 한 연구에 따르면, 천식 환자의 약 26%가 호흡곤란의 지각 상태가 비정상적으로 낮았다(Magadle 등, 2002); 이것은 약물 소비, 응급실 방문 증가, 입원, 천식 발작, 사망과 관련이 있다(Magadle 등, 2002). 두 번째 연구에서는 치명적인 천식과 낮은 호흡곤란지각 및 저산소 민감성과의 관계를 확인하였다(Kikuchi 등, 1994). 이와 같은 하위군(subgroup)에 들숨근 훈련을 적용하는 것은 부적절할 수 있다. 하지만, 이용 가능한 증거는 정상적이거나 호흡곤란에 대한 감각이 높은 환자들 모두 들숨근 훈련 이후 기관지수축에 둔감해지지 않는다는 점이다. Weiner 등(2000)은 들숨근 훈련이 호흡곤란을 과도하게 없애지는 않는다고 지적하면서, 경한 천식 환자들에게는 들숨근 훈련이 안전하다고 결론을 내렸다.

요약하면, 천식 환자를 대상으로 한 들숨근 훈련의 효과는 만성폐쇄폐질환에 비해 효과를 뒷받침할 만한 근거가 아직은 부족한 상황이다. 그 이유는 이용할 수 있는 연구들이 적기 때문이다. 반면 들숨근 훈련이 들숨근이 약한 사람들(가장 낮은 최대들숨압)에서 호흡곤란과 약물 사용을 줄이는데 가장 효과가 크다는 근거를 제시하는 몇 개의 연구들이 있다. 예비 연구들은 최대들숨압(MIP)과 관계없이 들숨근 훈련이 들숨근 근력, 운동 용량을 증가시키고, 호흡곤란, 약물 사용을 감소시킬 수 있음을 시사하고 있다. 호흡곤란 지각이 비정상적으로 낮은 환자는 들숨근 훈련을 적용하기에 적합하지는 않지만, 들숨근 훈련의 효과를 보기 위해서 들숨근 약화가 전제 조건이 되어야 한다는 근거는 없다. 더욱이 급성 발작 부하 호흡(acute bouts of loaded breathing)이 기도 청결을 촉진할 가능성도 있다. 들숨근 훈련 적용과 관련된 구체적인 권고사항은 5장과 6장을 참고하길 바란다.

기관지확장증

기관지확장증은 만성 폐질환으로 보통 만성폐쇄폐질환에 포함되지 않는다. 하지만 기관지확장증의 기능적인 특성은 기도폐쇄를 동반하며, 이는 호흡역학, 운동호흡곤란, 운동불내성(exercise intolerance)에 나쁜 영향을 미치기 때문에 만성폐쇄폐질환과 유사하다(Neves 등, 2011). 중등도에서 중증 기관지확장증 환자들은 호흡근 약화를 보인다(Moran 등, 2010). 그러므로 기관지확장증 환자에서 들숨근 훈련이 만성폐쇄폐질환 환자와 유사한 반응이 나타난다는 것으로 가정하는 것은 합리적이다.

지금까지 기관지확장증 환자에게 들숨근 훈련을 적용한 연구는 두 가지이다. 첫 번째 연구에서는 중간 강도의 들숨근 훈련(최대들숨압의 30 – 60%의 강도로 15분 동안 호흡)을 신체 운동 프로그램과 함께 8주 동안 수행했다. 그리고 들숨근 훈련군과 신체 운동 및 거짓 들숨근 훈련을 받은 군, 그리고 대조군의 반응을 비교하였다(Newall 등, 2005). 두 훈련군 모두에서 최대들숨압이 유의하게 향상되었고(신체운동군은 18%, 신체운동+들숨근 훈련군은 33%), 군 사이에 유의한 차이는 확인 되지 않았다. 훈련을 받은 두 군 모두에서 트레드밀 T_{lim}검사와 셔틀걷기검사를 하는 동안 운동 내성(exercise tolerance)이 유의미하게 향상되었고, 두 군 사이에 유의한 차이는 없었다. 따라서 이러한 결과는 환자들에게 운동 훈련에 더해 들숨근 훈련을 추가해도 최대들숨압의 운동 내성(exercise tolerance)은 유의하게 향상되지 않는다는 것을 알려주었다. 그러나 중재를 중단하고 3개월 후 신체 운동 및 들숨근 훈련군은 운동 내성이 유지되었지만, 신체 운동 및 거짓 훈련을 수행한 군에서는 유지되지 않았다. 또한, 신체운동+들숨근 훈련군은 삶의 질 점수가 향상되었고 훈련을 중지한 후에도 유지되었다. 신체운동+들숨근 훈련군에서 모든 매개변수가 가장 많이 향상되었는 점은 주목할 만하다. 하지만, 들숨근 훈련의 평가는 들숨근 훈련군과 거짓군 모두에서 기준선의 기능보다 향상되었고; 이러한 효과는 들숨근 훈련의 효과 크기를 감소시켰을 것이다. 마지막으로, 신체운동+거짓훈련과 신체운동+들숨근 훈련 사이에 유의한 차이가 나타나지 않았던 것은 표본의 크기가 작았기 때문이다(군당 10명). 이러한 결과를 보면 만성폐쇄폐질환 환자들에서 신체 운동에 더해서 들숨근 훈련을 추가 적용한다 하더라도 부가적인 이익은 없다고 할 수 있다. 하지만 최근 만성폐쇄폐질환 환자를 대상으로 한 체계적 문헌연구 결과는 신체 운동에 더해 들숨근 훈련을 적용한 군이 신체 운동만 적용한 군보다 최대들숨압, 최대 운동 일회호흡량이 유의하게 향상되었음을 보여주었다(O'Brien 등, 2008). 나머지 결과들에 대한 결론은 추가적으로 연구가 더 진행되어야 할 것이다.

보다 최근 연구(Liaw 등, 2011)에서는 13명의 환자를 대상으로 저강도 들숨근 훈련(최대들숨압의 30–38% 강도로 30분 동안 호흡)의 효과를 훈련하지 않은 13명의 환자와 비교하였다. 최대들숨압과 최대날숨압 모두 들숨근 훈련군에서 증가했으며(각각 39%, 44%), 6분걷기검사 역시 거리가 유의하게 증가했지만(14.8%) 이는 대조군과 유의한 차이가 없었다. 이러한 자료 해석은 검정력의 부족과 위약 대조군의 부재 때문이라고 볼 수 있다. 종합하면, 두 연구는 들숨근 훈련이 기관지확장증 환자에게서도 만성폐쇄폐질환 환자에서 향상된 결과와 유사한 결과를 나타낼 수 있다는 예비적 근거가 된다. 영국흉부학회/호흡계 물리치료사 공인협회 공동 의료지침은 기관지확장증에서 들숨근 훈련은 '훈련 효과를 유지하기 위해 고전전인 호흡 재활과 함께 들숨근 훈련을 고려할 수 있다'고 권고하고 있다(Bott 등, 2009).

마지막으로, 낭성섬유증 환자의 들숨근 훈련과 관련된 연구에서 들숨근 훈련 후 가래 배출이 향상된 것으로 보고되었다(Asher 등, 1982; Enright 등, 2004). 들숨 부하에 대하여 반복적으로 깊은 들숨을 하는 것은 체위배액과 능동주기 호흡기법으로 구성된 표준 물리치료 방법 보다 두 배 더 효과적(가래 무게 측정)인 것으로 밝혀졌다(Chatham 등, 2004). 따라서 들숨근 훈련은 기관지확장증 환자의 기도 청결에도 도움이 될 것이라고 예상할 수 있다.

요약하면, 기관지확장증 환자에서 들숨근 훈련의 효과와 관련된 근거는 연구의 수가 적기 때문에 해석상 주의가 필요하다. 반면 이용할 수 있는 두 연구를 종합해보면 들숨근 훈련이 기관지확장증 환자에게서도 만성폐쇄폐질환 환자에서 향상된 결과와 유사한 결과를 나타낼 수 있다는 예비적 근거가 된다. 기관지확장증 환자의 들숨근 훈련에 대한 이론적 근거는 만성폐쇄폐질환 환자의 경우와 매우 유사하기 때문에 독립적 중재로의 들숨근 훈련에 관한 추가적 연구가 필요하다. 부가적으로 급성 발작 부하 호흡은 기도 청결을 촉진할 가능성이 있음을 염두에 두어야 한다. 들숨근 훈련에 관한 구체적인 권고사항은 5장과 6장을 참고하라.

낭성섬유증

낭성섬유증 환자를 대상으로 한 호흡근 훈련(RMT)에 대한 소수의 연구가 있기는 하지만, 이 중에서 한 연구는 대조군이 없었고(Keens 등, 1977), 다른 하나는 신뢰할 수 없는 훈련 방법을 적용했다(Asher 등, 1982). 나머지 세 개의 연구 중 두 개의 연구(de Jong 등, 2001; Enright 등, 2004)가 체계적 문헌연구에 포함할 수 있는 기준을 충족했다(Reid 등, 2008). 제한적이지만, 이 연구는 낭성섬유증 환자에서 들숨근 훈련의 영향에 대한 가장 최근 연구를 포함한다(Reid 등, 2008). 두 연구를 분석한 결과, 폐 기능이나 들숨근 강도(최대들숨압)에 대하여 들숨근 훈련은 유의한 효과가 없는 것으로 나타났다. 그러나, 이와 같은 결과는 두 연구의 특징이 다르므로 보이는 그대로 받아들이기는 어렵다. 한 연구를 보면 훈련 프로그램이 최대들숨압의 20－40% 강도로 20분 동안 시행하였다(de Jong 등, 2001). 이 연구 결과를 보면 지구력은 유의하게 증가했지만, 근력은 향상되지 않았다. 저자들은 이러한 결과는 훈련 강도가 낮았기 때문이라고 주장하였다. 따라서, 이 결과는 들숨근 훈련의 효과 측면에서 신중하게 해석되어야 한다. 또 다른 연구(Enright 등, 2004)에서는 고강도 들숨근 강화 프로그램을 시행하였다. 고강도 훈련은 가로막의 두께뿐만 아니라 최대들숨압(18%)과 지구력 향상에 효과가 있었다. 게다가 폐기능, 점진적 부하 증가 자전거 타기 능력(incremental cycle performance), 심리 상태도 유의하게 향상되었다. 모순되어 보이지만, 이 두 가지 체계적 문헌연구는 두 가지 유형의 훈련이 다른 효과가 있음을 나타낸다.

다섯 번째 연구가 체계적 문헌연구에서 제외된 이유는 무작위실험이 아니기 때문이다(Sawyer & Clanton, 1993). 하지만, 위약-대조실험이었기 때문에 고려할만한 가치가 있다. 중등도 부하(최대들숨압의 50－60%)를 사용하여 10주간의 들숨근 훈련 후, 최대들숨압(13%), 폐기능, 운동 내성이 유의하게 향상되었다. 훈련 강도를 높이는 것과 중재 기간을 늘리는 것은 이 연구와 de Jong 등(2001)의 연구 간 차이를 설명할 수 있을 것이다.

마지막으로, 낭성섬유증 환자를 대상으로 들숨근 훈련에 관한 연구를 살펴보면 들숨근 훈련 적용 후 가래 배출이 향상되었다(Asher 등, 1982; Enright 등, 2004). 실제로, 들숨 부하에 대한 반복적이고 깊은 들숨은 체위배액과 능동주기 호흡기법으로 구성된 표준 물리치료 방법보다 두 배 더 효과적(가래 무게 측정)인 것으로 밝혀졌다. 그 효과는 운동 후 보이는 효과와 비슷하였다. 이와 같은 결과는 기도 청결에 문제가 있는 다른 환자군에도 영향을 미칠 수 있을 것이다.

요약하면, 낭성섬유성 환자에서 들숨근 훈련의 효과와 관련된 근거는 연구의 수가 매우 적기 때문에 해석에 주의해야 한다. 종합적으로, 위약-대조 실험의 결과는 중등도에서 높은 강도의 부하를 적용하였을 때, 최대들숨압이 13-18% 향상되고, 임상적으로 유의한 수준의 이익이 있었다. 낭성섬유성 환자에서 들숨근 훈련에 대한 이론적 근거가 충분하므로(3장 참조), 독립적인 중재로서의 들숨근 훈련에 관한 추가적인 연구가 요구된다. 또한, 급성 발작 부하 호흡(acute bouts of loaded breathing)은 기도 청결을 촉진할 수 있다. 들숨근 훈련 적용과 관련된 구체적인 권고사항은 5장과 6장을 참고하라.

제한성 가슴벽장애

척주측후만증(kyphoscoliosis), 섬유가슴(fibrothorax), 흉부성형술, 동요가슴(flail chest), 강직척추염과 같은 질환은 제한성 폐질환을 유발하며, 이로 인해 전체적인 호흡계의 탄성과 저항성이 높아진다(Donath & Miller, 2009). 또한, 가슴벽과 가로막의 변화로 인해 들숨근 기능도 낮아지는 경향이 있다(Lisboa 등, 1985; Ceudu 등, 2009).

호흡 펌프의 수요/용량 관계의 불균형을 고려할 때, 제한성 가슴벽 장애가 있는 환자에서 들숨근 훈련과 관련된 무작위-대조 실험이 진행되었다는 것은 놀라운 일이다(Budweiser 등, 2006). 이 연구에는 간헐적 비침습적 양압 인공호흡(non-invasive positive-pressure ventilation, NPPV)을 받았던 제한성 폐질환 환자 30명이 참여했다. 절반은 3개월의 지구력 호흡근 훈련(최소 10분간의 과다호흡 훈련)을 하였고, 절반은 거짓 호흡근 훈련(인센티브 스피로메트리 사용)을 하였다. 놀랍게도, 지구력 호흡근 훈련은 최대들숨압(27%)에서 유의한 향상을 보였는데, 이는 기준선에서 기능이 낮았기 때문일 수 있다(42.0±14.6 cmH_2O). 최대산소섭취량, 최대 사이클 파워(peak cycle power), 건강-관련 삶의 질도 거짓군과 비교하여 유의하게 향상되었다. 반면 폐기능, 6분걷기검사 거리, 혈액가스는 변화가 없었다. 최근에는 강직척추염 환자 22명을 대상으로 '호흡 운동'이 미치는 영향에 대한 연구가 있었다. 이 운동은 가로막 호흡, 오므린 입술 호흡, 가슴 확장 운동으로 구성되었다. 환자들은 또한 부피-지향성 지속 흡입이 가능한 스피로미터를 사용했다(Ortancil 등, 2009). 6주 동안 호흡 운동 후 가슴 확장(16%), 최대들숨압(9%), 최대날숨압(16%), Bath 강직척추염 기능지수(Bath Ankylosing Spondylitis Functional Index)에서 유의한 증가가 있었지만, 6분걷기검사 거리는 유의한 차이가 없었다. 이 연구는 대조군이 없었고 중재 방법이 일반적이지 않아서 결과를 해석하기 어려움이 있다. 하지만 이와 같은 결과는 호흡 운동이 가슴벽 가동성을 향상할 수 있음을 보여주며, 다른 질환들에서 폐활량 증가를 가져왔던 들숨근 훈련을 적용해 그 효과를 알아보는 추가적인 연구 역시 해볼 만한 가치가 있음을 보여준 것이다. 하지만 위의 두 연구 모두 6분걷기검사 거리에 변화가 없었기 때문에 운동성 호흡곤란과 운동 내성을 향상할 수 있는지는 불분명하다. 그럼에도 불구하고 영국흉부학회/호흡계 물리치료사 공인협회 공동 의료지침은 척주측후만증 환자의 호흡근 훈련과 관련하여 '호흡근 훈련을 고려하라'는 권고를 하고 있다(Bott 등, 2009).

마지막으로, 들숨 부하에 대하여 반복적이고 깊은 들숨을 하는 것은 체위배액과 능동주기 호흡기법으로 구성된 표준 물리치료 방법보다 두 배 더 효과적(가래 무게 측정)인 것으로 밝혀졌다. 따라서 들숨근 훈련은 기도 청결을 촉진할 수 있다.

요약하면, 제한성 가슴벽장애 환자에서 호흡근 훈련의 효과와 관련된 근거는 연구의 수가 매우 적기 때문에 해석에 주의해야 한다. 단일 위약–대조 실험은 간헐적 비침습적 양압 인공호흡(NPPV)을 받는 환자에서 지구력 호흡근 훈련이 최대 운동 용량과 건강–관련 삶의 질을 향상시킬 수 있지만, 6분걷기검사 거리를 향상시키지 않음을 보여준다. 제한적 가슴벽장애 환자에서 들숨근 훈련에 대한 이론적 근거가 충분하므로(3장 참조) 독립적인 중재로서의 들숨근 훈련에 관한 추가적 연구가 요구된다. 또한, 급성 발작 부하 호흡(acute bouts of loaded breathing)은 기도 청결을 촉진할 수 있다. 들숨근 훈련 적용과 관련된 구체적인 권고사항은 5장과 6장을 참고하라.

만성심부전((Chronic heart failure)

만성심부전(chronic heart failure, CHF) 환자의 호흡근 훈련과 관련된 연구는 지난 10년 동안 꾸준히 증가하였다. 만성심부전 환자에서 호흡근 훈련의 효과를 알아본 첫 번째 연구는 1995년에 시작되었다(Mancini 등, 1995). 아이소캡닉 과다호흡(isocapnic hyperpnoea), 최대 정적 들숨 노력, 압력 문턱값 부하를 3개월 동안 중재하였다. 훈련 후 최대들숨압(37%)과 호흡근 지구력(57%)이 향상되었고, 일상생활활동 중 호흡곤란이 완화되었다. 최대하와 최대운동부하검사 동안 운동 수행 능력도 역시 향상되었다. 저자들은 호흡근 훈련이 만성심부전 환자들에게 '의학적 치료를 보조할 수 있는 간단하고 유용한 중재'가 될 수 있다고 제안하였다. 이러한 초기 연구 결과는 압력 문턱값 들숨근 훈련(Cahalin 등, 1997; Johnson 등, 1998; Weiner 등, 1999; Martinez 등, 2001)을 적용한 10년 동안의 다른 연구에서도 비슷한 결과를 보였다. 일반적으로 최대들숨압은 8~12주 동안 25~30% 향상되었고, 운동 내성과 호흡곤란의 변화는 사용된 검사에 따라 조금씩 다르게 나타났지만 일반적으로 6분걷기검사 거리는 약 20~30% 향상되었다(Mancini 등, 1995; Weiner 등, 1999).

최근 추가 연구가 진행되면서 이전 연구 결과가 확장되었다(Laoutaris 등, 2004; Dall'Ago 등, 2006; Padula 등, 2009; Bosnak–Guclu 등, 2011; Mello 등, 2012). 일반적으로, 들숨근 훈련은 최대들숨압과 들숨근 지구력을 향상시키고, 운동무호흡증을 감소시키며, 운동 내성과 삶의 질을 향상시킨다. 들숨근 훈련의 영향에 관한 4개의 체계적 문헌연구가 있는데, 하나는 삶의 질에 초점을 맞추어 연구하였고(Sbruzi 등, 2012), 나머지 3개의 연구는 운동 내성에 초점을 맞추어 연구하였다(Lin 등, 2012; Plouz 등, 2012; Smart 등, 2012). Sbruzi와 동료들은 4개의 연구를 분석한 결과 들숨근 훈련이 삶의 질에 유의한 영향을 미치지 않는다고 하였지만, 추가적인 연구가 필요하다고 제안하였다. 대조적으로, Smart와 동료들은 11개의 연구를 분석하였으며(148명의 들숨근 훈련 참가자와 139명의 위약훈련 참가자 또는 훈련에 참가하지 않은자), 그 결과 최대들숨압, 최대산소섭취량($1.8ml \cdot min^{-1}.1kg^{-1}$, 9.2%), 6분걷기검사 거리(34m), 삶의 질(12.2점), $\dot{V}_E - \dot{V}CO_2$ 기울기(환기 효율 지수)에 유의한 효과가 있음이 확인되었다. 저자들은 만성심부전 환자에서 운동 훈련에 관한 메타분석의 효과 크기를 비교하여, 결론을 내렸다: '들숨근 훈련은 심장호흡 적합성과 삶의 질을 고전적인 운동 훈련과 유사한 수준으로 향상시키고, 컨디션이 낮아진 만성심부전 환자에 대한 초기 대안이 될 수 있다.' 최대들숨압, 운동 내성, 호흡곤란과 관련된 결과는 Lin 등(2012)과 Plentz 등(2012)의 체계적 문헌연구에서도 유사하게 보고되었다.

최근 연구는 들숨근 훈련 이후 운동 내성이 향상되는 기전을 알아보고자 진행되었다(Chiappa 등, 2008b; Stein 등, 2009). 첫 번째 연구는 들숨근 훈련이 들숨근 대사반사의 활성화에 영향을 미쳤는지를 확인하였다(Chiapa 등, 2008b). 들숨근 훈련 이전에, 들숨 부하에 대항하여 호흡하는 것은 휴식 시와 운동 시 모두에서 팔다리 혈관 수축을 유도하면서, 들숨근 대사반사를 활성화하였다. 대조적으로, 4주의 들숨근 훈련 후 동일한 부하의 호흡 과제에 대한 대사반사(metaboreflex)가 지연되었고, 아래팔 운동과제를 수행하는 동안 피로 유발 시간이 길어졌다. 이 연구에서는 수축 시 가로막 두께가 54% 증가하였는데, 이로 인해 최대들숨압이 77% 정도 향상될 수 있었다고 설명하였다. 또한 들숨근 훈련 이후 들숨근 대사반사(metaboreflex) 활성화를 위한 문턱값의 변화 역시 위에서 기술된 건강한 사람들의 변화와 유사하게 나타났으며(McConnell & Lomax, 2006; Witt 등,

2007; Bailey 등, 2010). 이와 같은 기전은 가로막 두께의 증가와 대사반사의 문턱값 변화가 운동 내성을 향상시키는 데 중요한 역할을 한다는 것을 의미한다.

들숨근 훈련 이후 관찰된 운동 내성의 향상에서 증가된 산소운반능력의 역할은 Dall'Ago 등(2006)이 발표한 자료에 대한 Stein과 동료들의 후향분석(2009) 결과를 통해 뒷받침되었다. Stein과 동료들은 최대하 트레드밀 운동을 하는 동안 흡수 효율 기울기(OUES, 또는 $\dot{V}O_2$ 대 log$\dot{V}_E$의 기울기)를 '심호흡 기능 보존'의 지표로 사용했으며(Baba 등, 1996), 분석 결과 이 지표가 들숨근 훈련 이후 향상되었을 뿐만 아니라 최대들숨압 증가가 흡수 효율 기울기(OUES)를 69% 증가시켰음을 입증하였다. 흡수 효율 기울기는 $\dot{V}_E$에 대응하는 산소섭취량 증가 속도에 대한 지수이다. 따라서 폐에서 산소가 차지하는 효율에 대한 지수이며, 폐 확산 면적과 폐포 환기($\dot{V}_A$)의 영향을 받는다. 또한, 흡수 효율 기울기는 조직 관류의 지수로 제공되고 있다(Baba 등, 1996). 따라서 만성심부선 환자에서 확산 면적과 폐포 환기($\dot{V}_A$) 모두 손상이 되기 때문에 두 지표 모두 들숨근 훈련을 통해 잠재석으로 향상될 가능성이 있다고 할 수 있다. 확산 면적에서, 들숨근 훈련이 들숨근 대사반사(metaboreflex) 활성 문턱값에 미치는 영향은 폐관류가 향상되기 때문일 것이다('저산소 상태에서의 향상' 참고). 또한, 건강한 사람들로부터 얻은 자료를 보면 들숨근 훈련이 V_T를 증가시키고(Romer 등, 2002a), 이것은 이론적으로 V_D/V_T를 감소시켜 $\dot{V}_A$를 향상시킨다는 것을 시사한다. 만성심부전 환자에서 들숨근 훈련 적용 후 유사한 변화가 관찰되었는데 이는 Stein과 동료들이 발견한 흡수 효율 기울기 향상의 이유가 될 수 있다(2009). 이러한 연구는 생리학적 기전을 통해 들숨근 훈련이 환자의 운동 내성을 향상한다는 증거를 제공한다.

만성심부전 환자와 고혈압이 있는 만성심부전 환자들에서 들숨근 훈련이 자율신경계 균형에 미치는 영향을 알아보는 Mello 등(2012)의 연구를 보면 12주간의 들숨근 훈련 이후 최대들숨압(47%), 최대산소섭취량(31%), 삶의 질이 유의하게 향상되었던 반면, 심장의 미주신경 긴장도가 증가되고(심박수 변동의 고주파 성분에 대한 저주파 비율 증가), 근육 교감신경 활동(muscle sympathetic nerve activity)이 감소되었다(27%, 미세신경검사를 사용하여 평가). 교감신경활동과 동맥혈압(ABP)에 대한 들숨근 훈련의 영향은 고혈압 환자에서도 연구되었다(Ferreira 등, 2011). 무작위 위약-대조실험을 8주 동안 시행한 결과, 들숨근 훈련군은 최대들숨압이 46% 증가하였고, 24시간 수축기 혈압과 이완기 혈압이 각각 8 mmHg와 5 mmHg 감소하였다. 이러한 결과는 교감신경 활동이 유의하게 감소함에 따라 자율신경계 균형이 향상되면서 나타난 것으로 보인다(LF/HF 증가). 저자들은 이것이 들숨근 대사반사로부터 교감흥분 입력이 감소했기 때문이라고 추측했다. 또 다른 이유는 들숨근 훈련이 더 느리고 깊은 호흡 패턴을 유발해 고혈압 환자의 들숨 부하가 줄어들기 때문에 동맥혈압이 감소한 것이라고 생각하였다(Jones 등, 2010). 호흡 운동은 또한 건강한 사람들의 심장 미주신경 긴장도를 증가시키는 것으로 나타났는데(Hepburn 등, 2005), 이는 자율신경계 균형에 영향을 미치는 것을 의미한다. 호흡 훈련 후 동맥혈압의 개선 정도는 운동 훈련 후 관찰한 결과(2-3 mmHg)(NICE, 2011)가 약물치료 후 관찰한 결과(~13-17 mmHg)(Wright & Musini, 2009)와 비교하여 비슷하거나 더 나은 수준의 결과를 보였다.

최근 이중-맹검, 무작위 위약-대조연구에서는 만성심부전 환자를 대상으로 들숨근 훈련이 기능적 균형뿐만 아니라 운동 내성과 호흡곤란 같은 기능지수에 미치는 영향에 관해 연구를 하였다(Bosnak-Guclu 등, 2011). 그 결과 운동, 호흡곤란, 삶의 질에 긍정적인 효과가 있었고, 버그균형척도도 유의하게 향상되었다(1.36점). 이는 자세조절에서 호흡근의 역할과 일치하는 결과이다(Hodges & Gandevia, 2000).

최근 심부전 학회와 유럽 심혈관 예방 및 재활 협회는 들숨근 훈련이 들숨근 약화(IMW)가 있는 사람들의 운동 용량과 삶의 질을 향상시킨다고 하였다. 그러나, 들숨근 약화에 대한 정기적인 스크리닝이 권장되며, 들숨근 훈련과 지구력 훈련이 도움이 될 수 있다고 하였다(Piepoli 등, 2011). 이와 같은 결과는 Ribeiro와 동료들이 연구한 만성심부전 환자에서 들숨근이 운동 제한에 미치는 영향을 알아본 결과와 같다. 하지만 들숨근 약화가 있는 환자에게만 들숨근 훈련을 제한적으로 적용해야 하는지는 여전히 논쟁의 소지가 있다. 그 이유는 다음과 같다: (1) 들숨근 근력은 호흡 펌프의 수요/용량 관계라는 더 넓은 맥락에서 고려되어야 하기 때문이다(3장 참조), (2) 만약 들숨근 대사반사의 활성을 위한 문턱값의 변화가 들숨근 훈련 이후 기능향상에 기여한다는 것을 인정한다면, 만성심부전 환자와 건강한 사람의 대사반사 활성화 변화 역시 유사하게 나타날 것이고, 이로 인해 두 군 모두에서 기능이 개선될 수 있다는 개념이 성립되기 때문이다(McConnell & Lomax, 2006; Chiapa 등, 2008b), 즉 건강한 사람도 들숨근 기능이 정상이지만 들숨근 훈련 후 기능향상이 보이기 때문에, 들숨근 훈련을 들숨근 약화가 없는 환자에게도 고려할 수 있다고 할 수 있다.

요약하면, 만성심부전 환자에서 호흡근 피로, 특히 들숨근 훈련의 효과를 증명하는 근거들이 증가하고 있으며, 독립적인 치료법으로 들숨근 훈련을 권장할 수 있는 수준에 도달하였다. 들숨근 훈련이 들숨근 근력, 운동 용량, 호흡곤란을 향상시킬 것으로 기대할 수 있지만, 삶의 질 향상 측면에서는 일관적이지 않은 면이 있다. 팔다리의 혈류와 운동에 대한 흡수 효율 기울기 반응 연구는 들숨근 대사반사 반응의 변화가 들숨근 훈련 이후 운동 용량 향상에 기여할 수 있음을 시사한다. 일부 연구는 들숨근이 약한 환자를 대상으로 하였기 때문에, 들숨근 약화 환자에게 들숨근 훈련의 효과를 권고할 수 있다. 최대들숨압이 정상인 환자에서도 효과가 있을 것이라는 직접적인 증거는 없지만, 가능성이 있기 때문에 운동과 함께 들숨근 훈련을 병행했을 때 기능이 개선될 수 있는지를 알아보는 추가 연구가 필요하다. 자율신경계 균형에 대한 들숨근 훈련의 영향에 관해서도 추가적인 연구가 필요하다. 들숨근 훈련 적용과 관련된 구체적인 권고사항은 5장과 6장을 참고하라.

신경 및 신경근육병
(Neurological and neuromuscular disease)

신경 및 신경근육병은 뇌, 척수, 신경 및 근육에 손상이 있는 상태를 말한다. 손상은 근육 내 기능 장애로 발생할 수도 있고, 신경학적/신경 기능 장애로 인해 간접적으로 발생할 수도 있다. 크게 경직성과 마비성으로 분류한다. 이번 장에서는 척수손상과 신경근육병(NMD)에 관해 종합적으로 살펴볼 것이다.

척수손상

척수손상(SCI)은 호흡의 역학적 변화뿐만 아니라 폐와 호흡근 기능에 심각한 변화가 발생하며, 이로 인해 호흡 펌프의 수요/용량 불균형이 발생한다. 호흡기 증상은 척수손상 환자에게 흔하게 볼 수 있다. C5 수준에서 손상이 있는 사람들의 73%에서 호흡곤란이 발생하고, T8 수준 이하에 병변이 있는 사람들의 경우는 29%에서 호흡곤란이 발생한다(Spungen 등, 1997). 호흡곤란 유병률의 약 3분의 2는 들숨근 마비 때문에 발생한다(Spungen 등, 1997). 또한 들숨근 마비는 기침 기능의 저하를 초래하기 때문에 척수손상 환자에서 볼 수 있는 호흡 관련 합병증의 이환률과 사망률을 높이는 주된 원인이 된다(Schilero 등, 2009). 흥미롭게도, 최대들숨압은 최대날숨압보다 기침 기능과 더 높은 상관관계를 보인다(Kang 등, 2006).

호흡근 기능 저하는 호흡곤란, 기침 기능과 관련 있기 때문에 호흡근 훈련이 긍정적인 영향을 미칠 수 있다. 이 주제와 관련된 3개의 체계적 문헌연구가 있다(Brooks 등, 2005; Van Houte 등, 2006; Shel 등, 2008). 그 중 첫 번째는 들숨근 훈련을 적용한 후 들숨근 근력과 지구력, 운동 용량, 호흡곤란, 폐 기능, 삶의 질의 변화를 측정하였다. 단지 3개의 연구만이 선정기준에 부합하였고, 무작위로 진행하였다(Loveridge 등, 1989; Derrickson 등, 1992; Liaw 등, 2000). 그 가운데 2개의 연구는 대조군이 있었다(Loveridge 등, 1989; Liaw 등, 2000). 반면, 세 번째 연구는 들숨근 훈련과 배 위에 무게를 올려놓고 가로막을 사용하여 들숨하면서 들어 올리라고 하는 배근육 훈련을 비교하였다(Derrickson 등, 1992). 두 가지 연구는 급성기 환자를 대상으로 수행하였고, 세 번째 연구는 손상 후 1년이 지난 환자를 대상으로 하였다(Loveridge 등, 1989). 따라서 변수들마다 변화가 일관적이지 않은 것이 놀라운 일은 아니다. 최대들숨압이 세 연구 모두에서 군 내에서 유의한 차이를 보였지만, 군 사이에 차이는 통계학적 유의수준에 도달하지 못했다(최대들숨압 29-61% 증가). 이는 두 가지 요인 때문이다: 첫째, 한 연구는 들숨근 훈련을 또 다른 들숨근육인 가로막 훈련과 비교하였다(Derrickson 등, 1992). 둘째, 대조군 역시 최대들숨압이 30% 향상되었다.

두 번째 체계적 문헌연구는 모든 형태의 호흡근 훈련을 포함하여 진행하였다(Van Houtte 등, 2006). 106개 연구 중 6개 연구가 선정 기준을 충족했고, 다음과 같은 변수들 즉 들숨근 근력과 지구력, 폐기능, 호흡기 합병증, 삶의 질, 운동 수행능력을 평가하였다. 아쉽게도, 저자들은 '무작위 대조 실험 수가 제한적이었고, 보고되지 않은 데이터가 있었으며, 이질성 때문에 효과 크기를 계산하여 메타분석을 수행할 수 없었다'고 하였다. 그럼에도 불구하고 저자들은 호흡근 훈련 적용 후 호흡근 근력, 폐활량(vital capacity), 잔기량(residual volume)이 향상되는 '경향'이 있다고 결론을 내렸다.

가장 최근의 체계적 문헌연구는 모든 수준의 척수손상 환자에서 호흡근 훈련과 일반적인 운동 훈련이 호흡근과 폐기능에 미치는 영향에 대해 연구하였다(Sheel 등, 2008). 들숨근 훈련의 효과를 알아보는 13개의 연구가 포함되었지만, 이전 연구와 마찬가지로 참가자와 훈련 방법이 달라서 분석하기 어려웠다. 따라서 저자들은 척수손상 환자들의 들숨근 기능, 폐기능, 호흡곤란을 향상하는 방법으로 들숨근 훈련을 적용하는 것을 지지할 증거가 충분하지 않다고 결론 내렸다.

이러한 체계적 문헌연구는 이질적인 인구집단에서 중재를 적용하였을 때, 특히 중재 방법이 표준화되지 않았을 때 평가하기 어렵다는 문제가 있다. 2009년 고찰연구 이후, 소수의 추가 연구가 발표되었으며, 그 중 하나는 척수손상 이후 급성기 환자를 대상으로 호흡근 훈련(과다호흡)의 효과를 증명하는 무작위 위약-대조 실험이었다(Van Houte 등, 2008). 8주간의 훈련 후 호흡근 훈련군에서 호흡근 근력(25%)과 지구력(121%)이 유의하게 향상되었고, 호흡 합병증도 감소하였다. 2008년 체계적 문헌연구 이후, 3개의 연구가 대조 실험 설계로 진행되었으며, 휠체어 선수에서 들숨근 훈련이 운동 수행에 미치는 영향을 연구하였다(Litchke 등, 2008; West 등, 2009; Goosey-Tolfrey 등, 2010). 척수손상 환자의 하위군은 동질성이 있고, 생리학적 측면에서 안정적이다. 휠체어 선수의 경우, 최대들숨압의 개선은 17%에서 44%까지 다양했다. 한 연구에서 들숨근 훈련군과 위약군 모두에서 최대들숨압과 최대날숨압에서 유사한 변화가 관찰되었고, 이 결과는 기능의 기준선(baseline) 측정이 신뢰할 수 없거나 위약 훈련 강도(최대들숨압 15%)가 기능 변화를 유도하기에 충분했다는 것을 의미한다(Goosey-Tolfrey 등, 2010). 또한 이 연구는 훈련 순응도가 낮았고(63%), 폐기능과 반복적인 휠체어 스프린트 수행능력에 변화가 없었다. 이와 같은 연구 결과는 위약 들숨근 훈련이 최대들숨압을 증가시키기 충분하다는 결과를 지지하는 것처럼 보인다. 반면 최대들숨압은 들숨근 훈련군에서만 유의하게(44%) 증가했다. 저자들은 들숨근 훈련 적용 후 최고산소십취량($\dot{V}O_{2\ peak}$)을 관찰하지 않았다. 선수들에서 최고산소섭취량($\dot{V}O_{2\ peak}$)은 최대산소섭취량($\dot{V}O_{2max}$)을 나타내며, 들숨근 훈련은 신체 건강한 선수들의 최대산소섭취량($\dot{V}O_{2\ peak}$)을 향상시키지 못하였다(Romer 등, 2002c). West와 동료들의 연구(2009)는 위약 정량 흡입기를 사용하여 위약 실험을 하였다. 이 연구에서는 가로막의 두께를 측정했다. 최대들숨압과 가로막 두께 모두 유의하게 향상되었고, 대조군(각각 23%, 11%)과 유의한 차이가 있었다. 또한, 이 연구에서는 점진적 부하 증가 암-크랭킹 운동을 하는 동안 암-크랭킹 전력출력과 V_T가 유의미하게 증가하고, 최고의 출력 지점에서의 $\dot{V}_E/\dot{V}O_2$가 유의미하게 감소하였음을 관찰하였다. 호흡 패턴의 유사한 변화가 건강한 운동선수들에게서도 관찰되었다(Romer 등, 2002c).

영국흉부학회/호흡계 물리치료사 공인협회 공동 의료지침은 척수손상 환자의 들숨근 훈련과 관련하여 다음과 같이 권고한다: (1) '들숨근 훈련은 상부 척수손상환자의 호흡근 근력을 향상하기 위해 적용할 수 있다.' (2) '상부 척수손상 환자의 폐활량, 잔기량을 향상하기 위해 들숨근 훈련을 적용할 수 있다'(Bott 등, 2009).

마지막으로, 들숨 부하에 대항하는 반복적이고 깊은 들숨 훈련은 체위배액과 능동주기 호흡기법으로 구성된 표준 물리치료 방법보다 두 배 더 효과적인 것으로 밝혀졌다(Chatham 등, 2004). 따라서, 들숨근 훈련은 기도 청결을 촉진할 수 있다.

요약하면, 척수손상 환자에서 호흡근 훈련의 역할은 불분명하며, 결론을 내리기 위해서는 추가적인 연구가 필요하다. (1) 호흡근 기능을 강화하기 위한 최적의 훈련 방법, (2) 최적의 훈련 시기(급성, 만성 또는 둘 다), (3) 폐기능, 기침, 운동 내성, 삶의 질과 같은 관련 임상 결과에 대한 호흡근 훈련의 영향을 포함한 연구가 요구된다. 들숨근 훈련 적용과 관련된 구체적인 권고사항은 5장과 6장을 참고하라.

다른 신경근육병

신경근육병(NMD) 환자에서 호흡근 약화가 일반적이고, 호흡기 합병증의 이환률과 사망률의 빈번한 원인이 됨에도 불구하고, 호흡근 훈련이 신경근 질환 환자에게 미치는 영향에 관한 연구는 거의 없다. 이것은 훈련 자극에 반응하는 병소가 있는 근육의 능력과 운동의 잠재적 위험성에 대한 오해에서 비롯될 수 있다(Abusuan, 2009). 일반적으로 환자의 질병이 심할수록 어떠한 유형의 훈련에도 반응할 가능성이 낮아진다. 유사하게 질병의 진행이 빠를수록 훈련 효과가 감소할 수 있다. 하지만 반대로 천천히 진행되는 경증의 환자들에게는 훈련의 효과가 크게 나타날 수 있다.

'신경근육병'라는 용어는 근위축측삭경화증(ALS), 뇌졸중, 파킨슨병, 다발성경화증, 근디스트로피, 중증근무력증, 뇌성마비, 길랭-바레 증후군, 폴리오후증후군을 포함한다. 이처럼 신경근육병에는 다양한 질환들이 포함되기 때문에 연구 결과가 모순되게 나타날 수 있을 뿐 아니라 호흡근 훈련의 영향에 대한 임상적 근거도 부족할 수 있다. 대표적인 사례로 뒤센느근디스트로피(DMD)를 들 수 있으며, 연구 결과들이 다소 모순되는 경향을 보였으며(DiMarco 등, 1985; Martin 등, 1986; Smith 등, 1988; Stern 등, 1989; Vilozni 등, 1994; Wancke 등, 1994; Winkler 등, 2000; Koessler 등, 2001; Topin 등, 2002), 대조군이 없거나 무작위 실험이 되지 않은 것과 같이 연구 설계와 관련된 연구의 질이 부족한 경우가 많았다. 예를 들면, 호흡근 근력과 지구력이 향상되는지와 같은 근본적인 결과들이 일치하지 않기도 했다. 이러한 불일치의 원인을 보면 사용된 훈련 유형에서 차이가 있었을 뿐만 아니라 연구방법론적인 차이가 있었다. 예를 들어, 지구력 훈련은 근력을 향상하지 않기 때문에, 만약 지구력 훈련을 시키고 그 효과를 확인하기 위하여 근력을 측정값으로 하였다면 II형 오류(영 가설을 잘못 수용)가 발생하게 된다. 또한 일부 연구는 다른 질환을 가진 환자를 대상으로 하기도 하였고, 질병의 진행단계 역시 다양했기 때문에 이질적인 결과를 보였다고 할 수 있다.

대상자가 뒤셴느근디스트로피 환자이거나(Topin 등, 2002), 또는 표본 대부분이 뒤셴느근디스트로피 환자인 연구(Winkler 등, 2000; Koessler 등, 2001)에서 들숨근 훈련의 효과를 더 명확하게 알아볼 수 있다. 하지만, 이러한 연구라 할지라도 연구 설계 측면에서 다시 살펴볼 필요가 있다. 예를 들어, Topin 등(2002)은 무작위 위약-대조 실험을 하였지만, Winkler 등(2000)과 Koessler 등(2001)은 대조군을 포함시키지 않았다. 그럼에도 불구하고 이들의 공통된 연구결과를 보면 기능향상은 훈련 용량에 따라 달라지며, 가장 많은 훈련 세션을 수행한 환자에서 기능향상이 가장 크다는 것이다. 게다가 훈련 자극에 대한 반응은 특이성을 보였다. 예를 들어, 지구력훈련을 하면, 근력의 변화 없이 지구력이 향상되고(46%), 지구력과 근력 훈련을 하면 두 가지 모두 향상되며(Winkler 등, 2000), 근력 훈련을 하면 근력(43%)과 지구력(15%)이 모두 향상되었다(Koessler 등, 2001). 근력 훈련에서 근력과 지구력이 향상되는 것은 근력 훈련에 대한 '듀얼 컨디셔닝' 반응 때문에 발생한다(5장 참조). 들숨근 근력(최대들숨압)이 증가하면 폐기능이 향상되거나 유지된다(Koessler 등, 2001). 호흡 노력 지각(breathing effort perception)과 같은 기능적 결과에 관한 유일한 연구는 무작위 위약-대조 설계로 진행되었고, 들숨근 훈련(IMT)과 날숨근 훈련(EMT)의 압력 문턱값 프로토콜을 사용하여 진행되었다(Gozal & Thiriet, 1999). 들숨근과 날숨근 근력(각각 30%, 47%)은 둘 다 향상되었지만 폐기능은 향상되지 않았다. 반면 들숨근 부하에 대항하여 호흡하는 동안에 호흡 노력 지각은 유의하게 감소하였다. 더해서 이 연구를 보면 훈련 중단 3개월 후 향상된 호흡근 근력이 유지되지 않았지만, 호흡 노력 지각의 효과는 유지되었다. 영국 흉부 학회 임상지침은 신경근 약화 아동 관리와 관련하여 '호흡근 훈련이 뒤셴느근디스트로피 아동의 호흡근 근력과 지구력을 향상할 수 있다'고 결론지었다(Hull 등, 2012). 종합적으로, 이와 같은 결과는 뒤셴느근디스트로피 환자에서 호흡근 훈련을 적용하는 것, 특히 들숨 저항 훈련이 폐기능과 호흡곤란을 향상시키는 것과 관련된 예비적 근거가 될 수 있다.

폴리오후증후군(Post-polio syndrome)은 종종 들숨근 기능 장애를 초래한다. 운동은 환기 기능부전으로 인하여 제한되며, 이것은 운동 중 비정상적인 혈액 가스 수치로 나타난다(Weinberg 등, 1999). 폴리오후증후군에서 들숨근 훈련에 관한 연구는 하나뿐인데, 이 연구에서는 훈련군 7명과 대조군 3명을 대상으로 하였다. 연구에 따르면 지구력 중심의 들숨근 훈련 후 들숨근 지구력(56%)과 일부 일상생활활동은 유의하게 향상되었지만, 들숨근 근력이나 폐기능은 변화하지 않았다(Klefbeck 등, 2000). 이 환자들이 야간에는 환기 보조장치의 도움을 받았고, 나머지 반은 이동을 위해 전동 휠체어에 의존했다는 점도 고려해야 한다. 따라서, 이러한 예비 실험결과는 신체기능이 심각하게 손상된 환자에서도 들숨근 훈련이 일상생활활동에 도움이 됨을 시사하지만, 추가적인 연구가 필요하다.

중증근무력증(Myasthenia gravis: MG)은 근력 약화와 피로를 유발하며, 들숨근도 약화되어 휴식이나 운동 중에 호흡곤란을 유발하기도 한다(Weiner 등, 1998a). 현재까지 호흡근 저항 훈련(Weiner 등, 1998a; Fregonzi 등, 2005)이나 과다호흡 지구력훈련(Rassler 등, 2007, 2011)의 효과를 알아보는 연구는 소수에 불과하나, 그 역시 연구 방법도 다양했고, 대부분의 연구가 대조군 없이 진행되었으며(Weiner 등, 1998a; Rassler 등, 2007; Rassler 등, 2011), 단지 1개의 연구만이 무작위 위약-대조 설계로 진행되었다(Fregonezi 등, 2005). 연구를 보면 근력 훈련을 통해 들숨근(35%) 및 날숨근의 근력과 지구력(53%)이 모두 유의하게 향상되었다(Weiner 등, 1998a; Fregonzi 등, 2005). 근력과 지구력의 변화와 함께 폐기능과 호흡곤란도 향상되었다(Weiner 등, 1998a). 이러한 결과는 들숨근 훈련을 적용한 후 관찰된 가슴우리 운동성 증가와 관련된 것으로 판단할 수 있다(Fregonzi 등, 2005). 마지막으로, 들숨근 훈련 적용 후 건강과 관련된 삶의 질도 향상되었다(Fregonezi 등, 2005). 예측할 수 있듯이, 호흡근에 대한 지구력 훈련은 호흡근 지구력을 향상(~101–230%) 시켰지만, 폐기능이나 호흡근 근력에는 큰 변화가 없었다(Rassler 등, 2007, 2011). 또한, 중증근무력증 증상에 대한 Besinger 점수는 훈련 4주 후까지는 의미있는 향상이 없었지만 훈련 4개월 후에는 유의미하게 향상되었다(Rassler 등, 2007; Rassler 등, 2011). 따라서 이러한 예비 연구 결과는 호흡근 훈련이 중증근무력증 환자에게 도움이 됨을 시사하지만, 추가적인 연구가 필요하다.

다발성경화증은 호흡근 약화가 점진적으로 발생하는 질환이다(Klefbeck & Hamra Nedjad, 2003). 다발성경화증 환자를 대상으로 들숨근 훈련(Klefbeck & Hamra Nedjad, 2003; Fry 등, 2007)과 날숨근 훈련(Smeltzer 등, 1996; Gosselink 등, 2000; Chiara 등, 2007) 및 들숨근 훈련과 날숨근 훈련을 결합한 중재의 효과를 알아보는 연구들이 있다(Olgiatiati 등, 1989). 다양한 연구방법들이 사용되었는데, 일부 연구는 대조군이 없었고(Olgiati 등, 1989; Chiara 등, 2007), 다른 연구는 무작위 위약-대조군 설계(Klefbeck & Hamra Nedjad, 2003), 위약-대조군 설계(Smeltzer 등, 1996), 무작위 대조군 설계(Goselink 등, 2000; Fry 등, 2007)로 진행되었다. 연구 결과를 보면 들숨근 훈련과 날숨근 훈련 모두에서 호흡근의 근력이 향상(~30 - 80%)되었지만 항상 통계적으로 유의한 차이가 있었던 것은 아니며(Gosselink 등, 2000), 폐기능이나 다른 측면의 기능들 역시 항상 향상된 결과를 보이지는 않았다(Olgiaati 등, 1989; Klefbeck & Hamra Nedjad, 2003; Chiara 등, 2007). 또한 신체장애정도는 일상생활활동에 중요한 역할을 하는데, 휠체어를 사용하거나 누워서 지내는 환자들에게 호흡근 훈련을 시킨다 하더라도 실제 신체장애를 개선하기 어렵다는 연구 결과도 있다(Klefbeck & Hamrah Nedjad, 2003). 부가적으로 폐기능을 향상하기 위해서는 들숨근의 근력이 상당히(~80%) 개선될 필요가 있다는 보고도 있다(Fry 등, 2007). 가장 최근에 연구된 무작위 대조군 실험설계에서 들숨근 훈련이 중등도 장애가 있는 환자들에게 미치는 영향을 확인한 결과 들숨근 훈련 이후 최대들숨압과 폐기능이 함께 향상된 것으로 관찰되었다(Fry 등, 2007). 이와 같은 결과를 토대로 저자들은 '다발성경화증 환자의 폐기능 강화는 기침을 효율적으로 할 수 있도록 하고, 언어능력을 향상시키며, 폐렴의 발병을 줄이고, 일상생활활동을 향상하고, 운동 훈련에 대한 지구력을 증가시키며, 삶의 질을 향상할 수 있다'고 하였지만(Fry 등, 2007), 부가적인 실험을 통한 확인이 필요하다고 할 수 있다.

뇌졸중이 발생하면 마비쪽의 호흡근 역시 마비가 나타나 호흡과 관련된 역학적인 움직임 손상과 호흡곤란이 발생할 뿐만 아니라(Lanini 등, 2002) 폐기능 역시 저하될 수 있다(Roth & Noll, 1994). 현재까지 뇌졸중 환자를 대상으로 호흡근 훈련(과다호흡)과 들숨근 훈련이 미치는 영향을 알아보는 연구는 두 개의 무작위 대조 실험이 있다(Sutbeyaz 등, 2010; Britto 등, 2011). Sutbeyaz와 동료들의 연구(2010)를 보면 들숨근 근력(최대들숨압: MIP)과 강제폐활량(FVC)이 들숨근 훈련군(각각 16%와 7~9%)에서 유의하게 향상되었지만, 지구력 호흡근 훈련군에서는 최대들숨압과 최대날숨압만 유의하게 향상되었다(각각 14%와 9%). 또한 대조군에서도 최대들숨압(5%)과 최대날숨압(5%)이 훈련 후 그 변화 정도는 작았지만 유의하게 향상하였다. 그에 더해 들숨근 훈련군은 훈련 후 암-크랭킹을 하는 동안 운동호흡곤란과 운동 수행(최고산소섭취량, 심박수, 분당환기량) 모두 유의하게 향상하였다. 또한, 들숨근 훈련군에서는 바델지수(Barthel Index)와 기능적보행지수(Functional Ambulation Categories) 점수가 유의하게 증가하였으나, 날숨근 훈련군과 호흡근 훈련군에서는 증가하지 않았다. 마지막으로, 건강과 관련된 삶의 질 점수 역시 들숨근 훈련과 호흡근 훈련군에서 유의하게 향상하였다. 들숨근 훈련에 관한 연구에서, Britto와 동료들(2011)은 최대들숨압(52%)과 들숨근 지구력(53%) 모두 중재 후 향상하였고, 위약군과 유의하게 차이가 있음을 발견하였다. 하지만 운동 내성이나 삶의 질에는 큰 변화가 없었다. 이 두 연구에 대한 Cochrane 리뷰는 '더 잘 설계된 [무작위 대조 실험]이 필요하다'고 결론지었다(Xiao 등, 2012). 그러나 이러한 연구 결과는 뇌졸중 환자에게 들숨근 훈련이 도움이 될 수 있다는 예비적 근거가 된다.

파킨슨병 환자들을 보면 호흡근 근력, 지구력, 기계적 효율성의 감소(Tzelepis 등, 1988; Weiner 등, 2002a)와 더불어 제한성 폐기능 장애 패턴(Sabate 등, 1996)을 포함한 다수의 폐기능 이상을 보인다. 놀랍게도, 운동호흡곤란은 흔하지 않은데, 이것은 대부분의 파킨슨병 환자들이 앉아서 생활하기 때문일 가능성이 높다(Inzelberg 등, 2005). 이러한 가능성은 파킨슨병 환자에서 부하 호흡을 하는 동안 호흡곤란이 대조군보다 더 크다는 사실에 의해 뒷받침된다(Weiner 등, 2002a). 파킨슨병 환자들을 대상으로 한 위약-대조 실험연구 결과를 보면 들숨근 훈련 이후 폐 기능에서는 유의미한 변화가 없었지만(Inzelberg 등, 2005), 들숨근 근력과 지구력은 유의하게 향상되었다(각각 26%와 45%). 또한 이러한 호흡근의 기능 향상은 부하 호흡검사를 하는 동안 호흡곤란 지각 감소와 상관성이 있었다(22%). 반면 현재까지는 호흡근 기능과 호흡곤란의 향상이 운동 내성과 삶의 질을 향상할 수 있는지를 평가한 연구는 없었다.

근위축측삭경화증(또는 운동신경원 질환; 근위축측삭경화증/운동신경세포병)은 호흡근을 포함하여 근육의 점진적인 약화를 동반하는 신경퇴행성 질환이다(Just 등, 2010). 폐 기능의 감소는 들숨근 약화를 동반하며, 이는 저환기(Pinto 등, 2009), 궁극적으로 호흡부전으로 이어진다

(Cheah 등, 2009). 실제로, 강제폐활량과 호흡근 근력 모두 근위축측삭경화증의 예후와 상관관계가 있었다(Stambler 등, 1998). 현재까지 근위축측삭경화증 환자를 대상으로 들숨근 훈련이 기능에 미치는 연구는 두 개의 무작위 대조 연구뿐이다(Cheah 등, 2009; Pinto 등, 2012). 한 연구에서는 질병의 초기 단계에 있는 26명의 환자를 대상으로 하였고(Pinto 등, 2012), 다른 연구는 37명의 환자를 대상으로 하였다(Cheah 등, 2009). 두 연구 모두에서 들숨근 훈련 후 호흡근이나 폐 기능에 유의한 향상은 없었다. 하지만 최대들숨압과 폐기능(Cheah 등, 2009)이 향상되는 경향성은 볼 수 있었으며, 기능 저하 역시 감소되는(Pinto 등, 2012) 경향을 볼 수 있었다. 이러한 결과가 발생한 이유를 보면 두 연구 모두 표본 크기와 기능 저하로 인한 기준선 변화가 통계적 검정력을 방해하는 요소로 작용했을 가능성이 있다. 또한 두 연구 모두 지구력 프로토콜, 즉 10분 동안 낮지만 지속적으로 부하가 주어지는 훈련을 시행했다는 점은 주목할 만하다. 어쩌면 고강도 훈련이 근위축측삭경화증환자의 최대들숨압과 폐기능을 향상시킬 수 있을지 모른다. 따라서 이러한 연구 결과 때문에 근위축측삭경화증 환자에 대한 들숨근 훈련의 영향에 대하여 결론을 내리기는 어렵다.

마지막으로, 들숨 부하에 대항하여 반복적이고 깊은 들숨은 체위배액과 능동주기 호흡기법으로 구성된 표준 물리치료 방법보다 두 배 더 효과적(가래 무게에 의한 측정)이라는 것은 주목할 만한 가치가 있다(Chatham 등, 2004). 따라서 들숨근 훈련은 근위축측삭경화증 환자의 기도 청결에도 긍정적인 효과가 있다.

요약하면, 근위축측삭경화증 환자에서 호흡근 훈련에 대한 근거는 연구마다 다르다는 것을 알 수 있다. 근거의 질과 해석 모두 질병의 상태에 따라 명확한 차이가 있다. 더불어 근위축측삭경화증 환자에 대한 일반적인 운동 처방, 특히 호흡근 훈련에 대한 근거 기반 지침이 존재하지 않는다. Abussouan(2009)은 근위축측삭경화증 환자의 운동 제한과 호흡 재활에 대한 리뷰를 통해 모든 훈련이 환자의 한계를 기초로 해야 한다는 것을 확인하였다. 예를 들어, 호흡근 훈련의 적용에서 '호흡근 약화 또는 호흡근 피로가 장애의 원인이 되는 환자의 경우 〔호흡근 훈련〕을 고려할 수 있다'는 것을 제안하였다. 호흡부전을 예방하는 방법으로 호흡근 훈련을 사용할 것인지에 대해서는 부가적인 실험을 통해 평가가 이루어질 필요가 있다.

비만(Obesity)

지금까지 비만 환자를 대상으로 호흡근 훈련이 미치는 영향을 알아보는 연구는 3개였으며, 2개는 과다호흡을 이용한 호흡근 훈련(RMT)의 효과를 알아보는 것이었고(Frank 등, 2011; Villiot-Danger 등, 2011) 다른 한 개의 연구는 들숨근 훈련(IMT)이 미치는 영향을 알아보는 것이었다(Edwards 등, 2012). Frank 등(2011)의 연구를 보면 과다호흡 호흡근 훈련이 운동호흡곤란을 감소시켜 '더 즐거운' 운동을 할 수 있도록 하고, 자발적인 신체 활동을 증가시킬 수 있다는 것을 전제로 하고 있다. 이 연구는 무작위 대조 실험 설계로 진행되었으며, 한 군은 운동과 영양 상담(E+N)만 진행하고 다른 군은 영양 상담과 호흡근 훈련(30분, 주 5회 과다호흡)을 수행하였다. 먼저 1개월 동안 호흡근 훈련군은 중재를 받았고 대조군은 아무런 중재도 받지 않았다. 이후 3개월 동안은 영양 상담을 추가하였고 감독 아래 호흡근 훈련을 지속하였고, 이어서 다음 3개월 동안은 영양 상담과 감독하지 않은 상태에서 호흡근 훈련이 이루어지도록 하였다. 연구 결과 두 군 모두 12분 트레드밀 걷기/달리기 거리가 증가하였지만, 호흡근 훈련군에서만 통계적으로 유의하게 향상되었다(호흡근 훈련군은 8.7%, 대조군은 3.6%). Villiot-Danger 등(2011)은 환자- 대조군 설계를 사용하여 과다호흡을 이용한 호흡근 훈련(과다호흡 30분, 주 3-4회)을 시행하였다. 10명의 참가자는 26일 동안 입원환자 식이 조절 및 호흡근 훈련을 포함한 운동을 하였고, 대조군은 식이 조절과 일반 운동을 수행하였다. 호흡근 훈련군에서 6분걷기검사 거리(54m, ~10%), 호흡곤란, 삶의 질이 통계학적으로 더 크게 향상되었다. 또한 6분걷기검사 거리의 향상은 호흡근 지구력 향상과 통계학적으로 의미 있는 상관관계가 관찰되었다. Edwards 등(2012)은 무작위 위약-대조 설계를 이용해 15명의 비만 및 과체중 대상자에서 들숨근 훈련이 미치는 영향을 알아보는 연구를 진행하였다. 기간은 4주 동안이었으며 최대들숨압의 55% 수준으로 하루에 세트당 30회씩 두 세트의 들숨근 훈련을 실시하였다. 연구 결과 들숨근 훈련군에서 폐기능의 변화는 없었지만, 6분걷기검사 거리(62m, ~20%)가 유의하게 증가하였다. 반면에 위약군은 증가하지 않았다. 또한 흥미롭게도, 6분걷기검사 거리의 향상은 최대들숨압의 변화, 체질량지수와 양의 상관관계가 관찰되었다.

요약하면, 비만인의 호흡곤란을 줄이고 운동 내성을 증가시키기 위하여 호흡근 훈련과 들숨근 훈련을 권장하기 위해서는 추가적인 연구가 더 진행될 필요가 있다. 하지만 호흡근 훈련과 들숨근 훈련 모두 비만인의 운동 내성을 향상시키고, 호흡곤란을 감소시킨다는 예비 근거가 있으며, 이와 관련된 이론적 근거는 명확하다. 따라서 체중 감량을 위한 운동 훈련의 내성을 강화하는데 호흡근 훈련과 들숨근 훈련이 가지고 있는 잠재력을 생각하면 이 분야에 관한 연구는 앞으로 더욱 해볼 만한 가치가 있다고 할 수 있다.

노화(Ageing)

정상적인 노화는 호흡에 영향을 미치는 여러 가지 변화와 관련이 있으며, 특히 호흡계통의 노화로 인한 변화를 '노년 폐기종'이라고 한다(Jansens 외, 1999). 이러한 변화는 호흡근의 수요/용량 관계에 영향을 미치며, 호흡곤란으로 인해 운동에 제한이 발생할 수 있다. 실제로 호흡근의 근력은 노인의 이동성 저하와 관련이 있다(Buchman 등, 2008). 무작위 이중-맹검 위약 대조 실험은 들숨근 훈련을 통한 들숨근 기능 향상이 중등도에서 고강도의 신체 활동 참여율을 유의미하게 증가시킨다는 것을 보여주었다(Aznar-Lain 등, 2007). 이러한 결과는 들숨근 기능이 향상됨에 따라 운동을 하는 동안 발생한 호흡곤란 수준이 낮게 느껴져 운동하는 것이 불편하지 않았기 때문일 수 있다. 현재까지 건강한 노인을 대상으로 저항성 호흡근 훈련이 미치는 영향을 알아보는 연구는 소수이다(Copestake & McConnell, 1995; Aznar-Lain 등, 2007; Watsford & Murphy, 2008). 하지만 이 연구들을 종합해보면 6-8주의 들숨근 훈련이 최대들숨압(~20-46%), 트레드밀 운동 능력(최고성과, 지속 시간), 자발적인 신체 활동(가속도계에 의한 측정)의 증가를 유도하고, 운동성 호흡곤란을 감소시킨다는 것을 보여준다. 한 무작위 대조 실험을(동일 호흡 주기 내에서) 보면 들숨근 훈련과 날숨근 훈련을 적용한 결과 최대들숨압(20%)과 최대날숨압(30%) 모두 유의하게 증가하였다(Watsford & Murphy, 2008). 게다가 같은 연구에서 5.5km·h^{-1}로 걸을 때, 심박수, 호흡 노력, 산소 섭취량이 훈련군에서 유의하게 낮다는 것이 증명되었다. 또한 건강한 젊은이들에게서도 이와 유사한 결과가 관찰되었다('건강한 사람들에서 호흡근 훈련에 대한 반응' 참조). 한 무작위 대조 실험에서는 몇 주간의 과다호흡을 이용한 호흡근 훈련의 효과에 대해 연구했다(Belman & Gaesser, 1988). 이 연구에서 최대 지속 호흡 용량(17%)이 의미있게 향상되는 것을 볼 수 있었지만, 점진적 부하 증가 또는 동일 수준의 트레드밀 걷기 능력 및 운동을 하는 동안 호흡 노력의 경우는 의미 있는 향상이 관찰되지 않았다.

요약하면, 노인들의 호흡곤란을 줄이고 운동 내성을 향상하기 위하여 호흡근 훈련을 적용하는 것을 권장하기 위해서는 추가적인 연구가 더 진행될 필요가 있다. 하지만 지금까지 진행된 소수의 연구는 비록 과다호흡 호흡근 훈련이 노인들에게 어떠한 이점이 없는 것처럼 보일지라도 들숨근 훈련, 들숨근 훈련+날숨근 훈련 둘 다 건강한 노인에서 운동과 관련된 건강 요인들을 향상할 수 있다는 것을 제안하고 있다. 노인에서 호흡근 근력을 향상시키기 위한 호흡근 훈련에 관한 이론적 근거를 살펴보면, 최대들숨압의 향상과 중등도에서 고강도의 신체 활동 사이에 명확한 상관성이 발견되었다. 이와 같은 결과는 신체기능을 향상시키기 위해 호흡근 훈련을 잠재적인 수단으로 사용할 수 있음을 의미한다. 지금은 인구 통계학적 변화가 점점 고령화되고 있으므로, 잠재적으로 노인과 관련된 이 분야에 관한 연구는 중요하다고 할 수 있다. 들숨근 훈련에 관한 구체적인 권고사항은 5장과 6장을 참고하라.

기타 조건(Miscellaneous conditions)

당뇨병

제1형 및 제2형 당뇨병은 들숨근 약화와 관련이 있으며(Heimer 등, 1990; Kaminski 등, 2011), 제1형 당뇨병에서 들숨근 지구력(Heimer 등, 1990)뿐만 아니라 폐활량(vital capacity)과 1초간강제날숨량(FEV_1)이 저하되는 것을 확인하였다(Innocenti 등, 1994). 이러한 요소는 호흡 펌프의 요구/용량 관계에 영향을 미쳐 운동 과민증을 유발할 수 있다.

현재까지, 당뇨병 환자에서 들숨근 훈련에 관한 연구는 하나뿐인데, 이 연구는 들숨근 약화가 있는 제2형 당뇨병 환자를 대상으로 진행되었다(Correa 등, 2011). 이 연구는 무작위 위약 대조 실험으로 진행되었고, 저강도 들숨근 훈련(최대들숨압의 30%에 대하여 30분 호흡)을 8주 동안 수행하였다. 연구 결과를 보면 들숨근 훈련군이 위약군에 비해 들숨근의 근력과 지구력이 유의미하게 증가하였는데, 최대들숨압은 2배, 지구력은 3배 증가하였다. 폐 기능은 처음부터 기준선(baseline)이 정상범위였기 때문에 유의한 향상을 보이지 않았고, 트레드밀 수행능력도($\dot{V}O_{2peak}$)도 향상되지 않았다. 자율기능(autonomic function)을 평가한 결과 역시 변화를 보이지 않았다. 이 연구에서는 점증부하 운동검사를 사용한 것이 다소 의아한데, 이미 환자의 최고 심박수가 기준선에서 최대 심혈관 제한(cardiovascular limited peak) 수준에 도달했었기 때문이다(peak f_c=150 beats·min^{-1}). 이 같은 경우에 최대 산소섭취량($\dot{V}O_{2max}$)이 들숨근 훈련 후에 증가된 것이 아니므로 들숨근 훈련 후 최대산소섭취량($\dot{V}O_{2peak}$)의 증가는 극히 드물다고 볼 수 있다. 반면 6분걷기검사와 같은 최대하운동부하검사는 일반적으로 들숨근 훈련에 의한 생리학적 변화에 민감하므로, 이러한 변인은 당뇨병 환자들의 운동 내성 변화를 보여주기에 적합할 것이다.

당뇨병 환자를 대상으로 한 또 다른 연구가 있다. 이 연구는 3주의 들숨근 훈련이 가로막에서 포도당 수송체 GLUT-4의 발현을 증가시킨다는 것을 전제로 하였다(Bhandari 등, 2000). 14명의 노인 인슐린-저항성 환자 중 7명은 12주의 저강도 들숨근 훈련(최대들숨압의 40%에 대하여 30분 호흡)을 적용하였으며(Silva Mdos 등, 2012), 그 결과 들숨근 훈련으로 최대들숨압이 유의하게 증가하였고(25%), '인슐린 내성에 대한 항상성 모델 평가'(HOMA-IR) 결과가 2.9 단위(units)에서 0.9 단위(units)으로 감소하여 인슐린 저항성이 감소하였다. 따라서 저자들은 운동할 수 없는 인슐린-둔감 환자를 위한 중재로 들숨근 훈련을 적용할 수 있다고 제안하였다.

요약하면, 당뇨병 환자들의 호흡곤란을 줄이고 운동 내성을 향상하기 위하여 호흡근 훈련을 적용하는 것이 권장되지만 추가적인 연구를 통해 더 그 효과를 확인할 필요가 있다. 또한, 앞으로의 연구에서는 6분걷기검사와 같은 검사방법을 사용하여 들숨근 훈련으로 유발된 기능적 변화를 올바로 평가해야 할 것이다. 예비 연구는 호흡근 훈련이 인슐린 저항성을 감소시킬 수 있으며, 추가적으로 연구할 가치가 있음을 제시하고 있다. 들숨근 훈련과 관련된 구체적인 권고사항은 5장과 6장을 참고하라.

신부전

신부전의 경우는 호흡계 변화가 신부전이라는 질병과 치료과정에서 발생하는 문제로 인해 매우 복잡하다(Prezant, 1990). 요독증 환자들은 호흡근 근력이 낮아지고 제한성 폐질환이 생긴다고 알려져 있다(Gomez-Fernandez 등, 1984). 현재까지 혈액 투석을 받는 환자를 대상으로 들숨근 훈련이 미치는 영향을 알아보는 연구는 3개가 존재한다(Weiner 등, 1996; Silva 등, 2011; Pelizaro 등, 2013). 첫 번째(요약만 영어로 제공됨) 연구를 보면 들숨근 훈련으로 들숨근 기능과 기능적 용량이 향상되었지만, 거짓-훈련 대조군에서는 변화를 볼 수 없었다(Weiner 등, 1996). 두 번째 연구는 대조군은 없었으며, 저강도 들숨근 훈련(최대들숨압의 40%에 대하여 15분 호흡) 후 최대들숨압이 약 70% 증가했음에도 불구하고 통계적으로 유의하지 않았다(Silva 등, 2011). 폐기능은 변화가 없었지만, 6분걷기검사 거리가 유의하게 증가(20%)하였고, 운동호흡곤란도 유의하게 감소(27%)하였다. 최근에 이루어진 무작위 대조 실험 설계 연구(Pellizzaro 등, 2013)가 있었는데, 혈액 투석을 받는 39명의 환자를 대상으로 호흡근 훈련과 말초근육 훈련(peripheral muscle training, PMT)의 효과를 비교하였다(호흡근 훈련군 11명, 말초근육 훈련군 14명, 대조군 14명). 연구 결과를 보면 최대들숨압, 최대날숨압, 6분걷기검사 거리의 경우, 대조군과 비교하여 두 운동군 모두에서 유의하게 증가하였고, 호흡근 훈련군의 변화가 말초근육 훈련군의 변화보다 더 컸다.

요약하면, 신부전 환자의 호흡곤란을 줄이고 운동 내성을 향상하기 위한 목적으로 호흡근 훈련을 권장하기 위해서는 추가적인 연구가 진행되어야 하지만, 들숨근 훈련 이후 운동능력이 향상되었다는 예비 연구 결과들은 신부전 환자들에게 호흡근 훈련이 도움이 될 수 있다는 것을 시사한다. 들숨근 훈련과 관련된 구체적인 권고사항은 5장과 6장을 참고하라.

근육병증 약물

스테로이드-유발 근육병은 고용량의 코르티코스테로이드를 투여받는 환자에게서 잘 나타나며(Perkoff 등, 1959), 들숨근 역시 영향받는 근육 가운데 하나이다(Weiner 등, 1995). 증례연구를 보면, 콜취신(colchicine), 스타틴(statins)과 같은 다른 약물들도 근육병과 관련 있었다.

이러한 관점에서 일반적으로 만성폐쇄폐질환 환자에게 고용량의 코르티코스테로이드를 처방하여 염증을 조절하지만, 부작용을 일으킬 수 있다는 점을 생각해야 한다. Weiner 등은 코르티코스테로이드에 의해 유발된 들숨근 약화가 폐기능을 손상할 수 있다고 가설을 세웠다(Weiner 등, 1995). 이들은 12명의 환자를 대상으로 구강 코르티코스테로이드 투여가 호흡근과 폐 기능에 미치는 영향을 평가하여 이 가설을 확인했다. 코르티코스테로이드 치료에 대한 반응을, 코르티코스테로이드 치료와 들숨근 훈련 프로그램과 함께 적용했을 때의 반응과 비교하였다. 들숨근 훈련을 하지 않은 군에서는 8주의 코르티코스테로이드 치료가 끝날 때 즈음에는 들숨근 근력(~30%), 지구력(~50%), 폐기능(강제폐활량은 거의 15% 감소)이 유의하게 감소하였지만, 치료하는 동안 들숨근 훈련을 수행한 군에서는 호흡근과 폐 기능이 안정적으로 유지되었다. 저자들은 들숨근 약화가 있는 호흡기 환자들에게 코르티코스테로이드의 부작용을 예방하기 위해서 들숨근 훈련을 적용할 수 있다고 결론지었다.

요약하면, 근육병증을 치료하기 위해 약물을 사용해야 하거나, 약물치료가 바람직한 치료라면, Weiner 등(1995)의 연구에서 제안한 것처럼 들숨근 변성과 폐기능 저하를 예방하거나 최소화하기 위해 들숨근 훈련을 적용하길 추천한다. 들숨근 훈련과 관련된 구체적인 권고사항은 5장과 6장을 참고하라.

수술

체력은 수술 전 환자의 위험계층화를 위한 도구로 점점 많이 활용되고 있으며, 체력이 좋은 환자일수록 부정적인 결과를 맞이할 확률이 적다(Hennis 등, 2011). 수술 전 높은 체력 수준의 이점은 들숨근강화훈련(IMT)를 포함한 수술 전후 신체 훈련의 평가(Jack 등, 2011)의 결과 향상으로 이어진다는 것이다. 특정 심장수술 환자를 위한 수술 전 물리치료의 최근 Cochrane 검토에서는 '수술 전 물리 치료, 특히 흡기근 훈련이 무기폐, 폐렴 및 입원 기간을 포함한 일부 수술 후 합병증을 예방한다'는 결론이 나왔다(Hulzebos 등, 2012).

들숨근 훈련은 수술 전, 수술 후, 그리고 전과 후 모두 실시되었다. 수술 전 IMT는 관상동맥우회술(CABG)(Weiner 등, 1998b; Hulzebos 등, 2006a; Hulzebos 등, 2006b), 복부 수술(Dronkers 등, 2008, 2010; Kulkarni 등, 2010), 식도절제술(Dettling 등, 2012), 개방형 비만 수술(Barbalho-Moulim 등, 2011) 및 흉부 정형외과 수술(Takaso 등, 2010)전에 수행되었다. 수술 후 치료는 개방형 비만 수술(Casali 등, 2011) 및 심장 수술(Kodric 등, 2012)시 수행했고, 수술 전과 후 치료는 CABG 수술(Savci 등, 2011) 및 폐절제술을 받는 환자에게 시행되었다(Weiner 등, 1997). 대부분의 경우, 이 연구들은 무작위 통제 실험이었다(Weiner 등, 1997; Weiner 등, 1998b; Hulzebos 등, 2006a; Hulzebos 등, 2006b; Dronkers 등, 2008; Dronkers 등, 2010; Kulkarni 등, 외, 2010; Barbalho-Moulim 외, 2011; Casali 외, 2011; Kodric 외, 2012).

수술 전 치료 기간은 일반적으로 2~4주 범위로, 낮은 강도(MIP의 10~60%에 대해 15~30분 호흡)의 훈련 요법을 사용하였다. 전형적으로, 일반적인 치료에 비해 수술 전 IMT는 MIP 및 폐 기능의 유지 또는 개선과 관련이 있었다. 또한, 무기폐 발생률 감소(Hulzebos 등, 2006b; Dronkers 등, 2008), 수술 후 폐 합병증의 수 및 심각도 감소(Hulzebos 등, 2006a), 기계적 환기를 필요로 하는 환자 수 감소의 효과(Weiner 등, 1998b)가 있었다. Hulzebos와 동료들(2006a)은 지금까지 가장 큰 연구에서 584명의 환자를 모집할 계획을 세웠다. 그러나 중간 분석 결과 292명의 환자가 일반 치료-대조군에 비해 IMT 그룹에서 폐렴 발생률과 입원 기간이 유의미하게 낮은 것으로 분석돼 연구를 중단했다. 연구는 기관 검토 위원회가 '일반적인 치료 그룹의 환자에게 IMT를 보류하는 것이 더 이상 윤리적이지 않다고 생각했기 때문에' 중단되었다(Hulzebos 등, 2006a). 수술 후 IMT는 비만 수술 이후 폐기능의 보다 빠른 회복에 연관이 있었다(Casali 등, 2011). 그러나 Dettling과 동료들은 MIP의 상당한 증가에도 불구하고 수술 전 IMT를 최소 2주 시행한 식도절제술을 받은 환자에서는 폐렴 발생률이나 입원 기간에 변화가 없음을 발견했다(Dettling 등, 2012). 그러나 수술 후 MIP가 IMT 그룹에서 수술 후 약 2/3("37cmH_2O"로), 대조군에서 약 절반("25 cmH_2O)으로 감소했지만 IMT 그룹에서 상당히 높은 수준을 유지했다는 점은 주목할 만하다. 이 현서한 감소는 식도 절제술 동안 가로막의 관여와 관련이 있을 수 있으며, IMT 그룹에서 수술 후 우수한 MIP가 질대적으로 폐렴에 대한 민감성에 영향을 미치기에는 불충분했을 가능성이 있다. 수술로 유발된 가로막 기능 장애는 심장 수술의 합병증이기도 하다. 수술 후 가로막 마비 환자를 대상으로 한 IMT의 1년 무작위, 플라시보 처치한 시험에서 IMT를 받은 환자의 78%(n=36)가 가로막 움직임이 개선된 반면 플라시보 환자는 (n=16)의 12%만이 개선된 것으로 나타났다(Kodric 등, 2012).

수술 전후 IMT를 평가하는 가장 최근의 연구에서, CABG(관상동맥우회술)을 받은 환자의 기능적 능력(6분걷기 검사), 불안 점수 및 중환자실 체류 기간이 모두 일반적인 치료를 받은 그룹에 비해 크게 개선된 것으로 나타났다(Savci 등, 2011).

요약하면, 가슴 또는 배 수술을 받는 환자의 경우 2주 정도의 예방적 IMT는 회복을 촉진하고 수술 후 합병증의 위험을 최소화하는 기능적 '완충재'의 역할을 제공할 수 있다. 현재까지 수술 전 IMT에 대한 가장 큰 연구가 대조군에서 치료를 보류하는 것이 비윤리적으로 간주되기 때문에 조기에 중단되었다는 사실은 루틴 진행의 시작을 권장하는 의미나 다름없다. 마찬가지로 수술 후 IMT는 회복 속도를 높이고 운동 능력을 향상시킬 수 있다. IMT 시행에 관한 구체적인 권장 사항은 5장과 6장을 참조하라.

기계호흡

기계 호흡은 빠른 위축과 호흡근의 기능 상실로 이어질 수 있으며(Fitting, 1994; Bissett 등, 2012b), 이것은 기계 호흡의 연장을 초래하고 환자가 인공호흡기에서 벗어나게(weaning) 하는 데 어려움을 겪게 된다(Callahan, 2009; Bissett 등, 2012b). 기계 호흡에서 완벽하게 벗어난 환자는 그렇지 않은 환자보다 MIP가 더 높다(20 – 40cmH_2O 대 40 – 60cmH_2O)(Epstein 등, 2002; Carlucci 등, 2009). 실제로, MIP는 기계호흡으로부터 자립 지연의 독립적인 예측 변수인 것으로 밝혀졌으며(De Jonghe 등, 2007), MIP를 개선하는 것이 예방 차원에서의 목표뿐만 아니라 기계호흡으로부터 독립하는 과정 동안 환자들의 치료적 목표가 될 수 있음을 시사한다. 그러나 들숨근 약화와 기계호흡으로부터 자립 실패 사이의 분명한 연관성은 확실히 확인할 수 없으며 일부 연구에서는 기계호흡으로부터의 자립 결과에 대한 MIP의 영향을 찾지 못했다(Meade 등, 2001; Conti 등, 2004). 또한, MIP 개선의 명백한 논거에도 불구하고, 들숨근이 기계 호흡 조건에서 '훈련 가능'하거나 힘을 증가시키는 것이 기계호흡으로부터의 독립에 의한 복합적인 장애를 직접적으로 해결한다는 점은 확실하지 않다(Bissett 등, 2012b).

기계호흡으로부터의 독립에 대해 IMT의 영향을 조사한 유아를 포함한 대부분의 연구는 사례 보고 또는 소규모 환자 그룹의 통제되지 않은 실험이었다(Aldrich와 Uhrlass, 1987; Lerman와 Weiss, 1987; Aldrich 등, 1989; Martin 등, 2002; Sprague와 Hopkins, 2003; Bissett와 Leditschke, 2007), (Brunherotti 등, 2012; Smith 등, 2012). 이런 모든 실험에서, 호흡장치로부터 이전에 자립을 실패했던 환자는 짧은 기간의 IMT와, 인공호흡기를 떼고 자가호흡을 한 결과 MIP가 개선되고 성공적으로 기계호흡에서 벗어났다. 소수의 무작위 대조실험에서 자가호흡에 대한 IMT의 영향을 조사했으며(Caruso 등, 2005; Cader 등, 2010; Martin 등, 2011; Cader 등, 2012), 체계적 문헌고찰이 2011년에 발표되었다(Moodie 등, 2011). 이 고찰에는 150명의 환자가 대상이 되었으며 생존을 위해서 뿐만 아니라 MIP에 대한 훈련의 유의미한 효과와 자가호흡 성공 및 지속이 IMT를 뒷받침하는 경향이 있음을 보여주었다. 주목할 점은 Cader와 동료들의 연구(Cader 등, 2010)는 기계 호흡의 초기 단계에 있는 삽관된 인공호흡 환자를 포함한 반면, Martin과 동료들의 연구는 기계 호흡으로부터 벗어나기를 실패한 기관절개 환자를 포함했다는 것이다(Martin 등, 2011). 또한 이 연구들은 시행된 훈련방식에서 차이가 있었다. Cader와 동료들(2010)은 MIP의 30%에 해당하는 부하에서 하루에 두 번 5분으로 구성된 IMT 요법을 시행했다. 대조적으로, Martin과 동료들은 최대 허용 부하에서 6–10횟수의 호흡 4세트를 시행했고, 각 세트 사이에 기계 호흡을 사용했다. Cader와 동료들(2010)은 기관절개술을 받지 않았거나 사망하지 않은 사람들에서, 실험군의 기계호흡 이탈시간이 대조군보다 현저히 짧다(1.7일)는 것을 발견한 반면, Martin과 동료들(2013)은 플라시보군의 47%와 비교하여 IMT 그룹의 71%가 성공적으로 기계호흡에서 벗어났음을 발견했다. 이와 대조적으로 Caruso 등(2005)의 연구에서는 중재 전반에 걸쳐 MIP에 변화가 없음을 발견했다. 그러나 훈련은 기계식 인공호흡기의 압력 트리거(MIP의 20%에서 MIP의 40% 범위)를 조정하여 들숨 부하를 부과하는 것으로 편성되었다. 따라서 다른 연구와의 차이는 호흡 초기에 짧은 역치 부하로 편성되었을 훈련 자극 고유의 특성으로 설명할 수 있다. 이것은 들숨 역치 부하에 대해 지속적으로 숨을 흡입하는 것과 비교했을 때 매우 다르고 부족한 훈련자극이다. 이는 삽관된 노인집중치료환자(n=28)의 압력 역치 IMT에 대한 최근 무작위통제실험에서 강조되었다(Cader 등, 2012). IMT군의 환자(n=14)는 대조군(n=14)에 비해 MIP가 유의하게 증가(67%)했고 Tobin 지수에서는 눈에 띄게 감소했다. 또한 IMT 그룹은 짧은 이탈시간을 가졌지만(3.64일 대 5.36일), 그렇게 유의미하진 않았다. 그러나 비침습적 양압 호흡에 소요된 시간은 IMT 그룹에서 훨씬 더 짧았다(7.5시간 대 23시간).

기계환기상태인 환자에 대한 IMT의 최근연구에서, Bissett과 동료들(2012b)은 IMT의 이점이 단순히 호흡 펌프의 힘을 향상시키는 것보다 더 광범위할 수 있다고 제안했다. 예를 들어, 연구자들은 들숨 대사 반사 활성화의 감소가 관류를 향상시켜 회복을 가속화할 수 있다고 가정했다; 이것은 후에 더 많은 연구를 앞두고 있다.

마지막으로, IMT가 지속적인 침습적 기계 호흡을 받는 환자에게도 안전하고(Bissett 등, 2012a) 영아에게도 내성이 우수하다는 증거가 있다는 점을 강조하는 것이 적절할 것이다(Brunherotti 등, 2012; Smith 등, 2012). Bissett와 동료들은 의학적으로 안정적인 인공호흡기에 의존하는 성인 환자 10명을 대상으로 보충 산소 없이 IMT의 영향을 평가하기 위해 전향적 코호트 연구를 시행했다. 평가된 195개의 IMT 세션 동안 부작용이 관찰되지 않았다. 더 나아가 IMT는 심박수, 평균동맥압, 산소 포화도 또는 호흡수에 큰 변화를 일으키지 않았다. 훈련은 보그 CR10 등급의 6–8사이로 생성된 훈련 역치에서 6회 호흡으로 3–6세트를 구성했다. 더욱이, Martin 등(2011) 또는 Cader 등(2010)의 연구에서는 부작용이 보고되지 않았다.

요약하면, IMT에 대한 강력한 이론적 근거는 긍정의 사례연구 자료와 무작위 통제 실험에 의해 생성된 자료에 의해 뒷받침되는 것으로 보인다. 저항 훈련 기구를 사용하여 IMT를 시행하면 기계 호흡에서 더 자주 벗어날 수 있다. 이 결론은 IMT가 기계 호흡을 받는 환자와 자가호흡 실패를 경험한 환자에게 유용한 치료법이라고 주장한 Bissett와 동료(2012b)의 체계적 문헌고찰에 의해 뒷받침된다. 중요한 건, 그들은 IMT의 일시적으로 높은 들숨부하를 견딜 수 있는 심리적 상태가 '안정적이고, 명료하며, 협조적인 환자'여야 한다고 주장하며, IMT를 위한 환자를 주의 깊게 선별할 것을 강조했다. 거기에 더해, 그들은 환자가 '의학적으로 안정적인 수준이어야 하고 높은 수준의 호흡 보조에 의존하지 않아야 한다'고 했다(예, PEEP 〈10, FiO_2〈60%). 모든 중환자가 IMT에 적합한 것은 아닌데, 특히 관리의 초급성 단계에서 그렇다. 그러나, 인공호흡기로 인한 호흡 기능 장애의 위험이 있는 환자, 특히 MV가 7일을 초과한 환자는 IMT에 대한 적합성을 검사받아야 한다. Bissett와 동료들은 또한 이 취약한 환자군에서 IMT의 안전성을 뒷받침하는 증거를 제공했다(Bissett 등, 2012a). 중환자 치료 환경에서 IMT의 잠재적인 임상 결과의 중요성은 이 분야가 급성장하는 연구 영역이 될 것임을 보증한다.

수면무호흡증

상기도의 늘어짐을 개선할 수 있는 두 가지 기계적 메커니즘이 있다. 첫째는 상기도의 활성 신경근긴상도를 개선하고 둘째는 상기도의 수동적 순응도를 감소시키는 것이다. 전자는 2개의 하위 구성요소를 갖고 있는데, 첫 번째는 기도 확장기 근육의 반사 조정이고 두 번째는 이러한 근육의 기능적 특성(예: 근력, 피로 저항, 단축 속도)이다.

운동 작업의 단기 반복은 가로막 호흡 연습을 포함하여 다양한 활동에서 피질 재구성을 유도하는 것으로 나타났다(Demoule 등, 2008). 이러한 변화들은 신경근 기능을 강화하여 근육의 반사 조절을 최적화하는 작업 반복 능력과 같다. 또한 운동 훈련 중 과다호흡은 쥐의 가로막과 상기도 근육 모두에서 구조적 적응을 유도하는 것으로 나타났다(Vincent 등, 2002). 훈련에 의해 일어난 구조적 변화는 또한 근육 조직의 순응도에 영향을 미친다. 예를 들어, 이동 근육(locomotor muscles)의 수동적 경직은 그 근육의 두께나 근력의 증가와 무관하게 증가한다(Lindstedt 등, 2002).

IMT가 상기도 근육계의 생리학에 어떻게 영향을 미치는지는 당장 명확하지 않을 수 있지만 들숨하는 동안 기도 내에 조성된 음압은 흉외 기도를 늘어지게 하는 경향이 있다. 따라서 IMT는 상기도 개방을 유지하기 위해 상기도 안정화 근육의 활성화를 유도한다(How 등, 2007; Cheng 등, 2011). 이 근육들은 IMT 중에 활성화되기 때문에 상기도 근육도 IMT 중에 훈련되는 것으로 추정하는 것이 타당하다.

현재까지 수면무호흡증(OSA) 환자에 대한 RMT 무작위 통제 실험은 없었지만 잠재적 이점을 암시하는 일부 자료가 있다. 예를 들면, 한 연구에서는 IMT 후 COPD 환자의 야간 포화도가 개선되었음을 보여주었다(Heijdra 등, 1996). 또한, 과호흡 훈련을 이용한 RMT는 코골이(snoring)와 주간 졸림증(daytime sleepiness)의 발생률을 감소시키는 것으로 나타났지만(Furrer 등, 1998; Frank 등, 2011), 비만 환자의 무호흡–저호흡 지수를 개선하지는 못했다(Frank 등, 2011). 흥미롭게도, 디제리두 연주에 대한 무작위 통제 실험이 주간 졸림증, 무호흡–저호흡 지수 및 파트너가 보고한 수면 장애에 유익한 효과가 있는 것으로 나타났다(Puhan 등, 2006). 또한, 906명의 연주자를 대상으로 한 횡단적 단면 연구에서는 2중 리드 악기를 연주하는 음악가가 관악기를 연주하지 않는 음악가보다 OSA 위험이 현저히 낮으며 그 위험은 연주하는 데 소요되는 시간으로 예측했다(Ward 등, 2012). 추가적인 연구가 필요하지만, 이러한 자료는 OSA 환자에서 RMT를 추가로 조사할 수 있는 동기를 제공한다.

요약하자면, OSA의 중증도 감소를 위한 RMT 사용의 구체적인 권장 사항은 추가 연구의 여지가 있다. 그러나 실제로 시행은 예비 사례 연구의 근거와 이론적 근거에 의해 뒷받침된다. 그러므로, 특히 OSA가 많은 만성 질환의 동반 질환으로 드러나는 점을 고려할 때, 이는 미래에 탐구할 가치가 있는 영역인 것이다. 그 와중에, IMT는 OSA 환자에게 안전하고 간단하며 저렴한 보조 치료법으로 여겨진다. MT 구현에 관한 구체적인 권장 사항은 5장과 6장을 참조한다.

성대기능부전과 들숨그렁거림

들숨그렁거림(IS)은 운동 중 성대기능부전(VCD)으로 인해 외부로 나타나는 징후이다. 그것은 성대가 후두 개구부를 가로질러 늘어져 상기도 공기 유량 저항 증가, 호흡 노력의 증가, 호흡곤란 및 갑작스러운 운동 불내성을 유발할 때 발생한다. 수면무호흡증(OSA)에 대한 섹션에서 언급했듯이, IMT 동안 상기도 근육이 활성화된다는 것은 이 근육들도 IMT 동안 높은 확률로 훈련된다는 것을 의미한다.

들숨그렁거림(IS)에 대한 전통적인 치료는 언어 치료를 기반으로 하며, 극단적인 경우에 기계를 이용한 수술이 상기도를 안정화하기 위해 시행된다(Maat 등, 2007). 그러나 2건의 사례 연구에서 협착음(strider)의 운동 유발 증상이 재발 없이 단기간의 IMT(4~11주 동안 MIP의 50~60%에 대해 30회 호흡) 후 가라앉는 것으로 나타났다(Ruddy 등, 2004; Dickinson 등, 2007). 또한, 성대마비로 인한 호흡곤란과 운동 불내성도 IMT를 사용하여 성공적으로 치료되었다(Baker 등, 2003a; Baker 등, 2003b).

요약하면, 들숨그렁거림(IS) 및 성대기능부전(VCD) 개선을 위한 RMT 사용의 구체적인 권장 사항은 추가 연구를 앞두고 있다. 그러나 실행은 사례 연구의 예비 증거와 이론적 근거에 의해 뒷받침되어야 한다. 따라서 무작위 대조 설계를 사용하여 향후 탐색할 가치가 있는 영역이다. 그 동안에, IMT는 성대기능부전(VCD) 환자에게 안전하고 간단하며 가격도 합리적인 1차 개입으로 이해할 수 있다. IMT 실행에 관한 구체적인 권장 사항은 5장과 6장을 참조한다.

결론(General conclusions)

현재까지 RMT가 시행된 조건의 범위는 명백한 것(예: COPD)에서 예상하지 못한 것(예: 당뇨병)까지 이른다. RMT가 시행된 조건에서는, IMT가 체계적인 문헌고찰 및 메타 분석(예: COPD)에 의해 뒷받침되는 조건에서부터 현재의 잠재적 이점(예: OSA)을 평가하기 위한 이론적 근거만 있는 상태의 조건에 이르기까지 근거의 타당함의 정도가 매우 다양하다. 호흡 근육의 부하/용량 관계에 대한 더 나은 이해가 진행되고 있으며, 이는 불균형을 특징화하고 해결하기 위한 연구에 자극을 주고 있다. 더 나아가, RMT 및 그 잠재적인 이점에 대한 보다 더 폭넓은 이해는 실행에 대한 더 많은 지식과 함께 훈련 장비의 발전과 결합되어 RMT 연구 및 응용 분야의 추가 발전을 위한 동기가 된다.

참고문헌(REFERENCES)

Aboussouan, L.S., 2009. Mechanisms of exercise limitation and pulmonary rehabilitation for patients with neuromuscular disease. Chron. Respir. Dis. 6, 231–249.

Aldrich, T.K.,Uhrlass, R.M., 1987.Weaning from mechanical ventilation: successful use of modified inspiratory resistive training in muscular dystrophy. Crit. Care Med. 15, 247–249.

Aldrich, T.K., Karpel, J.P., Uhrlass, R.M., et al., 1989. Weaning from mechanical ventilation: adjunctive use of inspiratory muscle resistive training. Crit. Care Med. 17, 143–147.

Amann, M., Proctor, L.T., Sebranek, J.J., et al., 2009. Opioid-mediated muscle afferents inhibit central motor drive and limit peripheral muscle fatigue development in humans. J. Physiol. 587, 271–283.

Amann, M., Blain, G.M., Proctor, L.T., et al., 2010. Group III and IV muscle afferents contribute to ventilatory and cardiovascular response to rhythmic exercise in humans. J. Appl. Physiol. 109, 966–976.

Asher, M.I., Pardy, R.L., Coates, A.L., et al., 1982. The effects of inspiratory muscle training in patients with cystic fibrosis. Am. Rev. Respir. Dis. 126, 855–859.

Aznar-Lain, S., Webster, A.L., Canete, S., et al., 2007. Effects of inspiratory muscle training on exercise capacity and spontaneous physical activity in elderly subjects: a randomized controlled pilot trial. Int. J. Sports Med. 28, 1025–1029.

Baba, R., Nagashima, M., Goto, M., et al., 1996. Oxygen uptake efficiency slope: a new index of cardiorespiratory functional reserve derived from the relation between oxygen uptake and minute ventilation during incremental exercise. J. Am. Coll. Cardiol. 28, 1567–1572.

Bailey, S.J., Romer, L.M., Kelly, J., et al., 2010. Inspiratory muscle training enhances pulmonary O(2) uptake kinetics and high-intensity exercise tolerance in humans. J. Appl. Physiol. 109, 457–468.

Baker, S.E., Sapienza, C.M., Collins, S., 2003a. Inspiratory pressure threshold training in a case of congenital bilateral abductor vocal fold paralysis. Int. J. Pediatr. Otorhinolaryngol. 67, 413–416.

Baker, S.E., Sapienza, C.M., Martin, D., et al., 2003b. Inspiratory pressure threshold training for upper airway limitation: a case of bilateral abductor vocal fold paralysis. J. Voice 17, 384–394.

Baker, S., Davenport, P., Sapienza, C., 2005. Examination of strength training and detraining effects in expiratory muscles. J. Speech Lang. Hear. Res. 48, 1325–1333.

Bangsbo, J., Iaia, F.M., Krustrup, P., 2008. The Yo-Yo intermittent recovery test : a useful tool for evaluation of physical performance in intermittent sports. Sports Med. 38, 37–51.

Barbalho-Moulim, M.C., Miguel, G.P., Forti, E.M., et al., 2011. Effects of preoperative inspiratory muscle training in obese women undergoing open bariatric surgery: respiratory muscle strength, lung volumes, and diaphragmatic excursion. Clinics 66, 1721–1727.

Beckerman, M., Magadle, R., Weiner, M., et al., 2005. The effects of 1 year of specific inspiratory muscle training in patients with COPD. Chest 128, 3177–3182.

Belman, M.J., Gaesser, G.A., 1988. Ventilatory muscle training in the elderly. J. Appl. Physiol. 64, 899–905.

Bhandari, A., Xia, Y., Cortright, R., et al., 2000. Effect of respiratory muscle training on GLUT-4 in the sheep diaphragm. Med. Sci. Sports Exerc. 32,

1406–1411.
Bissett, B., Leditschke, I.A., 2007. Inspiratory muscle training to enhance weaning from mechanical ventilation. Anaesth. Intensive Care 35, 776–779.
Bissett, B., Leditschke, I.A., Green, M., 2012a. Specific inspiratory muscle training is safe in selected patients who are ventilator-dependent: a case series. Intensive Crit. Care Nurs. 28, 98–104.
Bissett, B., Leditschke, I.A., Paratz, J.D., et al., 2012b. Respiratory dysfunction in ventilated patients: can inspiratory muscle training help? Anaesth. Intensive Care 40, 236–246.
Bosnak-Guclu, M., Arikan, H., Savci, S., et al., 2011. Effects of inspiratory muscle training in patients with heart failure. Respir. Med. 105, 1671–1681.
Bott, J., Blumenthal, S., Buxton, M., et al., 2009. Guidelines for the physiotherapy management of the adult, medical, spontaneously breathing patient. Thorax 64 (Suppl. 1), i1–i51.
Britto, R.R., Rezende, N.R., Marinho, K.C., et al., 2011. Inspiratory muscular training in chronic stroke survivors: a randomized controlled trial. Arch. Phys. Med. Rehabil. 92, 184–190.
Brooks, D., O'Brien, K., Geddes, E.L., et al., 2005. Is inspiratory muscle training effective for individuals with cervical spinal cord injury? A qualitative systematic review. Clin. Rehabil. 19, 237–246.
Brown, P.I., Sharpe, G.R., Johnson, M.A., 2011. Inspiratory muscle training abolishes the blood lactate increase associated with volitional hyperpnoea superimposed on exercise and accelerates lactate and oxygen uptake kinetics at the onset of exercise. Eur. J. Appl. Physiol. 12 (6), 2117–2129.
Brunherotti, M.A., Bezerra, P.P., Bachur, C.K., et al., 2012. Inspiratory muscle training in a newborn with anoxia who was chronically ventilated. Phys. Ther. 92, 865–871.
Buchman, A.S., Boyle, P.A., Wilson, R.S., et al., 2008. Respiratory muscle strength predicts decline in mobility in older persons. Neuroepidemiology 31, 174–180.
Budweiser, S., Moertl, M., Jorres, R.A., et al., 2006. Respiratory muscle training in restrictive thoracic disease: a randomized controlled trial. Arch. Phys. Med. Rehabil. 87, 1559–1565.
Cader, S.A., Vale, R.G., Castro, J.C., et al., 2010. Inspiratory muscle training improves maximal inspiratory pressure and may assist weaning in older intubated patients: a randomised trial. Journal of Physiotherapy 56, 171–177.
Cader, S.A., de Souza Vale, R.G., Zamora, V.E., et al., 2012. Extubation process in bed-ridden elderly intensive care patients receiving inspiratory muscle training: a randomized clinical trial. Clinical Interventions in Aging 7, 437–443.
Cahalin, L.P., Semigran, M.J., Dec, G.W., 1997. Inspiratory muscle training in patients with chronic heart failure awaiting cardiac transplantation: results of a pilot clinical trial. Phys. Ther. 77, 830–838.
Caine, M.P., McConnell, A.K., 1998a. The inspiratory muscles can be trained differentially to increase strength or endurance using a pressure threshold, inspiratory muscle training device. Eur. Respir. J. 12, 58–59.
Caine, M.P., McConnell, A.K., 1998b. Pressure threshold inspiratory muscle training improves submaximal cycling performance. In: Sargeant, A.J., Siddons, H. (Eds.), Third Annual Conference of the European College of Sport Science. Centre for Health Care Development, Manchester, p. 101.
Callahan, L.A., 2009. Invited editorial on 'acquired respiratory muscle weakness in critically ill patients: what is the role of mechanical ventilation-induced diaphragm dysfunction?' J. Appl. Physiol. 106, 360–361.
Carlucci, A., Ceriana, P., Prinianakis, G., et al., 2009. Determinants of weaning success in patients with prolonged mechanical ventilation. Crit. Care 13, R97.
Caruso, P., Denari, S.D., Ruiz, S.A., et al., 2005. Inspiratory muscle training is ineffective in mechanically ventilated critically ill patients. Clinics 60, 479–484.
Casali, C.C., Pereira, A.P., Martinez, J.A., et al., 2011. Effects of inspiratory muscle training on muscular and pulmonary function after bariatric surgery in obese patients. Obes. Surg. 21, 1389–1394.
Cejudo, P., Lopez-Marquez, I., Lopez-Campos, J.L., et al., 2009. Factors associated with quality of life in patients with chronic respiratory failure due to kyphoscoliosis. Disabil. Rehabil. 31, 928–934.
Chatham, K., Ionescu, A.A., Nixon, L.S., et al., 2004. A short-term comparison of two methods of sputum expectoration in cystic fibrosis. Eur. Respir. J. 23, 435–439.
Cheah, B.C., Boland, R.A., Brodaty, N.E., et al., 2009. INSPIRATIonAL – INSPIRAtory muscle training in amyotrophic lateral sclerosis. Amyotroph. Lateral Scler. 10, 1–9.
Cheng, S., Butler, J.E., Gandevia, S.C., et al., 2011. Movement of the human upper airway during inspiration with and without inspiratory resistive loading. J. Appl. Physiol. 110, 69–75.
Chiappa, G.R., Borghi-Silva, A., Ferreira, L.F., et al., 2008a. Kinetics of muscle deoxygenation are accelerated at the onset of heavyintensity exercise in patients with COPD: relationship to central cardiovascular dynamics. J. Appl. Physiol. 104, 1341–1350.
Chiappa, G.R., Roseguini, B.T., Vieira, P.J., et al., 2008b. Inspiratory muscle training improves blood flow to resting and exercising limbs in patients with chronic heart failure. J. Am. Coll. Cardiol. 51, 1663–1671.
Chiappa, G.R., Queiroga Jr., F., Meda, E., et al., 2009. Heliox improves oxygen delivery and utilization during dynamic exercise in patients with chronic obstructive pulmonary disease. Am. J. Respir. Crit. Care Med. 179, 1004–1010.
Chiara, T., Martin, D., Sapienza, C., 2007. Expiratory muscle strength training: speech production outcomes in patients with multiple sclerosis. Neurorehabil. Neural Repair 21, 239–249.
Conti, G., Montini, L., Pennisi, M.A., et al., 2004. A prospective, blinded evaluation of indexes proposed to predict weaning from mechanical ventilation. Intensive Care Med. 30, 830–836.
Copestake, A.J., McConnell, A.K., 1995. Inspiratory muscle training reduces exertional breathlessness in healthy elderly men and women. In: International Conference on Physical Activity and Health in the Elderly. University of Sterling, Scotland, p. 150.
Correa, A.P., Ribeiro, J.P., Balzan, F.M., et al., 2011. Inspiratory muscle training in type 2 diabetes with inspiratory muscle weakness. Med. Sci. Sports Exerc. 43, 1135–1141.
Currell, K., Jeukendrup, A.E., 2008. Validity, reliability and sensitivity of measures of sporting performance. Sports Med. 38, 297–316.
Dall'Ago, P., Chiappa, G.R., Guths, H., et al., 2006. Inspiratory muscle training in patients with heart failure and inspiratory muscle weakness: a randomized trial. J. Am. Coll. Cardiol. 47, 757–763.
de Jong, W., van Aalderen, W.M.,

Kraan, J., et al., 2001. Inspiratory muscle training in patients with cystic fibrosis. Respir. Med. 95, 31–36.

De Jonghe, B., Bastuji-Garin, S., Durand, M.C., et al., 2007. Respiratory weakness is associated with limb weakness and delayed weaning in critical illness. Crit. Care Med. 35, 2007–2015.

Demoule, A., Verin, E., Montcel, S.T., et al., 2008. Short-term trainingdependent plasticity of the corticospinal diaphragm control in normal humans. Respir. Physiol. Neurobiol. 160, 172–180.

DePalo, V.A., Parker, A.L., Al-Bilbeisi, F., et al., 2004. Respiratory muscle strength training with nonrespiratory maneuvers. J. Appl. Physiol. 96, 731–734.

Derrickson, J., Ciesla, N., Simpson, N., et al., 1992. A comparison of two breathing exercise programs for patients with quadriplegia. Phys. Ther. 72, 763–769.

Dettling, D.S., van der Schaaf, M., Blom, R.L., et al., 2012. Feasibility and effectiveness of pre-operative inspiratory muscle training in patients undergoing oesophagectomy: a pilot study. Physiother. Res. Int. Apr 10. [Epub ahead of print]. Available at: http://dx.doi.org/10.1002/pri.1524.

Dickinson, J., Whyte, G., McConnell, A., 2007. Inspiratory muscle training: a simple cost-effective treatment for inspiratory stridor. Br. J. Sports Med 41, 694–695; discussion 695.

DiMarco, A.F., Kelling, J.S., DiMarco, M.S., et al., 1985. The effects of inspiratory resistive training on respiratory muscle function in patients with muscular dystrophy. Muscle Nerve 8, 284–290.

Donath, J., Miller, A., 2009. Restrictive chest wall disorders. Semin. Respir. Crit. Care Med. 30, 275–292.

Downey, A.E., Chenoweth, L.M., Townsend, D.K., et al., 2007. Effects of inspiratory muscle training on exercise responses in normoxia and hypoxia. Respir. Physiol. Neurobiol. 156, 137–146.

Dronkers, J., Veldman, A., Hoberg, E., et al., 2008. Prevention of pulmonary complications after upper abdominal surgery by preoperative intensive inspiratory muscle training: a randomized controlled pilot study. Clin. Rehabil. 22, 134–142.

Dronkers, J.J., Lamberts, H., Reutelingsperger, I.M., et al., 2010. Preoperative therapeutic programme for elderly patients scheduled for elective abdominal oncological surgery: a randomized controlled pilot study. Clin. Rehabil. 24, 614–622.

Edwards, A.M., Cooke, C.B., 2004. Oxygen uptake kinetics and maximal aerobic power are unaffected by inspiratory muscle training in healthy subjects where time to exhaustion is extended. Eur. J. Appl. Physiol. 93, 139–144.

Edwards, A.M., Wells, C., Butterly, R., 2008. Concurrent inspiratory muscle and cardiovascular training differentially improves both perceptions of effort and 5000 m running performance compared with cardiovascular training alone. Br. J. Sports Med. 42, 523–527.

Edwards, A.M., Maguire, G.P., Graham, D., et al., 2012. Four weeks of inspiratory muscle training improves self-paced walking performance in overweight and obese adults: a randomised controlled trial. Journal of Obesity 2012, 918202.

Enright, S., Chatham, K., Ionescu, A.A., et al., 2004. Inspiratory muscle training improves lung function and exercise capacity in adults with cystic fibrosis. Chest 126, 405–411.

Enright, S.J., Unnithan, V.B., Heward, C., et al., 2006. Effect of high-intensity inspiratory muscle training on lung volumes, diaphragm thickness, and exercise capacity in subjects who are healthy. Phys. Ther. 86, 345–354.

Epstein, C.D., El-Mokadem, N., Peerless, J.R., 2002. Weaning older patients from long-term mechanical ventilation: a pilot study. Am. J. Respir. Crit. Care Med. 11, 369–377.

Ferreira, J.B., Plentz, R.D., Stein, C., et al., 2011. Inspiratory muscle training reduces blood pressure and sympathetic activity in hypertensive patients: A randomized controlled trial. Int. J. Cardiol Oct 8. [Epub ahead of print].

Fitting, J.W., 1994. Respiratory muscles during ventilatory support. Eur. Respir. J. 7, 2223–2225.

Frank, I., Briggs, R., Spengler, C.M., 2011. Respiratory muscles, exercise performance, and health in overweight and obese subjects. Med. Sci. Sports Exerc. 43, 714–727.

Fregonezi, G.A., Resqueti, V.R., Guell, R., et al., 2005. Effects of 8-week, interval-based inspiratory muscle training and breathing retraining in patients with generalized myasthenia gravis. Chest 128, 1524–1530.

Fry, D.K., Pfalzer, L.A., Chokshi, A.R., et al., 2007. Randomized control trial of effects of a 10-week inspiratory muscle training program on measures of pulmonary function in persons with multiple sclerosis. J. Neurol. Phys. Ther. 31, 162–172.

Furrer, E., Baur, S., Boutellier, U., 1998. Treatment of snoring by training of the upper airway muscles. Am. J. Respir. Crit. Care Med. 157, A284.

Gandevia, S.C., 2001. Spinal and supraspinal factors in human muscle fatigue. Physiol. Rev. 81, 1725–1789.

Geddes, E.L., O'Brien, K., Reid, W.D., et al., 2008. Inspiratory muscle training in adults with chronic obstructive pulmonary disease: An update of a systematic review. Respir. Med. 102, 1715–1729.

Gething, A.D., Williams, M., Davies, B., 2004. Inspiratory resistive loading improves cycling capacity: a placebo controlled trial. Br. J. Sports Med. 38, 730–736.

Gomez-Fernandez, P., Sanchez Agudo, L., Calatrava, J.M., et al., 1984. Respiratory muscle weakness in uremic patients under continuous ambulatory peritoneal dialysis. Nephron 36, 219–223.

Goosey-Tolfrey, V., Foden, E., Perret, C., et al., 2010. Effects of inspiratory muscle training on respiratory function and repetitive sprint performance in wheelchair basketball players. Br. J. Sports Med. 44, 665–668.

Gosselink, R., Kovacs, L., Ketelaer, P., et al., 2000. Respiratorymuscle weakness and respiratory muscle training in severely disabled multiple sclerosis patients. Arch. Phys. Med. Rehabil. 81, 747–751.

Gosselink, R., De Vos, J., van den Heuvel, S.P., et al., 2011. Impact of inspiratory muscle training in patients with COPD: what is the evidence? Eur. Respir. J. 37, 416–425.

Gozal, D., Thiriet, P., 1999. Respiratory muscle training in neuromuscular disease: long-term effects on strength and load perception. Med. Sci. Sports Exerc. 31, 1522–1527.

Griffiths, L.A., McConnell, A.K., 2007. The influence of inspiratory and expiratory muscle training upon rowing performance. Eur. J. Appl. Physiol. 99, 457–466.

Hajghanbari, B., Yamabayashi, C., Buna, T., et al., 2012. Effects of respiratory muscle training on performance in athletes: a systematic review with meta-analyses. J. Strength Cond. Res. [Epub ahead of print]. Available at: http://dx.doi.org/10.1519/JSC.0b013e318269f73f.

Heijdra, Y.F., Dekhuijzen, P.N., van Herwaarden, C.L., et al., 1996. Nocturnal saturation improves by target-flow inspiratory muscle training in patients with COPD. Am. J. Respir.

Crit. Care Med. 153, 260–265.
Heimer, D., Brami, J., Lieberman, D., et al., 1990. Respiratory muscle performance in patients with type 1 diabetes. Diabet. Med. 7, 434–437.
Hennis, P.J., Meale, P.M., Grocott, M.P., 2011. Cardiopulmonary exercise testing for the evaluation of perioperative risk in noncardiopulmonary surgery. Postgrad. Med. J. 87, 550–557.
Hepburn, H., Fletcher, J., Rosengarten, T.H., et al., 2005. Cardiac vagal tone, exercise performance and the effect of respiratory training. Eur. J. Appl. Physiol. 94, 681–689.
Hodges, P.W., Gandevia, S.C., 2000. Activation of the human diaphragm during a repetitive postural task. J. Physiol. 522 (pt 1), 165–175.
Holm, P., Sattler, A., Fregosi, R.F., 2004. Endurance training of respiratory muscles improves cycling performance in fit young cyclists. BMC Physiol. 4, 9.
How, S.C., McConnell, A.K., Taylor, B.J., et al., 2007. Acute and chronic responses of the upper airway to inspiratory loading in healthy awake humans: an MRI study. Respir. Physiol. Neurobiol. 157, 270–280.
Hull, J., Aniapravan, R., Chan, E., et al., 2012. British Thoracic Society guideline for respiratory management of children with neuromuscular weakness. Thorax 67 (Suppl. 1), i1–40.
Hulzebos, E.H., Helders, P.J., Favie, N.J., et al., 2006a. Preoperative intensive inspiratory muscle training to prevent postoperative pulmonary complications in high-risk patients undergoing CABG surgery: a randomized clinical trial. J. Am. Med. Assoc. 296, 1851–1857.
Hulzebos, E.H., van Meeteren, N.L., van den Buijs, B.J., et al., 2006b. Feasibility of preoperative inspiratory muscle training in patients undergoing coronary artery bypass surgery with a high risk of postoperative pulmonary complications: a randomized controlled pilot study. Clin. Rehabil. 20, 949–959.
Hulzebos, E.H., Smit, Y., Helders, P.P., van Meeteren, N.L., 2012. Preoperative physical therapy for elective cardiac surgery patients. Cochrane Database Syst, Rev 11.
Illi, S.K., Held, U., Frank, I., et al., 2012. Effect of respiratory muscle training on exercise performance in healthy individuals: a systematic review and meta-analysis. Sports Med. 42, 707–724.
Innocenti, F., Fabbri, A., Anichini, R., et al., 1994. Indications of reduced pulmonary function in type 1 (insulin-dependent) diabetes mellitus. Diabetes Res. Clin. Pract. 25, 161–168.
Inzelberg, R., Peleg, N., Nisipeanu, P., et al., 2005. Inspiratory muscle training and the perception of dyspnea in Parkinson's disease. Can. J. Neurol. Sci. 32, 213–217.
Jack, S., West, M., Grocott, M.P., 2011. Perioperative exercise training in elderly subjects. Best Pract. Res. Clin. Anaesthesiol. 25, 461–472.
Janssens, J.P., Pache, J.C., Nicod, L.P., 1999. Physiological changes in respiratory function associated with ageing. Eur. Respir. J. 13, 197–205.
Johnson, P.H., Cowley, A.J., Kinnear, W.J., 1998. A randomized controlled trial of inspiratory muscle training in stable chronic heart failure. Eur. Heart. J. 19, 1249–1253.
Johnson, M.A., Sharpe, G.R., Brown, P.I., 2007. Inspiratory muscle training improves cycling time-trial performance and anaerobic work capacity but not critical power. Eur. J. Appl. Physiol. 101, 761–770.
Jones, C.U., Sangthong, B., Pachirat, O., 2010. An inspiratory load enhances the antihypertensive effects of home-based training with slow deep breathing: a randomised trial. Journal of Physiotherapy 56, 179–186.
Just, N., Bautin, N., Danel-Brunaud, V., et al., 2010. The Borg dyspnoea score: a relevant clinical marker of inspiratory muscle weakness in amyotrophic lateral sclerosis. Eur. Respir. J. 35, 353–360.
Kaminski, D.M., Schaan, B.D., da Silva, A.M., et al., 2011. Inspiratory muscle weakness is associated with autonomic cardiovascular dysfunction in patients with type 2 diabetes mellitus. Clin. Auton. Res. 21, 29–35.
Kang, S.W., Shin, J.C., Park, C.I., et al., 2006. Relationship between inspiratory muscle strength and cough capacity in cervical spinal cord injured patients. Spinal Cord 44, 242–248.
Keens, T.G., Krastins, I.R., Wannamaker, E.M., et al., 1977. Ventilatory muscle endurance training in normal subjects and patients with cystic fibrosis. Am. Rev. Respir. Dis. 116, 853–860.
Kikuchi, Y., Okabe, S., Tamura, G., et al., 1994. Chemosensitivity and perception of dyspnea in patients with a history of near-fatal asthma. N. Engl. J. Med. 330, 1329–1334.
Kilding, A.E., Brown, S., McConnell, A.K., 2010. Inspiratory muscle training improves 100 and 200 m swimming performance. Eur. J. Appl. Physiol. 108, 505–511.
Kim, J., Davenport, P., Sapienza, C., 2008. Effect of expiratory muscle strength training on elderly cough function. Arch. Gerontol. Geriatr. 48 (3), 361–366.
Klefbeck, B., Lagerstrand, L., Mattsson, E., 2000. Inspiratory muscle training in patients with prior polio who use parttime assisted ventilation. Arch. Phys. Med. Rehabil. 81, 1065–1071.
Klefbeck, B., Hamrah Nedjad, J., 2003. Effect of inspiratory muscle training in patients with multiple sclerosis. Arch. Phys. Med. Rehabil. 84, 994–999.
Kodric, M., Trevisan, R., Torregiani, C., et al., 2012. Inspiratory muscle training for diaphragm dysfunction after cardiac surgery. J. Thorac. Cardiovasc. Surg. (in press).
Koessler, W., Wanke, T., Winkler, G., et al., 2001. 2 years' experience with inspiratory muscle training in patients with neuromuscular disorders. Chest 120, 765–769.
Kulkarni, S.R., Fletcher, E., McConnell, A.K., et al., 2010. Preoperative inspiratory muscle training preserves postoperative inspiratory muscle strength following major abdominal surgery – a randomised pilot study. Ann. R. Coll. Surg. Engl. 92, 700–707.
Lanini, B., Gigliotti, F., Coli, C., et al., 2002. Dissociation between respiratory effort and dyspnoea in a subset of patients with stroke. Clin. Sci. (Lond.) 103, 467–473.
Laoutaris, I., Dritsas, A., Brown, M.D., et al., 2004. Inspiratory muscle training using an incremental endurance test alleviates dyspnea and improves functional status in patients with chronic heart failure. Eur. J. Cardiovasc. Prev. Rehabil. 11, 489–496.
Leddy, J.J., Limprasertkul, A., Patel, S., et al., 2007. Isocapnic hyperpnea training improves performance in competitive male runners. Eur. J. Appl. Physiol. 99, 665–676.
Lerman, R.M., Weiss, M.S., 1987. Progressive resistive exercise in weaning high quadriplegics from the ventilator. Paraplegia 25, 130–135.
Liaw, M.Y., Lin, M.C., Cheng, P.T., et al., 2000. Resistive inspiratory muscle training: its effectiveness in patients with acute complete cervical cord injury. Arch. Phys. Med. Rehabil. 81,

752–756.
Liaw, M.Y., Wang, Y.H., Tsai, Y.C., et al., 2011. Inspiratory muscle training in bronchiectasis patients: a prospective randomized controlled study. Clin. Rehabil. 25, 524–536.
Lin, S.J., McElfresh, J., Hall, B., et al., 2012. Inspiratory muscle training in patients with heart failure: a systematic review. Cardiopulm. Phys. Ther. J. 23, 29–36.
Lindstedt, S.L., Reich, T.E., Keim, P., et al., 2002. Do muscles function as adaptable locomotor springs? J. Exp. Biol. 205, 2211–2216.
Lisboa, C., Moreno, R., Fava, M., et al., 1985. Inspiratory muscle function in patients with severe kyphoscoliosis. Am. Rev. Respir. Dis. 132, 48–52.
Litchke, L.G., Russian, C.J., Lloyd, L.K., et al., 2008. Effects of respiratory resistance training with a concurrent flow device on wheelchair athletes. J. Spinal Cord Med. 31, 65–71.
Lomax, M., 2010. Inspiratory muscle training, altitude, and arterial oxygen desaturation: a preliminary investigation. Aviat. Space Environ. Med. 81, 498–501.
Lomax, M., Grant, I., Corbett, J., 2011. Inspiratory muscle warm-up and inspiratory muscle training: separate and combined effects on intermittent running to exhaustion. J. Sports Sci. Med. 29, 563–569.
Lo tters, F., van Tol, B., Kwakkel, G., et al., 2002. Effects of controlled inspiratory muscle training in patients with COPD: a meta-analysis. Eur. Respir. J. 20 (3), 570–576.
Lougheed, M.D., Lam, M., Forkert, L., et al., 1993. Breathlessness during acute bronchoconstriction in asthma. Pathophysiologic mechanisms. Am. Rev. Respir. Dis. 148, 1452–1459.
Loveridge, B., Badour, M., Dubo, H., 1989. Ventilatory muscle endurance training in quadriplegia: effects on breathing pattern. Paraplegia 27, 329–339.
Lykidis, C.K., White, M.J., Balanos, G.M., 2008. The pulmonary vascular response to the sustained activation of the muscle metaboreflex in man. Exp. Physiol. 93, 247–253.
Maat, R.C., Roksund, O.D., Olofsson, J., et al., 2007. Surgical treatment of exercise-induced laryngeal dysfunction. Eur. Arch. Otorhinolaryngol. 264, 401–407.
Mador, M.J., Krawza, M., Alhajhusian, A., et al., 2009. Interval training versus continuous training in patients with chronic obstructive pulmonary disease. Journal of Cardiopulmonary Rehabilitation and Prevention 29, 126–132.
Magadle, R., Berar-Yanay, N., Weiner, P., 2002. The risk of hospitalization and near-fatal and fatal asthma in relation to the perception of dyspnea. Chest 121, 329–333.
Mancini, D.M., Henson, D., La Manca, J., et al., 1995. Benefit of selective respiratory muscle training on exercise capacity in patients with chronic congestive heart failure. Circulation 91, 320–329.
Markov, G., Spengler, C.M., Knopfli-Lenzin, C., et al., 2001. Respiratory muscle training increases cycling endurance without affecting cardiovascular responses to exercise. Eur. J. Appl. Physiol. 85, 233–239.
Martin, A.J., Stern, L., Yeates, J., et al., 1986. Respiratory muscle training in Duchenne muscular dystrophy. Dev. Med. Child Neurol. 28, 314–318.
Martin, A.D., Davenport, P.D., Franceschi, A.C., et al., 2002. Use of inspiratory muscle strength training to facilitate ventilator weaning: a series of 10 consecutive patients. Chest 122, 192–196.
Martin, A.D., Smith, B.K., Davenport, P.D., et al., 2011. Inspiratory muscle strength training improves weaning outcome in failure to wean patients: a randomized trial. Crit. Care 15, R84.
Martinez, A., Lisboa, C., Jalil, J., et al., 2001. Selective training of respiratory muscles in patients with chronic heart failure. Rev. Med. Chil. 129, 133–139.
McConnell, A.K., 2011. Breathe strong, perform better. Human Kinetics Publishers, Champaign, IL.
McConnell, A.K., Lomax, M., 2006. The influence of inspiratory muscle work history and specific inspiratory muscle training upon human limb muscle fatigue. J. Physiol. 577, 445–457.
McConnell, A.K., Caine, M.P., Donovan, K.J., et al., 1998. Inspiratory muscle training improves lung function and reduces exertional dyspnoea in mild/moderate asthmatics. Clin. Sci. 95, 4P.
McMahon, M.E., Boutellier, U., Smith, R.M., et al., 2002. Hyperpnea training attenuates peripheral chemosensitivity and improves cycling endurance. J. Exp. Biol. 205, 3937–3943.
Meade, M., Guyatt, G., Cook, D., et al., 2001. Predicting success in weaning from mechanical ventilation. Chest 120, 400S–424S.
Mello, P.R., Guerra, G.M., Borile, S., et al., 2012. Inspiratory muscle training reduces sympathetic nervous activity and improves inspiratory muscle weakness and quality of life in patients with chronic heart failure: a clinical trial. Journal of Cardiopulmonary Rehabilitation and Prevention 32 (5), 255–261.
Moodie, L., Reeve, J., Elkins, M., 2011. Inspiratory muscle training increases inspiratory muscle strength in patients weaning from mechanical ventilation: a systematic review. Journal of Physiotherapy 57, 213–221.
Moran, F., Piper, A., Elborn, J.S., et al., 2010. Respiratory muscle pressures in non-CF bronchiectasis: repeatability and reliability. Chron. Respir. Dis. 7, 165–171.
Mota, S., Guell, R., Barreiro, E., et al., 2007. Clinical outcomes of expiratory muscle training in severe COPD patients. Respir. Med. 101, 516–524.
Neves, P.C., Guerra, M., Ponce, P., et al., 2011. Non-cystic fibrosis bronchiectasis. Interactive Cardiovascular and Thoracic Surgery 13 (6), 619–625.
Newall, C., Stockley, R.A., Hill, S.L., 2005. Exercise training and inspiratory muscle training in patients with bronchiectasis. Thorax 60, 943–948.
NICE: National Clinical Guideline Centre, 2011. Hypertension: The clinical management of primary hypertension in adults. Royal College of Physicians, London.www.nice.org.uk/nicemedia/live/13561/56007/56007.pdf.
Nicks, C.R., Morgan, D.W., Fuller, D.K., et al., 2009. The influence of respiratory muscle training upon intermittent exercise performance. Int. J. Sports Med. 30 (1), 16–21.
O'Brien, K., Geddes, E.L., Reid, W.D., et al., 2008. Inspiratory muscle training compared with other rehabilitation interventions in chronic obstructive pulmonary disease: a systematic review update. Journal of Cardiopulmonary Rehabilitation and Prevention 28, 128–141.
Olgiati, R., Girr, A., Hugi, L., et al., 1989. Respiratorymuscle training in multiple sclerosis: a pilot study. Schweiz. Arch. Neurol. Psychiatr. 140, 46–50.
Ortancil, O., Sarikaya, S., Sapmaz, P., et al., 2009. The effect(s) of a six-week home-based exercise program on the respiratory muscle and functional status in ankylosing spondylitis. J. Clin. Rheumatol. 15, 68–70.
Padula, C.A., Yeaw, E., Mistry, S., 2009. A home-based nurse-coached inspiratory muscle training intervention in heart failure. Appl.

Nurs. Res. 22, 18–25.
Pellizzaro, C.O., Thome, F.S., Veronese, F.V., 2013. Effect of peripheral and respiratory muscle training on the functional capacity of hemodialysis patients. Ren. Fail. 35, 189–197.
Perkoff, G.T., Silber, R., Tyler, F.H., et al., 1959. Studies in disorders of muscle. XII. Myopathy due to the administration of therapeutic amounts of 17-hydroxycorticosteroids. Am. J. Med. 26, 891–898.
Piepoli, M.F., Conraads, V., Corra, U., et al., 2011. Exercise training in heart failure: from theory to practice. A consensus document of the Heart Failure Association and the European Association for Cardiovascular Prevention and Rehabilitation. Eur. J. Heart Fail. 13, 347–357.
Pinto, S., Turkman,A., Pinto, A., et al., 2009. Predicting respiratory insufficiency in amyotrophic lateral sclerosis: the role of phrenic nerve studies. Clin. Neurophysiol. 120, 941–946.
Pinto, S., Swash, M., de Carvalho, M., 2012. Respiratory exercise in amyotrophic lateral sclerosis. Amyotroph. Lateral Scler. 13, 33–43.
Plentz, R.D., Sbruzzi, G., Ribeiro, R.A., et al., 2012. Inspiratory muscle training in patients with heart failure: meta-analysis of randomized trials. Arq. Bras. Cardiol. 99, 762–771.
Prezant, D.J., 1990. Effect of uremia and its treatment on pulmonary function. Lung 168, 1–14.
Puhan, M.A., Suarez, A., Lo Cascio, C., et al., 2006. Didgeridoo playing as alternative treatment for obstructive sleep apnoea syndrome: randomised controlled trial. BMJ 332, 266–270.
Ram, F.S., Wellington, S.R., Barnes, N.C., 2003. Inspiratory muscle training for asthma. Cochrane Database Syst. Rev. CD003792.
Ramirez-Sarmiento, A., Orozco-Levi, M., Guell, R., et al., 2002. Inspiratory muscle training in patients with chronic obstructive pulmonary disease: structural adaptation and physiologic outcomes. Am. J. Respir. Crit. Care Med. 166, 1491–1497.
Rassler, B., Hallebach, G., Kalischewski, P., et al., 2007. The effect of respiratory muscle endurance training in patients with myasthenia gravis. Neuromuscul. Disord. 17, 385–391.
Rassler, B., Marx, G., Hallebach, S., et al., 2011. Long-term respiratory muscle endurance training in patients with myasthenia gravis: first results after four months of training. Autoimmune Diseases 2011, 808607.
Reid, W.D., Geddes, E.L., O'Brien, K., et al., 2008. Effects of inspiratory muscle training in cystic fibrosis: a systematic review. Clin. Rehabil. 22, 1003–1013.
Ribeiro, J.P., Chiappa, G.R., Callegaro, C.C., 2012. The contribution of inspiratory muscles function to exercise limitation in heart failure: pathophysiological mechanisms. Revista Brasileira de Fisioterapia 16 (4), 261–267.
Romer, L.M., McConnell, A.K., 2003. Specificity and reversibility of inspiratory muscle training. Med. Sci. Sports Exerc. 35, 237–244.
Romer, L.M., McConnell, A.K., Jones, D.A., 2002a. Effects of inspiratory muscle training on timetrial performance in trained cyclists. J. Sports Sci. Med. 20, 547–562.
Romer, L.M., McConnell, A.K., Jones, D.A., 2002b. Effects of inspiratory muscle training upon recovery time during high intensity, repetitive sprint activity. Int. J. Sports Med. 23, 353–360.
Romer, L.M., McConnell, A.K., Jones, D.A., 2002c. Effects of inspiratory muscle training upon time trial performance in trained cyclists. J. Sports Sci. Med. 20, 547–562.
Romer, L.M., McConnell, A.K., Jones, D.A., 2002d. Inspiratory muscle fatigue in trained cyclists: effects of inspiratory muscle training. Med. Sci. Sports Exerc. 34, 785–792.
Romer, L.M., Lovering, A.T., Haverkamp, H.C., et al., 2006. Effect of inspiratory muscle work on peripheral fatigue of locomotor muscles in healthy humans. J. Physiol. 571, 425–439.
Roth, E.J., Noll, S.F., 1994. Stroke rehabilitation. 2. Comorbidities and complications. Arch. Phys. Med. Rehabil. 75, S42–S46.
Roth, E.J., Stenson, K.W., Powley, S., et al., 2010. Expiratory muscle training in spinal cord injury: a randomized controlled trial. Arch. Phys. Med. Rehabil. 91, 857–861.
Ruddy, B.H., Davenport, P., Baylor, J., et al., 2004. Inspiratory muscle strength training with behavioral therapy in a case of a rower with presumed exercise-induced paradoxical vocal-fold dysfunction. Int. J. Pediatr. Otorhinolaryngol. 68, 1327–1332.
Rutchik, A., Weissman, A.R., Almenoff, P.L., et al., 1998. Resistive inspiratory muscle training in subjects with chronic cervical spinal cord injury. Arch. Phys. Med. Rehabil. 79, 293–297.
Sabate, M., Rodriguez, M., Mendez, E., et al., 1996. Obstructive and restrictive pulmonary dysfunction increases disability in Parkinson disease. Arch. Phys. Med. Rehabil. 77, 29–34.
Sadowsky, S., Dwyer, J., Fischer, A., 1995. Failure of hyperoxic gas to alter the arterial lactate anaerobic threshold. J. Cardiopulm. Rehabil. 15, 114–121.
Sapienza, C.M., Davenport, P.W., Martin, A.D., 2002. Expiratory muscle training increases pressure support in high school band students. J. Voice 16, 495–501.
Savci, S., Degirmenci, B., Saglam, M., et al., 2011. Short-term effects of inspiratory muscle training in coronary artery bypass graft surgery: A randomized controlled trial. Scand. Cardiovasc. J. 45, 286–293.
Sawyer, E.H., Clanton, T.L., 1993. Improved pulmonary function and exercise tolerance with inspiratory muscle conditioning in children with cystic fibrosis. Chest 104, 1490–1497.
Sbruzzi, G., Dal Lago, P., Ribeiro, R.A., et al., 2012. Inspiratory muscle training and quality of life in patients with heart failure: systematic review of randomized trials. Int. J. Cardiol. 156, 120–121.
Scherer, T.A., Spengler, C.M., Owassapian, D., et al., 2000. Respiratory muscle endurance training in chronic obstructive pulmonary disease: impact on exercise capacity, dyspnea, and quality of life. Am. J. Respir. Crit. Care Med. 162, 1709–1714.
Schilero, G.J., Spungen, A.M., Bauman, W.A., et al., 2009. Pulmonary function and spinal cord injury. Respir. Physiol. Neurobiol. 166, 129–141.
Sheel, A.W., Reid, W.D., Townson, A.F., et al., 2008. Effects of exercise training and inspiratory muscle training in spinal cord injury: a systematic review. J. Spinal Cord Med. 31, 500–508.
Shoemaker, M.J., Donker, S., Lapoe, A., 2009. Inspiratory muscle training in patients with chronic obstructive pulmonary disease: the state of the evidence. Cardiopulmonary Physical Therapy Journal 20, 5–15.
Silva, V.G., Amaral, C., Monteiro, M.B., et al., 2011. Effects of inspiratory muscle training in hemodialysis patients. Jornal Brasileiro de Nefrologia 33, 62–68.
Silva Mdos, S., Martins, A.C.,

Cipriano Jr., G., et al., 2012. Inspiratory training increases insulin sensitivity in elderly patients. Geriatrics and Gerontology International 12, 345–351.
Smart, N.A., Giallauria, F., Dieberg, G., 2012. Efficacy of inspiratory muscle training in chronic heart failure patients: A systematic review and meta-analysis. Int. J. Cardiol. May 3. [Epub ahead of print].
Smeltzer, S.C., Lavietes, M.H., Cook, S.D., 1996. Expiratory training in multiple sclerosis. Arch. Phys. Med. Rehabil. 77, 909–912.
Smith, P.E., Coakley, J.H., Edwards, R.H., 1988. Respiratory muscle training in Duchenne muscular dystrophy. Muscle Nerve 11, 784–785.
Smith, B.K., Bleiweis, M.S., Neel, C.R., et al., 2012. Inspiratory muscle strength training in infants with congenital heart disease and prolonged mechanical ventilation: a case report. Phys. Ther. Mar 30. [Epub ahead of print].
Sprague, S.S., Hopkins, P.D., 2003. Use of inspiratory strength training to wean six patients who were ventilator-dependent. Phys. Ther. 83, 171–181.
Spungen, A.M., Grimm, D.R., Lesser, M., et al., 1997. Self-reported prevalence of pulmonary symptoms in subjects with spinal cord injury. Spinal Cord 35, 652–657.
Stambler, N., Charatan, M., Cedarbaum, J.M., 1998. Prognostic indicators of survival in ALS. ALS CNTF Treatment Study Group. Neurology 50, 66–72.
Stein, R., Chiappa, G.R., Guths, H., et al., 2009. Inspiratory muscle training improves oxygen uptake efficiency slope in patients with chronic heart failure. Journal of Cardiopulmonary Rehabilitation and Prevention 29, 392–395.
Stern, L.M., Martin, A.J., Jones, N., et al., 1989. Training inspiratory resistance in Duchenne dystrophy using adapted computer games. Dev. Med. Child Neurol. 31, 494–500.
Stuessi, C., Spengler, C.M., Knopfli-Lenzin, C., et al., 2001. Respiratory muscle endurance training in humans increases cycling endurance without affecting blood gas concentrations. Eur. J. Appl. Physiol. 84, 582–586.
Summerhill, E.M., Angov, N., Garber, C., et al., 2007. Respiratory muscle strength in the physically active elderly. Lung 185, 315–320.
Sutbeyaz, S.T., Koseoglu, F., Inan, L., et al., 2010. Respiratory muscle training improves cardiopulmonary function and exercise tolerance in subjects with subacute stroke: a randomized controlled trial. Clin. Rehabil. 24, 240–250.
Takaso, M., Nakazawa, T., Imura, T., et al., 2010. Surgical correction of spinal deformity in patients with congenital muscular dystrophy. J. Orthop. Sci. 15, 493–501.
Taylor, B.J., Romer, L.M., 2009. Effect of expiratory resistive loading on inspiratory and expiratory muscle fatigue. Respir. Physiol. Neurobiol. 16, 164–174.
Thomas, M.J., Simpson, J., Riley, R., et al., 2010. The impact of home-based physiotherapy interventions on breathlessness during activities of daily living in severe COPD: a systematic review. Physiotherapy 96, 108–119.
Tong, T.K., Fu, F.H., 2006. Effect of specific inspiratory muscle warm-up on intense intermittent run to exhaustion. Eur. J. Appl. Physiol. 97, 673–680.
Tong, T.K., Fu, F.H., Eston, R., et al., 2010. Chronic and acute inspiratory muscle loading augment the effect of a 6-week interval program on tolerance of high-intensity intermittent bouts of running. J. Strength Cond. Res. 24 (11), 3041–3048.
Tong, T.K., Lin, H., McConnell, A., et al., 2012. Respiratory and locomotor muscle blood-volume and oxygenation kinetics during intense intermittent exercise. Eur. J. Sport Sci. 12, 321–330.
Topin, N., Matecki, S., Le Bris, S., et al., 2002. Dose-dependent effect of individualized respiratory muscle training in children with Duchenne muscular dystrophy. Neuromuscul. Disord. 12, 576–583.
Turner, L.A., Mickleborough, T.D., McConnell, A.K., et al., 2011. Effect of inspiratory muscle training on exercise tolerance in asthmatic individuals. Med. Sci. Sports Exerc. 43, 2031–2038.
Turner, L.A., Tecklenburg-Lund, S.L., Chapman, R.F., et al., 2012. Inspiratory muscle training lowers the oxygen cost of voluntary hyperpnea. J. Appl. Physiol. 112, 127–134.
Tzelepis, G.E., McCool, F.D., Friedman, J.H., et al., 1988. Respiratory muscle dysfunction in Parkinson's disease. Am. Rev. Respir. Dis. 138, 266–271.
Tzelepis, G.E., Vega, D.L., Cohen, M.E., et al., 1994. Pressure–flow specificity of inspiratory muscle training. J. Appl. Physiol. 77, 795–801.
Tzelepis, G.E., Kasas, V., McCool, F.D., 1999. Inspiratory muscle adaptations following pressure or flow training in humans. Eur. J. Appl. Physiol. Occup. Physiol. 79, 467–471.
Van Houtte, S., Vanlandewijck, Y., Gosselink, R., 2006. Respiratory muscle training in persons with spinal cord injury: a systematic review. Respir. Med. 100, 1886–1895.
Van Houtte, S., Vanlandewijck, Y., Kiekens, C., et al., 2008. Patients with acute spinal cord injury benefit from normocapnic hyperpnoea training. J. Rehabil. Med. 40, 119–125.
Verges, S., Boutellier, U., Spengler, C.M., 2008. Effect of respiratory muscle endurance training on respiratory sensations, respiratory control and exercise performance: a 15-year experience. Respir. Physiol. Neurobiol. 161, 16–22.
Villiot-Danger, J.C., Villiot-Danger, E., Borel, J.C., et al., 2011. Respiratory muscle endurance training in obese patients. Int. J. Obes. (Lond). 35, 692–699.
Vilozni, D., Bar-Yishay, E., Gur, I., et al., 1994. Computerized respiratory muscle training in children with Duchenne muscular dystrophy. Neuromuscul. Disord. 4, 249–255.
Vincent, K.R., Braith, R.W., Feldman, R.A., et al., 2002. Improved cardiorespiratory endurance following 6 months of resistance exercise in elderly men and women. Arch. Intern. Med. 162, 673–678.
Volianitis, S., McConnell, A.K., Koutedakis, Y., et al., 2001. Inspiratory muscle training improves rowing performance. Med. Sci. Sports Exerc. 33, 803–809.
Wanke, T., Toifl, K., Merkle, M., et al., 1994. Inspiratory muscle training in patients with Duchenne muscular dystrophy. Chest 105, 475–482.
Ward, C.P., York, K.M., McCoy, J.G., 2012. Risk of obstructive sleep apnea lower in double reed wind musicians. Journal of Clinical Sleep Medicine 8, 251–255.
Watsford, M., Murphy, A., 2008. The effects of respiratory-muscle training on exercise in older women. J. Aging Phys. Act. 16, 245–260.
Weinberg, J., Borg, J., Bevegard, S., et al., 1999. Respiratory response to exercise in postpolio patients with severe inspiratory muscle dysfunction. Arch. Phys. Med. Rehabil. 80, 1095–1100.
Weiner, P., Weiner, M., 2006. Inspiratory muscle training may increase peak inspiratory flow in chronic obstructive pulmonary disease. Respiration 73, 151–156.

Weiner, P., Azgad, Y., Ganam, R., et al., 1992. Inspiratory muscle training in patients with bronchial asthma. Chest 102, 1357–1361.
Weiner, P., Azgad, Y., Weiner, M., et al., 1995. Inspiratory muscle training during treatment with corticosteroids in humans. Chest 107, 1041–1044.
Weiner, P., Ganem, R., Zamir, D., et al., 1996. Specific inspiratory muscle training in chronic hemodialysis. Harefuah 130 (73–76), 144.
Weiner, P., Man, A., Weiner, M., et al., 1997. The effect of incentive spirometry and inspiratory muscle training on pulmonary function after lung resection. J. Thorac. Cardiovasc. Surg. 113, 552–557.
Weiner, P., Gross, D., Meiner, Z., et al., 1998a. Respiratory muscle training in patients with moderate to severe myasthenia gravis. Can. J. Neurol. Sci. 25, 236–241.
Weiner, P., Zeidan, F., Zamir, D., et al., 1998b. Prophylactic inspiratory muscle training in patients undergoing coronary artery bypass graft. World J. Surg. 22, 427–431.
Weiner, P., Waizman, J., Magadle, R., et al., 1999. The effect of specific inspiratory muscle training on the sensation of dyspnea and exercise tolerance in patients with congestive heart failure. Clin. Cardiol. 22, 727–732.
Weiner, P., Berar-Yanay, N., Davidovich, A., et al., 2000. Specific inspiratory muscle training in patients with mild asthma with high consumption of inhaled beta(2)-agonists. Chest 117, 722–727.
Weiner, P., Inzelberg, R., Davidovich, A., et al., 2002a. Respiratory muscle performance and the Perception of dyspnea in Parkinson's disease. Can. J. Neurol. Sci. 29, 68–72.
Weiner, P., Magadle, R., Beckerman, M., et al., 2002b. The relationship among inspiratory muscle strength, the perception of dyspnea and inhaled beta2-agonist use in patients with asthma. Can. Respir. J. 9, 307–312.
Weiner, P., Magadle, R., Massarwa, F., et al., 2002c. Influence of gender and inspiratory muscle training on the perception of dyspnea in patients with asthma. Chest 122, 197–201.
einer, P., Magadle, R., Beckerman, M., et al., 2003a. Comparison of specific expiratory, inspiratory, and combined muscle training programs in COPD. Chest 124, 1357–1364.
Weiner, P., Magadle, R., Beckerman, M., et al., 2003b. Specific expiratory muscle training in COPD. Chest 124, 468–473.
Wells, G.D., Plyley, M., Thomas, S., et al., 2005. Effects of concurrent inspiratory and expiratory muscle training on respiratory and exercise performance in competitive swimmers. Eur. J. Appl. Physiol. 94, 527–540.
West, C.R., Taylor, B.J., Campbell, I.G., et al., 2009. Effects of inspiratory muscle training in Paralympic athletes with cervical spinal cord injury. Med. Sci. Sports Exerc. 41, S31–S32.
Wijnhoven, H.A., Kriegsman, D.M., Snoek, F.J., et al., 2003. Gender differences in health-related quality of life among asthma patients. J. Asthma 40, 189–199.
Winkler, G., Zifko, U., Nader, A., et al., 2000. Dose-dependent effects of inspiratory muscle training in neuromuscular disorders. Muscle Nerve 23, 1257–1260.
Witt, J.D., Guenette, J.A., Rupert, J.L., et al., 2007. Inspiratory muscle training attenuates the human respiratory muscle metaboreflex. J. Physiol. 584, 1019–1028.
Wright, J.M., Musini, V.M., 2009. First-line drugs for hypertension. Cochrane Database Sys. Rev. CD001841.
Xiao, Y., Luo, M., Wang, J., et al., 2012. Inspiratory muscle training for the recovery of function after stroke. Cochrane Database Sys. Rev. 5, CD009360.

Part II

호흡근 훈련의 실제적용

(Practical application of respiratory muscle training)

파트 II 소개

호흡근 훈련법: 이론과 실습 파트 I은 호흡근 훈련(RMT)의 실제 적용을 위한 포괄적인 기초를 마련한다. 여기에는 RMT 연구의 기존 근거에 대한 검도와 임상 및 기타 조건에서 더 넓은 범위의 RMT의 이론적 근거에 대한 조사가 모두 포함되었다. 또한, 파트 I은 RMT 이후 건강한 사람과 환자 모두로부터 이끌어 낸 운동 내성 개선의 기초가 되는 메커니즘에 관한 사실(통찰력)을 확인했다. 파트 II에서는, RMT의 임상적 적용, 특히 들숨근 저항훈련(IMT)에 대해 설명한다. 5장에서는 RMT의 다양한 증거 기반 방법과 이들이 유도하는 특정 근육 적응, RMT 실행 사용되는 장비 및 방법의 장단점에 대해 설명한다. 6장에서는 IMT가 어떻게 치료 과정에 포함되는지부터 IMT 중 호흡 패턴 최적화에 이르기까지 실행의 모든 측면을 살펴본다. 이 훈련 단계를 '기본' IMT라고 하며 사례 연구로 이 장을 마무리한다.

파트 I에서 확인된 중요한 문제는 몸통 근육근의 '멀티태스킹' 역할과 이것이 호흡, 자세 조절 및 몸통 안정화 사이에서 유발하는 충돌이었다. 그렇게 함으로써, IMT에 대한 좀 더 기능적인 접근 방식을 채택하기 위한 이론적 근거가 설립되었으며 이는 7장에서 확장된다. 또한 이 장에서는 들숨근 과부하, 즉 호흡곤란의 주요 증상의 정량화뿐만 아니라 들숨근 내의 부하/용량 불균형을 식별하는 데 사용할 수 있는 방법을 제안한다. 마지막으로, 7장에서는 호흡곤란을 유발하는 것으로 알려진 특정 움직임을 다루는 운동을 포함하여 안정성 및/또는 자세 문제를 아우르는 100개 이상의 '기능적' IMT 운동의 포괄적인 범위를 설명한다. 예를 들면, 팔을 머리 높이보다 높게 들어 올리기 같은 것들이다.

Chapter | 5 |

호흡근 훈련방법

(Methods of respiratory muscle training)

일반적인 훈련 원칙
(GENERAL TRAINING PRINCIPLES)

호흡근은 일생동안 지속적으로 활동하기 때문에 골격근 중에서도 독특하다. 수년 동안 이것이 최적의 훈련 적응 상태를 형성한다고 여겨졌다. 1장에서 설명한 바와 같이, 호흡근의 구조적 및 대사적 특성은 그의 끊임없는 활동에 가장 적합한 특성을 가지고 있기 때문에 이러한 개념을 뒷받침하는 것으로 보인다. 그러나, 1990년대에 젊은 운동선수를 대상으로 실시한 연구에서 호흡근, 특히 가로막이 격렬한 운동 후에 피로해지는 것이 분명하게 확인되었다(Johnson 등, 1993). 피로가 나타나는 것은 근육이 능력의 한계에서 작용하고 있다는 것을 나타낸다. 따라서 이 데이터는 호흡근이 피로에 면역이 없다는 첫 번째 증거를 제시했다. 이 데이터는 또한 다리 근육이 달리기나 웨이트 트레이닝에 반응하는 것과 같은 방식으로 과연 호흡근이 훈련 자극에 반응하고 기능 향상을 보일 수 있는지에 대한 의문을 제기했다.

이 장에서는 근육 훈련을 뒷받침하는 일반적인 원리를 설명하고 이것이 호흡근에 어떻게 적용될 수 있는지 살펴볼 것이다. 더 나아가 호흡근을 훈련할 수 있는 방법과 각 방법이 이끌어내는 호흡근 기능의 변화를 좀 더 살펴볼 것이다. 상업적으로 이용 가능한 호흡근 훈련 장비의 상대적 장점도 깊게 알아볼 것이다.

골격근을 위해 확립된 세 가지 훈련 원칙이 있는데, 바로 '과부하', '특이성' 및 '가역성'(Pardy 와 Leith, 1995)이다. 다음 섹션에서는 호흡근이 다른 근육이 반응하는 양상과 같은 방식으로 이 원칙에 반응한다는 근거의 개요를 제시한다 (Romer 와 McConnell, 2003).

과부하(Overload)

훈련 반응을 확인하기 위해서는 근섬유에 과부하가 걸려야 한다. 이 원칙 안에는 훈련 기간, 강도 및 빈도의 개념이 내포되어 있다. 다시 말해, 근육이 익숙한 것보다 더 오래, 더 높은 강도로 그리고/또는 좀 더 잦은 빈도로 활동하도록 만듦으로써 근육에 과부하를 걸 수 있다. 대부분의 훈련 방법은 과부하를 달성하기 위해 다음과 같은 요소 중 두 또는 세 가지를 결합한다. 과부하 원칙은 건강한 사람 먼저 적용해본 다음 환자에게 권장된다.

건강한 사람

건강한 사람들의 경우, 두 가지 주요 형태의 과부하가 호흡 근에 가해졌다: (1) 입의 외부 부하(*강도*), (2) 장시간(강도와 지속시간) 동안 자발적인 과다호흡(*호흡량과 유량* 증가). 두 경우 모두, 훈련은 매일 또는 최소 주당 3회(*빈도*) 이상 시행된다.

외부 부하를 이용한 연구는 일반적으로 하루에 한두 번(빈도), 주당 5~7일 동안, 들숨근(최대 들숨압: MIP)의 50%를 초과하는 부하 강도를 사용했다(McConnell 와 Romer, 2004). MIP의 50-70% 부하를 가하면 일반적으로 30회 호흡 또는 2~3분(강도=50~70%; 지속시간=30회 호흡, 빈도=1일 2회) 내에 작업 실패(6장 참조)가 발생한다. 통계적으로 유의미한 근육 기능의 변화는 3주 이내로 측정되었으며(Romer 와 McConnell, 2003), 훈련 부하의 지속적인 증가에도 불구하고 약 6주 차 훈련 즈음에 개선이 발생했다(Volianitis 등, 2001; Romer 와 McConnell , 2003). 근력 훈련의 처음 2주 이내에 발생하는 근력의 변화는 원래부터 신경 적응과정(Jones 등, 1989), 즉 협력근의 조정된 활성화를 개선하는 것으로부터 기인했다. 이러한 적응은 의심할 여지없이 호흡근에서 확인할 수 있는 즉각적인 단기 개선에 기여하지만, 동물 실험에서 확인한 사실에 따르면 구조적 적응은 과부하 상태에서 며칠에 걸쳐 발생한다(Gea 등, 2000). 또한, 인간의 경우 4주간의 들숨근 훈련(IMT) 후에 가로막 두께(8~12%)의 개선이 보고되었으며(Downey 등, 2007), 부하에 대한 반응으로 빠른 섬유 비대를 확인했다. 가로막 두께의 이러한 변화는 최대 들숨압(MIP)의 개선과 함께 진행되었다(Downey 등, 2007). 건강한 사람을 대상으로 한 IMT의 플라시보 대조 실험에서 MIP의 15% 부하가 플라시보 조건으로 사용되었다. 15% 부하가 30~60회 반복으로 실행되면 MIP의 변화를 유도하지 못하기 때문에 충분한 과부하를 제공하지 못한다(McConnell 와 Romer, 2004 참조). 따라서 연구에 따르면 건강한 사람의 들숨 근육 과부하에는 MIP의 50~70%의 부하가 필요하며 이는 3~4주 내에 근육 적응을 이끌어낸다.

과호흡 훈련을 이용한 연구는 일반적으로 최대수의환기량(MVV)의 70%에 해당하는 강도에서 하루에 15-40분 동안, 하루에 한 번, 주당 4~5일 동안 과부하를 유도했다(Verges 등, 2008a). 과호흡 훈련의 경우, 과부하는 공기 유량 속도를 증가시켜 들숨근이 호흡 시스템의 고유한 저항과 탄성에 반하여 작동하도록 한다(강도=70%, 지속 시간=15~40분, 빈도=주당 4~5일). 근육 기능(지구력)의 개선은 4주 이내에 확연하게 나타난다(Verges 등, 2008a). 현재까지는 훈련을 시작한 후 기능 개선이 정체되는 지점을 나타내는 자료가 없다.

과부하의 강도와 빈도 규모는 호흡 근육이 '과도한 훈련(오버트레이닝)' 상태로 기울지 않도록 조심스럽게 균형을 맞춰야 하므로 구체적으로 언급해야 한다. 대부분의 연구에서 중강도 IMT(50~70%)를 매일 시행했지만 강도와 빈도의 알맞은 균형은 아직 체계적으로 또는 호흡근에 과부하를 주는 다른 자극을 고려하며 연구된 적이 없다. 운동선수 같은 경우 이는 경기훈련 및/또는 고도에 노출된 것과 동시에 일어날 수 있지만 환자의 경우 운동 훈련 및/또는 악화의 영향일 수 있다. 건강한 젊은 축구 선수와 럭비 선수들에서 얻어낸 사전 미발표 자료(McConnell, 미발표 관찰)에는 하루에 두 번씩 고강도 IMT(MIP의 70~80%)가 동시에 전신 훈련을 받는 운동선수들에게 만성적인 들숨 근육 피로 상태를 유발할 수 있음을 시사한다. 이러한 훈련 조건은 기능 측면에서 준최적 개선을 이끌어내는 것으로 보인다. 따라서, 현재까지 존재하는 증거에 따르면 저강도에서 중강도 부하(30~60% MIP)는 매일 시행할 수 있는 반면, 고강도 부하(>70% MIP)는 이틀에 한 번만 실시해야 한다.

환자

호흡기 질환 환자에 대해 보고된 대부분의 연구에서 10~30분(지속 시간) 동안 입에 외부 부하(강도)를 부과하여 훈련을 수행했다. 일반적으로 훈련은 2~3개월 동안 진행됐지만 들숨근에 대한 구조적 및 생화학적 적응은 6주 이내에 분명하게 나타났다(Ramirez-Sarmiento 등, 2002). 만성폐쇄폐질환(COPD) 환자를 대상으로 한 연구에서는 12개월의 개입 동안 근력 변화의 시간적 경과를 확인할 수 있었다(Weiner 등, 2004). Weiner와 동료들(Weiner 등, 2004)은 연구 첫 3개월 동안 MIP에서 가장 큰 개선(32%)을 기록했고, 그 후의 3개월 동안 시행한 4개의 IMT 블록에 대해 더 작은 개선(6%)이 뒤따랐다. 훈련 세션은 일반적으로 일주일에 5~7일 동안 하루에 1~2회, 10~30분 동안 연속적으로 진행되었다.

강도 규모(intensity dimension)는 환자를 대상으로 광범위하게 연구되지 않았지만 Pardy 와 Rochester(1992)가 수집한 COPD 환자에 대한 7건의 연구 자료는 MIP의 백분율 증가와 들숨 훈련 부하의 상대적 크기 사이에 상당한 양의 관계가 있음을 시사했다. 즉, 피험자의 MIP에 관하여 부하가 높을수록 훈련으로 인한 MIP의 증가가 더 컸다. 수집된 자료는 MIP의 20% 증가를 달성하기 위해 최대 강도의 최소 30%의 부하가 필요함을 시사한다. 이 이론은 또한 2002년 IMT 메타 분석(Lotters 등, 2002)의 자료와 고강도(MIP 52%)와 저강도(MIP 22%)IMP의 효능을 비교한 연구에서(Preusser 등, 1994) 근거를 또 찾을 수 있다; 고강도 IMT는 MIP를 35% ($p<0.05$) 증가시킨 반면, 저강도 IMT는 MIP를 10%($p>0.05$)만 증가시켰다(Preusser 등, 1994). 종합적으로, 문헌은 MIP 30%를 초과하는 훈련 부하의 필요성을 지지하지만, 들숨 부하의 크기와 관련하여 더 많은 양일수록 더 나은지에 대한 의문은 체계적으로 조사되지 않았다. 몇몇의 연구에서 COPD 환자에 대한 고강도 훈련의 효과를 보고했으며 부하가 MIP의 68%일 때(Sturdy 등, 2003) '최대로 인내할 수 있는 들숨 역치 부하'(Hill 등, 2006) 또는 '최대 노력의 80%'(Enright 등, 2006), 그리고 저강도에서 중강도에 비해 MIP가 더 많이 증가(29~41%)하는 것으로 나타났다(15~23%; Geddes 등, 2008).

그러나 고강도 IMT를 사용하는 모든 연구에서 훈련 빈도는 주당 3일에 불과했고, 저부하에서 중간 부하(즉, 14개와 비교하여 주 3회)를 사용하는 연구에서는 하루 2회 IMT가 사용되었다는 점을 명심해야 한다. 이것은 고강도 훈련이 훨씬 더 효율적일 뿐만 아니라 훨씬 더 효과적일 수 있음을 시사하기 때문에 실용적으로 잠재적인 중요성을 갖고 있다. 그러나 일일 고강도 IMT는 만성 들숨근 피로와, 준최적인 적응이 유발될 정도로 근육에 과부하가 걸릴 수 있으므로 주의해야 한다(위 참조). 부하 설정에 관한 타당한 제안은 6장에서 찾을 수 있다.

환자의 IMT 연구는 일반적으로 건강한 젊은 운동 선수의 IMT 연구보다 훨씬 더 오랫동안 연구되었다(3개월 대 4~6주). 앞서 언급한 바와 같이, Weiner와 동료들은 연구의 초기 3개월 동안 MIP에서 가장 큰 개선에 주목했고 점진적인 개선을 기록했다(Weiner 등, 2004). Larson 등(1988)과 Lisboa 등(1997)은 1개월의 훈련 후에 비슷한 현상을 목격했다. 이 '정체' 효과는 건강한 사람들에 대한 연구에서도 분명하게 나타난다. 처음 3주 동안 MIP가 가장 빠르게 증가한 후에 약 6주까지 더 느린 속도로 평탄하게 상승한다(Volianitis 등, 2001; Romer 와 McConnell, 2003). 이런 정체기의 발생은 부하 진행(MIP의 증가를 수용하기 위해 훈련 부하 증가)의 부족이라는 척도와 관계없이 발생하므로 이로 인한 것이라 볼 수 없다. 대신, 이것은 근력 훈련 자극에 대한 근육 적응의 기본 속성을 반영한 것이며(Moritani 와 deVries, 1979; Hakkinen 등, 1987), 적응 과정을 유지하기 위해 훈련 자극의 특성에 주기적인 필요하며, 이것은 운동선수들이 훈련 주기를 정하는 이유 중 하나이다.

특이성(Specificity)

훈련에 의해 나타나는 적응은 근육이 받는 자극의 유형에 따라 다르다. 이것은 근력 훈련과 지구력 훈련의 정반대 특성을 고려하면 가장 쉽게 이해할 수 있다. 근육은 근력을 개선함으로써 근력 훈련 자극(고강도 및 단기간)에 반응하고 지구력을 향상시킴으로써 지구력 훈련 자극(저강도 및 장기간)에 반응한다.

강화훈련

일반적으로 호흡근은 근력 훈련 반응으로 고부하-저빈도 부하에 반응한다(Pardy 와 Rochester, 1992; Tzelepis 등, 1994a; Romer 와 McConnell, 2003). 그러나 부하 특이성뿐만 아니라, 두 가지가 상호 연관되어 있으므로 유념해야 하는 유량 특이성 요소 또한 있다(Tzelepis 등, 1994a; Romer 와 McConnell, 2003). 이는 근육의 힘-속도 관계에 의해 부과된 제한 때문이다(1장 참조). 빠른 속도의 근육 단축에서는 높은 부하를 이겨낼 수 없다. 고부하와 저속도를 가진 훈련 자극(예, a Mueller manoeuvre)은 MIP의 증가를 유도하지만, 최대 단축 속도(최대 들숨 유량)의 증가를 이끌어내지는 않는다(4장 **그림 4.2** 참조). 반대로, 저부하 단축 속도가 빠른 훈련(예: 무부하 과호흡)에서는 최대 단축 속도가 증가하지만 MIP는 증가하지 않는다(4장 **그림 4.2** 참조)(Tzelepis 등, 1994a; Romer 와 McConnell, 2003). 흥미롭게도, 중부하와 단축 속도를 다 갖춘 훈련 자극은 두 가지 특성 모두에서 개선을 이끌어내며(Tzelepis 등, 1994a; Romer와 McConnell, 2003), "두 마리 토끼"를 모두 잡을 수 있다(4장 **그림 4.2** 참조).

건강한 사람들(Enright 등, 2006; Downey 등, 2007)과 환자들(Ramirez-Sarmiento 등, 2002; Enright 등, 2004; Chiapa 등, 2008; West 등, 2009)의 많은 연구로부터 들숨근의 근력 훈련에 따른 MIP의 증가가 비대에 의한 이차적인 현상임을 입증하였다.

지구력 훈련

지속적인 저부하-고빈도 수축으로 지구력 컨디셔닝 반응이 유발될 수 있으며, 이는 전형적으로 장기간의 자발적인 과호흡을 통해 호흡근이 저부하-고빈도로 수축하는 것이었지만(Boutellier 와 Piwko, 1992), 근력 훈련을 통해서도 지구력은 항상될 수 있다. Belman 와 Shadmehr, 1988; Harver 등, 1989). 일반적으로 근지구력은 특정 지구력 훈련 자극을 통해서만 향상시킬 수 있다는 오해가 있다. 그러나 더 강한 근육은 약한 근육보다 최대 역량의 더 낮은 비율의 역량으로 주어진 작업을 수행하며, 이는 피로 저항(지구력)에 유익한 결과를 가져온다(Belman 와 Shadmehr, 1988). 따라서, 들숨근력 훈련은 '이중 컨디셔닝' 반응이 나타난다. 과호흡과 같은 특정 지구력 훈련 자극이 MIP를 향상시킨다는 근거는 없다(Leith 와 Bradley, 1976; O'Kroy 와 Coast, 1993). 실제로, 이것은 근육 내부의 긴장이 외부 부하의 부과에 의해 증가될 때만 근력이 향상되기 때문에 누구도 그렇게 생각하는 사람은 없을 것이다. 종합적으로, 자료는 중간 근력 편향이 있는 훈련 요법이 최대 근력, 단축 속도 및 힘 출력

(Romer 와 McConnell, 2003)뿐만 아니라 지구력(Romer 와 McConnell, 미공개 관찰)을 향상시킬 수 있음을 시사한다. 이러한 범용성은 중간 근력 편향된 훈련의 실행을 돕는다.

폐용량의 효과(근길이)

현재까지 IMT가 행해지는 폐용량이 훈련 결과에 영향을 주는지 여부를 조사한 연구는 단 하나뿐이다(Tzelepis 등, 1994b). 자료에 따르면 들숨근의 개선은 훈련이 이루어지는 폐용량에 따라 밀접한 관련이 있다고 나타났다(Tzelepis 등, 1994b). 세 그룹의 건강한 참가자들이 세 개의 폐용량(잔기량, 기능 잔기 용량(FRC)) 중 하나에서 6주 동안 반복적인 정적 최대 흡기를 수행했을 때, 훈련받은 참가자들의 그룹이 용량에서 힘이 가장 크게 향상되었다. 또한, 낮은 폐용량에서 훈련한 사람들의 개선 효과가 훨씬 더 컸다. 게다가, 힘이 증가한 폐용량의 범위는 낮은 폐용량에서 훈련한 사람들에게서 가장 컸다. 이러한 자료는 IMT가 가능한한 최대 범위의 폐용량에 수행되어야 하며 가능한 한 잔기량에 가깝게 시작해야 함을 시사한다.

폐용적 특이성의 맥락에서 염두에 두어야 할 주의 사항은 들숨 근육의 용적-압력 관계이다(1장 참조). 들숨근은 폐가 팽창함에 따라 점차 약해져, 호흡 부하 조건에서 폐가 완전히 채워지기 전에 호흡이 짧아질 수 있다. 이러한 들숨량의 '한계상태(clipping), 끊어짐'은 (1) 부하의 크기(무거운 부하에서 더 일찍 발생) 및 (2) 들숨 근육의 피로 상태(피로가 있을 때 더 일찍 발생)의 영향을 받는다(6장 참조, **그림 6.2**). 이것은 대부분의 저항 IMT 기구의 경우 높은 부하와 높은 볼륨을 동시에 달성하는 것이 불가능하기 때문에 부하의 크기와 호흡량 사이에서 절충지점을 찾아야 한다는 것을 의미한다. 훈련 부하 선택에 대한 이러한 문제의 영향은 6장에서 다룬다. IMT 제품 설계에 미치는 영향은 이 장의 끝에서 다룰 것이다.

가역성(Reversibility)

일명 '사용하거나 잃거나'의 현상은 훈련 이점의 가역성을 설명한다. 호흡근의 지속적인 활동 상태에도, 심지어 단지 휴식 상태도 불구하고, 이러한 상태들은 탈훈련으로부터 호흡근을 보호하기에는 충분하지 않다. 일반적인 일의 수준에 대한 민감도는 노인에게서 확인된 신체 활동 수준과 들숨근 기능 사이의 용량반응관계로 설명된다(Buchman 등, 2008). 더욱이, 기계 호흡과 같은 상황처럼, 완전히 스스로의 힘으로 하는 활동이 멈춘다면, 들숨근 기능이 급격히 저하된다.); 기계 호흡으로 인해 18~69시간 동안 가로막이 완전히 비활성화할 경우 가로막 섬유의 단면적을 최소 50%까지 감소시킨다(Tobin 등, 2010).

탈훈련

불행하게도, 들숨근 탈훈련의 정도와 시간 경과는 잘 기록되어 있지 않지만, 저항 IMT에 대한 두 가지 연구는 이 사실에 대해 약간의 정보를 시사한다. 건강한 젊은 성인을 대상으로 Romer 와 McConnell(2003)은 18주간의 탈훈련 기간 동안 들숨근 기능(9주 동안 세 가지 다른 IMT 요법으로)의 IMT로 인한 변화가 퇴행하는 과정을 기록했다. 감소는 9주 차에 관찰되었으며, IMT 후 18주째에는 근력 관련 척도에서 더 이상 변화가 없었다. 대조적으로 지구력은 탈훈련 9주에서 18주 사이에 계속 감소했다(Romer와 McConnell, 미공개 관찰). 들숨근 기능은 18주에 기준선보다 훨씬 높게 유지되었으며, 근력 향상의 32%, 최대 단축 속도 향상의 65%, 들숨 근지구력의 향상의 75%가 감소했다.

COPD 환자에서 Weiner 등(2004)은 3개월 집중 IMT 프로그램을 완료한 COPD 환자 그룹의 탈훈련 반응을 관찰했다. 탈훈련 그룹은 차후 12개월 동안 실험과 관련된 자극과 실험에서 중립적인 자극을 1:1로 부과하는 훈련(들숨 부하 $7cmH_2O$)을 수행했으며 3개월 간격으로 재평가되었다. 탈훈련 3개월 후, MIP와 들숨근 지구력은 모두 기준선과 비교하여 상승된 상태를 유지했지만(MIP 19%, 지구력 22%), 12개월 후에는 기준선과 크게 다르지 않았다. 이러한 자료를 종합하면 훈련 자극이 사라질 때 들숨근이 다른 근육과 유사한 방식으로 반응하고(Mujika 와 Padilla, 2000a, b) 대부분의 기능 손실이 훈련 중단 후 2~3개월 내에 발생함을 보여준다.

유지

보다 긍정적인 측면에서, 위에서 설명한 두 가지 탈훈련 연구(Romer 와 McConnell, 2003; Weiner 등, 2004)는 훈련 빈도를 줄이는 유지 훈련 프로그램으로 들숨근 기능의 IMT 유도 개선이 지속될 수 있음 또한 보여주었다. 훈련 빈도는 기능 상실 없이 최대 2/3까지 줄일 수 있다. 즉, 건강한 성인의 경우 주당 2일(Romer 와 McConnell, 2003), COPD 환자의 경우 주당 3일(Weiner 등, 2004)까지 줄일 수 있다.

요약하면, 문헌에서는 과부하, 특이성 및 가역성의 일반적인 훈련 원칙이 팔다리 근육과 마찬가지로 호흡 근육 훈련에도 적용된다는 개념을 뒷받침한다. 이것은 호흡 훈련 개입이 특정한 기능적 결과를 얻기 위해서 이러한 원칙을 적용해야 한다는 것을 의미한다(6장 참조).

다양한 RMT와 그 결과 (DIFFERENT FORMS OF RMT AND THEIR OUTCOMES)

훈련 방법은 크게 두 가지로 나눌 수 있다: (1) 무게 들어올리기와 같은 외부 부하를 근육에 가하는 저항 훈련, (2) 호흡근이 오랜 시간 동안 높은 단축 속도로 작동시켜야 하는 지구력 훈련이다. 후자의 경우, 호흡근에 가해지는 유일한 부하는 호흡계의 고유한 유량 저항과 탄력성이다.

저항훈련(Resistance training)

이해상충 성명:

저자는 2개의 들숨근 훈련 제품(POWERbreathe 및 POWERbreathe K-시리즈)의 발명가이다. 완전한 투명성을 위해 저자는 버밍엄 대학과 브루넬 대학에 라이센스 공유의 형태로 이러한 제품에 대한 수익적 이익을 선언했다. 또한 저자는 POWERbreathe International Ltd.의 컨설턴트로도 활동하고 있다.

들숨유량 저항부하

들숨 유량 저항 부하(IFRL)는 가변 직경 오리피스를 통한 흡입을 필요로 하며, 주어진 유량에 대해 오리피스가 작을수록 저항 부하가 커진다. IFRL을 활용한 연구는 18%에서 54% 사이의 들숨근 증가를 보고했다(Leith 와 Bradley, 1976; Hanel 와 Secher, 1991). 그러나 IFRL의 고유 한계는 들숨압과 그에 따른 훈련 부하가 오리피스의 크기뿐만 아니라 유량에 따라 변한다는 것이다(파워함수에 따라). 따라서 정량화할 수 있는 훈련 자극을 제공하려면 IFRL 중에 호흡 패턴을 모니터링하는 것이 매우 중요하다. 1992년 만성폐쇄폐질환(COPD) 환자의 호흡근 훈련(RMT) 메타분석에서 들숨 유량이 제어되지 않은 IFRL을 사용한 연구는 들숨근 기능의 개선을 도출하지 못했다고 결론이 났다(Smith 등, 1992). 고친 유량 저항 부하 장치가 유량을 제어하는 데 사용될 수 있지만(Belman 와 Shadmehr, 1991), 이런 때는 복잡하고 값비싼 하드웨어가 필요하므로 일상적인 IFRL 실행이 비실용적이게 된다.

TIRE(점진적 호흡근지구력검사;Test of Incremental Respiratory Endurance) 기술(Chatham 등, 1995)에 기반한 IFRL로의 새로운 접근 방식은 들숨근을 훈련하고(Chatham 등, 1996) 이 훈련이 호흡근에 미치는 영향을 검사하기 위해 일부 연구자들이 사용했다(Chatham 등, 1999; Enright 등, 2006; Mickleborough 등, 2008). TIRE 시스템은 유량 저항 부하(2mm 직경 오리피스), 직렬 인터페이스를 통해 컴퓨터에 연결된 전자 압력계 및 전용 소프트웨어를 사용한다. 처음에는 기준 압력-시간 프로필을 제공하기 위해 오리피스를 통한 몇 가지 지속적인 최대 들숨 노력이 수행된다. 그럼 목표 압력-시간 프로필이 표시되며 일반적으로 최대 노력의 80%로 설정된다. 그런 다음 휴식 시간을 45초로 줄이기 전에 시도 사이에 60초 회복을 하면서 그 수행을 6회 반복한다. 그런 다음 6회 노력을 완료하면, 추가로 회복 시간을 30초로 줄이고 대상은 운동을 반복한다. 총 6가지의 단계가 있으며, 호흡(점증적인 IFRL) 사이의 회복 시간을 5초로 줄인다. 운동은 참가자가 규정한 횟수의 호흡 실행을 완료하거나 생성된 압력이 기준 압력-시간 프로필 아래로 떨어지면 종료된다.

점증적인 IFRL은 건강한 사람(Enright 등, 2006; Mickleborough 등, 2008; Mickleborough 등, 2009)과 낭포성 섬유증 환자(Enright 등, 2004)에서 들숨근을 증가시키는 것으로 나타났다. 이 기법은 유량 저항 부하의 주요 한계를 극복하는 것처럼 보이지만, 점증적인 IFRL의 기능적 관련성에는 의문이 제기된다. 지속적인 최대 들숨 노력의 이러한 유형은 전신 지구력 운동 중 들숨근의 동적 기능과 관련이 없다. 따라서 점증적인 IFRL의 영향은 들숨근의 힘-속도 관계에서의 힘(압력) 축으로 치우칠 가능성이 있다(Romer와 McConnell, 2003). 또한 훈련 세션은 육체적으로 힘들고 시간이 많이 소요된다(완전한 훈련 세션은 "30분 소요").

동적 들숨유량 저항부하

가장 최근에는 동적으로 조정되는 들숨 유량 저항기(동적 IFRL)가 포함된 전자 제품이 출시되었다. 들숨 부하의 크기는 매우 다양한 부하 시스템을 생성하기 위해 호흡 내에서 그리고 호흡 사이에서 조정될 수 있다. 이 기계는 호흡 전체에 걸쳐 미리 설정된 MIP의 비율로 부하를 유지하는 방법으로 들숨 부하를 가늘게 한다. 즉, 폐 팽창 중에 들숨근이 약해지면서 절대 부하가 감소한다. 이는 높은 들숨 부하 및/또는 들숨근 피로로 인해 발생하는 호흡 '한계상태'를 없앤다.

점증적 IFRL과 달리, 훈련은 생리학적으로 적절한 들숨 유량으로 달성될 수 있다. 동적 IFRL을 IPTL과 비교한 만성폐쇄폐질환(COPD) 환자에 대한 시험 연구의 예비 데이터(아래 참조)는 동적 IFRL이 우수한 결과를 도출함을 시사한다. 예를 들어, 동적 IFRL을 수행하는 환자는 더 높은 강도의 훈련 부하를 지속할 수 있었고, 그 결과 8주간의 훈련 후 MIP가 크게 개선되었다(23% 대 15%, p〈0.03).

들숨압 역치부하

들숨압 역치부하(IPTL)는 개인이 음압 부하를 뛰어넘고 그에 따라 들숨을 시작할 수 있는 충분한 들숨압을 생성하게끔 한다. 역치 부하는 들숨에 대한 유량과는 별개의 저항을 제공함으로써 정량화할 수 있고, 가변적인 강도의 부하를 가능하게 한다. 이것은 여러 방법으로 달성 가능하다. 예를 들어, 가중 플런저(Nickerson 와 Keens, 1982), 솔레노이드 밸브(Bardsley 등, 1993), 일정한 음압 시스템(Chen 등, 1998) 또는 스프링이 장착된 포핏 판막(Caine 와 McConnell, 2000) 등이 있다(**그림 5.1**). 역치 부하는 COPD 환자(Gosselink 등, 2011), 심부전(Smart 등, 2012 참조)과 신경근 질환(Topin 등, 2002)환자에서 뿐만 아니라 건강한 젊은 성인에서 들숨근의 향상을 이끌어낸 것으로 나타났다(Inbar 등, 2000; Volianitis 등, 2001; Romer 등, 2002b, c; Romer 와 McConnell, 2003; Edwards 와 Cook, 2004; McConnell 와 Sharpe, 2005; McConnell 와 Lomax, 2006; Downey 등, 2007; Grifith 와 McConnell, 2007; Alnell, Alnell, How, Al, Al, 2007; Johnson 등, 2007; Witt 등, 2007; Brown 등, 2008, 2010, 2011; Edwards 등, 2008; Clusiewicz 등, 2008; Tong 등, 2008; Kilding 등, 2009; Lomax 와 McConnell, 2009; Nicks 등, 2009; Verges 등, 2009; Bailey 등, 2010; 2010; Turner 등, 2012). 최대 출력(Lisboa 등, 1994; Villafranca 등, 1998; Romer 와 McConnell, 2003) 및 들숨근지구력(Lisboa 등, 1994; Ramirez-Sarmiento 등, 2002; Weiner 등, 2004)과 같이 근육 단축의 최대 속도(최대 들숨 유속)도 개선되었다(Villafranca 등, 1998; Romer 등, 2002a; Romer & McConnell, 2003; Weiner & Weiner, 2006).

유량 독립성 때문에 IPTL을 사용한 훈련은 호흡 패턴을 조절할 필요 없이 효과적으로 수행할 수 있다. 또한 기계식 포펫 밸브가 있는 장치를 사용하는 IPTL은 휴대가 간편하고 사용하기 쉽다.

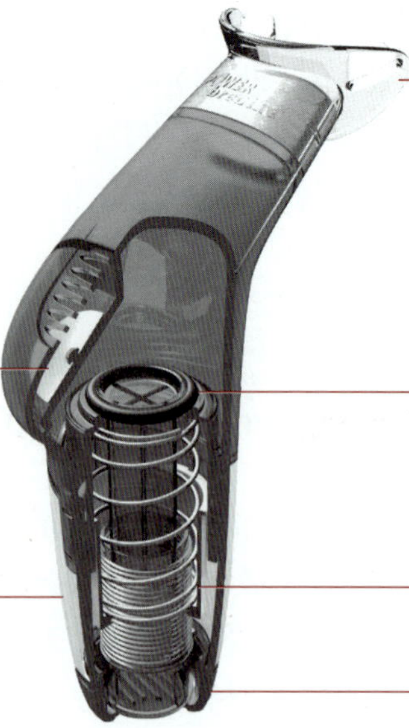

그림 5.1 들숨근에 훈련부하를 제공하는 스프링 장착 포핏 밸브를 보여주는 압력 역치 들숨근 훈련기. (POWERbreathe International Ltd의 허가를 받음.)

날숨압 역치부하

날숨압 역치 부하(EPTL)는 개인이 양압 부하를 극복하는 데에 충분한 날숨압을 만들어내도록 유도하여 날숨을 시작한다. IPTL의 경우와 마찬가지로, 거의 유량과 독립적인 날숨에 대한 저항을 제공하여 수량화 가능한 강도로 부하를 가할 수 있다. 이 유형의 훈련은 IPTL보다 훨씬 덜 광범위하게 연구되었지만 EPTL은 건강한 사람(Suzuki 등, 1995; Baker 등, 2005; Griffiths 와 McConnell, 2007)과 COPD(-Weiner 등, 2003b; Mota 등, 2007) 및 다발성 경화증(Smeltzer 등, 1996)환자 모두에서 날숨근을 증가시키는 것으로 나타났다. Weiner와 동료들은 또한 EPTL 이후 날숨근의 지구력이 향상되었다고 보고하였다(Weiner 등, 2003a).

IPTL과 EPTL 동시적용

동일한 호흡 주기 내에서 들숨근 및 날숨근에 압력 역치 부하를 부과한 연구의 결과는 이러한 유형의 동시 부하가 비생산적일 수 있음을 시사한다. 예를 들어, 잘 훈련된 조정인(漕艇人)들에게 4주의 기간 후 IPTL을 EPTL에 추가한 후 6주의 동시 훈련 동안 들숨근의 증가는 13%에 불과했는데, 이는 EPTL을 동시에 실행하지 않고 IPTL만 실행했을 때 일반적으로 달성할 수 있는 값의 절반에도 미치지 못했다(Griffith 와 McConnell, 2007). IPTL/EPTL을 동시에 수행한 젊은 수영선수들에게서도 유사한 결과가 나타났다(Wells

등, 2005). 들숨 및 날숨 부하를 점진적으로 증가시키면서 실시한 12주간의 훈련 후 들숨근 및 날숨근은 8%만 향상되었다. 이는 실험과 연관된 자극과 실험으로부터 중립적인 자극을 1:1 비율로 부과하는 훈련의 대조군에서 같은 기간 동안 나타난 변화와 동일하다. 그러나 건강한 노인에 대한 한 연구에서는 동시 IPTL/EPTL 후 MIP와 MEP 모두에서 개선을 입증했다(Watsford 와 Murphy, 2008). 이 연구에서 훈련 부하의 선택은 들숨 부하에서는 객관적으로 지시되었고, 날숨 부하는 '견딜 수 있는' 수준으로 임의 조정되었다. 이는 이 연구에서 MIP 및 MEP의 상당한 개선이 관찰되었지만 Wells 등(2005)의 연구에서는 관찰되지 않았다는 사실을 설명할 수 있다. 일반적으로 이러한 데이터는 호흡 주기의 두 단계를 동시에 부하하면 호흡근 강도가 준최적으로 밖에 개선될 수 있기 때문에, IPTL과 EPTL을 동시에 사용할 때 주의가 필요함을 시사한다.

지구력 훈련(Endurance training)

자발적 아이소카프닉 호흡항진 훈련

자발적 아이소카프닉 호흡항진(VIH) 훈련은 개인이 최대 30분 동안 높은 목표 수준의 호흡을 유지하도록 요구한다. 저탄산혈증을 예방하기 위해, 참가자는 무용공간(dead space)을 통해 별 장애물 없이 다시 호흡할 수 있다. 하지만, 대부분의 연구는 동맥혈 이산화탄소 농도를 일정하게 유지하면서 저산소혈증을 피하기 위해 산소를 보충하는 더 정교한 장치를 사용했다. 훈련은 일반적으로 "최대수의 환기량(MVV)의 60~90%"에서 일주일에 3~5회 실시된다. 건강한 사람에게 VIH를 사용하면, 여러 연구자들이 지속적인 아이소카프닉 환기 동안 지구력, 지속 가능한 최대 환기(MSV)(Leith 와 Bradley, 1976; Belman 와 Gaesser, 1988) 및 MVV(Leith 와 Bradley, 1976); Belman와 Gaesser, 1988; Spengler 등, 1999; Leddy 등, 2007; Wylegala 등, 2007; Verges 등, 2009)가 증가하는 것으로 보고했다(Boutellier 등, 1992; Boutellier 와 Piwko, 1992; Markov 등, 1996; Spengler 등 1999; Stuessi 등, 2001; Leddy 등, 1992; al, 2007; Wylegala 등, 2007; Verges 등, 2008b; Verges 등, 2009), 후자는 근육 단축의 최고 속도 발달과 일치한다. 일반적으로 폐활량 및 1초 강제날숨량과 같은 폐 기능 지표는 VIH의 영향을 받지 않는다(Spengler 등, 1999; Stuessi 등, 2001; Leddy 등, 2007; Wylegala 등, 2007). 그러나 최근의 한 연구에서는 VIH 후 폐활량이 크게 증가한 것으로 나타났다(Verges 등, 2009). 환자에 대한 연구는 그 수가 적긴 하지만, VIH를 신경근 질환(Rassler 등, 2007) 및 COPD(Mador 등, 2005) 환자에게 실시할 때 건강한 사람에서 관찰된 것과 유사한 변화를 이끌어내는 것으로 보인다.

자발적 아이소카프닉 호흡항진은 상대적으로 시간이 많이 걸리고(일반적으로 세션당 30분) 상당한 동기가 필요한 육체적으로 힘든 RMT 방법이다. 또한 저탄산혈증(낮은 이산화탄소 수치)을 방지하기 위해 보충 이산화탄소 또는 부분적 재호흡이 필요하다. VIH는 호흡근지구력 지수를 향상시키지만, 호흡근의 최대 압력 생성 능력을 향상시키지는 않는다(Leith 와 Bradley, 1976; Verges 등, 2008a). 따라서 VIH의 영향은 들숨근의 힘-속도 관계에서의 속도(흐름) 축으로 치우친다(Romer 와 McConnell, 2003).

요약(Summary)

앞선 근거는 적응 범위(강도, 힘, 단축 속도 및 지구력)에 따라 판단해본 결과 저항 훈련이 가장 다용도의 훈련 자극을 제공한다고 주장한다. 또한 호흡 근육 기능을 개선하는 네 가장 시간 효율적이고 가장 덜 고된 방법이다. 다음 섹션에서는 적절한 훈련 방법을 선택하기 위한 마지막정보(예: 휴대성과 상대적 비용)들을 제시해주는 상업적으로 이용 가능한 훈련 장비에 대해 살펴볼 것이다.

전매훈련장비 (PROPRIETARY TRAINING EQUIPMENT)

이 세션의 첫 번째 부뷰에서는 호흡근에 부하를 주기 위해 활용된 기계적 원리의 폭을 설명한다. 그런 다음 이어서 이러한 기본 원리를 활용하고 있는 상품들에 대한 설명을 한다. 그러나 후자는 환자 및/또는 건강한 젊은 사람에 대한 플라시보 대조 실험에서 테스트를 해봤고, 동료 개관 전문저널에 실렸을 뿐만 아니라, 적어도 호흡근 기능의 한 측면에서 통계적으로 유의미한 개선을 생성하는 것으로 밝혀진 제품만으로 제한된다. 주어진 응용 분야에 가장 적합한 장치를 선택하는 데 도움이 되도록 각 장치의 장점과 제한 사항을 요약해놨다.

호흡 훈련 장비는 저항 훈련 자극을 가하는 장치와 지구력 훈련 자극을 가하는 장치의 두 가지 주요 범주로 나뉜다.

저항훈련(Resistance training)

이러한 제품은 부하가 생성되는 방식에 따라 크게 세 가지로 분류된다.

- 수동적 유량 저항
- 동적 조절된 유량 저항
- 압력 역치(임계값) 벨브

수동적 유량저항기기

이 분류의 기계 제품은 사용자가 표면적이 다른 들숨 오리피스를 선택할 수 있는 간단한 다이얼을 사용한다. 표면적이 작을수록 들숨 저항이 커진다. 그러나 이러한 부하는 수동적이고 들이 마신 공기 흐름에 의해 생성되는 것이기 때문에(유량 없음 ¼부하 없음) 들숨 유량의 영향에 매우 민감하여 부하를 신뢰할 수 없다. 제작이 단순하고 비용이 저렴하기 때문에, 이 제품들의 기계 버전은 시장에서 가장 수가 많은 전매 장치이다. 그러나 이 분류에는 고유한 한계로 인해 이 요약에 포함된 요구 사항을 충족하는 Pflex®(Respironics Inc. USA, **표 5.1**) 제품만 포함한다. Pflex®의 주요 장점은 가격(작성 당시 £15 미만)과 편의성이다. 그러나 훈련 부하와 진전사항은 다른 장치를 이용해 측정한 들숨 유량의 동시 피드백을 제공하지 않고서는 수치화가 불가능하다. 소위 '목표 유량 저항 훈련'이라는 방식을 사용할 때, 압력 역치 부하 제품과 비교하여 달성할 수 있는 강도 향상의 질은 차이가 없다(Hsiao 등, 2003).

단순한 유량 저항에 압력 측정, 기타 전자 장치 및 소프트웨어를 추가하면 부하 설정을 안정적이고 정량화할 수 있지만 장비의 비용과 부피가 상당히 증가한다. 발표된 자료로 뒷받침되는 이 유형의 유일한 제품은 위에서 설명한 TIRE(점증적 호흡 지구력 테스트) 기술(Chatham 등, 1995)을 기반으로 하는 TrainAir®(Project Electronics Ltd., UK)이다. 이 장비는 노트북에 인터페이스가 필요하며, 비용(약 £500)은 전문 클리닉의 전유물이다. 훈련도 시간과 힘이 많이 든다. 그것의 장점은 훈련 강도의 지속적인 바이오피드백과 내장된 들숨근 기능 측정이다.

동적 조절된 유량저항기기

이것은, 작성 시점에, 게시되지 않은 사전 자료에 의해서만 지원됐던 호흡 훈련의 새로운 접근 방식이다. 그러나 이 부하 방법은 앞으로 더 널리 사용될 것이기 때문에 여기에 설명을 넣었다. 위에서 설명한 것처럼, 수동 유량저항기의 고유한 한계는 유량의 변화가 부하의 변화를 초래한다는 것이다; 이는 유량 저항기의 연속적이고 동적인 조절을 사용함으로써 차세대 유량 저항 장치에서 극복해냈다. 기본적으로, 가변 유량 오리피스의 표면적은 현재 호흡 유량에 따라 호흡 내에서 달라진다. 통제되는 변수는 압력 부하 또는 호흡 유량이다. 현재 이 유형의 유일한 제품은 2010년에 출시된 POWERbreathe® K-시리즈(POWERbreathe International Ltd.)이다. 이 제품의 가격은 £250에서 £450까지 다양하며 고가 제품은 사용자가 다운로드하고 프로그래밍할 수 있을 뿐만 아니라 훈련 중에 실시간 컴퓨터 기반 바이오피드백을 제공한다. 호흡 내 및 호흡 간 조절 기능은 이러한 유형의 장치를 부하 측면에서 매우 다용도적이다. 이 방법에 따른 다양한 고유 기능 중 하나는 근육의 우세한 강도에 따라 부하를 줄이는 기능이다. 예를 들어, 들숨 부하의 경우 폐 용적에 관계없이 MIP의 동일한 비율로 부하를 유지하기 위해 부하를 프로파일링 할 수 있다. 이것은 과도한 압력 역치 부하로 발생하는 들숨의 조기 축소(호흡 '한계상태 클리핑')가 발생하지 않는다는 것을 의미한다. 따라서 더 높은 부하와 더 높은 호흡량을 달성할 수 있다. 다른 전자 장치와 마찬가지로 가격 때문에 이 방법은 전문 클리닉의 전유물이 된다.

압력역치 기기

이 내용에 포함하기 위한 요구 사항을 충족하는 두 가지 유형의 제품이 있다. 하나는 의료 및 스포츠 환경(POWER-breath®, POWERbreath International Ltd.)에 둘 다 적용되었고, 다른 하나는 임상 환경(Threshold®, Respironics Inc.)에만 적용되었다. 두 제품 모두 광범위한 고품격 연구 성과에 의해 뒷받침된다. 제품 간의 주요 차이점은 부하 범위(**표 5.1** 참조), 마우스피스, 들숨과 날숨 유량 경로의 분리 및 가격이다(Threshold 약 £14 vs POWERbreathe® 약 £30). Threshold®의 부하 범위는 기준 최대 들숨압(MIP)이 "60cmH_2O"를 초과하는 모든 사용자는 사용할 수 없게 한다. 이는 부하 설정 범위인 9~41cmH_2O에서 80cmH_2O 이상의 MIP를 가진 사람을 위한 적당한 훈련 부하("50% MIP")를 수용할 수 없기 때문이다. 따라서, 60cmH_2O의 MIP로 훈련을 시작하고 30% 향상된 사람은 적절한 훈련 자극을 주기 위해 빠르게 스프링 한계에 도달할 것이다. 다른 제품(POWERbreathe®)은 부하 설정 범위가 17~98 cm-H_2O, 23~186 cmH_2O 및 29~274 cmH_2O인 다양한 모델로 제공된다. 또한 영국 국립보건원 처방(POWERbreathe®-Medic) 승인을 받은 모델도 있다. POWERbreathe® 제품은

표 5.1 근거기반 독자적인 호흡근 훈련장비 비교

훈련 장비	강도	힘	속도 단축	지구력	과부하 범위	과부하 신뢰성	휴대성	사용 편의	마우스피스 편안함	가정 사용 적합성	참가자 동기 부여	세션 기간	부하 설정 용이성	기능 정량화	금기	비용	종합 점수	순위
Pflex®	2				2	1	5	2	1	5	3	3	1	1	4	5	35	E
TrainAir®	5			3	5	5	2	2	5	1	1	1	5	5	4	1	45	C
POWER breathe (압력 역치)®	5	5	5	3	5	5	5	5	5	5	5	5	4	1	4	5	72	A
Threshold®	5	5	5	3	2	5	5	5	1	5	5	5	4	1	4	5	65	B
SpiroTiger®	1			5	5	5	2	3	5	1	1	1	5	5	3	1	43	D

*143쪽 저자의 이해상충문 참조

1 = 나쁨; 5 = 훌륭함. A = 최고 순위; E = 최하위 순위; 점수가 없는 것은 증거가 없다는 것을 의미

훈련의 질과 다양성

참가자의 편안함과 편리함

또한 들숨 밸브가 날숨으로부터 보호되도록 들숨과 날숨 유량 경로를 분리한다. 마지막으로 Threshold®(Pflex®와 같은)는 단단한 플라스틱 튜브 마우스피스만 제공하므로 일부 사용자는 밀폐 상태를 유지하기가 어렵다. 반면에 POWER-breathe®에는 편안하고 밀폐된 유연한 플랜지 마우스피스가 있어, 안면 마스크를 통해 인터페이스를 할 수도 있다. 이러한 기구들은 가격이 저렴하기 때문에 가정에서 환자가 사용하기에 이상적이다.

지구력 훈련

이러한 유형의 호흡 훈련을 제공하는 상용 제품은 단 하나뿐이다(SpiroTiger®, Idag AG, 스위스). 두 개의 압력 역치 훈련기와 마찬가지로 SpiroTiger의 효과는 주로 스포츠 환경에서 발표된 수많은 연구 논문에 의해 뒷받침된다. 위 섹션에서 설명한 바와 같이 과부하 자극은 약 30분 동안 격렬한 과호흡을 통해 제공된다. 이 제품은 재호흡 순환과 훈련 강도를 모니터링하는 방법이 필요하기 때문에, 부피가 크고 비용이 많이 듦으로(약 £500) 주로 클리닉 또는 스포츠 기반 훈련 시스템이 되었다. 또한 이 훈련은 시간이 많이 걸리고 매우 격렬하며, "최대 자발적 환기(MVV)의 60~90%"라는 처방된 훈련강도를 달성하고 유지하기 위해서는 매우 높은 수준의 사용자 노력이 필요하다.

다양한 훈련 방법과 장비의 장점과 한계(MERITS AND LIMITATIONS OF DIFFERENT TRAINING METHODS AND EQUIPMENT)

표 5.1은 신뢰성, 기능적 결과의 범위, 가격, 사용 편이성, 훈련 세션 기간 등과 같은 요소를 고려하여 다양한 훈련 장비의 장점과 한계 사항을 요약한 것이다. 이 표를 참조하여 주어진 응용 프로그램에 중요한 요소를 강조하고 가장 적합한 장치 형태를 선택한다. 이 표는 또한 각 장비에 대한 전체 점수를 제공한다.

표 5.1은 호흡 훈련의 가장 용도가 많고 비용 효율적이며 편리하고 시간 효율적인 방법이 들숨압 역치 부하에 의해 생성되며 이러한 제품들이 받은 전체 점수에 의해 뒷받침됨을 시사한다. 이 방법은 또한 가장 널리 사용되며 연구 근거에 의해 가장 잘 뒷받침된다. *그에 따라 압력 역치(임계값) IMT의 후속 권장사항과 지침이 본책에 제공된다.*

RMT 장비 및 보조기구에 대한 최신 정보는 www.physiobreathe.com을 방문하라.

참고문헌(REFERENCES)

Bailey, S.J., Romer, L.M., Kelly, J., et al., 2010. Inspiratory muscle training enhances pulmonary O(2) uptake kinetics and high-intensity exercise tolerance in humans. J. Appl. Physiol. 109, 457–468.

Baker, S., Davenport, P., Sapienza, C., 2005. Examination of strength training and detraining effects in expiratory muscles. J. Speech Lang. Hear. Res. 48, 1325–1333.

Bardsley, P.A., Bentley, S., Hall, H.S., et al., 1993. Measurement of inspiratory muscle performance with incremental threshold loading: a comparison of two techniques. Thorax 48, 354–359.

Belman, M.J., Gaesser, G.A., 1988. Ventilatory muscle training in the elderly. J. Appl. Physiol. 64, 899–905.

Belman, M.J., Shadmehr, R., 1988. Targeted resistive ventilatory muscle training in chronic obstructive pulmonary disease. J. Appl. Physiol. 65, 2726–2735.

Belman, M.J., Shadmehr, R., 1991. A target feedback device for ventilatory muscle training. J. Clin. Monit. 7, 42–48.

Boutellier, U., Piwko, P., 1992. The respiratory system as an exercise limiting factor in normal sedentary subjects. Eur. J. Appl. Physiol. Occup. Physiol. 64, 145–152.

Boutellier, U., Buchel, R., Kundert, A., et al., 1992. The respiratory system as an exercise limiting factor in normal trained subjects. Eur. J. Appl. Physiol. Occup. Physiol. 65, 347–353.

Brown, P.I., Sharpe, G.R., Johnson, M.A., 2008. Inspiratory muscle training reduces blood lactate concentration during volitional hyperpnoea. Eur. J. Appl. Physiol. 104, 111–117.

Brown, P.I., Sharpe, G.R., Johnson, M.A., 2010. Loading of trained inspiratory muscles speeds lactate recovery kinetics. Med. Sci. Sports Exerc. 42, 1103–1112.

Brown, P.I., Sharpe, G.R., Johnson, M.A., 2011. Inspiratory muscle training abolishes the blood lactate increase associated with volitional hyperpnoea superimposed on exercise and accelerates lactate and oxygen uptake kinetics at the onset of exercise. Eur. J. Appl. Physiol. 112 (6), 2117–2129.

Buchman, A.S., Boyle, P.A., Wilson, R.S., et al., 2008. Respiratory muscle strength predicts decline in mobility in older persons. Neuroepidemiology 31, 174–180.

Caine, M.P., McConnell, A.K., 2000. Development and evaluation of a pressure threshold inspiratory muscle trainer for use in the context of sports performance. Journal of Sports Engineering 3, 149–159.

Chatham, K., Baldwin, J., Oliver, W., et al., 1996. Fixed load incremental respiratory muscle training: A pilot

study. Physiotherapy 82, 422–426.
Chatham, K., Baldwin, J., Griffiths, H., et al., 1999. Inspiratory muscle training improves shuttle run performance in healthy subjects. Physiotherapy 85, 676–683.
Chatham, K., Conway, J., Enright, S., et al., 1995. A new test of incremental respiratory endurance (TIRE). Am. J. Respir. Crit. Care Med. 151, A416.
Chen, R.C., Que, C.L., Yan, S., 1998. Introduction to a new inspiratory threshold loading device. Eur. Respir. J. 12, 208–211.
Chiappa, G.R., Roseguini, B.T., Vieira, P.J., et al., 2008. Inspiratory muscle training improves blood flow to resting and exercising limbs in patients with chronic heart failure. J. Am. Coll. Cardiol. 51, 1663–1671.
Downey, A.E., Chenoweth, L.M., Townsend, D.K., et al., 2007. Effects of inspiratory muscle training on exercise responses in normoxia and hypoxia. Respir. Physiol. Neurobiol. 156, 137–146.
Edwards, A.M., Cooke, C.B., 2004. Oxygen uptake kinetics and maximal aerobic power are unaffected by inspiratory muscle training in healthy subjects where time to exhaustion is extended.
Eur. J. Appl. Physiol. 93, 139–144.
Edwards, A.M., Wells, C., Butterly, R., 2008. Concurrent inspiratory muscle and cardiovascular training differentially improves both perceptions of effort and 5000 m running performance compared with cardiovascular training alone. Br. J. Sports Med. 42, 523–527.
Enright, S., Chatham, K., Ionescu, A.A., et al., 2004. Inspiratory muscle training improves lung function and exercise capacity in adults with cystic fibrosis. Chest 126, 405–411.
Enright, S.J., Unnithan, V.B., Heward, C., et al., 2006. Effect of high-intensity inspiratory muscle training on lung volumes, diaphragm thickness, and exercise capacity in subjects who are healthy. Phys. Ther. 86, 345–354.
Gea, J., Hamid, Q., Czaika, G., et al., 2000. Expression of myosin heavychain isoforms in the respiratory muscles following inspiratory resistive breathing. Am. J. Respir. Crit. Care Med. 161, 1274–1278.
Geddes, E.L., O'Brien, K., Reid, W.D., et al., 2008. Inspiratory muscle training in adults with chronic obstructive pulmonary disease: An update of a systematic review. Respir. Med. 102, 1715–1729.
Gosselink, R., Wagenaar, R.C., Decramer, M., 1996. Reliability of a commercially available threshold loading device in healthy subjects and in patients with chronic obstructive pulmonary disease. Thorax 51, 601–605.
Gosselink, R., De Vos, J., van den Heuvel, S.P., et al., 2011. Impact of inspiratory muscle training in patients with COPD: what is the evidence? Eur. Respir. J. 37, 416–425.
Griffiths, L.A., McConnell, A.K., 2007. The influence of inspiratory and expiratory muscle training upon rowing performance. Eur. J. Appl. Physiol. 99, 457–466.
Hakkinen, K., Komi, P.V., Alen, M., et al., 1987. EMG, muscle fibre and force production characteristics during a 1 year training period in elite weightlifters. Eur. J. Appl. Physiol. Occup. Physiol. 56, 419–427.
Hanel, B., Secher, N.H., 1991. Maximal oxygen uptake and work capacity after inspiratory muscle training: a controlled study. J. Sports Sci. 9, 43–52.
Harver, A., Mahler, D.A., Daubenspeck, J.A., 1989. Targeted inspiratory muscle training improves respiratory muscle function and reduces dyspnea in patients with chronic obstructive pulmonary disease. Ann. Intern. Med. 111, 117–124.
Hill, K., Jenkins, S.C., Philippe, D.L., et al., 2006. High-intensity inspiratory muscle training in COPD. Eur. Respir. J. 27, 1119–1128.
How, S.C., McConnell, A.K., Taylor, B.J., et al., 2007. Acute and chronic responses of the upper airway to inspiratory loading in healthy awake humans: an MRI study. Respir. Physiol. Neurobiol. 157, 270–280.
Hsiao, S.F., Wu, Y.T., Wu, H.D., et al., 2003. Comparison of effectiveness of pressure threshold and targeted resistance devices for inspiratory muscle training in patients with chronic obstructive pulmonary disease. J. Formos. Med. Assoc. 102, 240–245.
Inbar, O., Weiner, P., Azgad, Y., et al., 2000. Specific inspiratory muscle training in well-trained endurance athletes. Med. Sci. Sports Exerc. 32, 1233–1237.
Johnson, B.D., Babcock, M.A., Suman, O.E., et al., 1993. Exerciseinduced diaphragmatic fatigue in healthy humans. J. Physiol. 460, 385–405.
Johnson, M.A., Sharpe, G.R., Brown, P.I., 2007. Inspiratory muscle training improves cycling time-trial performance and anaerobic work capacity but not critical power. Eur. J. Appl. Physiol. 101, 761–770.
Jones, D.A., Rutherford, O.M., Parker, D.F., 1989. Physiological changes in skeletal muscle as a result of strength training. Q. J. Exp. Physiol. 74, 233–256.
Kilding, A.E., Brown, S., McConnell, A.K., 2009. Inspiratory muscle training improves 100 and 200 m swimming performance. Eur. J. Appl. Physiol. 108, 505–511.
Klusiewicz, A., Borkowski, L., Zdanowicz, R., et al., 2008. The inspiratory muscle training in elite rowers. J. Sports Med. Phys. Fitness 48, 279–284.
Larson, J.L., Kim, M.J., Sharp, J.T., et al., 1988. Inspiratory muscle training with a pressure threshold breathing device in patients with chronic obstructive pulmonary disease. Am. Rev. Respir. Dis. 138, 689–696.
Leddy, J.J., Limprasertkul, A., Patel, S., et al., 2007. Isocapnic hyperpnea training improves performance in competitive male runners. Eur. J. Appl. Physiol. 99, 665–676.
Leith, D.E., Bradley, M., 1976. Ventilatory muscle strength and endurance training. J. Appl. Physiol. 41, 508–516.
Lisboa, C., Munoz, V., Beroiza, T., et al., 1994. Inspiratory muscle training in chronic airflow limitation: comparison of two different training loads with a threshold device. Eur. Respir. J. 7, 1266–1274.
Lisboa, C., Villafranca, C., Leiva, A., et al., 1997. Inspiratory muscle training in chronic airflow limitation: effect on exercise performance. Eur. Respir. J. 10, 537–542.
Lomax, M., 2010. Inspiratory muscle training, altitude, and arterial oxygen desaturation: a preliminary investigation. Aviat. Space Environ. Med. 81, 498–501.
Lomax, M., McConnell, A.K., 2009. Influence of prior activity (warm-up) and inspiratory muscle training upon between- and within-day reliability of maximal inspiratory pressure measurement. Respiration 78, 197–202.
Lotters, F., van Tol, B., Kwakkel, G., et al., 2002. Effects of controlled inspiratory muscle training in patients with COPD: a meta-analysis. Eur. Respir. J. 20, 570–577.
Mador, M.J., Deniz, O., Aggarwal, A., et al., 2005. Effect of respiratory muscle endurance training in patients with COPD undergoing pulmonary rehabilitation. Chest 128, 1216–1224.
Markov, G., Orler, R., Boutellier, U.,

1996. Respiratory training, hypoxic ventilatory response and acute mountain sickness. Respir. Physiol. 105, 179–186.

McConnell, A.K., Lomax, M., 2006. The influence of inspiratory muscle work history and specific inspiratory muscle training upon human limb muscle fatigue. J. Physiol. 577, 445–457.

McConnell, A.K., Romer, L.M., 2004. Respiratory muscle training in healthy humans: resolving the controversy. Int. J. Sports Med. 25, 284–293.

McConnell, A.K., Sharpe, G.R., 2005. The effect of inspiratory muscle training upon maximum lactate steady-state and blood lactate concentration. Eur. J. Appl. Physiol. 94 (3), 277–284.

Mickleborough, T.D., Stager, J.M., Chatham, K., et al., 2008. Pulmonary adaptations to swim and inspiratory muscle training. Eur. J. Appl. Physiol. 103 (6), 635–646.

Mickleborough, T.D., Nichols, T., Lindley, M.R., et al., 2009. Inspiratory flow resistive loading improves respiratory muscle function and endurance capacity in recreational runners. Scand. J. Med. Sci. Sports 20 (3), 458–468.

Moritani, T., deVries, H.A., 1979. Neural factors versus hypertrophy in the time course of muscle strength gain. Am. J. Phys. Med. 58, 115–130.

Mota, S., Guell, R., Barreiro, E., et al., 2007. Clinical outcomes of expiratory muscle training in severe COPD patients. Respir. Med. 101, 516–524.

Mujika, I., Padilla, S., 2000a. Detraining: loss of training-induced physiological and performance adaptations. Part I: short term insufficient training stimulus. Sports Med. 30, 79–87.

Mujika, I., Padilla, S., 2000b. Detraining: loss of training-induced physiological and performance adaptations. Part II: long term insufficient training stimulus. Sports Med. 30, 145–154.

Nickerson, B.G., Keens, T.G., 1982. Measuring ventilatory muscle endurance in humans as sustainable inspiratory pressure. J. Appl. Physiol. 52, 768–772.

Nicks, C.R., Morgan, D.W., Fuller, D.K., et al., 2009. The influence of respiratory muscle training upon intermittent exercise performance. Int. J. Sports Med. 30, 16–21.

O'Kroy, J.A., Coast, J.R., 1993. Effects of flow and resistive training on respiratory muscle endurance and strength. Respiration 60, 279–283.

Pardy, R.L., Leith, D.E., 1995. Ventilatory muscle training. In: Roussos, C., Macklem, P.T. (Eds.), The thorax. Marcel Dekker, New York, pp. 1353–1371.

Pardy, R.L., Rochester, D.F., 1992. Respiratory muscle training. Seminars in Respiratory Medicine 13, 53–62.

Preusser, B.A., Winningham, M.L., Clanton, T.L., 1994. High- vs lowintensity inspiratory muscle interval training in patients with COPD. Chest 106, 110–117.

Ramirez-Sarmiento, A., Orozco-Levi, M., Guell, R., et al., 2002. Inspiratory muscle training in patients with chronic obstructive pulmonary disease: structural adaptation and physiologic outcomes. Am. J. Respir. Crit. Care Med. 166, 1491–1497.

Rassler, B., Hallebach, G., Kalischewski, P., et al., 2007. The effect of respiratory muscle endurance training in patients with myasthenia gravis. Neuromuscul Disord 17, 385–391.

Romer, L.M., McConnell, A.K., 2003. Specificity and reversibility of inspiratory muscle training. Med. Sci. Sports Exerc. 35, 237–244.

Romer, L.M., McConnell, A.K., Jones, D.A., 2002a. Effects of inspiratory muscle training on time-trial performance in trained cyclists. J. Sports Sci. 20, 547–562.

Romer, L.M., McConnell, A.K., Jones, D.A., 2002b. Effects of inspiratory muscle training upon recovery time during high intensity, repetitive sprint activity. Int. J. Sports Med. 23, 353–360.

Romer, L.M., McConnell, A.K., Jones, D.A., 2002c. Inspiratory muscle fatigue in trained cyclists: effects of inspiratory muscle training. Med. Sci. Sports Exerc. 34, 785–792.

Smart, N.A., Giallauria, F., Dieberg, G., 2012. Efficacy of inspiratory muscle training in chronic heart failure patients: A systematic review and meta-analysis. Int. J. Cardiol. (in press).

Smeltzer, S.C., Lavietes, M.H., Cook, S.D., 1996. Expiratory training in multiple sclerosis. Arch. Phys. Med. Rehabil. 77, 909–912.

Smith, K., Cook, D., Guyatt, G.H., et al., 1992. Respiratory muscle training in chronic airflow limitation: a metaanalysis. Am. Rev. Respir. Dis. 145, 533–539.

Spengler, C.M., Roos, M., Laube, S.M., et al., 1999. Decreased exercise blood lactate concentrations after respiratory endurance training in humans. Eur. J. Appl. Physiol. Occup. Physiol. 79, 299–305.

Stuessi, C., Spengler, C.M., Knopfli-Lenzin, C., et al., 2001. Respiratory muscle endurance training in humans increases cycling endurance without affecting blood gas concentrations. Eur. J. Appl. Physiol. 84, 582–586.

Sturdy, G., Hillman, D., Green, D., et al., 2003. Feasibility of high-intensity, interval-based respiratory muscle training in COPD. Chest 123, 142–150.

Suzuki, S., Sato, M., Okubo, T., 1995. Expiratory muscle training and sensation of respiratory effort during exercise in normal subjects. Thorax 50, 366–370.

Tobin, M.J., Laghi, F., Jubran, A., 2010. Narrative review: ventilator-induced respiratory muscle weakness. Ann. Intern. Med. 153, 240–245.

Tong, T.K., Fu, F.H., Chung, P.K., et al., 2008. The effect of inspiratory muscle training on high-intensity, intermittent running performance to exhaustion. Appl. Physiol. Nutr. Metab. 33, 671–681.

Topin, N., Matecki, S., Le Bris, S., et al., 2002. Dose-dependent effect of individualized respiratory muscle training in children with Duchenne muscular dystrophy. Neuromuscul. Disord. 12, 576–583.

Turner, L.A., Tecklenburg-Lund, S.L., Chapman, R.F., et al., 2012. Inspiratory muscle training lowers the oxygen cost of voluntary hyperpnea. J. Appl. Physiol. 112, 127–134.

Tzelepis, G.E., Vega, D.L., Cohen, M.E., et al., 1994a. Pressure-flow specificity of inspiratory muscle training. J. Appl. Physiol. 77, 795–801.

Tzelepis, G.E., Vega, D.L., Cohen, M.E., et al., 1994b. Lung volume specificity of inspiratory muscle training. J. Appl. Physiol. 77, 789–794.

Verges, S., Boutellier, U., Spengler, C.M., 2008a. Effect of respiratory muscle endurance training on respiratory sensations, respiratory control and exercise performance: a 15-year experience. Respir. Physiol. Neurobiol. 161, 16–22.

Verges, S., Kruttli, U., Stahl, B., et al., 2008b. Respiratory control, respiratory sensations and cycling endurance after respiratory muscle endurance training. Adv. Exp. Med. Biol. 605, 239–244.

Verges, S., Renggli, A.S., Notter, D.A., et al., 2009. Effects of different respiratory muscle training regimes on fatigue-related variables during volitional hyperpnoea. Respir. Physiol. Neurobiol. 169, 282–290.

Villafranca, C., Borzone, G., Leiva, A., et al., 1998. Effect of inspiratory muscle training with an intermediate load on inspiratory power output in COPD. Eur. Respir. J. 11, 28–33.

Volianitis, S., McConnell, A.K., Koutedakis, Y., et al., 2001. Inspiratory muscle training improves rowing performance. Med. Sci. Sports Exerc. 33, 803–809.

Watsford, M., Murphy, A., 2008. The effects of respiratory-muscle training on exercise in older women. J. Aging Phys. Act. 16, 245–260.

Weiner, P., Weiner, M., 2006. Inspiratory muscle training may increase peak inspiratory flow in chronic obstructive pulmonary disease. Respiration 73, 151–156.

Weiner, P., Magadle, R., Beckerman, M., et al., 2003a. Comparison of specific expiratory, inspiratory, and combined muscle training programs in COPD. Chest 124, 1357–1364.

Weiner, P., Magadle, R., Beckerman, M., et al., 2003b. Specific expiratory muscle training in COPD. Chest 124, 468–473.

Weiner, P., Magadle, R., Beckerman, M., et al., 2004. Maintenance of inspiratory muscle training in COPD patients: one year follow-up. Eur. Respir. J. 23, 61–65.

Wells, G.D., Plyley, M., Thomas, S., et al., 2005. Effects of concurrent inspiratory and expiratory muscle training on respiratory and exercise performance in competitive swimmers. Eur. J. Appl. Physiol. 94, 527–540.

West, C.R., Taylor, B.J., Campbell, I.G., et al., 2009. Effects of inspiratory muscle training in Paralympic athletes with cervical spinal cord injury. Med. Sci. Sports Exerc. 41, S31–S32.

Witt, J.D., Guenette, J.A., Rupert, J.L., et al., 2007. Inspiratory muscle training attenuates the human respiratory muscle metaboreflex. J. Physiol. 584, 1019–1028.

Wylegala, J.A., Pendergast, D.R., Gosselin, L.E., et al., 2007. Respiratory muscle training improves swimming endurance in divers. Eur. J. Appl. Physiol. 99, 393–404.

Website

www.physiobreathe.com.

Chapter | 6 |

호흡근 훈련 실행
(Implementing respiratory muscle training)

IMT(들숨근 훈련)의 일반 원칙
(GENERAL PRINCIPLES OF FOUNDATION IMT)

4장과 5징을 통해 우리는 호흡근 훈련(RMT)의 기능적인 이점과 실용적인 방법에 대해 검토하였다. 제공된 자료를 통해 RMT 유형 중 가장 널리 사용된 것은 압력 역치 들숨근 훈련(IMT)으로, 이번 장에서는 압력 역치(pressure threshold) IMT 훈련을 위한 적용 방법을 제공할 것이다.

IMT를 활용할 수 있는 분야가 다양하기 때문에 모든 분야에 대한 구체적인 지침을 제공하는 것은 불가능하다. 따라서 이번 장에서는 일반적인 지침을 제공하거나 가장 인기 있고 가장 많은 지지를 받고 있는 압력 역치 IMT에 대해 제공할 것이다. 즉, 호흡곤란 완화 및/또는 운동 내성(exercise tolerance) 개선을 위한 들숨 근육 기능 개선에 목적을 둘 것이다. 하지만, IMT의 적응증과 관련하여 독자들은 이번 장에서 설명하는 기술들은 기계 환기 중단(weaning from mechanical ventilation)과 같은 대체 환경에서 적용하는 것을 권장하며, 이와 관련하여 운동과 관련이 없는 여러 적응증도 제공될 것이다(3장, 4장 및 **상자 6.1** 참조).

치료 경로에서 RMT의 배경
(Context of RMT in the treatment pathway)

3장과 4장에서 제시된 근거를 통해 다음과 같은 광범위한 환자를 대상으로 한다 :(1) 질병으로 호흡펌프(respiratory pump)의 수요/용량 관계에 불균형을 초래할 수 있고/또는 (2) IMT는 임상적으로 의미 있는 한가지 또는 다양한 결과를 보여준다. 다양한 환자를 돌보는 의료 시스템에서 IMT를 처방하는 진료 지침은 부적절하다. 하지만 IMT 혜택을 받을 수 있는 환자의 대부분은 호흡기 질환, 심부전, 비만 그리고 신경근 질환 같은 장기 만성 질환을 앓고 있다. 이 환사들의 IMT 제공 시점은 만성 질환 관리를 위한 지역 정책에 따라 결정될 것이다. 이 글을 쓰는 시점에 영국의 국민보건서비스(NHS)는 서비스 사용자(환자)에게 더 긴밀한 서비스를 제공하기 위해 대대적인 구조조정이 진행 중이다. 이는 지금까지 2차 진료 내 전문 부서에서 제공되던 서비스가 '숙련된' 1차 진료 제공자에 의해 제공되거나 1차 진료 제공자의 지역 의료를 통해 제공될 것이다. 동시에 NHS 직원들이 2차 진료에서 제공했던 재활 서비스(독점적이지 않는)가 서비스 제공자에 따른 다양성이 증가할 가능성이 있다. 이러한 NHS의 변화는 다른 나라의 민간 의료 시스템의 구조와 전달 체계 또한 신속하게 제공될 것이다. 이러한 변화로 전문 간호사가 1차 진료로 '호흡 클리닉' 서비스를 제공하거나, 혹은 2차 진료로 전문 재활 서비스를 민간 부문이나 NHS 제공자가 제공할 수 있는 것처럼 IMT를 환자의 가정에서 제공 될 수 있다. 환자에게 필요한 평가를 위해 적절한 전문 지식을 제공하거나, 가정 혹은 외래 환경 등 최적의 조건에서 IMT를 실행 할 수 있도록 지침을 제공하여, 환자의 경험에 영향을 미치지 않아야 한다.

4장에서 제시된 근거를 통해 IMT를 다양한 환자에게 독립적 중재 및 다차원 재활 프로그램의 일부로 사용하는 것을 지지한다. IMT의 특징 중 환자의 기능 개선을 유도하는 데 필요한 능력은 호흡 곤란과 운동 불내성이 있는 환자에게 제공할 수 있고, 운동성 호흡 곤란(exertional dyspnoea)의 두려움 때문에 활동을 피하는 환자에게도 필요하다. 뿐만 아니라 운동 훈련(exercise training)을 방해하는 동반 질환도 IMT의 장애가 되지 않으므로 중증 환자에게 이상적인 중재 방법이다. 만성폐쇄폐질환(COPD) 환자를 위한 가정 기반 물리치료 중재의 체계적 문헌 고찰에서 가정 기반 IMT는 대조군에 비해 호흡곤란(Transitional Dyspnoea Index)점수가 2.36점 유의하게 개선되었다(Thomas 등, 2010). 또한, 최근 IMT와 운동 훈련을 비교한 체계적 문헌 고찰에서 운동 불내성의 개선 정도는 통계적으로 유의한 차이가 나지 않았다(O'Brien 등, 2008). 다시 말해서, IMT는 운동 훈련과 동일한 이점을 제공하므로 비용적 측면에서 매우 효율적인 독립적 중재 방법이다. IMT를 단독으로 시행하기에 가장 이상적인 환경은 1차 진료이다. 일반적으로 호흡기 임상의를 위한 커리큘럼이 존재하지 않아, IMT에 대한 전문 지식이 부족하다. 이 책은 전문 간호사, 물리치료사 그리고 의사 등의 전문 지식을 손쉽게 습득할 수 있도록 임상 커리큘럼에 IMT를 포함시키기 위해 노력하였다.

마지막으로, IMT의 맥락(context)은 'Foundation IMT' 또는 'Functional IMT' 로 정의해야 한다(7장 참조). 이 책에서는 IMT를 단독으로 시행하는 것을 'Foundation IMT'로 정의하고, 이것은 Functional IMT로 이어지는 두 단계 중 첫번째 단계이다. 호흡근은 여러 가지 중요한 비호흡기 역할이 많기 때문에(3장 참조), 환자들이 자전거 타기보다 걷기에서 '호흡 곤란'이 더 유발된다고 느끼는 이유 중 하나이다. 스포츠에서 널리 사용되는 훈련 방식은 '기능적' 훈련으로 근력 훈련(예: 하지 신전근)보다 기능적 움직임(예: 스쿼트)을 훈련하는 방식이다. 이러한 접근법은 IMT를 활용하는 환자들에게 아직 적용되지 않았지만, 이미 호흡근에 과부하가 걸린 환자의 경우 자세 조절에도 참을 수 없는 호흡 곤란이 발생하여 일상적인 활동이 불가능할 수 있다. 따라서 이러한 상충되는 요구 사항을 해결하는 훈련 방식을 실행하기 위한 근거는 매우 강력하다. 기능적 IMT는 현재 재활 전문가에 의해 시행되기 때문에 재활 치료실 밖에서 시행하기 적합하지 않을 수 있다.

IMT의 적응증과 금기증
(Indications and contraindications for IMT)

3장과 4장에서는 각각 RMT의 이론적인 배경과 근거를 기반으로 한 자료를 제시하였다. RMT의 이론적인 배경은 호흡근의 수요/용량 관계의 불균형 개선에 있다. 이 내용은 **상자 6.1**에 요약되었다. 다음 문단에는 주제에 대한 자세한 개요가 포함되어 있다.

적응증

3장에서는 호흡근 기능장애가 나타나는 광범위한 질환과 들숨과 날숨 근육의 수요/용량 관계의 불균형에 기여하는 질환별 요인들을 요약하였다. 4장에서는 RMT 후 임상 결과가 개선되는 근거를 요약하였다. 4장과 5장에서 제공된 설명으로 이번 장에서는 들숨근의 훈련에 대해 다룬다. 수요/용량 관계 재조정으로 이익을 얻는 환자를 확인하는 간단한 접근법은 최대 들숨 압력(MIP)을 평가하거나 표준인구(1장 참조)를 기준으로 '약화'(정상 예측치의 60%)에 대한 진단 기준을 적용한다.

하지만 이 접근법은 중요한 몇 가지 문제를 고려하지 못한다. 첫째, 근력(MIP)은 근육 기능의 1차원 지표로 팔다리 근육으로 해석하기 어렵고, 호흡근으로 해석하기에는 더 어렵다. 그 이유는 MIP가 단지 근력의 대리 척도일 뿐이며, 들숨근의 실제 근력과 몇 단계 차이가 있다(ATS/ERS, 2002). 둘째, 과팽창 경향이 있는 환자의 경우, MIP는 고정되어 있지 않고, 과팽창의 정도에 따라 달라진다. 셋째, MIP의 해석을 위해서는 들숨근의 상태(loading conditions)와 요건(work requirements)이 필요하다 — 다시 말해서 들숨근 수요/용량 관계의 균형 상태에 대한 확인이 필요하다. 들숨근 활동에 대한 요구가 증가하면 '정상'으로 보이는 근육도 기능적으로 저하된다.

대부분의 만성 질환에서 들숨근 기능 장애는 호흡 곤란과 운동 불내성으로 나타난다. 그러므로 들숨근의 기능적인 과부하를 평가하는 것 보다 들숨근의 활동 증가에 따른 호흡곤란의 정도를 고려하는 것이 더 실용적인 접근법이다. 호흡곤란으로 일상생활의 활동에 제한을 받는 모든 환자들은 IMT를 사용할 수 있다(7장 '환자 선택'과 '환자 요구 사항 평가' 참조).

앞선 근거에도 불구하고, 운동성 호흡 곤란이 없다고 해서 운동 불내성을 위한 관리 도구로서 IMT를 무시할 수 없다. 3장과 4장에서 설명한 들숨근 대사 반사로 인해 호흡기 질환자가 운동을 멈춘 이유는 호흡곤란 보다 다리 불편감 때문이다(Hamilton 등, 1996). 이러한 경우, 들숨근 기능을 개선하면 대사반사가 활성화되어 들숨근 활동의 강도가 높아진다. 이는 다리 혈류를 증가시켜 호흡곤란이 없는 환자의

> **상자 6.1 적응증 및 금기증 요약**
>
> **적응증**
>
> 1. 주요 적응증은 호흡 곤란 및/또는 운동 불내성이다.
> 2. 주요 질병 또는 상태, IMT 연구 결과들 중 이점이 있는 환자의 하위 그룹(4장 참조):
>   - 호흡
>   - 심장
>   - 신경근
>   - 수술
>   - 건강한 고령화
> 3. 다음에 해당하는 조건 (1) IMT가 임상적으로 유의미한 이점이 있거나(4장 참조), 또는 (2) 들숨근 기능장애 및/또는 비정상적인 호흡역학과 호흡 펌프 내 수요/용량 불균형에 대한 IMT의 이론적 근거가 있을 때(3장 참조):
>   - 근육위축가쪽경화증
>   - 신경성식욕부진
>   - 인공호흡기 환자
>   - 기관지확장증
>   - 뇌성마비
>   - 만성폐쇄폐질환
>   - 코르티코스테로이드 사용(경구)
>   - 당뇨병(제1형 및 제2형)
>   - 가로막 마비
>   - 척주측후만증
>   - 근이영양증
>   - 폐쇄수면무호흡
>   - 파킨슨병
>   - 임신
>   - 유육종증 및 사이질폐질환
>   - 강직척추염
>   - 관절염
>   - 천식
>   - 암
>   - 만성 심부전
>   - 낭성섬유증
>   - 갑상샘저하증
>   - 다발경화증
>   - 중증근무력증
>   - 비만
>   - 폴리오후증후군
>   - 폐동맥 고혈압
>   - 노화
>   - 척수손상
>   - 수술 환자(가슴 및 복부)
>   - 기계 환기로 유발되는 근육병증 및 기계 환기 중단 실패
>   - 인공호흡기 실패(취약성)
>   - 성대 기능장애 및 들숨협착음
> 4. 호흡근의 부하/용량 불균형 과/또는 호흡근 기능 저하에 대한 몇 가지 특정 생리적 지표이다. 다음은 호흡근의 부하/용량 불균형에 고유한 것은 아니지만 감별 진단의 과정으로 사용할 수 있다.
>   - 호흡 근력 감소
>   - 날숨 유량 제한
>   - 호흡계 순응도 감소
>   - 일회호흡량 중 무용공간의 비율 증가(VD/VT)
>   - 빠른호흡
>   - 기침 기능 저하
>   - 기계 환기 도움 없이 숨을 쉴 수 없음
>   - 호흡 곤란
>   - 기좌호흡
>   - 과대팽창
>   - 저산소증
>   - 과탄산혈증
>
> **금기증**
>
> IMT에 대한 보고된 부작용은 없지만, 이론적으로 압력손상-관련 위험이 존재한다. 따라서 다음과 같은 상황에서 운동은 주의해야 한다:
>
> - 자발기흉의 병력(즉, 외상성 손상이 아닌 경우)
> - 외상성 손상으로 인한 기흉이 완치되지 않은 경우
> - 완치되지 않은 고막 파열, 또는 고막의 다른 상태
>
> 불안정한 천식과 비정상적으로 호흡곤란에 대한 인식이 낮은 천식의 하위 그룹 환자들도 IMT에 부적합하다.

운동 내성을 증가시킬 수 있다.

마지막으로, 독자들에게 운동과 관련 없는 들숨근의 수요/용량 불균형을 개선하기 위해 이번 장에서 설명한 기술을 적용하는 것을 권장하였다. **상자 6.1**에 적용할 수 있는 몇 가지 적응증을 제공하였다.

금기증

들숨근 훈련은 가슴 내 큰 음압 변화(가슴속 감압)와 관련이 있으며, 이는 자연스럽게 압력손상-관련 위험을 야기시킨다. 예를 들면, 임상의는 특히 수포(bullae/blebs)를 가진 만성폐쇄폐질환 환자를 위한 IMT의 위험성에 대해 우려를 표명하였다.

암묵적으로, 최대 호흡 압력 측정은 큰 압력 변화에 관련이 있으므로, 측정은 위험도를 고려하는 것이 적절하며, 이는 IMT 시행 중 압력손상의 위험은 '최악의 시나리오'를 나타낸다. 최대 호흡 압력 측정은 1960년대 후반에 Black & Hyatt에 의해 처음 발표되었고(Black & Hyatt, 1969), IMT에 대한 최초 연구는 Leith & Bradley(1976)에 의해 이루어졌다. 그러므로 연구가 40년 이상 되었지만, 발표된 문헌의 어떠한 연구에서도 합병증이나 유해사례에 대한 언급이 없었다. 즉, IMT 및/또는 최대 들숨 구강 압력 측정에 대한 수백 건의 연구 중(수천 명의 환자), 어떠한 연구에서도 압력손상이 발생하여 환자의 이탈이 발생된 보고는 없었다. 마찬가지로, 치료나 최대들숨압(MIP) 또는 IMT 측정을 수행하는 모든 사람에 대한 평가 중 유해사례가 보고된 IMT의 증례연구는 없다. 가슴속 압력 변화에도 불구하고, 심부전 환자의 훈련 중 심박출량의 악화를 경험하지 않았다(McConnell 등, 2005).

그럼에도 불구하고, 가슴, 목구멍, 내이, 굴(sinuses) 내 대기압 미만과 관련된 몇 가지 이론적 위험이 있다. 따라서

IMT가 적절하지 않을 몇 가지 조건이 있다:

- 자발기흉의 병력(즉, 외상성 손상이 아닌 경우)
- 외상성 손상으로 인한 기흉이 완치되지 않은 경우
- 완치되지 않은 고막 파열, 또는 고막의 다른 상태

불안정한 천식과 비정상적으로 호흡곤란에 낮은 지각을 가진 천식 환자의 하위 그룹에게도 IMT는 부적절하다. 이러한 환자의 경우, 호흡곤란과 기관지수축 사이의 정상적인 관계가 파괴되어 약물 순응도가 떨어지고 결과적으로 임상적 불안정성에 기여한다(Magadle 등, 2002). IMT는 환자의 지각을 더욱 감소시킬 수 있기 때문에 바람직하지 않다.

약물 치료와 달리, IMT는 부작용 또는 약물상호작용이 없다.

환자 선택(Patient selection)

신체 활동 중 들숨근 약화('호흡근 기능 평가' 참조) 또는 환기 제한을 가진 환자만 IMT의 효과가 나타나는 인식이 여전히 존재한다. 환기 펌프 기능에 문제가 없는 올림픽 수준의 운동선수들에게 효과가 나타나는 것을 고려할 때 이 논리는 항상 의심스러웠다. 그 오해는 MIP가 60 cmH_2O 미만인 환자가 들숨근이 강한 환자보다 더 큰 개선을 보이기 때문에 지속되었다(Lotters 등, 2002; Gosselink 등, 2011). 하지만 비록 들숨근 약화가 기준에 포함되지 않아도 호흡곤란과 운동 수행능력 향상에 IMT를 사용한다(Lotters 등, 2002). 이러한 관찰을 실용적인 방법으로 보면 환자의 상태가 나쁠수록 IMT로 얻는 것이 더 많았다.

추가적으로 주목할 만한 점으로 연구에서 대상자가 환자나 젊은 운동선수, 혹은 MIP의 기초선과 관계없이, IMT 이후 호흡곤란 감소와 MIP의 향상 간에 밀접한 상관관계가 반복적으로 나타났다. 그러므로 호흡곤란의 개선 정도를 결정하는 것으로 MIP가 개선될 수 있는 정도이다. 또한 이러한 측면에서 환자의 상태가 나쁠수록 IMT 이후 MIP가 가장 크게 향상되는 것으로 보이기 때문에 더 많은 향상을 얻을 수 있다(Lotters 등, 2002; Gosselink 등, 2011).

그럼에도 불구하고 IMT 실행 횟수에 따라 향상의 정도는 용량-반응 관계가 성립한다(Winkler 등, 2000), 예를 들어, IMT 훈련을 더 성실히 실행할수록 더 좋은 결과를 얻을 수 있다. 이는 환자의 동기가 가장 중요한 기준이라는 것을 의미한다. 따라서 IMT에 가장 적합한 대상자는 호흡곤란 및/또는 운동 불내성을 가지고 동기 부여가 잘 되어 있는 환자이다.

호흡곤란과 기능 제한을 평가하기 위한 지침은 7장을 참고해야 한다.

주의사항(Precautions)

관상동맥질환을 가진 환자의 경우, 호흡의 빈도수를 낮추거나 및/또는 아래 '실제적인 문제'에 설명된 재호흡기술을 사용하여 저이산화탄소혈증을 최소화하는 것이 현명하다. 추가적으로 최근 코감기, 부비동염 또는 귀와 기도 사이의 압력을 균일하게 하는데 어려움을 겪는 적이 있는 경우 IMT는 귀에 약간의 불편함을 유발할 수 있다. 따라서 이러한 증상이 해결될 때까지 IMT를 연기하는 것이 현명하다.

급성악화 또는 흉부 감염(chest infection)을 경험한 환자의 경우, 들숨근의 과도한 피로를 유발할 위험에 대해 임상적 판단을 적용해야 한다. 이러한 상황에서는 IMT의 강도 및/또는 빈도를 줄이는 것이 현명하다.

환자들은 감염 위험이 있으므로, 훈련 장비를 공유하지 않도록 주의해야 한다.

실제적 문제(PRACTICAL ISSUES)

이번 문단에서는 IMT(들숨근 훈련)의 프로그램을 시작하기 전에 고려해야 할 몇 가지 예비 문제에 대한 지침을 제공한다.

훈련 중 자세(Posture during training)

누워 있거나(Recumbent) 반 누운(semi-recumbent) 자세에서는 호흡근 기능은 저하되어 최적의 자세는 바로 선 자세이다(Koulourisz 등, 1989; Griffiths & McConnell, 2012). 따라서 자세는 IMT 시행 중 부하를 극복하는 능력에 영향을 미친다. 이 개념은 7장의 functional IMT에서 발전되겠지만, 자세는 바로 선 자세를 할 수 없는 환자에게 최적의 결과를 얻는데 중요한 역할을 한다. 훈련 과부하를 최대로 하면 더 짧은 시간 내에 큰 향상을 이룰 수 있다. 들숨근 기능은 바로 선 자세(upright positins)에서 최적화되기 때문에 앉거나 서 있을 때 가장 높은 훈련 부하를 견딜 수 있어, IMT를 시작하기에 이상적인 자세이다.

하지만, 앉거나 서 있을 때 몇 가지 주의 사항이 존재한다. 호흡근은 자세 조절에 기여하며, 이는 IMT 시행 중 교란 효과를 가진다. 들숨근이 자세 역할이 완화가 되면, 호흡에 '집중'할 수 있다. 결과적으로 서거나, 지탱하거나, 기대어 있는 자세에서 최대들숨압(MIP), 최대날숨압(MEP), 최대자발적환기(MVV)가 더 높다. 그러므로 서있는 상태에서 의자, 테이블, 창틀에 기대어 있거나 혹은 무릎에 손을 얹는 것으로, 견딜 수 있는 훈련 부하와 반복 횟수가 증가한다. 숨이 찰 때 사람들이 무엇을 하는지 생각해보면 그 논리가 바로 드러난다: 본능적으로 무언가에 기댈 때 숨쉬는 행위에 호흡근들이 더 집중할 수 있다.

IMT의 초기 단계 동안의 목적은 호흡의 역할에서 들숨근의 기능적 적응을 극대화하는 것이다. 이런 이유로 초기 단계에서의 이상적인 자세는 부하가 없는 선 자세로 몸통 근육을 호흡 역할에서 분리하는 것이다. 그 상태가 되었을 때 기능적 훈련을 통해 호흡 기능과 비호흡 기능의 동시 자극이 적합하다. 다음 단계는 부하 제거 없이 서 있는 자세의 훈련이며, 마지막 단계는 기능적 IMT이다. 그래서 IMT 동안 자세는 기대어 있는 자세에서부터 지지 없이 선 자세로 진행해야 한다.

몇몇의 환자의 경우 서 있는 것이 허용되지 않거나, 가능하지 않기 때문에 선 자세에서 IMT를 수행할 수 없는 경우(최소한 훈련을 시작 할 때), 앉는 것이 좋다. 테이블에 기대거나 무릎 위에 손을 얹는 것이 앉은 자세에서 들숨근의 자세적 역할에서 벗어나게 한다. 하지만 환자들은 가능한 한 빨리 서 있는 자세에서 훈련하는 것을 권장하며, 이는 기능적 향상을 나타낸다.

누워 있는 환자의 경우에도 IMT가 가능하지만, 이러한 환자들은 낮은 훈련 부하만 가능하고, 진행의 규모와 속도에 제한이 존재한다. 뿐만 아니라 이 환자들은 정상 기능으로의 회복이 목표이기 때문에, 바로 선 자세를 할 수 있도록 지지를 없애는 것이 중요하다.

최적의 호흡 기술
(Optimizing breathing technique)

들숨근에 대한 훈련 자극 뿐만 아니라 적응 범위의 극대화는 최상의 훈련 결과를 달성하는데 가장 중요한 목표이다. 결과를 극대화하기 위한 첫 번째 단계는 훈련 장비의 올바른 종류를 선택하는 것이다. 이 책에서 설명한 방법은, 근거 기반 제품을 사용할 수 있는 압력 역치 IMT에 중점을 둔다(5장 **표 5.1** 참조). 훈련 장비를 선택했다면, 두 번째 단계는 훈련 장비가 생성하는 훈련 자극을 최적화하는 것이다. 안타깝게도, 훈련 장비를 통해 호흡하는 것만으로는 목표를 달성할 수 없을 것이다. 하지만, 다음 문단에서는 압력 역치 IMT의 최적의 접근 방식과 이 접근 방식의 기반이 되는 생리학에 대해 설명할 것이다. 첫째, '좋은' 호흡 기술은 효율적이고 편안하게 가로막을 중심으로 호흡할 수 있도록 고려할 것이다. 둘째, IMT를 위한 최적의 호흡 양상(호흡 흐름, 양 그리고 시간)을 설명할 것이다.

가로막 호흡

질병과 관련된 호흡 역학의 변화는 가로막의 움직임을 감소시키고, 결과적으로 호흡에 영향을 미친다. 이 현상은 주로 과다팽창으로 COPD에서 잘 알려져 있다(Unal 등, 2000). 가로막 호흡 훈련 프로그램은 가로막의 움직임과 운동 불내성(Paulin 등, 2007; Yamaguti 등, 2012), 뿐만 아니라 호흡 양상과 산소 포화도 향상을 보여주었다(Fernandes 등, 2011). 그러나 비동기 흉복부 움직임을 가진 COPD 환자들의 가로막 호흡은 호흡곤란을 악화시키고(Fernandes 등, 2011) 호흡 효율을 감소시킨다(Gosselink 등, 1995). 따라서 특정 환자의 가로막 호흡의 타당성을 사례별로 평가해야 한다. 이 책의 주요 독자가 '호흡'에 관심과 상당한 전문지식을 가진 의료 전문가인 것을 고려할 때, 가로막 호흡의 조언을 제공하는 것은 '번데기 앞에서 주름 잡는다(teaching grandmother to suck eggs)'의 위험이 있다. 그러나 효율적인 정상 호흡 전략의 재교육은 IMT 기초를 뒷받침하는 '필수적인 준비 작업'이다. 따라서, 숙련된 독자들은 환자들이 IMT 기초의 한 부분으로 가로막 호흡 훈련을 받도록 권장할 것이다. 가로막 호흡의 교육에 대한 추가 지침을 원하는 독자는 계속 읽어보길 바라며, 다음 문단은 완결성을 위해 포함된 것으로 다른 곳에서 찾아봐도 된다.

효율적인 호흡을 개발하는 과정의 첫 번째 단계는 '가로막을 접촉하는 것'이다. 아기의 호흡은 전적으로 가로막으로 호흡하지만, 대부분의 성인은 가장 중요한 호흡근을 잃고 가슴우리의 보조 근육을 사용하여 '가슴 호흡'을 한다. 가로막 호흡을 재확립하지 않으면, IMT는 가장 중요한 들숨근을 소홀하게 될 것이다. 하지만 가로막 호흡에 대한 강조를 IMT를 가로막에 집중하는 목적과 혼동하지 말아야 한다(그 이유는 'IMT 중 호흡 양상' 문단에 설명했다). 그보다 들숨 근육 조직들이 훈련과 일상생활에서 전반적으로 조화롭게 사용하는 것이 목적이다. 이번 문단에서는 가로막을 정상적인 호흡의 과정에 다시 포함되기 위한 지침을 제공하여 호흡을 시도할 때 가로막이 무의식적으로 반응의 중심이 될 수 있도록 한다. 근육의 의식 활성화(conscious activation)가 자동 활성화(automatic activation)를 회복하는 기전은 잘 알려져 있지 않지만, 밧줄을 잘 닳은 홈에 다시 집어넣는 것에 비유할 수 있다. 단기간의 운동 과제 반복은 가로막 호흡 연습을 포함한 다양한 활동에서 피질 재구성을 유도한다(Demoule 등, 2008). 이러한 변화는 과제 반복이 신경근육 기능의 향상과 동일하다. 예를 들어, 배가로근과 같이 자동적이고(automatic), 선행 자세 조정(anticipatory postural adjustments)에 관여한 근육의 경우, 특정 훈련으로 비정상적인 양상을 정상화할 수 있다고 생각하였다(Tsao & Hodges, 2007).

일반적으로 가로막 호흡 연습은 환자가 임상적으로 안정적인 상태일 때 실시해야 한다. 다음으로 고려 할 요소는 가로막 호흡 연습 시의 자세이다. 호흡근의 자세 역할이 혼란을 줄 수 있기 때문에, 자세 부하가 없는 것부터 시작하는 점진적 접근이 도움이 될 수 있다. 점진적 접근은 과다팽창 환자에게도 도움이 되지만, 호흡 기능 장애로 발전하지 않도록 하는 것이 중요하다(위 참조). 점진적으로 환자는 기대어 앉아있는 자세에서 똑바로 앉은 자세로, 그리고 서 있는 자세로 진행한다.

시각 및 촉각 되먹임은 모두 가로막 호흡을 가르치는 데 매우 유용한 수단이다. 이를 위해 환자를 거울(몸통을 볼 수 있을 만큼 충분히 큰 거울) 앞에 앉히고 손바닥을 갈비뼈에 가볍게 대고 손가락은 앞쪽을 향하게 한 후 날숨이 끝날 때 손가락 끝이 거의 닿도록 해야 한다(**그림 6.1**). 운동은 숨을 들여 마실 때 가로막의 움직임과 복벽에 미치는 영향을(가로막이 납작해지고 피스톤처럼 아래쪽으로 움직여 복부 장기를 아래쪽과 바깥쪽으로 밀어내는 것) 설명하는 것으로 시작해야 한다. 시범은 도움이 되며, 지침으로 환자의 호흡을 지도할 수 있다:

- 정상적인 날숨이 끝날 때 가로막 호흡이 시작된다.
- 복부, 어깨, 가슴을 이완하고, 코로 천천히, 깊게 들이쉬어라.
- 거울을 이용하여 복부와 가슴 우리의 움직임을 관찰한다.
- 숨을 들이쉴 때 복부가 앞으로 부풀어 오르고 갈비뼈가 옆쪽과 앞쪽으로 움직이는 것을 보고 느껴야 한다.
- 손가락 끝을 관찰하고, 숨을 들이쉴 때 복부를 사용하여 움직여라.

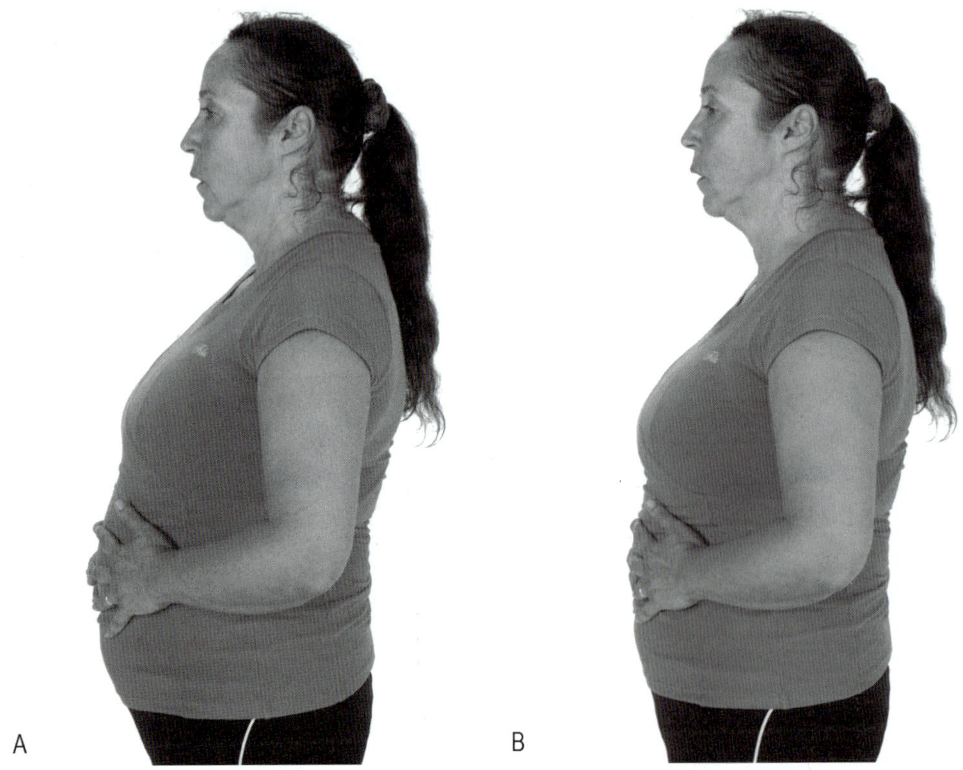

그림 6.1 가로막 호흡 중 복부 벽의 움직임을 느끼기 위해 복부에 손을 올려놓기: (A) 들숨, (B) 날숨.

- 가슴이 올라가면, 가로막을 적절히 사용하지 않았다면 — 어깨와 가슴을 이완하라.
- 숨을 내쉴 때 이완하고, 근육 활동 없이 폐와 가슴우리 뒤로 '튀어나오듯' 공기가 가슴에서 '빠져나오게' 한다.
- 숨을 내쉴 때 도움이 되도록 입술을 오므리고 천천히 내쉬어야 하지만 공기가 나갈 때 힘을 주지 않게 주의해라 — 이완하고 공기를 내보내라.
- 들숨의 마지막에 숨을 참지 않도록 주의해라 — 이완하고 공기를 내보내라.

청각 및 시각적 신호를 제공하는 외부 호흡조정 장치(www.physiobreathe.com/apps에서 구입 가능)의 사용은 효율적인 호흡 양상인 천천히 내쉬는 심호흡을 제공하는데 매우 유용하다. 게다가 아래 갈비뼈 주위를 감은 Theraband® 와 이와 유사한 넓은 탄성 저항 밴드는 힘을 집중하는데 도움이 될 수 있다. 밴드의 저항은 가로막을 사용하는 감각을 강화한다(환자가 여전히 너무 어렵다고 느끼는 경우는 아래를 참소하라). 가로막 호흡은 환자가 가로막을 사용하는데 자심감을 가질 때까지 연습해야 하고, 가로막 들숨의 느낌과 형태를 알아봐라. 이 기술이 숙련되면, 눈을 감고 폐를 공기로 채우는 느낌과 가로막이 복부로 내려가는 느낌에 집중해라.

가로막 호흡 운동 중, 호흡수는 분당 12회 이하로 가급적 8회를 넘지 않아야 한다. 연습을 통해서 분당 6회까지 줄일 수 있다. 날숨은 수동적이기 때문에 들숨만 능동적으로 조절할 수 있고, 일반적으로 들숨이 날숨보다 조금 더 길다. 하지만 폐쇄성 환자는 그렇지 않고, 전형적으로 날숨이 더 오래 걸린다. 환자는 들숨과 날숨의 횟수를 세어볼 수 있다. 예를 들어, 폐쇄성 환자의 경우 목표를 분당 10회로 하면 한번 호흡하는데 6초가 걸린다(60/10); 들숨 동안 '1-2'를 세고, 날숨동안 '3-4-5-6'을 센다. 들숨 혹은 날숨의 끝에 숨을 참아서 호흡 지속 시간을 늘리지 말고 끝나는 즉시 단계가 시작하도록 하고, 시간 증가는 호흡을 더 느리고, 깊게 쉬며 조절한다. 환자에게 날숨은 수동적이여야 하며 공기는 가능한 조용하게 폐에서 '빠지는' 것을 상기시킨다. 느리고 깊은 호흡의 발달을 위해 스마트폰 및 태블릿 컴퓨터용 바이오피드백 어플리케이션이 유용하고, 전문 의료진이 진료실에서 사용할 수 있고 환자에게 집에서 연습하는데 도움이 되는 도구로 제한할 수 있다(www.physiobreathe.com/apps 참조). 이 어플리케이션은 호흡의 시간과 호흡 빈도를 설정하고, 호흡수와 연습의 시간을 측정한다.

일반적인 연습 세션은 하루에 약 4분정도 진행한다(시각적 피드백 포함 2분, 미포함 2분). 환자에게 신체활동을 포함한 일상 활동 중 가로막 호흡을 사용하고 있는지 하루 동안 주기적으로 확인하도록 권장해야 한다. 걷기와 같은 일상 활동 중 가로막 호흡을 연습하도록 권장하여 촉진할 수 있다(예를 들면, 2걸음 동안 숨을 들이쉬고 3걸음 동안 내쉰다). 그러나 이 세션에서는 코에서 입으로 호흡을 전환해야 한다. 이 과정의 목표는 의식적인 호흡 조절을 사용하여 가로막 활동에 초점을 맞춰 무의식적인 호흡 조절을 회복하는 것이다.

만약 위에서 설명한 운동이 너무 힘들다면, 가로막 호흡을 연습하는 동안 환자는 등을 대고 누우면 된다. 이는 여러 가지 유익한 변화를 준다. 첫째, 호흡근이 자세 활동에 포함되지 않아(몸통을 세우기), 가로막을 제외한 모든 것을 이완하는 것이 쉽다. 둘째, 복부의 내용물이 가로막의 아래쪽에 기대어 복부의 압력을 완화시킨다. 마지막으로, 누우면 완전히 이완하는 것이 더 쉽다. 운동은 코로 '복부를 통해' 작은 호흡에서 시작한다. 들숨은 폐에 공기가 '빠져나가는' 이완의 과정이다. 환자는 호흡이 느리고 깊어질 때까지 점진적으로 호흡의 크기를 증가시키고, 들숨이 끝날 때 숨을 참지 않도록 주의해야 한다. 위에서 설명한 것처럼 호흡수는 분당 12회를 넘지 않아야 하지만, 6회까지 낮을 수는 있다. 가로막 호흡을 누운 상태에서 완성하면, 위에서 설명한 대로 거울 앞에 똑바로 서서 처음부터 다시 시작한다.

호흡 중 가로막의 회복은 Foundation IMT의 처음 몇 주 동안 병행할 수 있으며, 두 활동은 서로를 보완한다.

호흡 조절의 발전은 호흡 효율을 최대화하고 호흡 불편으로 인한 산만함을 최소화하기 때문에 연습할 수 있고 해야 하는 기술이다. 첫 번째 단계는 가로막에 집중해서 호흡을 하는 것으로, 호흡 조절을 잘하기 위한 '기초 작업'을 제공한다: 이것이 자연스러워지면 두 번째 단계는 더 쉬워진다. 두 번째 단계는 산소 요구량이 높아지거나 호흡의 불편/불안이 존재할 때 가능한 빠르게 호흡하려는 욕구를 극복하기 위해 호흡 조절을 개발하는 것이다. 호흡이 빠르거나 얕아지지 않도록 자발적인 호흡 조절은 깊고, 느리게 차분하고 효율적 양상으로 한다. 이것을 적절하게 연습할 수 있는 시간은 산소 요구량/불안이 높아지는 상황이고, 환자가 임상적으로 안정적인 경우 가능하다. 따라서 호흡곤란을 느끼는 동안 깊고 느린 호흡조절을 연습하도록 권장해야 한다. 스트레스가 많은 상황에서 호흡을 차분하고 편안하게 유지하면 스트레스와 불안을 최소화하고 숙달감을 키우는데 도움이 될 수 있다. 깊고 느리게 조절되는 호흡을 촉진하는 몇 가지 운동을 위해 7장을('호흡 조절' 섹션) 참조하라.

IMT 동안 호흡 양상

IMT의 이득을 극대화하기 위한 중요한 원칙은 들숨근을 최대로 동원하여 훈련해야 한다. 이것은 포함된 들숨근의 수와 활성화 수준 모두 최대화를 의미한다. 현재, 임상적 개선이 가로막에 의한 것인지, 들숨 보조근에 의한 것인지, 둘 다에 의한 것인지는 알려지지 않았다. 따라서 IMT 동안 호흡을 위한 움직임은 가능한 가장 넓은 범위에서 이루어져야 하고, 들숨 근조직이 최대로 동원되어야 한다. 다음 두 섹션은 일회호흡량과 들숨유속과 관련된 기술적인 문제를 고려할 것이다.

일회호흡량

근육은 적응력이 매우 뛰어난 조직이지만, 훈련 적응은 훈련 자극의 특성에 따라 매우 특수하다. IMT에 유발된 적응은 훈련 자극의 여러 특성에 따라 달라지고, 훈련이 이루어지는 장소의 폐용적을 포함한다(5장 참조). 이에 대한 실적적인 의미는 가능한 가장 넓은 범위의 폐용적, 즉 가능한 잔기량에 가깝게 더 이상 들이쉴 수 없는 지점까지 IMT를 수행해야 한다. 이를 수행하지 못하면 일부 폐용적에서 최적이 아닌 적응이 이루어지고, 분당환기량이 증가할 때 과팽창하는 환자에게 특히 중요하다. IMT 중 일회호흡량(V_T)이 최대화일 때 중요하게 고려 사항은 훈련 부하이다: 부하가 너무 '무거우면' 달성할 수 있는 V_T과 훈련 중 달성할 수 있는 운동의 양 모두 타협하여 훈련의 반응이 저하될 수 있다(**상자 6.2**). 이러한 장애는 V_T가 호흡당 수행되는 작업량에 큰 영향을 미치고, 심호흡의 능력에 가장 중요한 결정 요인은 훈련의 부하이다(McConnell & Griffiths, 2010). 들이쉬는 중 들숨근의 기능적 약화는 부하가 너무 높으면 최대의 노력에도 불구하고 들숨근이 높은 폐용적(들숨근이 약할 때)에서 부하를 극복할 수 없다. 부하가 무거우면 호흡은 더 심하게 '끊어지게(clipped)' 된다.

훈련 부하는 이러한 요소를 고려하여 설정해야 한다. **그림 6.2**는 최대날숨압(MIP), 폐용적과 훈련 부하의 상호 관계와 V_T의 피로 효과를 달성할 수 있다. 부하가 증가함에 따라 호흡양은 호흡 초기에 점진적으로 줄어든다.

들숨 유량

아래의 조언을 이해하려면, 근육의 힘-속도 관계로 잠시 되돌아갈 필요가 있다. 근본적으로 이 속성은 근육이 빠르게 수축할수록 생성할 수 있는 힘이 줄어들고 그 반대의 경우도 그렇다(4장 **그림 4.1** 참조). 힘-속도 관계의 예로 자전거를 탈 때 페달에 저단 기어와 고단 기어에 가할 수 있는 힘의 차이를 들 수 있다. 이 속성을 이용하여 근육이 받는 훈련 자극을 최적화할 수 있다. 예를 들어, 두 조건에서 동일한 〔최대〕 노력이 적용되더라도, 힘-속도 관계로 인해, 근육 수축 속도가 두 배가 되면 근육이 생성할 수 있는 힘은 절반으로 줄어든다. 근육이 어떤 속도에서 최대로 수축할 때 수축에 동원되는 근섬유 수도 최대지만, 수축 속도가 빠르면 힘은 더 약

상자 6.2 높은 압력 문턱값 훈련 부하가 역설적인 결과를 얻는 이유

일반적으로 들어 올리는 무게를 늘리면 근육에 전달되는 훈련 반응의 크기도 증가할 것으로 예상한다. 그러나 들숨근은 그렇지 않은 경우도 나타났다(McConnell & Griffiths, 2010). 최근 연구에서 건강한 사람을 대상으로 허용될 수 있는 반복 횟수, 훈련 세센 중 각 호흡의 양, 세션 동안 완료한 양, 세션의 들숨근 대사반사의 활성화 여부 등 다양한 훈련 관련 변수에 대한 다양한 들숨 부하의 영향을 조사했다(이 반사의 활성화를 위한 문턱값 변화는 IMT의 수행력 향상의 중요한 기전 중 하나이다; 4장 참조).

예상대로, 호흡(반복)의 횟수는 부하가 증가함에 따라 감소하였고(예: MIP 60%에서 84회 호흡과 90%에서 4회 호흡 비교), 뿐만 아니라 각 세션동안 V_T는 부하가 증가함에 따라 감소했다(제각기 압력-양의 관계와 피로에 따라). 가장 놀라운 것은 호흡당 수행되는 일의 양은 무거운 부하(MIP의 70% 이상)의 영향이다(일 = 부하×V_T). 높은 부하에 V_T가 낮기 때문에, 호흡당 일의 양이 현저하게 감소했다. 이 효과가 직관적이지 않은 것은, 팔다리 근육을 훈련하는 동안 일반적으로 무거운 부하가 더 많은 노력이 필요하기 때문이다(중간 부하에서 무거운 부하로 이동할 때 움직이는 범위가 변하지 않기 때문이다). 들숨근에 전달되는 훈련 자극의 V_T 감소의 좋지 않은 효과는 무거운 부하에서 호흡의 수 감소로 악화시켰다. 다시 말해서, MIP의 70% 이상으로 부하를 증가시키면 들숨근의 총 일의 양이 현저하게 감소한다.

또 하나 흥미로운 사실은 들숨근 대사반사를 활성화하는 유일한 훈련 부하는 60% 부하였고, 이것 또한 최대 반복(RM) 30에 근접한 부하였다. 이 모든 것에서 우리의 결론은 무엇인가?

첫째, 무거운 부하는 예살할 수 있는 훈련 자극의 강도의 증가를 제공하지 않는다. 둘째, '일'이 위태로워지는 것을 방지하기 위한 부하의 선택은 VT와 RM에 미치는 영향과 신중하게 균형을 이루어야 한다(50%에서 70%의 부하가 가장 효과적이다). 셋째, 활성화를 위한 문턱값을 높이기 위해 훈련 중 대사 반사를 활성화할 경우 30RM 부하가 이를 제공한다.

해진다. 이제 수축의 속도가* 두 배일 때의 효과를 조금 다르게 생각해보면: 근육이 매우 느리게 수축할 때 움직임에 필요한 부하는, 다시 말해, 최대 힘-생성 능력의 절반, 동일한 부하에 수축 속도를 두 배 늘리기 위해 근육의 힘-생성 능력의 ~100%가 필요하다(힘 생성 능력이 절반으로 줄어들었기 때문이다). 이는 절반의 힘을 위해 근섬유의 ~100%가 필요하다는 뜻이다. 이는 가능한 빠르게(즉, 최대한의 노력) 움직이는 부하가 제공된다면 어떠한 부하가 적용되더라도 근육의 힘-생성 능력을 100%에 가깝게 훈련이 가능하기 때문에 IMT 중 이점으로 변화할 수 있다. 어떠한 부하의 조건에서든, 빠른 근육 수축은 느린 수축보다 더 많은 근섬유를 모집한다(Aagaard 등, 2000). 더욱이, 최근의 근거에서는 벤치 프레스 훈련 후 훈련 개선으로 근육의 수축하는 속도가 최대화되었다(Padulo 등, 2012). 그러므로 최대 노력은 최대 속도와 가장 많은 수의 근섬유 동원을 보장한다.

근육 동원은 두 가지 이유로 훈련에 대한 반응에서 중요한 영향을 준다. 첫째, 동원되지 않은 섬유는 훈련되지 않았다. 그래서, 수축 속도가 느린 경우 근육의 힘 생성 능력의 절반이 필요한 부하에 절반 정도만 동원이 필요하다; 하지만, 동일한 부하는 거의 100%에 가까운 섬유가 동원되고 훈련되어 가능한 빠르게 극복한다. 둘째, 동원의 극대화는 것은 훈련에서 신경 적응의 중요한 부분이며, 이는 최적의 훈련 결과에 기여한다. 훈련은 두가지의 기전으로 근력을 향상시킨다: (1) 근섬유를 자라도록 자극한다, 그리고 (2) 근육 내 사용 가능한 모든 섬유가 동원되고 움직임에 필요한 모든 근육이 동원되는 신경 적응이 일어난다.

근육을 비대화 하려면, 근섬유에 기계적 스트레스를 주어야 하며, 이를 위해서는 최소한 중간 강도의 부하가 가해져야 한다. 이것이 높은-속도-낮은-부하 훈련이 아무리 많은 노력에도 낮은 부하 훈련에서 근력을 향상시키지 못하는 이유이다. IMT의 실질적 적용에서 훈련 부하는 최소한 중간 정도(최대 근력의 50~60%), 그리고 수축 속도(들숨 속도)는 가능한 빠르게 하면 근력과 속도(파워)를 향상시킬 수 있다.

따라서 IMT는 최대의 노력으로 수행해야 한다; 즉, 각각의 들숨은 가능한 빠르게 실행해야 한다. 이는 약 1~2초가 소요되며 훈련 장치의 밸브를 통해 공기가 빠른 속도로 빨려 들어가면서 큰 소리가 동반된다. 이것은 빠른 속도를 나타내므로 환자에게 가능한 한 큰 소리를 내도록 권장한다. 상대적으로 부하가 무거우면 생성할 수 있는 최대 유속이 느려지는 것을 유의하라(그리고 폐용적이 작아진다; **그림 6.2** 참조). 들숨 노력의 많은 특성과 반대로, 날숨은 수동적이고 조용하며 3~4초가 소요된다. 청각적 신호를 제공하는 외부 호흡조정 장치(www.physiobreathe.com/apps에서 구매 가능)를 사용하면 이 과정을 손쉽게 할 수 있다.

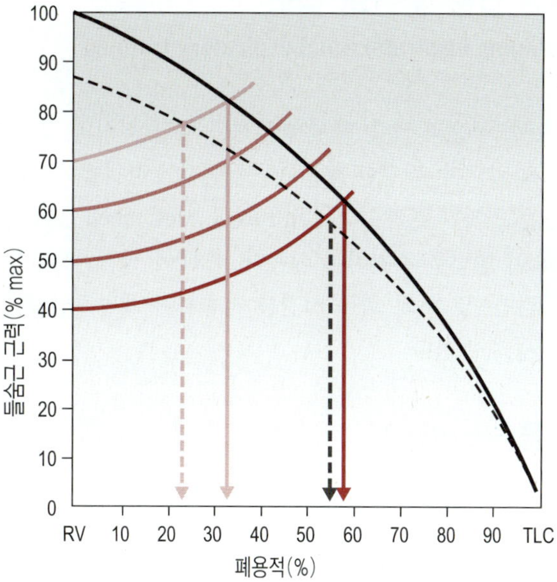

그림 6.2 들숨근력(검은선), 다양한 훈련 부하(최대들숨압의 40%, 50%, 60% 그리고 70% 〔희미한 선〕), 훈련 중 달성할 수 있는 호흡량과 피로의 효과(점선) 사이의 상호작용. 예를 들어, MIP의 40%에서 폐활량의 60%까지 들이마실 수 있지만, MIP의 70%에서는 폐활량의 약 35%까지 들이마실 수 있다.(McConnell AK, 2011.로 적용하고, 강하게 호흡하고, 잘 수행했다. Human Kinetics, Champaign, IL, with permission.)

정상보다 높은 호흡량과 호흡 횟수로 인해 과호흡이 유발된 저이산화탄소혈증으로 약간의 어지럼증이 나타난다. 이는 30회의 호흡 세션 동안 문제가 발생하지 않고, 훈련이 진행됨에 따라 심각도가 감소하는 것처럼 보인다(그러나 위의 '주의 사항' 참조). 문제 발생 시, 숨을 내쉴 때 잠시 멈추고 다시 숨을 들이마시는 것을 기다리라고 요청한 다. 훈련 과 부하를 최대화하려면 가능한 빠르게 호흡 훈련을 완료해야 하지만, 균형을 이루어 저이산화탄소혈증의 영향을 대비해야 한다. 이산화탄소 손실을 극복하기 위한 방안으로 훈련 장비를 가방 주머니 안쪽에 넣어두는 것이다(슈퍼마켓 캐리어 가방이 이상적이다). 가방을 통해 숨을 다시 쉬면 이산화탄소 손실을 거의 없애고 어지러움을 예방할 수 있다.이렇게 하면 환자가 빠르게 호흡을 완료할 수 있고, 훈련 효과를 극대화할 수 있다.

들숨과 날숨 훈련의 결합
(Combining inspiratory and expiratory training)

호흡 중 들숨과 날숨 단계에 부하를 주면 최적의 결과가 나타나지 않으며, 건강한 젊은이들도 동시에 부하를 주면 불편하다는 근거가 존재한다(Griffiths & McConnell, 2007). 따라서 이 방법은 추천하지 않는다. IMT에 날숨근 훈련을 추가하려면, 몇 분의 회복 시간을 제공하여 개발적인 운동으로 제공해야 한다.

분비물(Secretions)

들숨 부하에 대한 반복적이고, 심호흡은 체위배액과 능동주기 호흡기술로 구성된 표준화된 물리 치료보다 두 배 더 효과적(가래 무게)이다(Chatham 등, 2004). 이러한 데이터는 기관지확장증 혹은 기관지염과 같은 조건을 가진 환자가 IMT 후 분비물 제거 경험을 일화적인 증거로 뒷받침한다. 따라서 환자에게 이에 대해 경고하고 객담 제거 기술에 관한 적절한 조언을 제공해야 한다.

진행상황 모니터링
(MONITORING PROGRESS)

진행 상황을 평가해야 하는 두가지 단계가 있다: (1) 들숨근 기능의 변화, 그리고 (2) 과거와 달라진 임상결과. 들숨근 기능을 모니터링 하는 두 가지 목적: 첫째로 훈련 요법의 자극이 들숨근에서 적응하는지 확인하고, 둘째로 훈련 강도를 높여 기능의 개선이 이루어지기 위한 것이다. IMT의 초기 연구는 훈련 장비와 방법의 결함으로 최대들숨압(MIP)의 변화가 거의 또는 전혀 나타나지 않아 어려움을 겪었다. 그러므로 임상 결과에서도 변화가 나타나지 않은 것은 놀라운 일이 아니다. 따라서 IMT(들숨근 훈련)에 대한 진행상황을 평가하는 첫 번째 단계는 들숨근 기능을 모니터링하여 근육이 훈련 요법의 자극에 적응하고 있는지 확인하는 것이다.

호흡근 기능 평가
(Assessment of respiratory muscle function)

호흡근 기능 평가에 대한 포괄적인 설명은 이 책의 범위를 벗어나지만, 이 주제에 대해 더 자세히 알고 싶은 독자를 위해 European Respiratory Society와 American Thoracic Society의 공동 성명서에서 호흡근 평가의 포괄적인 지침을 제공한다(ATS/ERS, 2002). 모니터링을 위해 들숨근 기능을 평가하는 방법에 대한 실질적인 이해를 돕기 위해, 아래에 몇 가지 기본 지침이 제공한다.

최대호흡압력

IMT로 인한 들숨근 기능의 변화를 측정하는 가장 널리 사용되는 지표는, 근력의 대리 측정치를 제공하는 MIP이다. 이 장에서는 IMT에 대한 지침을 제공하며, 따라서 MIP(뮬러 운동)에 대한 설명이 필수적이다. 그러나 최대날숨압(MEP; 발살바 호흡)의 측정을 완벽하게 제공하기 위해 여기에 설명되어 있으며, MEP 측정은 IMT의 위약 효과와 관련해서 안심할 수 있기 때문이다(일반적으로 IMT 후 MEP는 증가하지 않는다).

호흡 압력은 규정된 폐용적에서 폐쇄된 기도(성문 개방을 유지하기 위해 직경 1mm 누출을 포함)에 대해 측정한다. 몇몇의 폐활량 측정 장비에 MIP 평가가 포함되었지만, 임상적 환경을 위해 더 편리한 휴대용 장치도 있다(MicroRPM®, CareFusion Inc.; POWERbreathe® KH1, POWERbreathe International Ltd). MIP(및 MEP) 측정은 폐용적(Rahn 등, 1946), 동기 부여 및 기술 습득(Volianitis 등, 2001a; Hawkes 등, 2007), 뿐만 아니라 운동신경로의 흥분성에 대한 반복 측정의 효과(Hawkes 등, 2007; Ross 등, 2007) 영향을 미친다. 따라서 세심한 지도, 환자의 측정 습관화, 환자에게 측정에 대한 습관을 들이고, MIP의 일관성이 달성될 때까지 반복 측정(**상자 6.3**), 그리고 측정 간 폐용적의 일관성을 보장하는 등 혼란 요인을 최대한 통제하는 것이 중요하다. 추가적으로, 들숨근 '준비운동'(아래 "들숨근 '준비운동' 및 스트레칭" 참조)을 사용하면 변동성을 줄이고, 일관성을 달성하는 데 필요한 측정 횟수를 줄이고 운동신경로 흥분성 변화의 효과를 제거할 수 있다(Volianitis 등, 2001a; Lomax & McConnell, 2009).

최대호흡압력은 최대 근력을 나타내는 지표이기 때문에, 노력에 크게 좌우되며 동기 부여가 좋은 참가자가 필요하다. 1초 이상의 평균 압력을 계산하기 위해서는 최소 1.5초 동안 노력을 지속해야 한다(측정 기기에 의해). 이러한 평균화는 측정의 신뢰도를 향상시킨다. 호흡근의 길이-장력 관계로 인해 최대들숨압(MIP)은 잔기량으로 최대날숨압(MEP)은 총폐용량으로 측정한다.

상자 6.3 MIP 및 MEP 검사 시행

1. 장비가 보정되고 정상적으로 작동하는지 확인한다.
2. 참가자와 접촉하거나 흡입하게 될 모든 장비(예: 마우스피스)가 멸균 상태이거나 일회용 바이러스 필터로 보호되는지 확인한다.
3. 필요한 동의 문서를 작성한다.
4. 검사를 시작하기 전에 참가자에게 무엇을 해야 하는지 정확히 설명한다. MIP 및 MEP를 측정하는 동안 참가자는 구강 압력 측정기에 대해 어떠한 공기 흐름도 생성할 수 없으며, 작은(1mm) 누출만 포함한다; 참가자는 이에 대비해야 한다.
5. 앉거나 서서 측정할 수 있지만, 흉부를 압박하는 옷이 없어야 하고, 코-클립이 제자리에 있는지 확인한다.
6. 호흡근의 길이-긴장 관계로 들숨 압력(MIP)은 잔류량으로, 날숨 압력(MEP)은 총폐용량으로 측정한다.
7. 이상적으로는 반복 측정의 효과를 줄이기 위해서 사전 부하('준비 운동')을 MIP 측정 이전에 실시한다(Volianitis 등, 2001a). 이 절차에 적합한 장비를 사용할 수 없는 경우, 신뢰할 수 있는 데이터를 확보를 위해 최대 18회의 반복 측정이 필요할 수 있다(Volianitis 등, 2001a). 그러나 엄격함과 시간 제약 사이의 실용적인 절충안은 최대 10회 반복 측정을 실시한다.
8. MIP 평가 시, 참가자가 잔기량을 위해 '천천히 짜내는'지 확인한다.
9. 다음, 참가자에게 '숨을 강하게 들이마시고… 당기고, 당기고, 당기고' 최소 2초 이상 3초 이하로 숨을 참고, 격려 동안 유지하라고 지시한다. 그리고 참가자에게 '긴장을 풀고 마우스피스를 뱉으라'고 지시한다(침을 닦을 수 있는 휴지를 준비한다).
10. 참가자에게 측정기로 측정을 하고 측정값을 기록한다.
11. 코-클립을 제자리에 두고 반복하기 전에 최소 30~60초간 휴식을 취한다.
12. 측정의 행위에 문제가 발생했을 때, 예를 들어, 충분한 시간 동안 노력을 유지하지 못한 경우, 무엇이 잘못되었고 다음 시도에서 개선할 수 있는 것은 무엇인지 설명한다.
13. MEP 평가 시, 참가자가 총폐활량까지 완전히 숨을 들이마셨는지 확인한다.
14. 다음, 참가자에게 '숨을 강하게 내쉬고... 밀고, 밀고, 밀고'라고 지시하고 3초 이상 유지하지 않도록 한다(위의 10-12번과 같음). 숨을 내쉬는 동안 입술/마우스피스 주변으로 공기가 샐 수 있다. 참가자가 엄지와 집게손가락으로 손가락을 둥글게 만들어 마우스피스 주위 입술을 집어 공기가 새는 것을 예방할 수 있다.
15. MIP 또는 MEP의 연속적인 측정에서 20% (ATS/ERS, 2002) 또는 연구 목적의 경우 10% 이상 차이가 나지 않게 하고, 세 번의 측정이 기준을 충족할 때까지 반복해야 한다. 최소 5회 이상 측정을 해야 한다.
16. 기술적으로 만족스러운 세 번의 측정 중 가장 큰값을 보고한다(세번 중 최고).
17. 20% 기준에 도달하지 못한 10번의 수행은 측정된 최고값을 기록하고 '세번 중 최고'가 아님을 기록한다.

일반적인 실패:

- 불완진힌 들숨 또는 날숨(시자 폐활량의 차이)
- 노력을 충분히 오래 유지하지 않음
- MEP 노력 중 공기 누출.

주의사항/금기 사항은 다음과 같다:

- 자연 기흉의 병력(즉, 외상으로 인한 손상이 아닌 경우)
- 외상성 손상으로 인한 기흉이 완전히 치유되지 않은 경우
- 완전히 치유되지 않은 고막 파열 또는 고막의 다른 상태
- 스트레스성 요실금(MEP만 해당).

또한 측정값을 기록하기 전에 과제 학습 및 다른 효과가 충분히 발현되도록 주의를 기울여야 한다. 숙련된 참가자의 경우에도 MIP의 반복 측정은 상당한 효과가 있는 것으로 나타났다; 한 연구에서(Volianitis 등, 2001a) 18회 반복 측정 후 MIP는 처음 세 번 측정의 최고치보다 11.4% 더 높았다. 이 효과는 들숨근 피로의 영향으로 인한 MIP의 변화를 가리고 훈련으로 인한 개선을 통계적으로 발견하기 어렵게 만들 정도로 충분히 크다. 그러나 이러한 학습 효과는 MIP를 평가하기 전에 최대이하의 들숨 부하에 의해 상당 부분 극복될 수 있다(처음 세 번의 노력 중 측정된 최고 MIP의 40%에 해당하는 들숨 문턱값 부하에 대해 30회 호흡 2세트; 아래 '들숨근 '준비 운동' 및 스트레칭' 섹션 참조). 사전 부하 후, 처음 세 번의 노력 중 최고치와 18번째 측정치의 차이는 3%에 불과하다. 그러므로 사전 부하를 실시하면 신뢰할 수 있는 MIP 측정값을 얻는 데 걸리는 시간을 상당히 단축할 수 있다(**상자 6.3** 참조).

MIP와 MEP의 참고치에 대한 문제는 논쟁의 여지가 있다. 이전에는 수요/용량 관계에서 수요의 측면을 고려하지 않았기 때문에 MIP(또는 MEP) 만으로 '허약'을 진단할 수 없다고 제기하였다. 또한 호흡 압력은 실제 힘-생성 능력을 대리하고, 가슴벽 형태에 영향을 주고, 변화할 수 있다. 가장 중요한 것은 인체 측정학의 지표에서 호흡 압력의 상관관계가 매우 낮다(Enright 등, 1994; McConnell & Copestake, 1999). 그럼에도 불구하고 임상 환경에서 '허약'을 객관적으로 정의하기 위해서, 어떤 형태든 기준이 필요하다. 건강한 남성 노인과 여성 노인의 참고치를 만들기 위해 가장 큰 규

모의 연구에 65세 이상인 4443명의 참가자가 참여했다(Enright 등, 1994). 그 결과 참고 방정식은 아래와 같지만, 방정식은 측정값 변화는 8%(MIP 여성)에서 18%(MEP 여성)에서 설명하는 것에 유의해야 한다. 표본의 '정상 하한선'은 통계적으로 그룹의 5%로 정의한다.

방정식

다음 방적식은 Enright 등(1994)의 연구에서 사용하였다(체중은 파운드, 나이는 년):

들숨

남자: MIP(cmH_2O) = 153+(−1.27 나이)+(0.131 체중)

여자: MIP(cmH_2O) = 96+(−0.805 나이)+(0.133 체중)

날숨

남자: MEP(cmH_2O) = 3 47+(−2.95 나이)+(0.25 체중)

여자: MEP(cmH_2O) = 219+(−2.12 나이)+(0.344 체중)

정상 하한선(cmH_2O)은 예측값에서 뺀 값을 하한으로 정의한다.

남자	*여자*
MIP = −41	MIP = −32
MEP = −71	MEP = −52

흡입 들숨압

최대 호흡압을 측정하는데 있어 어려움과 한계가 있기 때문에 전 세계적으로 통용되는 들숨압 생성 능력의 대체 지표가 모색되었다. 최대 흡입 들숨압은 원래 위장과 식도 압력을 풍선 끝이 달린 카테터로 측정하는 침습적인 형태로 개발되었다. 그러나 해당 테스트는 비강에서 압력을 측정하는 비침습적 변형으로 수정되었다(Heritier 등, 1994). 비강 압력은 비인두 압력을 반영하므로 흉강 내(가슴속, 흉곽내) 압력의 합당한 근사치이다. 스니핑이 익숙한 기술이기 때문에 이 테스트는 참가자가 별 다른 어려움 없이 그들의 최대 역량을 실시할 수 있다고 보여진다. 그러나 최대 스니핑에는 여전히 시행착오를 통해 확인하는 과정이 필요하다.

일반적으로 압력을 측정하기 위해 카테터를 한쪽 비강에 삽입하여 막는다. 그런 다음 참가자는 기능적 잔기 용량에서 막히지 않은 쪽을 통해 냄새를 맡는다. 이 기법의 한계는 비인두 개통의 영향을 받아 코막힘의 영향을 받기 쉽거나 주요 비중격 결함이 있는 사람들에게는 적합하지 않다는 것이다(Heritier 등, 1994).

보통 '일관된 값을 얻을 때까지' 5~10회의 최대 스니핑이 시행된다(Steier 등, 2007). 건강한 사람들의 대규모 코호트를 기반으로 한 예측 방정식은 없지만 쇠약하다고 정의되는 압력 기준은 남성의 경우 50cm H_2O미만, 여성의 경우 45cm H_2O미만이다(Sister 등, 2007).

최대 들숨 유량

중강도의 IMT(들숨근훈련)에 응하여 개선되는 것으로 나타난 들숨근 기능의 가장 단순한 지수는 최고 들숨 유량(peak inspiratory flow rate)이다(Romer & McConnell, 2003; Weiner & Weiner, 2006). 이는 기계식 최대 들숨 유량계(In-Check®, Clement Clarke Ltd.) 또는 전자 IMT 장치(POWERbreathe KH1®, POWER breath International Ltd)를 사용하여 폐활량 검사 중에 측정할 수 있다. 측정을 위해서는 환자가 잔량까지 숨을 내쉬고 가능한 빨리 숨을 들이마셔야 한다. 측정 중 양이 아닌 속도에 중점을 두면서 참가자에게 해당 측정이 '최대 헐떡임'을 측정하는 것이라는 비유를 통해 쉽게 부연 설명을 덧붙인다면 최댓값을 도출하는데 도움이 될 수 있다. 그러나 최대 유량은 폐활량의 약 50%로부터 달성되기 때문에 최대한의 폐 팽창이 필수는 아니더라도 용적 편위가 충분히 큰 것이 중요하다.

최대 들숨 유량에 대한 표준값이 없기에 악화, 피로 또는 훈련과 같은 요인으로 인한 변화를 측정하는 방법으로 이용된다.

들숨근 지구력

지구력이란 '시간이 지남에 따라 특정 근육 작업을 지속할 수 있는 능력'(ATS/ERS, 2002)이며 그 정의상 과제 특이적이다. 들숨근 지구력 평가에 대한 합의된 표준은 없지만 테스트는 두 가지 주요 범주로 나뉜다. (1) 과호흡 검사 및 (2) 들숨 부하 호흡 검사. 후자는 (i) 고정 하중에 대한 허용한계 호흡까지의 시간 및 (ii) 증분 부하작업 중에 달성된 압력으로 더 세분화된다.

과호흡 지구력 테스트는 일반적으로 최대지속가능한 환기(MSV)를 식별하도록 설계된다. 최대지속가능환기(MSV)는 최대자발적환기(MVV)의 퍼센티지, 또는 환자의 경우 예측된 MVV(MVV%)의 퍼센티지로 표시된다. 건강한 사람의 경우, MSV는 MVV의 60~80%이다. 절차는 10~25분이 소요되며 폐쇄성 환자의 경우 기관지확장제를 먼저 투여해야 한다(ATS/ERS, 2002). 표준화된 장비는 없지만 호흡 회로는 고유한 유량 저항이 낮아야 하고 등탄소혈증을 유지하며 분당 환기($\dot{V}_E$)에 대한 시각적 피드백을 제공해야 한다. 테스트는 12초 MVV로 시작되며 그 후 두 가지 방법 중 하나를 사용할 수 있다. 최대 노력 기법에서 참가자는 분당 환기($\dot{V}_E$)의 바이오피드백을 이용하여 MVV의 70~90%를 유지해야 한다. 참가자들은 지속적으로 8분 동안 이 분당 환기($\dot{V}_E$)를 유지하기 위해 노력하고, 마지막 1분 동안 지속된 평균 $\dot{V}_E$는 MSV로 간주한다. 최대 증분 기법은 $\dot{V}O_{2max}$테스트와 유사하며 허용 한계까지 계속된다. 참가자는 MVV의 20%에서 시작하여 3분마다 10%씩 $\dot{V}_E$를 증가시켜야 한다. MSV는 최종 목표 $\dot{V}_E$의 마지막 1분의 최종 10회 호흡으로부터 계산된다. 다행스럽게도 두 접근 방식은 MSV에 대해 매우 유사한 값을 제공한다(Thomas 등, 2010).

매우 광범위한 MSV에 대한 표준값은 존재하지 않는다. 그렇기 때문에 그 활용성은 악화, 피로 또는 훈련과 같은 요인으로 인한 변화의 척도를 측정하는 수단으로 제한된다.

들숨 부하 호흡 테스트는 주어진 MIP 퍼센트에서 허용 한계(T_{lim})에 도달하는 시간 또는 증분 부하 테스트 중에 달성할 수 있는 최대 압력 부하를 식별하도록 고안되었다. 일반적으로 고정 부하 T_{lim} 테스트 중에서 5~10분 이내에 작업 실패를 초래하는 부하가 선택된다(Goldstein 등, 1989). 적절한 하중은 증분 테스트(Hill 등, 2007) 동안 달성된 하중의 약 80%에 해당하는 하중을 사용하거나 MIP의 70%에 해당하는 하중을 사용하여 '시행 착오' 접근 방식으로 식별할 수 있다.(Hart 등, 2002). T_{lim} 지구력 테스트의 또 다른 단점은 중재 후 T_{lim}이 상당히 연장되어, 일반적으로 실험자가 15분에 종료하는 매우 긴 중재 후 테스트로 이어질 수 있다는 것이다(Hill 등, 2007). 증분 들숨 부하 테스트는 일반적으로 MIP의 10%에서 시작하여 작업이 실패할 때까지 부하가 분당 10%씩 증가한다(Hill 등, 2007). 테스트의 성능은 최소 30초 동안 허용되는 최대 부하로 표시된다.

이 두 테스트의 문제는 호흡 패턴의 교락(confounding)한 영향이다. 가장 낮은 동작비율(들숨시간 대 호흡지속시간의 비율)을 가진 참가자는 가장 긴 T_{lim}을 갖는 경향이 있다(Hart 등, 2002). 낮은 동작비율은 더 작은 V_T와 더 적은 양의 들숨 근육 작업이라는 불가피한 결과를 내놓는다(McConnell & Griffiths, 2010). 따라서 호흡 전략은 이러한 두 가지 들숨 근지구력 테스트 모두에서 실행 능력을 결정하는 데 큰 역할을 한다. 들숨 지구력 테스트에서 수행되는 들숨 근육 작업의 양을 제어하는 방법이 개발될 때까지 이러한 검사 결과는 행동 전략과 생리적 기능을 모두 반영할 것이다.

임상적 이점 평가 (Evaluating clinical benefits)

임상적으로 유의미한 결과로 선택된 매개변수는 환자 집단 간, 심지어 환자 개인 간에도 크게 다르다. 예를 들어, 기계 환기 환자의 경우 도움 없이 호흡할 수 있는 능력 같은, 또는 COPD 환자의 경우 6분 동안 지속적으로 걸을 수 있는 능력과 같은 매개변수가 선택된다. 그러므로 선택된 결과는 다루고 있는 임상 문제에 특정된 것이어야 하지만, IMT의 영향에 민감할 가능성이 있는 임상적 요인에 대한 현실성을 고려하여 선택해야 한다. 예를 들어, IMT는 심박출량과 관련된 중점 요인에 의해 산소 전달이 제한된 심부전 환자의 최대산소섭취량($\dot{V}O_{2max}$)을 향상시키지 않는다. 그러나 해당 환자는 $\dot{V}O_{2max}$가 향상된 것이 원인이 아니어도 IMT 후 6분 도보 거리에서 개선을 보일 수 있다(4장 참조).

모든 결과 평가의 출발점은 호흡근 기능이 향상했는지 확인하는 것이다(위 참조). 그 후 접근 방식은 환자와 질병에 따라 매우 구체적이다. **표 6.1**에는 다양한 임상 그룹에서 IMT의 영향에 민감한 것으로 밝혀진 질병별 요인이 요약되어 있다(자세한 내용은 4장 참조). 표에 나열된 결과는 대조군 연구 또는 메타 분석에 국한되지만 특정 조건에 대해 해당 수준의 증거가 부족한 경우 3장에 제시된 근거를 기반으로 다른 유력한 결과를 낼 수 있다. 이러한 요인을 평가하기 위해 사용되는 특정 방법과 기구는 확실히 자리를 잡았고, 질병별로 다르며 이 책의 범위를 벗어난다. 이에 대한 예외는 7장의(호흡근의 기능 훈련을 위한) '환자 요구 평가'섹션의 호흡곤란 측정이다. 결과의 질병 특이성에도 불구하고, 호흡곤란과 운동 과민증이 있는 보행 환자를 평가하기 위한 몇 가지 일반적인 원칙이 있다. 이들 환자의 경우, 문헌은 질병에 관계없이 대부분의 환자에서 IMT가 들숨 근력 및 지구력, 호흡곤란, 운동 내성 및 삶의 질을 향상시킬 수 있는 잠재력을 가지고 있음을 시사한다. 이런 모든 매개변수를 평가하기 위한 견고히 확립된 질병별 기법이 있다. 이전 결과 목록에서 눈에 띄는 부재는 폐 기능인데, 그 이유는 변화가 질병에 따라 다르게 나타나기 때문이다. 예를 들어, IMT 또는 실제로 운동 훈련이 COPD 환자의 날숨 흐름을 증가시킨다는 근거는 없다(Magadle 등, 2007). 그러나 날숨량과 폐활량은 천식 환자에서 향상될 수 있으며(Weiner 등, 1992), 들숨근 약화로 인해 제한적 결함이 발생하는 환자에서도 개선될 수 있다(Weiner 등, 1998a).

표 6.1 다양한 임상 조건에 대한 IMT 단독 사용 후 주요 임상 및 통계적으로 유의미한 결과 요약(대조군 또는 위약과 비교)*

임상 상태	유의미한 개선결과	지원 참조**
만성폐쇄폐질환(Chronic obstructive pulmonary disease)	MIP, IME, ExTol, $Dysp_{EX}$, $Dysp_{DL}$, $Dysp_{LB}$, QoL, UHR	Beckerman 등, 2005; Geddes 등, 2008; Shoemaker 등, 2009; Gosselink 등, 2011
천식(Asthma)	MIP, IME, ExTol, $Dysp_{EX}$, $Dysp_{LB}$, MedCon	Weiner 등, 1992; McConnell 등, 1998; Weiner 등, 2000a; Weiner 등, 2000b; Weiner 등, 2002a; Weiner 등, 2002b; Turner 등, 2011
기관지확장증(Bronchiectasis)	§ MIP, IME, ExTol, $Dysp_{EX}$, $Dysp_{DL}$, $Dysp_{LB}$, QoL, UHR, AC	
만성심부전 (Chronic heart failure)	MIP, IME, ExTol, $Dysp_{EX}$, $Dysp_{DL}$, QoL	Cahalin 등, 1997; Johnson 등, 1998; Weiner 등, 1999; Martinez 등, 2001; Laoutaris 등, 2004; Dall'Ago 등, 2006; Padula 등, 2009; Bosnak-Guclu 등, 2011; Lin 등, 2012; Plentz 등, 2012
신경근병 (Neuromuscular disease)	MIP, IME, LF, $Dysp_{EX}$, $Dysp_{DL}$, QoL	Weiner 등, 1998a; Winkler 등, 2000; Koessler 등, 2001; Topin 등, 2002; Fregonezi 등, 2005; Inzelberg 등, 2005; Fry 등, 2007; Sutbeyaz 등, 2010; Hull 등, 2012
비만(Obesity)	§ MIP, ExTol	Edwards 등, 2012
노화(Ageing)	MIP, ExTol, $Dysp_{EX}$, PA	Copestake & McConnell, 1995; Aznar-Lain 등, 2007
낭성섬유증(Cystic fibrosis)	MIP, IME, LF, ExTol, AC	Sawyer & Clanton, 1993; de Jong 등, 2001; Chatham 등, 2004; Enright 등, 2004
제한적 흉벽장애 (Restrictive chest wall disorders)	§ MIP, IME, LF, ExTol, $Dysp_{EX}$, $Dysp_{DL}$, $Dysp_{LB}$, QoL	
사르코이드증과 사이질폐질환 (Sarcoidosis and interstitial lung disease)	§ MIP, IME, LF, ExTol, $Dysp_{EX}$, $Dysp_{DL}$, $Dysp_{LB}$, QoL	
당뇨병(Diabetes)	MIP, IME	Correa 등, 2011
콩팥기능상실(Renal failure)	MIP, IME, ExTol	Weiner 등, 1996
암(Cancer)	§MIP, IME, ExTol, $Dysp_{EX}$, $Dysp_{DL}$, QoL	
신경성 식욕부진 (Anorexia nervosa)	§MIP, IME, LF, ExTol, $Dysp_{EX}$, $Dysp_{DL}$, QoL	
근육병(의인성) (Myopathy(iatrogenic))	MIP, IME, LF(reductions offset by IMT)	Weiner 등, 1995
수술(Surgery)	MIP, LF, ExTol, PPC	Weiner 등, 1998b; Hulzebos 등, 2006a; Hulzebos 등, 2006b; Dronkers 등, 2008; Casali 등, 2011; Savci 등, 2011; Hulzebos 등, 2012
기계적 환기(Mechanical ventilation)	MIP, WS^, S^	Moodie 등, 2011; Cader 등, 2012
척수신경손상(Spinal cord injury)	MIP, LF^	Van Houtte 등, 2006; West 등, 2009
임신(Pregnancy)	§ MIP, IME, ExTol, $Dysp_{EX}$	
폐쇄수면무호흡 (Obstructive sleep apnoea))	§ MIP, IME, AHI, QoL	
성대 기능장애 (Vocal cord dysfunction)	§ MIP, IME, ExTol, $Dysp_{EX}$	

*특정 조건으로 인해 해당 수준의 근거가 부족한 경우 3장에 제시된 근거에 따라 몇 가지 권장 결과가 제시되었다.
** 자세한 내용은 4장을 참조.
AC = 기도청결 ; AHI = 무호흡-저호흡 지수; $Dysp_{EX}$ = 운동성 호흡곤란; $Dysp_{DL}$ = 일상 생활 활동 중 호흡곤란; $Dysp_{LB}$ = 부하 호흡 중 호흡 곤란; ExTol = 운동 내성; IME = 들숨근 지구력; LF = 허파기능;
MedCon = 약물소비; MIP = 최대 들숨압; PA = 신체활동; PPC = 수술 후 폐 합병증; QoL = 삶의 질; S = survival; UHR = 의료 자원의 사용; WS = 위닝 성공; § = 통계적으로 유의미한 증거가 부족하다. 그러나 IMT의 유익한 효과를 뒷받침하는 생리학적 근거가 있다.(3장 참조); ^ = IMT를 선호하는 추세.

시작하기(GETTING STARTED)

이 섹션에서는 IMT(들숨근 훈련) 프로그램 시작의 실용성에 대한 지침을 제공하고 훈련 과정의 기초 단계를 설명한다. 이 섹션에서 가장 중요한 지침의 요약은 **표 6.2**에서 확인할 수 있다. 또한 **상자 6.4**는 기초 IMT의 핵심 측면을 요약되어 있다.

표 6.2 **교육 권장 사항 요약**

프로토콜 특성	권장
들숨 부하	• 최대들숨압(MIP)의 최소 30% • 일반적으로 MIP의 50%~60% 또는 30회 호흡 동안 견딜 수 있는 최대 부하
반복	• 30회 호흡, 가능하면 연속적으로(기본 IMT) • 짧은 휴식은 허용되지만 최소화해야 함.
빈도	• 매일, 하루에 1~2회(아침, 저녁)
기간	• 12 주
부하 증분ㅉ	• 새로운 MIP의 필수 비율을 유지하거나 '실패'(30RM)까지 30회 호흡을 유지하려면 적어도 매주 시행. • 증분은 30RM 원칙을 사용하여 더 자주 할 수 있다.
유지훈련	• IMT 12주 후 시작 가능 • 빈도를 이틀에 한 번으로 줄인다.
기능훈련	• 기본 IMT 6주 후 시작 가능 • 주 3일 이상 실시 • 주당 최소 3일 수행해야 하는 기본 IMT와 항상 연계

프로토콜 선택(Protocol selection)

연구 결과 간의 많은 차이는 훈련 프로토콜의 차이에서 기인할 수 있다. 예를 들어, 한 연구에서는 IMT가 최대들숨압(MIP)을 개선한다고 보고하는 반면, 다른 연구에서는 MIP가 변경되지 않고 들숨근 지구력이 향상된다고 보고된다. 전자의 경우 프로토콜이 MIP의 60%에 해당하는 부하에 대해 30회 반복으로 구성될 수 있는 반면 후자는 30% 부하에 대해 15분의 연속 호흡으로 구성될 수 있다. 훈련의 특수성 원칙은 훈련 결과와 관련하여 원하는 것을 얻을 수 있다는 것을 나타낸다. 특정 질병 상태 또는 개별 환자에 대한 주어진 프로토콜의 적합성에 관한 결정은 궁극적으로 실용적이고 전문적인 판단이다. 그럼에도 불구하고 가장 적절한 프로토콜을 식별하는 프로세스를 용이하게 만들기 때문에 부각되는 몇 가지 고려 사항이 있다(3, 4장 및 5장 참조).

- 대부분의 환자는 들숨 근력이 부족하고 그들의 명백한 지구력 부족은 근력 부족에 대한 부차적인 것이다.
- 호흡 펌프 내의 수요/용량 불균형은 펌프의 강도와 동력을 증가시켜 가장 효과적으로 재조정된다.
- 근력 편향(중심) 훈련 프로토콜은 들숨 근육의 기능적 특성(근력, 단축 속도, 힘 및 지구력)에서 가장 광범위한 향상을 이루어낸다.
- 호흡곤란과 호흡 노력의 감각은 일반적으로 MIP가 개선되는 경우에만 개선되며 이때 강도 편향(중심) 훈련 프로토콜이 필요하다
- 강도 편향(중심) 훈련 프로토콜은 시간 효율성이 더 높고 규정 준수를 향상시킬 수 있다.
- 근력 편향(중심) 훈련 프로토콜은 건강한 젊은이들에게 가장 광범위한 생리적 및 기능적 변화를 일으키는 것으로 나타났다.

> 상자 6.4 **기초 IMT 필수 요소**
>
> - MIP의 50-60% 훈련 부하를 사용하거나 시행착오 과정을 통해 강도를 최대 30회 반복(30RM)으로 설정.
> - 스트레칭과 워밍업을 사용하여 IMT 준비.
> - 최대 노력으로 (가능한 빠르게) 부하를 견뎌내며 흡입.
> - 각 호흡 동안 가능한 한 깊게 숨을 들이 쉬고 내쉰다.
> - 아침과 저녁 하루에 두 번 훈련(6시간 이상 간격을 두지 말기).
> - 들숨 근육의 반복 실패란 '목표 호흡을 달성할 수 없는 것'임을 기억.
> - 적어도 일주일에 한 번 훈련 부하를 늘려라.
> - (1) 새 MIP의 50-60%로 유지하거나 (2) 개선을 설명하기 위해 부하를 새 30RM으로 유지하여 훈련을 진행한다.
> - 세션당 25회에서 35회 사이의 구간에서 '실패'로 훈련한다.
> - 시간, 기타 활동 및 건강 상태가 잔여 피로로 인해 IMT에 영향을 미칠 수 있음을 명심하라. 따라서 저녁 IMT 세션은 아침 세션보다 어려울 수 있지만 그렇다고 훈련 부하를 줄이면 안된다.
> - 들숨 근육의 잔여 피로가 있다고 생각되면 하루는 IMT를 쉬어라.
> - IMT 일지를 작성하라.

위에 요약된 요점을 바탕으로, 근력 향상을 중점으로 한 프로토콜은 가장 광범위한 결함을 해결하고 가장 광범위한 기능 개선을 이끌어내는 것으로 보인다. 실제로 이것은 일반적으로 현재 MIP의 50~60%에 해당하는 부하가 허용 한계(일반적으로 30회 연속 호흡)까지 지속됨을 의미한다.

부하 설정과 같이, 훈련 프로토콜은 훈련 빈도를 정의해야 한다. 일반적으로 환자와 건강한 개인 모두를 대상으로 한 연구에서 주당 5~7일 동안 매일 2회 요법을 실행했다.

운동 부하 설정(Setting the training load)

훈련 과부하의 일반 원칙은 5장에 나와 있으며 여기에는 다양한 유형의 훈련 및 훈련 요법과 관련된 근거 요약도 포함되어 있다. 다음 지침은 이러한 통찰력을 기반으로 한다.

이미 숨이 가쁘다고 느끼는 사람들에게 IMT 프로그램을 시작하는 데 있어 가장 어려운 점은 훈련을 진행하면서 필연적으로 증가하는 호흡 노력을 견디는 법을 습득하는 것이다. 이 단계는 특히 신경을 기울여 처리해야 한다. 저항을 통한 호흡이 유발할 수 있는 불안을 극복하는 과정을 지나면서는 훈련이 멈추면 여태 쌓아왔던 노력 또한 중단된다는 사실을 깨닫는 필수적인 단계를 거쳐야 한다. 한마디로, 호흡이 가라앉는 데 몇 분씩이나 걸릴 수 있는 계단을 오르는 동안 경험하는 호흡곤란과 달리 IMT의 호흡 노력은 훈련 장치가 제거되는 즉시 중단된다. 또한 IMT 동안의 호흡곤란은 신체활동 중에 경험하는 호흡곤란과는 미묘하게 다른 특성을 지닌다. 전자는 의미있는 시도들이 누적되는 감각을 주는 반면 후자는 질식의 감각과 유사한 '공기 기아(air hunger)'의 감각을, 또한 이러한 요인들로 인해 유발되는 불안까지 포함한다. 감각과 그 특성에 익숙해지기 위해 훈련 장치를 통해 호흡을 연습하는 것은 환자에게 있어 IMT를 준비하는 데 중요하다.

다음 단계는 적절한 훈련 부하를 식별하고 설정하는 것이다. 접근법은 들숨 근력(최대 들숨 압력: MIP)을 평가하는 장비에 대한 접근 권한 여부에 따라 달라진다. 이를 할 수 없는 경우 '반복 최대값'(RM) 원칙을 사용하여 훈련 부하를 설정한다. 일반적으로 중간 정도의 부하(MIP의 50~60%)는 약 30회 정도의 호흡 동안 유지할 수 있다. 그에 따라 목표는 30RM을 식별하고 30회 호흡 동안만 유지할 수 있는 최대 부하에서 훈련하는 것이다(자세한 내용은 아래 참조). 정의상 몸이 좋지 않은 환자는 훈련 장치의 가장 낮은 설정에서조차 매우 어려울 수 있으며 멈추지 않고서는 30번의 호흡을 완료할 수 없다. 이 경우라면 첫째 주는 부하를 가장 낮은 단계로 설정해야 한다. 짧은 휴식은 가능하지만(기침이 필요한 환자에게는 반드시 필요함) 최소화해야 한다. 그렇지 않으면 훈련 자극이 줄어들거나 완전히 없어질 수 있다.

처음에는 깊고 힘차게 숨을 들이쉬고 천천히 부드럽게 내쉬는 데 초점을 맞춘다. 첫 번째 경우의 목표는 좋은 호흡 기법(위 참조)을 개발하고, 멈춘 다음 쉬지 않고 30회 호흡을 완료하는 것이다. 멈추지 않고 30회 호흡을 달성할 수 있는 즉시 로드 텐셔너(load tensioner)의 1/4 회전만큼 훈련 부하를 증가시킬 때마다(일반적인 압력 역치 훈련 장치에서 2~3 cmH_2O)(5장 **그림 5.1** 참조). 심하게 약해진 일부 환자들은 이를 달성하는 데 몇 주가 걸릴 수 있다(아래 '진행 중인 교육' 섹션 참조).

일부 환자는 1일차에 가장 낮은 단계의 설정 하에서 쉽게 30회 이상의 호흡을 완료할 수 있는 것을 확인할 수 있다. 그렇다면, 30회 호흡이 지속적으로 달성할 수 있는 최대값이 될 때까지 매일 1/4씩 부하를 증가시켜야 한다. 이 부하에 도달하면 훈련 진행 지침에 따라 훈련 부하를 추가로 증가시켜야 한다.

MIP를 측정하기 위한 장비에 접근할 수 있는 경우 객관적인 기준을 사용하여 훈련 부하를 설정할 수 있다. 훈련은 용인 가능한 경우 MIP의 30~40%에 해당하는 부하에서 시작해야 한다. 이것은 기능 개선을 이끌어내기 위한 가장 낮은 강도이다(Lotters 등, 2002). 이 부하가 용인되지 않으면 가장 낮은 단계의 설정에서 30회 호흡을 완료할 수 있을 때까지 위에서 설명한 대로 훈련을 시작한다. 대부분의 훈련 장치에는 보정된 눈금이 표시되지 않지만 장치에 표시된 레벨 설정을 cmH_2O 단위의 해당 부하와 상호 참조할 수 있는 변환 차트를 제공하는 장치가 많다. 30~40%의 초기 부하를 견딜 수 있게 되면 기본 MIP의 최대 50~60%에 도달할 때까지 다음 7~10일 동안 매일 1/4씩 부하를 늘려야 한다('진행 중인 교육' 참조).

많은 환자들이 삶을 변화시키는 결과를 빠르게 경험하며(아래의 '사례 연구' 참조), 이는 그들이 하루에 두 번 이상 훈련을 하고자 하는 열의를 불러일으킬 수 있다. 이건 절대로 권장하지 않는다. 훈련 과정에서 중요한 부분은 회복이며 들숨 근육은 이미 특정 하루 2회 IMT라는 매우 힘든 훈련을 받고 있다. 따라서 환자가 하루에 두 번 이상 훈련하지 않도록 제한해야 하며 두 섹션이 최소 6시간 이상의 차이를 둘 수 있도록 해야 한다.

7장에서는 기능적 훈련(Functional Training) 운동 중 사

용되는 부하에 대한 지침을 '약(light)'과 '중(moderate)'으로 나누어 설명한다. 이는 아래 '반복 최대값' 및 MIP 비율 설정에 해당한다:

- 가벼움: 최대 50~100회 반복에 해당(MIP의 20~40%)
- 보통: 최대 20~40회 반복(MIP의 50~60%)에 해당

반복 실패(Repetition failure)

반복 실패는 어떠한 형태의 웨이트 트레이닝조차 해본 적이 없는 사람들에게는 약간 생소할 수 있다. 본래 개념은 역기를 반복적으로 올렸다 내렸다 하는 도중 피로로 인해 그렇게 하는 것이 더 이상 불가능해져 '실패'할 때를 말한다. 대부분의 웨이트 트레이닝은 근육 적응을 자극하는 부하 조건을 최적화하기 때문에 실패 지점까지 실행된다(Toigo & Boutellier, 2006). 대부분의 근육에서 움직임의 가장 약한 지점은 시작 지점이거나 그와 가까운 지점이다. 예를 들어, 바이셉 컬을 수행할 때 위팔두갈래근은 운동 시작 시(팔꿈치가 펴질 때) 가장 약해지며, 이는 일반적으로 운동 시작 때 실패가 발생하여 결과적으로 반복행위를 할 수 없음을 의미한다. 들숨 근육의 경우에는 그 반대 경우이다. 즉, 운동 시작 시(잔기량에서) 가장 강하고 숨을 들이마시면서 약해진다(**그림 6.2** 참조). 즉, 밸브를 열 수는 있지만 의미 있는 호흡을 할 수는 없다. 그렇다면 IMT에 대한 실패를 어떻게 정의해야 할까? 실용적인 접근 방식은 '목표 호흡'을 달성하는 것이 불가능할 때 실패로 결론을 내고 섹션이 완료되었다고 환자에게 알리는 것이다. 어떤 환자는 이 지점까지 도달하기 위해 약간의 격려가 필요할 수 있지만 이것은 그들이 지향하는 결과를 달성하는 최선의 방법이다. 이러함에도, 훈련 부하가 환자들의 당시 MIP의 최소 60%이고 위에서 설명한 호흡 기술을 준수한다면(들숨 흐름 및 호흡량 최대화) 환자가 30회의 호흡을 마칠 때까지만 훈련을 해도 무난하다.

일상활동의 영향과 악화 (The influence of daily activities and exacerbations)

낮 동안의 다른 격렬한 활동뿐만 아니라 환자의 임상 상태의 급격한 악화는 훈련 세션의 용이함에 영향을 미친다. 환자들은 일시적인 차질이 있을 수 있음을 반드시 알아야 한다. 일부는 빠르게 평소 상태로 돌아오는 것이 가능하지만(예: 특정 날의 신체적 과로) 일부는 극복하는 데 시간이 걸린다(예: COPD 또는 천식 악화). 전자의 경우 일반적으로 훈련 부하를 줄일 필요는 없으며 생리적 또는 심리적인 영향을 미치기 때문에 가능한 지양해야 한다.

그러나 후자의 경우 상태가 악화 중이라면 IMT 중단이 필요한 경우가 많으며 이는 훈련을 통해 일부 얻은 결과물이 상실되고 훈련을 다시 시작할 때 부하를 줄여야 한다는 것을 의미한다. 악화가 진행된 후 얼마 후에 훈련을 재개해야 할까? 이것은 주로 훈련에 대한 환자의 능력과 의지에 따라 결정되지만, IMT는 가능한 한 빨리, 그리고(환자들 기준으로) 정상적인 일상생활활동을 재개할 수 있을 만큼 충분히 회복된 즉시 재개되어야 한다.

훈련일지 사용(Use of training diaries)

훈련 일지 작성은 완료한 세션 수, 훈련의 부하 증가량, 완료한 호흡 횟수 및 세션에 대한 소감을 기록하는 훌륭한 방법이다. 이건 환자(예: 동기 부여 강화)와 의료 전문가(예: 준수 및 진행 모니터링) 모두에게 매우 중요한 수단이다. 일부 훈련 장치는 사용 설명서에 훈련 일지를 첨부한다(예: POWERbreathe® Medic).

그림 6.3은 응용할 수 있는 훈련 일지 양식을 제시한다. 훈련 일지 양식은 훈련 부하 등 뿐만 아니라 훈련에 대한 소감과 훈련에 영향을 미칠 수 있는 기타 활동 또는 건강 관련 문제와 이에 대한 환자의 반응에 대한 기록 공간을 제공한다. 이는 환자 및 의료 전문가가 훈련 그리고/또는 증상의 갑작스러운 증가 또는 감소의 의미를 알아내는 데 참고하는 현상 상호 참조를 용이하게 한다.

훈련 진행(PROGRESSING TRAINING)

환자가 '목표 호흡'을 달성할 수 있다고 느끼고 여전히 달성할 수 있는 경우 30회 이상의 호흡을 훈련하도록 권장해야 한다(위의 '반복 실패' 세션 참조). 이러한 방식으로 진행 상황을 최대화한다. 30회 연속 호흡을 완료할 수 있으면 일주일에 한 번 또는 30회 호흡을 초과할 수 있는 즉시 훈련 부하를 추가로 증가시켜야 한다. 부하의 증가는 실패하기 전에 달성할 수 있는 호흡 횟수를 25~30회로 줄일 수 있을만큼 해야 한다. 대부분의 훈련 장치에서 이것은 스프링 텐셔너(spring tensioner)를 약 1/4에서 1/2 회전시키면 될 것이다. 며칠 내로 최대 호흡 횟수가 30회까지 회복될 것이기 때문에 호흡 횟수를 25회로 낮추는 것은 허용된다. 경험상 처음 8주

주 번호	월요일		화요일		수요일		목요일		금요일		토요일		일요일	
	수준	호흡	수준	호흡	수준	호흡	수준	호흡	수준	호흡	수준	호흡	수준	호흡
아침														
저녁														

주의	기분이 어땠습니까? 멈추지 않고 모든 호흡을 마쳤습니까?
월요일	
화요일	
수요일	
목요일	
금요일	
토요일	
일요일	

교육에 대한 메모를 기록하려면 다음 코드를 사용하시오.

A 예상대로 훈련됨
B 예상보다 적음 (호흡 횟수를 표시)
C 훈련하지 않음 (잊었다)
D 훈련하지 않음 (너무 바쁨)
E 훈련하지 않음 (너무 어려움)
F 훈련하지 않음 (동기부족)
G 훈련하지 않음 (너무 몸이 좋지 않음)
H 훈련하지 않음 (너무 피곤함)
I 교육을 받지 않음(기타 이유를 명시하시오)
J 운동부하증가
K 30번의 호흡동안 멈춤 (얼마나 많고 왜 그런지 표시)

그림 6.3 훈련 일지로 제안된 양식.(McConnell AK, 2011. Breathe strong, perform better. Human Kinetics, Champaign, IL, with permission.)

에서 12주 동안 훈련 부하는 매주 최소 1/4씩 늘려야 한다. 다른 방법으로는 최대 호흡 횟수가 33~35회를 초과하는 즉시 약간씩 증가시키면 된다. 환자가 훈련 부하를 증가하는 것이 너무 어렵다는 것을 깨닫게 되면 훈련 중에 호흡 기법을 최적화하는 데 집중하도록 권해야 한다. 즉, 들숨 유량 및 일회 호흡량(VT)을 극대화해야 한다. 이러한 측정은 또한 흡입(유량 최대화) 및 수행된 작업(용적 최대화) 동안 달성된 총력을 증대시켜 훈련 자극을 증가시킬 수 있다.

환자가 최대들숨압(MIP)을 측정하는 장비 조작이 가능한 임상의의 지원을 받아 훈련을 수행하는 경우, 훈련 부하를 환자의 새로운 MIP의 50~60%로 유지하기 위해 매주 부하를 늘려야 한다. 집약적인 하루 2회 기본 교육 기간은 IMT가 수행되는 상황과 목표에 따라 다르다.

첫 번째 주요 고려 사항은 기본 IMT가 독립형 개입으로 수행되는지 또는 구조화된 재활 프로그램의 일부로 수행되는지 여부이다(아래 '재활 구성 요소' 세션 참조). COPD 환자의 독립형 IMT에 대한 장기 연구에 따르면 기능 개선은 처음 12주 동안 가장 빠르게 발생하지만 지속되는 것은 최대 12개월 동안이다(Beckerman 등, 2005). 이러한 데이터는 IMT의 기초 단계 기간이 최소 12주 이상이어야 함을 시사한다.

훈련의 다음 단계를 선택하는 건 환자 동기를 포함해 다수 요인에 따라 달라지지만 기본적으로 네 가지 옵션이 있다:

1. 환자의 하고자 하는 결심이 있는 한 기본 훈련을 계속한다. 일부 환자의 경우 루틴을 변경하면 준수해오던 규칙과 관련하여 문제가 발생할 수 있다. 게다가 스스로 바꿀 준비가 되려면 12주 이상의 시간을 요할 수 있다.
2. 유지 훈련 단계에 들어간다(다음 섹션 참조). 일부 환자는 하루 2회 기본 루틴이 번거롭다고 느낄 수 있으며, 이 경우 유지 훈련 요법으로 들어가면 순응도를 유지할 수 있다.
3. 일상 생활 활동을 포함하는 기능 훈련 단계에 들어간다(7장 참조). 기본 단계에서 좋은 결과를 경험 후 동기가 부여된 환자는 훈련을 발전시키고 일부 기능적 요소를 일상 요법에 통합하려고 노력할 수 있다.
4. IMT가 구성 요소인 재활 프로그램에 들어간다. IMT 기간을 거친 후 이전의 운동 훈련으로 효과를 볼 수 없었던 환자는 재활 프로그램에 등록할 수 있을 만큼 충분한 기능을 회복했을 수 있다. 이러한 환자들에게

IMT는 프로그램과 환자에게 가장 적절한 형태(기초, 유지 또는 기능적)로 이어갈 수 있다. 재활 프로그램에 RMT 통합' 세션도 참고하자.

IMT의 이점을 유지하려면 위에 나열된 옵션 중 하나에 따라 시도를 계속해야 한다. 기본 단계가 끝날 때 환자가 IMT를 완전히 중단하는 경우 기본 IMT의 주기적 단계를 사용하여 이점을 회복할 수 있다. 상향된 기준선에서 시작할 때 훈련 후 이점을 되찾는 것이 더 용이하기 때문에 모든 이점이 사라지기 전에 IMT를 재개하는 것이 이상적이다. 데이터는 MIP 이점의 완전한 소실이 약 12개월에 걸쳐 발생함을 시사한다(Weiner 등, 2004). 그러나 얻은 힘의 약 절반이 최대 12주 동안은 유지되는 것으로 보인다. 이러한 개선 정도는 아마 운동 내성의 향상과 호흡곤란의 감소를 유도하기 위해 필요한 임계값에 있을 것이다. 따라서 12주는 IMT를 다시 시작하기 전에 허용되어야 하는 최대 기간을 나타낸다. 실험적으로 입증된 적은 없지만 이러한 주기적인 훈련 기간 동안 IMT 기간이 더 짧아질 수도 있다. 따라서 주기적인 훈련 요법에 대한 설계는 12주 기본 IMT, 이어서 12주간 훈련 중단 및 6주 기본 IMT의 반복 주기가 뒤따를 수 있다.

기본 IMT가 독립형 개입으로 사용되든 재활 프로그램의 일부로 사용되든, 기간은 12주가 가장 이상적이다. 이 기간은 기능이 가장 많이 향상되는 기간이다. 그러나 이게 잠시 동안 진행하는 기본 훈련이 그 가치가 없다는 것을 의미하지는 않는다.

많은 호흡 재활 프로그램의 기간은 보통 6-12주이다: 따라서 기본 단계의 지속 기간 및 재활 프로그램과의 관계와 연관된 생가지도 못한 문제가 생길 수 있다. 기본 단계가 12주인 이상적인 상황에서는 다양한 방법으로 재활 프로그램과 들어맞을 수 있다(아래 '구조화된 재활 프로그램에 RMT 통합' 세션 참조).

유지 훈련 (MAINTENANCE TRAINING)

훈련의 기본 단계가 완료된 후 환자는 완수한 결과에 대해 만족감을 느끼고 유지 훈련 단계에 들어가는 데 주의를 기울인다. 연구에 따르면 기능적 이점의 손실 없이 훈련 빈도를 2/3까지 줄일 수 있다(Weiner 등, 2004). 즉, 훈련을 하루 두 번에서 이틀에 한 번 훈련으로 전환할 수 있다. 물론 누군가가 원할 경우 유지 훈련에서 기능 훈련으로 바로 전환 가능하다.

구조화된 재활 프로그램에 RMT의 통합(INCORPORATING RMT INTO A STRUCTURED REHABILITATION PROGRAMME)

IMT를 재활 프로그램에 통합하는 데 사용되는 전략은 재활 프로그램의 지속 기간, 환자가 재활을 시작하기 전 몇 주를 기다릴지에 대한 여부, 전신 운동을 위한 환자의 준비 상태와 같은 주로 예상치 못한 문제의 범위에 따라 달라진다. 마지막 경우, 사전 재활의 한 형태로 재활 이전 기간 동안 기본 IMT를 시작하는 것을 고려해보는 것이 좋을 수 있다.

사전 재활(Pre-habilitation)

운동 선수에 관한 한 연구에서는 전신 훈련 전에 IMT를 시행하면 전신 훈련의 성과가 향상되는 것으로 나타났다(Tong 등, 2010); 따라서 기본 IMT가 운동 훈련 시작을 기다리는 환자들을 위한 '사전 재활' 개념으로 간주되는 걸 고려해 볼만하다. 'IMT가 수반된 호흡곤란 개선 및 운동 내성의 개선은 환자의 전신 신체 활동으로의 낯설고 어려운 전환을 쉽게 만들 수 있어야 한다. 프로그램을 시작하기 전에 IMT를 수행함으로써 환자는 운동이 덜 불편하다는 점뿐만 아니라(Tong 등, 2010이 연구한 운동선수의 경우처럼) 더 높은 강도의 운동을 견딜 수 있어야 한다.

건강한 청년들을 대상으로 한 연구에 따르면 기본 IMT를 4~6주간 실시한 후 운동 내성이 크게 향상된 것으로 나타났다. 이상적인 이론상으로는 IMT의 사전 재활 단계는 4~6주 동안 지속되어야 하긴 하지만, 어느 정도의 지속기간이든지 간에 아예 안 한 것보다는 낫다. 또한 재활 프로그램으로 이어지는 기간 동안 IMT를 시작하면 여러 가지 심리적 이점이 있을 수 있는데 예를 들어, 진척을 보이고 있다는 느낌, 준비된 기분, 자율적인 느낌, 자가 훈련의 좋은 습관 형성, 등이 있다.

실질적으로는 제한된 자원으로 인해 환자는 이 단계의 IMT를 대부분 자율적으로 관리해야 한다. 그러나 초기 평가, 호흡 기법을 고려한 코칭, 부하 설정 및 진행에 관한 일부 코칭 후에는 환자가 가정 내에서도 IMT를 수행할 수 있어야 한다. 실제로 이것은 일반적으로 IMT 연구에 사용되는 모델이다. 그럼에도 불구하고 자원이 허용하는 경우 MIP 확인 및 훈련 부하 증가(환자가 스스로 부하를 증가시키지 않은 경우)를 포함하여 진행 상황을 매주 검토하는 것이 바람직하다(Padula 등, 2009).

재활 구성요소 (Rehabilitation component)

들숨근훈련은 구조화된 재활 프로그램과 매우 쉽게 통합될 수 있다. 그러나 IMT와 운동 훈련 간의 시너지 효과를 달성하는 방법은 아마 생리학적으로 목표하는 것과 그때의 다양한 요인에 의해 생기는 제약의 실용적인 조합일 것이다. **표 6.3**은 IMT와 운동 훈련 사이의 이상적인 시너지 효과에 대해 시사한다.

IMT가 주어진 어느 재활 세션의 일부로 통합하는 정확한 형식은 주변 요인에 따라 결정된다. 예를 들어, 환자가 회로 기반 접근 방식을 사용하여 그룹 환경에서 운동하는 경우 IMT는 회로의 한 스테이션을 형성할 수 있다. 이 스테이션에서 수행되는 운동은 전체 30호흡 기본 IMT 운동, 30호흡 운동의 비율(한 번 이상 수행되는 경우) 또는 7장에 설명된 기능적 IMT 운동 중 하나이다. 다른 방법으로 기본 IMT 운동은 재활 세션 시작 또는 종료 시(워밍업 또는 쿨 다운의 일부로) 또는 유산소 운동 직후에 수행할 수 있다; 후자는 어느 정도의 차별점을 제공하는 이점이 있다. 들숨 근육은 이전 운동으로 인해 약간 피로할 수 있으므로 IMT 동안 가장 큰 상대적 훈련 과부하를 받게 된다.

표 6.3 **재활 프로그램에 IMT 통합 제안**

단계	주	IMT타입	주당 빈도
재활-전	-6-0	기본	14(1일 2회)
재활	1-6	기본	14(1일 2회)
재활	7-12	기본	10(일 2회)
재활	7-12	기본	2
재활-후	13 이후	기본	4(1일 2회)
재활-후	13 이후	기본	2

*가정: 환자는 12주 재활 프로그램에 등록하고 주당 2일 외래 환자 재활 프로그램 시작 6주 전에 사전 등록 평가를 받는다.
사전 평가 방문 직후, 환자는 매주 모니터링되는 기본 IMT의 사전 훈련 기간에 착수한다.

들숨근 웜-업과 스트레칭(INSPIRATORY MUSCLE 'WARM-UP' AND STRETCHING)

'웜-업' ('Warm-up')

"웜-업"의 개념은 스포츠와 운동에서 잘 정립되어 있으며, 특정 흡기 근육 웜-업의 사용은 건강한 젊은이들의 수행능력을 향상시키고 호흡 노력을 감소시키는 것으로 나타났다(Volianitis 등, 2001b). 용어에도 불구하고, 이러한 효과는 온도에 의존하지 않을 것이며 아마도 신경 및 혈류 효과 때문일 것이다. 환자가 건강한 젊은 운동 선수와 같은 신체활동, 즉 후속 활동 중 호흡 곤란의 강도가 감소하기 전에 흡기 '웜-업'의 동일한 이점을 경험할 수 있다고 예상할 수 있는 모든 이유가 있다. 따라서 신체 활동을 하기 전에 '웜-업'을 사용하는 것이 좋다. 특히 호흡 요구량이 갑자기 크게 증가하는 운동을 하는 것이 좋다.

효과적인 '웜-업'을 위해서는 적절한 부하 강도를 찾는 것이 필요하다. 이는 반응을 자극할 만큼 충분히 강해야 하지만, 피로를 유발할 정도로 강하지 않아야 한다. 연구에 따르면 정확한 강도는 최대 흡기 압력(MIP)의 약 40%인 것으로

표 6.4 **'웜-업' 부하 설정, 30 반복 최대 훈련 부하에 기초**

현재 훈련 부하 (수준)	이상적인 '웜-업' 부하 (수준)
10	8
9	7
8	6.5
7	5.5
6	5
5	4
4	3
3	2.5
2	1.5
1	1
0	0

참고: 이 방법에서는 훈련 장치에 10개의 부하 설정이 있고 훈련 부하가 최대 30회 반복이라고 가정한다.

나타났다(Volianitis 등, 1999). 환자의 MIP를 알 수 없는 경우에는 30회 반복 최대 하중 설정과 훈련 장치에서 밸브를 로드하는 스프링의 특성을 기반으로 하중을 설정할 수 있다; 훈련 부하가 50%~60%(30회 호흡 요법의 경우)라고 가정하면 40%에 해당하는 부하 설정을 추정할 수 있다. **표 6.4**는 훈련 설정을 기반으로 올바른 '웜-업' 설정을 찾는 데 사용할 수 있는 차트이다. 올바른 부하가 식별되면 훈련 세션 10분 이상 전에 1분의 휴식을 두고 30회 호흡으로 구성된 두 세트를 완료해야 한다.

또한 IMT 직전에 '웜-업'을 수행하는 것이 바람직하지만 필수는 아니다. 이는 MIP(및 아마도 혈류)가 향상되어 IMT 세션 전에 흡기 근육 '웜-업'이 수행되면 더 높은 훈련 부하를 유지할 수 있기 때문이다. 물론, 운동 훈련 직후에 IMT를 수행하는 경우 흡기 근육 '웜-업'은 근육이 이미 웜업되었기 때문에 중복된다.

IMT와 '웜-업'의 영향은 부가적인 것으로 보인다(Lomax 등, 2011).

스트레칭(Stretching)

몸통과 가슴우리은 스트레칭 시 거의 관심을 받지 않는다; 그러나 이러한 부위에는 잠재적으로 흡입에 대한 저항이 큰 부위가 될 수 있는 수많은 근육, 근육 부착부 및 관련 결합 조직(예: 가슴우리)이 포함된다.

가슴우리 확장에 대한 저항은 호흡 활동과 호흡 노력에 대한 인식을 증가시킨다.

적어도 한 연구에서는 4주간의 가슴우리 스트레칭 운동 프로그램이 흉벽 확장(세 가지 수준의 둘레)과 기능적 잔여 용량(Minoguchi 등, 2002)에 상당한 개선을 가져온 것으로 나타났다; 이 프로그램을 기반으로 한 다양한 스트레칭 및 가동성 운동은 7장에 설명되어 있다.

들숨근 '쿨-다운' (INSPIRATORY MUSCLE 'COOL-DOWN')

웜-업이 컨디셔닝 과학에서 잘 확립된 것처럼 활성 '쿨-다운' 또는 활성 회복의 개념도 마찬가지이다. 적극적인 '쿨-다운'의 주요 목적은 근육에서 대사 물질, 특히 젖산염을 제거하는 것이다. 기본적으로 근육이 저강도에서 중강도로 작동할 때 근육이 젖산염을 소비하는 속도(연료로 사용)가 생산 속도를 초과하여 순수 소비가 된다. 따라서 운동선수는 운동을 마친 후 쉬기보다 적극적인 '쿨-다운'을 실시한다. 이것이 젖산을 제거하는 가장 빠르고 효율적인 방법이기 때문이다.

운동 훈련 세션이 끝나고 회복과 적응 과정을 위해 대사산물을 제거할 수 있다. 반복적인 고강도 노력이 필요한 훈련 중에 시도 간 적극적인 회복은 젖산 청소를 촉진하므로 더 높은 강도 또는 더 긴 운동을 견딜 수 있는 능력을 키워 훈련의 질을 향상시킬 수 있다. 젖산 역치 이상으로 운동하는 환자가 적극적인 회복에서 유사한 이점을 얻을 수 있다고 믿을 만한 충분한 이유가 있지만 활동이 사지 근육에만 국한될 필요는 없다.

1장에서 배운 것처럼 들숨근은 혈액 공급량이 많은 고도의 날숨성 근육이므로 회복 중에 젖산을 소모하기에 이상적인 근육이다. 최신 연구에 따르면 운동 직후 작은 들숨 부하(대부분의 장치에서 가장 낮은 설정)로 호흡하면 젖산 제거가 가속화되지만(Chiappa 등, 2008), 이것이 보편적인 결과는 아니다(Johnson 등, 2011). 전신 활동 회복은 젖산 제거 속도가 빨리지기까지 약 5분이 걸린다. 대조적으로, 들숨 부하가 젖산 제거를 가속화하는 조건에서는 운동이 바로 중단된 후 훨씬 더 빨리 젖산이 제거된다(Chiappa 등, 2008). 더 중요한 것은 두 번의 최대 순환 사이에 들숨 부하가 수행될 때(Wingate 테스트) 두 번째 주기 테스트의 성과가 두 주기 테스트 사이의 수동 회복에 비해 개선되는 것으로 나타났다(Chiappa 등, 2009). 마지막으로, 연구에서는 훈련된 들숨 근육이 회복과 운동 모두에서 젖산염을 더 효과적으로 소모하는 것으로 나타났다(Brown 등, 2008, 2010).

따라서 저강도 들숨 부하는, 특히나 훈련된 들숨 근육 같은 경우, 젖산 제거 속도를 높일 수 있어 후속 운동에 대한 내성을 향상시키는 데 도움이 된다. 실질적으로 '쿨-다운'을 위한 이상적인 부하 설정은 대부분의 훈련 장치에서 가장 낮은 설정(10~15cmH_2O)과 동일하다.

사례연구

Henry는 심각한 만성폐쇄폐질환(COPD)을 앓고 있는 67세의 비교적 활동적인 남성이다. 젊었을 때 그는 과격한 축구와 더 나중에는 언덕 걷기를 포함한 다양한 활동을 즐겼다. 10대 후반(24갑년)부터 꽤나 심한 흡연자였던 Henry는 54세에 COPD 진단을 받았다. 병력에 따르면 그는 활동성 호흡곤란과 일련의 흉부 감염 증상이 나타났을 뿐만 아니라 건강 교육 광고를 보고 40대 초반에 담배를 끊었다. 그의 증상은 향후 10년 동안 계속 악화되었고 결국 1차 진료에서 폐활량 측정 후 COPD 진단을 받았다. 약물 요법은 두 가지 항생제, 즉 항콜린제, b2-효능제 및 코르티코스테로이드로 구성된 매우 복합적인 방식으로 이루어졌다.

Henry의 장애에 기여한 주요 요인은 흉부 감염에 대한 취약성으로, 매년 최소 3번의 악화와 거의 지속적인 기저 감염을 초래했다. 56세의 나이에 특히 심한 폐렴으로 4주간 입원한 후 Henry는 정신 상태와 신체 능력 모두 사상 최저치에 도달했다. 그는 우울하고 불안했으며 만성적으로 피로했다. Henry는 또한 무기력함을 느꼈고 가장 기본적인 활동조차 하지 못했다. 그렇기에 그의 아내는 그가 옷을 입고 빨래하는 것을 도왔고 Henry는 그들의 집 1층에만 제한되었다. 요컨대 그는 자신의 인생은 '끝났다'고 느꼈고 이제 자신은 '죽기를 기다리는 하향 나선'에 있을 뿐이라고 생각했다. 퇴원 당시 Henry의 흉부외과의사는 그가 약물 치료 측면에서는 거의 끝까지 해냈지만 호흡 재훈련을 위해 그를 전문 호흡 물리치료사에게 의뢰했다. 특히, Henry가 네뷸라이저요법을 거부하고 정량 흡입기를 조정할 수 없었기 때문에 Henry가 건식 흡입기(DPI) 사용을 재개할 수 있도록 일부 호흡 기능을 회복할 필요가 있었다. 해당 물리치료사는 몇 가지 기본적인 호흡 훈련 훈련과 흡입기 사용법 교육으로 외래 치료를 시작했다. 처음 두 세션 후 Henry의 들숨 근력은 평가 후 매우 낮은 것으로 나타나서($48cmH_2O$), 압력 역치 흡기근 훈련기를 어떻게 사용하는지 보여줬고 물리치료사는 매일 훈련을 해야 호흡 곤란을 줄이고 Henry가 선호하는 DPI를 사용하기 시작할 수 있다고 설명했다. 처음에 훈련 장치는 가장 낮은 부하로 설정되었고 Henry는 집에서 하루에 두 번 30회 호흡하도록 지시받았다. 그는 일주일 후에 물리치료사를 만나러 돌아와서 훈련이 어렵다고 진술했지만, 30회 연속 호흡이 할 만한 것 같기 때문에 훈련 부하를 증가시켜도 감당할 수 있다고 느끼고 있었고 계속 진행하고 싶다고 말했다. 이번 방문에서 하중은 Henry의 들숨 구강 압력의 50%로 설정되었다. Henry는 또한 몇 가지 추가 호흡 재훈련 연습과 흡입기 사용법 연습을 받았다. 일주일 후 방문했을 때 Henry는 새로운 [50%] 설정에서는 한 세트 내 30회 호흡이 힘들었다고 말했지만 주말까지 처음으로 연속 30회 호흡을 완료했다고 보고했다. Henry의 심리상태는 훨씬 나아진 듯 보였고 마침내 집안 내 1층에서만 생활하는 상태를 벗어나 '그를 운전석에 앉히는' 일을 하고 있다고 말했다. Henry의 다음 진료는 1개월 후였으며, 그는 그 기간 동안 두 번의 연속 훈련 세션에서 30회 호흡을 초과할 때마다 훈련 부하를 조금씩 늘리라는 지시를 받았다. 6주 차 진료에서 Henry는 눈에 띄게 더 활기차고 명랑해졌다. 그의 들숨 근력은 48% 증가했고 그의 최대 들숨 유량은 이제 그가 선호하는 DPI를 사용하기에 충분했다. 그는 이제 자신이 스스로 씻고 옷을 입을 수 있으며, 집 위층도 사용할 수 있고, 손주들과 함께 근처 공원에서 처음으로 여가 산책을 했다고 말했다. Henry의 훈련 부하는 이제 들숨 근력의 65%였으며 그는 매일 훈련을 계속하고 싶어했다. 6주 후, Henry는 네 번째 진료(IMT 시작 후 12주)를 위해 왔고, 이전에 그의 움직임을 방해했던 빈번한 호흡곤란과 기침 없이 자유롭게 걸었다. 그는 10여 년 만에 처음으로 흉부 감염이 없고 기침이 거의 없다고 느꼈다고 진술하였다; 폐활량계는 그의 FEV_1(1초간 강제 날숨량)이 기준선에서 예측했던 24%에서 38%로 증가했으며 그의 들숨 근력은 추가로 27%($84cmH_2O$로) 향상되었음을 밝혔다. 그는 또한 이전 진료들 이후 잠을 더 잘 자고 경사로를 걸을 수 있었고 다른 아들과 함께 집 근처 황무지에서 짧은 산책을 몇 번 했다고 보고했다. 그는 퇴원 당시 불가능하다고 생각했던 상황의 개선에 매우 기뻐했다. 그의 마지막 외래진료 예약에서 Henry는 유지 관리 IMT(격일 훈련)로 이동하라는 조언을 받았고 지역 레저 센터에서 60대 이상을 위한 운동 수업에 참여하는 데에 있어 '완전 허가'를 받았다. Henry는 또한 집에서 할 수 있는 10가지 기능적 IMT 운동 프로그램을 전수 받았고 6개월 간격으로 진료 예약이 잡혔다.

참고문헌(REFERENCES)

Aagaard, P., Simonsen, E.B., Andersen, J.L., et al., 2000. Neural inhibition during maximal eccentric and concentric quadriceps contraction: effects of resistance training. J. Appl. Physiol. 89, 2249–2257.

ATS/ERS, 2002. ATS/ERS Statement on respiratory muscle testing. Am. J. Respir. Crit. Care Med. 166, 518–624.

Aznar-Lain, S., Webster, A.L., Canete, S., et al., 2007. Effects of inspiratory muscle training on exercise capacity and spontaneous physical activity in elderly subjects: a randomized controlled pilot trial. Int. J. Sports Med. 28, 1025–1029.

Beckerman, M., Magadle, R., Weiner, M., et al., 2005. The effects of 1 year of specific inspiratory muscle training in patients with COPD. Chest 128, 3177–3182.

Black, L.F., Hyatt, R.E., 1969. Maximal respiratory pressures: normal values and relationship to age and sex. Am. Rev. Respir. Dis. 99, 696–702.

Bosnak-Guclu, M., Arikan, H., Savci, S., et al., 2011. Effects of inspiratory muscle training in patients with heart failure. Respir. Med. 105, 1671–1681.

Brown, P.I., Sharpe, G.R., Johnson, M.A., 2008. Inspiratory muscle training reduces blood lactate concentration during volitional hyperpnoea. Eur. J. Appl. Physiol. 104, 111–117.

Brown, P.I., Sharpe, G.R., Johnson, M.A., 2010. Loading of trained inspiratory muscles speeds lactate recovery kinetics. Med. Sci. Sports Exerc. 42, 1103–1112.

Cader, S.A., de Souza Vale, R.G., Zamora, V.E., et al., 2012. Extubation process in bed-ridden elderly intensive care patients receiving inspiratory muscle training: a randomized clinical trial. Clinical Interventions in Aging 7, 437–443.

Cahalin, L.P., Semigran, M.J., Dec, G.W., 1997. Inspiratory muscle training in patients with chronic heart failure awaiting cardiac transplantation: results of a pilot clinical trial. Phys. Ther. 77, 830–838.

Casali, C.C., Pereira, A.P., Martinez, J.A., et al., 2011. Effects of inspiratory muscle training on muscular and pulmonary function after bariatric surgery in obese patients. Obes. Surg. 21, 1389–1394.

Cavalheri, V., Camillo, C.A., Brunetto, A.F., et al., 2010. Effects of arm bracing posture on respiratory muscle strength and pulmonary function in patients with chronic obstructive pulmonary disease. Rev. Port. Pneumol. 16, 887–891.

Chatham, K., Ionescu, A.A., Nixon, L.S., et al., 2004. A short-term comparison of two methods of sputum expectoration in cystic fibrosis. Eur. Respir. J. 23, 435–439.

Chiappa, G.R., Roseguini, B.T., Alves, C.N., et al., 2008. Blood lactate during recovery from intense exercise: impact of inspiratory loading. Med. Sci. Sports Exerc. 40, 111–116.

Chiappa, G.R., Ribeiro, J.P., Alves, C.N., et al., 2009. Inspiratory resistive loading after all-out exercise improves subsequent performance. Eur. J. Appl. Physiol. 106, 297–303.

Copestake, A.J., McConnell, A.K., 1995. Inspiratory muscle training reduces exertional breathlessness in healthy elderly men and women. In: International Conference on Physical Activity and Health in the Elderly. University of Sterling, Scotland, p. 150.

Correa, A.P., Ribeiro, J.P., Balzan, F.M., et al., 2011. Inspiratory muscle training in type 2 diabetes with inspiratory muscle weakness. Med. Sci. Sports Exerc. 43, 1135–1141.

Dall'Ago, P., Chiappa, G.R., Guths, H., et al., 2006. Inspiratory muscle training in patients with heart failure and inspiratory muscle weakness: a randomized trial. J. Am. Coll. Cardiol. 47, 757–763.

de Jong, W., van Aalderen, W.M., Kraan, J., et al., 2001. Inspiratory muscle training in patients with cystic fibrosis. Respir. Med. 95, 31–36.

Demoule, A., Verin, E., Montcel, S.T., et al., 2008. Short-term trainingdependent plasticity of the corticospinal diaphragm control in normal humans. Respir. Physiol. Neurobiol. 160, 172–180.

Dronkers, J., Veldman, A., Hoberg, E., et al., 2008. Prevention of pulmonary complications after upper abdominal surgery by preoperative intensive inspiratory muscle training: a randomized controlled pilot study. Clin. Rehabil. 22, 134–142.

Edwards, A.M., Maguire, G.P., Graham, D., et al., 2012. Four weeks of inspiratory muscle training improves self-paced walking performance in overweight and obese adults: a randomised controlled trial. J. Obes. 2012, 918202.

Enright, P.L., Kronmal, R.A., Manolio, T.A., et al., 1994. Respiratory muscle strength in the elderly. Correlates and reference values. Cardiovascular Health Study Research Group. Am. J. Respir. Crit. Care Med. 149, 430–438.

Enright, S., Chatham, K., Ionescu, A.A., et al., 2004. Inspiratory muscle training improves lung function and exercise capacity in adults with cystic fibrosis. Chest 126, 405–411.

Fernandes, M., Cukier, A., Feltrim, M.I., 2011. Efficacy of diaphragmatic breathing in patients with chronic obstructive pulmonary disease. Chron. Respir. Dis. 8, 237–244.

Fregonezi, G.A., Resqueti, V.R., Guell, R., et al., 2005. Effects of 8-week, intervalbased inspiratory muscle training and breathing retraining in patients with generalized myasthenia gravis. Chest 128, 1524–1530.

Fry, D.K., Pfalzer, L.A., Chokshi, A.R., et al., 2007. Randomized control trial of effects of a 10-week inspiratory muscle training program on measures of pulmonary function in persons with multiple sclerosis. J. Neurol. Phys. Ther. 31, 162–172.

Geddes, E.L., O'Brien, K., Reid, W.D., et al., 2008. Inspiratory muscle training in adults with chronic obstructive pulmonary disease: An update of a systematic review. Respir. Med. 102, 1715–1729.

Goldstein, R., De Rosie, J., Long, S., et al., 1989. Applicability of a threshold loading device for inspiratory muscle testing and training in patients with COPD. Chest 96, 564–571.

Gosselink, R.A., Wagenaar, R.C., Rijswijk, H., et al., 1995. Diaphragmatic breathing reduces efficiency of breathing in patients with chronic obstructive pulmonary disease. Am. J. Respir. Crit. Care Med. 151, 1136–1142.

Gosselink, R., De Vos, J., van den Heuvel, S.P., et al., 2011. Impact of inspiratory muscle training in patients with COPD: what is the evidence? Eur. Respir. J. 37, 416–425.

Griffiths, L.A., McConnell, A.K., 2007. The influence of inspiratory and expiratory muscle training upon rowing performance. Eur. J. Appl. Physiol. 99, 457–466.

Griffiths, L.A., McConnell, A.K., 2012. The influence of rowing-related postures upon respiratory muscle pressure and flow generating capacity. Eur. J. Appl. Physiol. Apr 24 [Epub ahead of print].

Eur. Heart J. 19, 1249–1253.

Hamilton, A.L., Killian, K.J., Summers, E., et al., 1996. Symptom intensity and subjective limitation to exercise in patients with cardiorespiratory disorders. Chest 110, 1255–1263.

Hart, N., Hawkins, P., Hamnegard, C.H., et al., 2002. A novel clinical test of respiratory muscle endurance. Eur. Respir. J. 19, 232–239.

Hawkes, E.Z., Nowicky, A.V., McConnell, A.K., 2007. Diaphragm and intercostal surface EMG and muscle performance after acute inspiratory muscle loading. Respir. Physiol. Neurobiol. 155, 213–219.

Heritier, F., Rahm, F., Pasche, P., et al., 1994. Sniff nasal inspiratory pressure. A noninvasive assessment of inspiratory muscle strength. Am. J. Respir. Crit. Care Med. 150, 1678–1683.

Hill, K., Jenkins, S.C., Philippe, D.L., et al., 2007. Comparison of incremental and constant load tests of inspiratory muscle endurance in COPD. Eur. Respir. J. 30, 479–486.

Hull, J., Aniapravan, R., Chan, E., et al., 2012. British Thoracic Society guideline for respiratory management of children with neuromuscular weakness. Thorax 67 (Suppl. 1), i1–40.

Hulzebos, E.H., Helders, P.J., Favie, N.J., et al., 2006a. Preoperative intensive inspiratory muscle training to prevent postoperative pulmonary complications in high-risk patients undergoing CABG surgery: a randomized clinical trial. J. Am. Med. Assoc. 296, 1851–1857.

Hulzebos, E.H., van Meeteren, N.L., van den Buijs, B.J., et al., 2006b. Feasibility of preoperative inspiratory muscle training in patients undergoing coronary artery bypass surgery with a high risk of postoperative pulmonary complications: a randomized controlled pilot study. Clin. Rehabil. 20, 949–959.

Hulzebos, E.H., Smit, Y., Helders, P.P., van Meeteren, N.L., 2012. Preoperative physical therapy for elective cardiac surgery patients. Cochrane Database Syst, Rev 11.

Inzelberg, R., Peleg, N., Nisipeanu, P., et al., 2005. Inspiratory muscle training and the perception of dyspnea in Parkinson's disease. Can. J. Neurol. Sci. 32, 213–217.

Johnson, P.H., Cowley, A.J., Kinnear, W.J., 1998. A randomized controlled trial of inspiratory muscle training in stable chronic heart failure. Eur. Heart J. 19, 1249–1253.

Johnson, M.A., Mills, D.E., Brown, D.M., et al., 2011. Inspiratory loading intensity does not influence lactate clearance during recovery. Med. Sci. Sports Exerc. 44 (5), 863–871.

Koessler, W., Wanke, T., Winkler, G., et al., 2001. 2 years' experience with inspiratory muscle training in patients with neuromuscular disorders. Chest 120, 765–769.

Koulouris, N., Mulvey, D.A., Laroche, C.M., et al., 1989. The effect of posture and abdominal binding on respiratory pressures. Eur. Respir. J. 2, 961–965.

Laoutaris, I., Dritsas, A., Brown, M.D., et al., 2004. Inspiratory muscle training using an incremental endurance test alleviates dyspnea and improves functional status in patients with chronic heart failure. Eur. J. Cardiovasc. Prev. Rehabil. 11, 489–496.

Leith, D.E., Bradley, M., 1976. Ventilatory muscle strength and endurance training. J. Appl. Physiol. 41, 508–516.

Lin, S.J., McElfresh, J., Hall, B., et al., 2012. Inspiratory muscle training in patients with heart failure: a systematic review. Cardiopulm. Phys. Ther. J. 23, 29–36.

Lomax, M., McConnell, A.K., 2009. Influence of prior activity (warm-up) and inspiratory muscle training upon between- and within-day reliability of maximal inspiratory pressure measurement. Respiration 78, 197–202.

Lomax, M., Grant, I., Corbett, J., 2011. Inspiratory muscle warm-up and inspiratory muscle training: separate and combined effects on intermittent running to exhaustion. J. Sports Sci. 29, 563–569.

Lotters, F., van Tol, B., Kwakkel, G., et al., 2002. Effects of controlled inspiratory muscle training in patients with COPD: a meta-analysis. Eur. Respir. J. 20, 570–576.

Magadle, R., Bererar-Yanay, N., Weiner, P., 2002. The risk of hospitalization and near-fatal and fatal asthma in relation to the perception of dyspnea. Chest 121, 329–333.

Magadle, R., McConnell, A.K., Beckerman, M., et al., 2007. Inspiratory muscle training in pulmonary rehabilitation program in COPD patients. Respir. Med. 101, 1500–1505.

Martinez, A., Lisboa, C., Jalil, J., et al., 2001. Selective training of respiratory muscles in patients with chronic heart failure. Rev. Med. Chil. 129, 133–139.

McConnell, A.K., 2011. Breathe strong, perform better. Human Kinetics Publishers, Champaign IL.

McConnell, A.K., Copestake, A.J., 1999. Maximum static respiratory pressures in healthy elderly men and women: issues of reproducibility and interpretation. Respiration 66, 251–258.

McConnell, A.K., Griffiths, L.A., 2010. Acute cardiorespiratory responses to inspiratory pressure threshold loading. Med. Sci. Sports Exerc. 42, 1696–1703.

McConnell, A.K., Caine, M.P., Donovan, K.J., et al., 1998. Inspiratory muscle training improves lung function and reduces exertional dyspnoea in mild/moderate asthmatics. Clin. Sci 95, 4p.

McConnell, A.K., Romer, L.M., Weiner, P., 2005. Inspiratory muscle training in obstructive lung disease; how to implement and what to expect. Breathe 2, 38–49.

Minoguchi, H., Shibuya, M., Miyagawa, T., et al., 2002. Cross-over comparison between respiratory muscle stretch gymnastics and inspiratory muscle training. Intern. Med. 41, 805–812.

Moodie, L., Reeve, J., Elkins, M., 2011. Inspiratory muscle training increases inspiratory muscle strength in patients weaning from mechanical ventilation: a systematic review. Journal of Physiotherapy 57, 213–221.

O'Brien, K., Geddes, E.L., Reid, W.D., et al., 2008. Inspiratory muscle training compared with other rehabilitation interventions in chronic obstructive pulmonary disease: a systematic review update. Journal of Cardiopulmonary Rehabilitation and Prevention 28, 128–141.

Padula, C.A., Yeaw, E., Mistry, S., 2009. A home-based nurse-coached inspiratory muscle training intervention in heart failure. Appl. Nurs. Res. 22, 18–25.

Padulo, J., Mignogna, P., Mignardi, S., et al., 2012. Effect of different pushing speeds on bench press. Int. J. Sports Med. 33, 376–380.

Paulin, E., Yamaguti, W.P., Chammas, M.C., et al., 2007. Influence of diaphragmatic mobility on exercise tolerance and dyspnea in patients with COPD. Respir. Med. 101, 2113–2118.

Plentz, R.D., Sbruzzi, G., Ribeiro, R.A., et al., 2012. Inspiratory muscle training in patients with heart failure: meta-analysis of randomized

trials. Arq. Bras. Cardiol. 99, 762–771.
Rahn, H., Otis, A.B., Chadwick, L.E., et al., 1946. The pressure–volume diagram of the thorax and lung. Am. J. Physiol. 146, 161–178.
Romer, L.M., McConnell, A.K., 2003. Specificity and reversibility of inspiratory muscle training. Med. Sci. Sports Exerc. 35, 237–244.
Ross, E.Z., Nowicky, A.V., McConnell, A.K., 2007. Influence of acute inspiratory loading upon diaphragm motor-evoked potentials in healthy humans. J. Appl. Physiol. 102, 1883–1890.
Savci, S., Degirmenci, B., Saglam, M., et al., 2011. Short-term effects of inspiratory muscle training in coronary artery bypass graft surgery: A randomized controlled trial. Scand. Cardiovasc. J. 45, 286–293.
Sawyer, E.H., Clanton, T.L., 1993. Improved pulmonary function and exercise tolerance with inspiratory muscle conditioning in children with cystic fibrosis. Chest 104, 1490–1497.
Shoemaker, M.J., Donker, S., Lapoe, A., 2009. Inspiratory muscle training in patients with chronic obstructive pulmonary disease: the state of the evidence. Cardiopulmonary Physical Therapy Journal 20, 5–15.
Steier, J., Kaul, S., Seymour, J., et al., 2007. The value of multiple tests of respiratory muscle strength. Thorax 62, 975–980.
Sutbeyaz, S.T., Koseoglu, F., Inan, L., et al., 2010. Respiratory muscle training improves cardiopulmonary function and exercise tolerance in subjects with subacute stroke: a randomized controlled trial. Clin. Rehabil. 24, 240–250.
Thomas, M.J., Simpson, J., Riley, R., et al., 2010. The impact of home-based physiotherapy interventions on breathlessness during activities of daily living in severe COPD: a systematic review. Physiotherapy 96, 108–119.
Toigo, M., Boutellier, U., 2006. New fundamental resistance exercise determinants of molecular and cellular muscle adaptations. Eur. J. Appl. Physiol. 97, 643–663.
Tong, T.K., Fu, F.H., Eston, R., et al., 2010. Chronic and acute inspiratory muscle loading augment the effect of a 6-week interval program on tolerance of highintensity intermittent bouts of running. J. Strength Cond. Res. 24 (11), 3041–3048.
Topin, N., Matecki, S., Le Bris, S., et al., 2002. Dose-dependent effect of individualized respiratory muscle training in children with Duchenne muscular dystrophy. Neuromuscul. Disord. 12, 576–583.
Tsao, H., Hodges, P.W., 2007. Immediate changes in feedforward postural adjustments following voluntary motor training. Exp. Brain Res. 181, 537–546.
Turner, L.A., Mickleborough, T.D., McConnell, A.K., et al., 2011. Effect of inspiratory muscle training on exercise tolerance in asthmatic individuals. Med. Sci. Sports Exerc. 43, 2031–2038.
Unal, O., Arslan, H., Uzun, K., et al., 2000. Evaluation of diaphragmatic movement with MR fluoroscopy in chronic obstructive pulmonary disease. Clin. Imaging 24, 347–350.
Van Houtte, S., Vanlandewijck, Y., Gosselink, R., 2006. Respiratory muscle training in persons with spinal cord injury: a systematic review. Respir. Med. 100, 1886–1895.
Volianitis, S., McConnell, A.K., Koutedakis, Y., et al., 1999. The influence of prior activity upon inspiratory muscle strength in rowers and non-rowers. Int. J. Sports Med. 20, 542–547.
Volianitis, S., McConnell, A.K., Jones, D.A., 2001a. Assessment of maximum inspiratory pressure. Prior submaximal respiratory muscle activity ('warm-up') enhances maximum inspiratory activity and attenuates the learning effect of repeated measurement. Respiration 68, 22–27.
Volianitis, S., McConnell, A.K., Koutedakis, Y., et al., 2001b. Specific respiratory warm-up improves rowing performance and exertional dyspnea. Med. Sci. Sports Exerc. 33, 1189–1193.
Weiner, P., Weiner, M., 2006. Inspiratory muscle training may increase peak inspiratory flow in chronic obstructive pulmonary disease. Respiration 73, 151–156.
Weiner, P., Azgad, Y., Ganam, R., et al., 1992. Inspiratory muscle training in patients with bronchial asthma. Chest 102, 1357–1361.
Weiner, P., Azgad, Y., Weiner, M., et al., 1995. Inspiratory muscle training during treatment with corticosteroids in humans. Chest 107, 1041–1044.
Weiner, P., Ganem, R., Zamir, D., et al., 1996. Specific inspiratory muscle training in chronic hemodialysis. Harefuah 130, 73–76, 144.
Weiner, P., Gross, D., Meiner, Z., et al., 1998a. Respiratory muscle training in patients with moderate to severe myasthenia gravis. Can. J. Neurol. Sci. 25, 236–241.
Weiner, P., Zeidan, F., Zamir, D., et al., 1998b. Prophylactic inspiratory muscle training in patients undergoing coronary artery bypass graft. World J. Surg. 22, 427–431.
Weiner, P., Waizman, J., Magadle, R., et al., 1999. The effect of specific inspiratory muscle training on the sensation of dyspnea and exercise tolerance in patients with congestive heart failure. Clin. Cardiol. 22, 727–732.
Weiner, P., Berar-Yanay, N., Davidovich, A., et al., 2000a. The perception of dyspnoea in patients with asthma, before and following treatment with inhaled glucocorticosteroids. Respir. Med. 94, 161–165.
Weiner, P., Berar-Yanay, N., Davidovich, A., et al., 2000b. Specific inspiratory muscle training in patients with mild asthma with high consumption of inhaled beta(2)-agonists. Chest 117, 722–727.
Weiner, P., Magadle, R., Beckerman, M., et al., 2002a. The relationship among inspiratory muscle strength, the perception of dyspnea and inhaled beta2-agonist use in patients with asthma. Can. Respir. J. 9, 307–312.
Weiner, P., Magadle, R., Massarwa, F., et al., 2002b. Influence of gender and inspiratory muscle training on the perception of dyspnea in patients with asthma. Chest 122, 197–201.
Weiner, P., Magadle, R., Beckerman, M., et al., 2004. Maintenance of inspiratory muscle training in COPD patients: one year follow-up. Eur. Respir. J. 23, 61–65.
West, C.R., Taylor, B.J., Campbell, I.G., et al., 2009. Effects of inspiratory muscle training in Paralympic athletes with cervical spinal cord injury. Med. Sci. Sports Exerc. 41, S31–S32.
Winkler, G., Zifko, U., Nader, A., et al., 2000. Dose-dependent effects of inspiratory muscle training in neuromuscular disorders. Muscle Nerve 23, 1257–1260.
Yamaguti, W.P., Claudino, R.C., Neto, A.P., et al., 2012. Diaphragmatic breathing training program improves abdominal motion during natural breathing in patients with chronic obstructive pulmonary disease: a randomized controlled trial. Arch. Phys. Med. Rehabil. 93, 571–577.

Website

www.physiobreathe.com.

Chapter | 7 |

호흡근의 기능훈련

(Functional training of the respiratory muscles)

기능훈련의 근거 (THE RATIONALE FOR FUNCTIONAL TRAINING)

제3장('호흡근의 비-호흡적인 기능' 섹션)에서 논의한 비와 같이, 호흡근의 역할은 호흡 펌프를 작동시키는 것 이상의 역할을 한다. 이는 모두는 아니더라도 왜 대부분의 환자들이 고정식 자전거 에르고미터를 타는 것보다 걷는 것이 좀 더 숨이 가쁜지를 설명한다. 그러나 자세 조절(균형)과 코어 안정화를 위한 호흡근의 공헌은 재활 맥락에서 직접적으로 다루지는 않는다. 비-호흡적인 역할이 근육의 기능을 최적화하고 그들이 발생시키는 불쾌한 증상을 최소화하기 위해 근육을 어떻게 훈련시켜야 하는지에 엄청난 영향을 끼치기 때문에 이것은 놀라운 부분이다. 몸통 근육과 몸통근육의 비-호흡적인 역할에 대한 자세한 설명은 3장에서 찾을 수 있다. 이 섹션에서는 호흡근의 기능적인 훈련을 위한 구체적인 근거에 초점을 맞출 것이다.

호흡근의 비-호흡적인 역할은 종종 호흡에서 그들의 역할과 충돌한다; 이러한 충돌에서 겉으로 드러나는 징후는 활동의 환기 요구와 맞지 않는 호흡곤란이다. 이와 유사하게 비정상적인 호흡 역학을 가진 환자들은 호흡에 실질적인 기여를 하지 않는 근육들이 흉부 확장에 중요한 역할을 할 수 있다. 이것은 왜 환자들이 옷을 입거나 머리를 감는 것과 같이 환기 요구가 약간 증가하는 일상생활 중에 숨이 차는지를 설명하는 데 도움을 준다.

몸통 근육의 다양한 역할 때문에, 오직 '분리주의' 훈련 모델만을 사용한다면 호흡근 훈련은 최적화될 수 없다. 즉, 최적의 기능을 달성하려면 가로막의 코어 안정화 역할이 코어 안정성을 요구하게끔 하는 활동에서 훈련되어야 한다. 그럼에도 불구하고, 기능적 훈련의 토대를 제공할 '기초' 단계(6장 참조)의 분리된 훈련의 역할이 남아 있다. 다시 말해, '분리 후 통합' 훈련에 대한 접근이다.

기능적 호흡 훈련을 위한 원리는 모든 종류의 기능적 훈련을 위한 원리와 동일하다. 근육 시스템 내에서 기능적 충돌이 발생하면, 시스템 실패의 위험은 문제의 근육에 예비용량을 공급(기초 들숨근 훈련: IMT)할 뿐만 아니라, 훈련을 통해 특정 신경 활성화 패턴을 루틴으로 설정함으로서(기능적 들숨근 훈련: Functional IMT) 완화될 수 있다.

5장에서 설명한 바와 같이, 근육은 훈련 자극이 기능적이지 않으면 훈련 혜택의 전달 능력을 제한하는 매우 특별한 방식으로 훈련에 반응한다(예: 독립된 다리 폄은 보행 능력을 개선시킬 가능성이 낮다). 근육은 기능적인 훈련에서 실제 활동으로 전달하는 방식으로 신경 근육 시스템을 발달시키기 위해 기능적인 움직임 중에 영향을 받는다. 지금까지 기능적인 훈련 레퍼토리에서 빠진 요소는 기능적인 움직임에서 호흡근(주요 몸통 안정근과 제어장치)의 역할에 대한 고려였으며 그 반대의 경우도 마찬가지이다.

몸통 근육들은 호흡의 요구를 충족시킬 뿐만 아니라 굽힘, 폄, 회전, 안정화 등과 같은 일상생활동안 광범위한 움직임을 담당한다. 보행은 호흡에 대한 요구를 증가시킴과 동시에 자세조절을 위한 지속적인 동요가 포함된다. 물건을 운반하면서 보행하게 되면 가슴에 압박이 가해지면서 몸통이 안정화되어야 하기 때문에 어려움이 좀 더 심해진다. 호흡 근육들은 이러한 모든 기능들을 동시에 수용해야 하며 특별한 훈련이 요구되는 필요조건이다.

임상적인 재활 환경에서 기능적인 훈련 기술들을 사용하는 것이 일반적이지만, 기능적 훈련 동작들은 일반적으로 환기 요구가 적은 짧고 분리된 운동으로 수행된다. 따라서, 이러한 운동들은 기능적인 움직임과 증가된 호흡이 동시에 일어나는 과제를 정확하게 시뮬레이션하지 못한다; 실제로, 치료사들은 들숨 및 날숨 근육의 동작이 몸통의 폄과 굽힘 운동과 일치하도록 호흡 움직임을 동기화하기 위해 환자를 지도함으로써 호흡과 운동 사이의 충돌을 최소화하기 위해 적극적으로 노력하는 것이 일반적이다. 불행하게도 이러한 동기화는 도움이 되기는 하지만 일상생활에서는 좀처럼 달성할 수 없으며, 그 결과 환자는 호흡과 움직임의 요건들이 충돌되는 것을 다루지 못할 수도 있다.

Stuart McGill 교수는 허리 장애에 관한 그의 저서에서 증가된 호흡이 척추의 안정성에 미치는 장애와 허리 부상 위험의 증가를 정확히 강조한다(McGill, 2007). McGill이 제안하는 치료 방법은 호흡이 증가한 활동 직후에 일련의 안정화 운동(예: 측면 브릿지 운동)을 수행하는 것이며, 이는 운동 결과로 생기는 과다호흡이 안정화 근육을 자극하는 운동에 추가되는 것이다. 오랫동안 써서 잘 형성된 홈을 따라 자연스럽고 효율적으로 움직이는 밧줄처럼 호흡과 안정화가 동시에 이루어지도록 하여 어느 한쪽도 손상되지 않는, McGill이 'grooved'라고 부르는 근육 활성화 패턴을 만들어내는 것을 목표로 한다. 사람들은 종종 호흡 근육에 대해 상충되는 요구사항을 충족시키지 못하고, 측면 브릿지와 같은 운동을 하는 동안 숨을 참는 방식으로 대처를 한다. 이것은 분명히 피해야 할 나쁜 'groove'이다.

이 장에서 제시하는 호흡 문제는 환기유량을 높이는 데에만 국한되지 않는다(McGill이 권장하는 대로); 오히려 권장되는 기능적인 운동들은 들숨근들을 통해 들숨 압력(힘) 생성을 위한 요구 사항을 증가시킬 것이다. 이러한 운동들은 기능적인 움직임 동안에 들숨 부하에 맞서 호흡하는 것이 포함된다. 이것은 실제로 기능적인 훈련 중에 외부 저항을 사용하는 것과 다르지 않다(예: 탄성 저항 또는 아령); 이것의 목적은 조절된 움직임을 유발하는 신경근육 시스템의 능력을 자극하는 것이다.

호흡근들은 안정적인 플랫폼을 제공하는 것 외에도 잠깐의 흔들림 동안에 균형을 잡기 위한 자세 조절에도 중요한 역할을 한다. 이것의 좋은 예시는 큰 팔 움직임 직전에 특정 몸통 근육의 자동적이고 선행적인 활성화이다(3장 참조). 이러한 유형의 자세 조절에서 가로막의 역할은 사전 프로그래밍('grooved')되어 있다; 가로막 활성화가 신체를 불안정하게 하는 움직임에 선행하기 때문으로 알려져 있다(Hodges 등, 1997a; Hodges 등, 1997b). 그러나 이 자동 활성화는 프로그램이 역동적이지 않거나 적응하지 못한다는 것을 의미하지 않는다. 오히려 프로그램은 우세한 자세(안정 또는 불안정), 근육 피로, 부상, 통증 등과 같은 요인과 작업의 움직임 매개변수들에 따라 다르다. 배가로근과 같이 자동 선행적 자세 조절에 관여하는 근육의 경우에, 분리된 특정 훈련은 운동 활성화의 비정상적인 패턴을 정상화할 수 있다. 즉, 프로그램을 정상으로 복원할 수 있다('밧줄을 홈으로 다시 되돌려 넣기')(Tsao & Hodges, 2008). 다시 말해서, 자동 선행적 자세 조정과 관련된 근육들의 분리된 자발적 훈련은 복잡한 자동 제어 전략의 개선으로 이어진다. 가로막의 역할과 배가로근의 역할이 유사하므로 이 효과가 가로막에도 있을 가능성이 매우 높다. 따라서 가로막의 분리된 자발적 훈련(Foundation IMT 동안 수행되는 일종의 훈련)은 복잡한 움직임동안 그것의 자동적인 기능을 향상시킬 가능성이 높다. 사전에 프로그래밍된 가로막의 역할의 영향들도 고려될 필요가 있으며, 이는 아래에 제공된 기능적인 훈련에 대한 지침에 포함된다.

마지막으로, 실용적인 관점에서, 몸에 꼭 맞는 옷(예: 브래지어, 허리띠, 코르셋)은 들숨(밖으로 향하는)의 가슴 및 복부 움직임을 방해하여 호흡을 제한한다. 이것은 기능적인 훈련에서 고려되어야 한다. 헐렁한 운동복을 입고 훈련을 받는 환자는 몸에 꽉 끼는 정상적인 옷을 입을 때 이점이 줄어들 것이고, 그 결과 실망할 수 있다. 옷에 의해 부여되는 제한을 시뮬레이션할 수 있으며, 이는 아래 제공된 기능적인 훈련에 대한 지침에서도 다루어진다.

환자 요구 평가(ASSESSING PATIENT NEEDS)

이 섹션은 특별한 요구 사항을 충족하는 가장 적절한 운동 유형을 선택하기 위해 환자를 평가하는 몇 가지 방법을 제안한다. 그러나 환자 평가는 서론으로서 Foundation IMT를 시행하기 전에 환자를 평가하기 위해 일반적으로 수행하는 작업의 맥락으로서 위치한다.

역사적으로 Foundation IMT를 고려하는 환자는 일반적으로 들숨근 기능, 특히 최대들숨압(MIP)을 기준으로 평가되었다 (6장 '환자 선정'과 '호흡근 기능 사정' 섹션 참조). 그러나 6장에서 설명한 것처럼 MIP가 왜 Foundation IMT, 특히 Functional IMT의 이점에 대한 훌륭한 예측인자가 아닌

지는 여러 가지 이유가 있다. 첫째, MIP에 대한 기준값이 존재하지만 측정이 간단하지 않고 등식이 낮은 예측력을 가지고 있으며(Enright 등, 1994; McConnell & Copestake, 1999) '약점'의 정의가 주로 통계적이며 기능적이지 않다(Enright 등, 1994). 둘째, MIP 〈 60cmH$_2$O인 환자가 더 강한 들숨근을 가진 환자보다 큰 개선을 보이는 것처럼 보이지만 (Lotters et al, 2002; Gosselink 등, 2011), 더 강한 들숨근을 가진 환자가 IMT 이후에 숨가쁨과 운동 내성에서 좀 더 개선을 보여준다(Lotters 등, 2002). 셋째, MIP는 들숨근의 수요/용량 관계의 수요 측면을 고려하지 않는다; 호흡곤란에 가장 가까운 기능적 상관관계는 기도 막힘 또는 가스 교환 손상의 지표가 아니라 오히려 들숨 근육 기능(O'Donnell 등, 1987; Killian & Jones, 1988)과 폐 과다팽창 정도(O'Donnell 등, 1998; Marin 등, 2001)이다. — 즉, 들숨근에 대한 상대적 부하이다. 마지막으로 Functional IMT의 맥락에서 MIP는 몸통 근육의 호흡 기능과 비호흡 기능 사이에 존재할 수 있는 충돌에 대한 통찰력을 제공하지 않는다.

그러므로 기능적이고 환자 중심의 지표 사용은 들숨 근육의 기능적인 과부하의 정도를 평가하는데 가장 적절한 접근 방식으로 보이며, 따라서 IMT에 가장 적합한 접근 방식으로 보인다. Foundation IMT는 중증의 무력 환자에게서 가장 잘 이루어지지만, 보행이 가능하거나 보행이 가능할 가능성이 있는 환자의 경우에는 기능적인 훈련 요법이 영향을 줄 수 있다. 현재까지 기능적인 접근이 적용되지 않았기 때문에 수요/용량 불균형 원칙에 기반한 IMT 처방을 가이드할 경험적 증거가 없다. 그러나 들숨 근육 과부하의 기능적이고 환자 중심의 지표를 생성하는 측면에서 '일을 시작하기' 위해 한 가지 가능한 방법이 아래에 제안된다('부하/용량 불균형 사정' 섹션 참조). 이에 앞서 호흡곤란 사정이 간략하게 설명된다; 호흡곤란은 부하/용량 불균형의 주요 상관관계일 뿐만 아니라 평가하기에 상대적으로 쉽다.

호흡곤란 사정(Assessment of dyspnoea)

호흡곤란은 세 가지 주요 맥락에서 평가할 수 있다: (1) 호흡곤란을 유발하는 일상적인 작업 유형에 관한 묘사, (2) 등급 척도를 사용하여 운동 중 호흡곤란의 중증도를 정량화, (3) 등급 척도를 사용하여 부하 호흡 중 호흡곤란의 중증도를 정량화한다. 각각의 장단점이 있으며, 주어진 환자의 제한에 대한 최고의 '그림'은 아마도 여러 방법을 조합하여 얻을 수 있을 것이다.

호흡곤란의 반사적 사정

사용할 수 있는 많은 반사 방법 중 가장 널리 사용되며 증거로 가장 잘 지지받는 두 가지 방법은 의학연구심의회(Medical Research Council, MRC) 척도와 기준선 호흡곤란 지수(Baseline Dyspnoea Index(BDI)) 그리고 이행 호흡곤란 지수(Transition Dyspnoea Index(TDI))이다. 이 도구들의 사본은 **상자 7.1**과 **7.2A,B**에서 각각 찾을 수 있다. 이 척도들은 호흡곤란으로 인해 일상생활에 지워진 한계에 대해 유용한 통찰력을 제공한다. 또한 BDI-TDI는 질병의 중재나 진행에 대응하여 변화를 모니터링할 수 있다.

또한 환자들이 호흡곤란을 유발하는 특정 움직임과 작업에 대해 질문을 받을 수 있는데, 이 정보가 결함들을 해결하는 기능적 운동의 유형에 대한 지침을 제공하기 때문이다. 예를 들어, 환자가 머리 빗기/목욕이 호흡곤란을 특별하게 유발하는 작업이라고 인식하고 있다면, 이런 도전을 모방하는 운동들이 선택될 수 있다. 반면에 환자가 숨을 내쉴 때 불안정한 느낌이나 균형을 잃는다면 특정 운동으로만 해결할 수 있는 허리골반 기능장애가 있음을 알 수 있다. 아래는 완전하지는 않지만, 제안된 질문 목록이다.

- 어떤 활동이 숨을 차게 합니까? 예를 들면, 정원 가꾸기, 목욕 후 닦고 말리기?
- 멈추거나 속도를 늦추기 전에 얼마나 오랫동안 활동을 할 수 있습니까?
- 숨이 차면 어떤 자세로 있습니까? 예를 들면, 서 있기
- 앉거나 서거나 걸을 때 얼마나 숨이 차나요(등급 척도를 사용하여 정량화할 수 있나요)?

상자 7.1 의학연구심의회 척도 (MRC scale)

원래 설문지에는 60개 이상의 질문이 포함되어 있지만(Fletcher 등, 1959) 설문지에서 발췌한 내용은 지난 50년 이상 호흡곤란이 신체 활동을 제한하는 정도, 즉 호흡곤란을 유발하는 작업의 규모를 평가하기 위해 광범위하게 사용되었다. 환자는 다음 진술 목록에서 하나를 선택한다:

1. 나는 격렬한 운동을 할 때만 숨이 가쁘다.
2. 나는 급하게 평지를 걷거나 약간의 언덕을 오를 때 숨이 가쁘다.
3. 나는 숨이 가쁘면 평지에서 같은 나이의 사람들보다 느리게 걷거나 평지에서 혼자 걸을 때 숨을 쉬기 위해 멈춰야 한다.
4. 나는 평지에서 100야드를 걷거나 몇 분만 걸어도 숨을 쉬기 위해 멈춘다.
5. 나는 너무 숨이 차서 집 밖을 나갈 수가 없다.

상자 7.2A 기준선 호흡곤란 지수*

기능장애

등급	증상
4	장애 없음. 호흡곤란 없이 일상적인 활동과 직업활동을 수행할 수 있다.
3	경미한 장애. 적어도 하나의 활동에서 뚜렷한 장애가 있지만 완전히 못하는 것은 아니다. 포기. 직장이나 일상 활동에서 호흡곤란으로 인한 것이 분명하지 않거나 경미해 보이는 감소.
2	중등도 장애. 호흡곤란으로 인해 환자가 직업을 바꾸거나 적어도 한 가지의 일상적인 활동을 포기한다.
1	심각한 장애. 환자는 호흡곤란으로 인해 일을 할 수 없거나 대부분 또는 모든 일상 활동을 포기한다.
0	매우 심각한 장애. 호흡곤란으로 인해 일을 할 수 없고 대부분의 또는 모든 일상 활동을 포기한다.
W	정도 불명. 환자는 호흡곤란으로 인해 장애가 있지만 양을 지정할 수 없다. 세부정보가 장애를 분류할 정도로 충분하지 않다.
X	불명. 장애에 관한 정보를 사용할 수 없다.
Y	호흡곤란 이외의 원인으로 장애가 있음. 예를 들어, 근골격계 문제 또는 흉통.

작업 정도

등급	증상
4	특별하게 잘함. 평지에서 아주 무거운 짐을 옮기거나, 가벼운 짐을 오르막길로 올리거나, 달리기 같은 특별한 활동을 통해서만 숨이 차다. 일반적인 작업에는 호흡곤란이 없다.
3	잘함. 가파른 언덕을 오르거나, 3층 이상의 계단을 오르거나, 평지에 중간정도 무거운 짐을 싣는 것과 같은 주요 활동으로 숨이 가쁘다.
2	보통. 완만한 경사를 오르거나, 3층 미만의 계단을 오르거나, 평지에서 가벼운 짐을 운반하는 것과 같은 중간 정도 또는 평균적인 작업으로 숨이 차게 된다.
1	잘못함. 평지를 걷거나 목욕, 서 있는 등의 가벼운 활동으로 숨이 가빠진다.
0	일을 할 수 없음. 앉거나 누워도 숨이 차다.
W	정도 불명. 호흡곤란으로 인해 환자의 작업 수행 능력이 손상되었지만 양을 지정할 수 없다. 세부정보가 장애를 분류할 정도로 충분하지 않다.
X	불명. 작업 규모 제한에 관한 정보를 사용할 수 없다.
Y	호흡곤란 이외의 원인으로 장애가 있음. 예를 들어, 근골격계 문제 또는 흉통.

노력 정도

등급	증상
4	특별하게 좋음. 상상할 수 있는 최대의 노력으로만 숨이 차다. 일상적인 노력으로 호흡곤란이 없다.
3	좋음. 명백히 최대 이하의 노력으로만 숨이 가빠지지만 대부분의 비율을 차지한다. 작업이 일시 중지와 함께 수행될 수 있는 특별한 노력을 필요로 하지 않는 한 일시 중지 없이 수행되는 작업.
2	보통. 보통의 노력으로 숨이 차다. 가끔 일을 멈춰야 되고 보통 사람보다 일을 완료하는 데 더 시간이 오래 걸린다.
1	안 좋음. 약간의 노력으로도 숨이 가빠진다. 적은 노력으로 작업을 수행하거나 좀 더 어려운 일은 보통 사람이 요구하는 것보다 50-100% 더 오래 걸리고 자주 멈춰서 수행한다.
0	노력 없음. 앉아 있거나 누워 있을 때에도 숨이 가쁘다.
W	정도 불명. 호흡곤란으로 인해 환자의 작업 수행 능력이 손상되었지만 양을 지정할 수 없다. 세부정보가 장애를 분류할 정도로 충분하지 않다.
X	불명. 노력 정도의 제한에 관한 정보를 사용할 수 없다.
Y	호흡곤란 이외의 원인으로 장애가 있음. 예를 들어, 근골격계 문제 또는 흉통.

*Mahler DA, Weinberg DH, Wells CK 등, 1984. The measurement of dyspnea: Contents, interobserver agreement, and physiologic correlates of two new clinical indexes. Chest 85, 751-758.

- 숨이 차서 어떤 활동을 바꾸거나 중단했습니까? 예를 들면, 정원 가꾸기
- 숨이 차면 활동을 어떻게 수정합니까? 예를 들면, 서 있는 대신 앉기, 보행 보조기 사용하기
- 숨을 내 쉴 때 균형을 잃거나 안정이 필요하다고 느낀 적이 있습니까?
- 요통이 있거나, 허리가 약하거나 불안정하다고 느낍니까?

운동 중 호흡곤란 사정

운동 중 호흡곤란의 사정을 위해 가장 일반적으로 사용되고 잘 검증된 척도는 Borg(1982, 1998)가 만든 범주 비율 척도이다. 이 척도는 같은 운동 테스트 내에서 호흡이나 팔다리의 노력을 독립적일 뿐만 아니라 동시에 정량화하기 위해 사용된 비율 특성을 가진 일반적인 강도 척도이다(Borg 등, 2010). 이 도구와 사용 지침의 사본은 각각 **상자 7.3**과 **7.4**에서 찾을 수 있다. 일반적으로 이 척도는 운동 중에 주기

상자 7.2B 이행 호흡곤란 지수*

기능장애의 변화

등급	증상
−3	중대한 악화. 이전에 일을 했고 호흡곤란 때문에 일을 중단해야 했으며 일부 일상적인 활동을 완전히 포기했다.
−2	중등도의 악화. 이전에 일을 했고 호흡곤란 때문에 일을 중단했거나 일부 일상 활동을 완전히 포기했다.
−1	경미한 악화. 좀 더 가벼운 직업으로 바꾸거나 호흡곤란 때문에 활동 횟수나 기간이 줄었다. 이전 카테고리 보다 덜한 악화.
0	변화 없음. 호흡곤란으로 인한 기능적 상태의 변화 없음.
+1	경미한 개선(호전). 호흡곤란이 개선되었기 때문에 감소된 작업속도로 업무에 복귀할 수 있거나 이전보다 좀 더 활기차게 일상적인 활동을 재개할 수 있다.
+2	중등도의 개선. 거의 일반적인 작업속도로 업무에 복귀할 수 있고/있거나 중등도의 제한만을 가진 대부분의 활동에 복귀할 수 있다.
+3	중대한 개선. 호흡곤란이 개선되었기 때문에 이전의 작업속도로 식장에 복귀할 수 있고 약간의 제한만 있으면 완전한 활동으로 복귀할 수 있다.
Z	호흡곤란 이외의 이유로 인한 추가 손상. 환자가 일을 중단했거나, 일을 줄였거나, 다른 이유로 다른 활동들을 포기하거나 줄였다. 예를 들어, 다른 의료 문제, '해고'됨 등.

작업의 규모 변화

등급	증상
−3	중대한 악화. 기준선 상태에서 두 등급 또는 그 이상 악화되었다.
−2	중등도의 악화. 기준선에서 최소 한 등급 이상 두 등급 미만으로 악화되었다.
−1	경미한 악화. 기준선에서 한 등급 미만으로 악화되었다. 등급 내에서 뚜렷한 악화가 있지만 등급이 변경되지 않은 환자.
0	변화 없음. 기준선에서 변화가 없다.
+1	경미한 개선. 기준선에서 1등급 미만으로 향상되었다. 등급 내에서 뚜렷한 개선이 있지만 등급이 변경되지 않은 환자.
+2	중등도의 개선. 기준선에서 1등급 이상 2등급 미만으로 향상되었다.
+3	중대한 개선. 기준선에서 2등급 이상 향상되었다.
Z	숨가쁨 이외의 이유로 인한 추가 손상. 환자가 운동 용량이 감소했지만 호흡곤란과 관련이 없다. 예를 들어, 근골격계 문제 또는 흉통.

노력의 크기 변화

등급	증상
−3	중대한 악화. 호흡곤란을 피하기 위해 기준선에서 노력을 크게 줄인다. 활동을 완료하는 데 기준선에서 필요한 것보다 50~100% 더 오래 걸린다.
−2	중등도의 악화. 이전 범주만큼 크지는 않지만 호흡곤란을 피하기 위한 노력이 약간 감소한다. 일부 활동에는 큰 휴식이 있다.
−1	경미한 악화. 호흡곤란을 피하기 위해 더 많은 휴식이 필요하지 않지만 호흡곤란을 피하기 위해 이전보다 확실히 적은 노력으로 작업을 수행한다.
0	변화 없음, 호흡곤란을 피하기 위한 노력에는 변화가 없다.
+1	경미한 개선. 호흡곤란 없이 확실히 더 큰 노력으로 일을 할 수 있다. 예를 들어, 이전보다 다소 빠르게 작업을 수행할 수 있다.
+2	중등도의 개선. 호흡곤란 없이 더 적은 휴식과 더 많은 노력으로 작업을 수행할 수 있다. 개선이 이전 범주보다 크지만 주요 비율은 아니다.
+3	중대한 개선. 중단하는 경우가 거의 없이 이전보다 훨씬 더 많은 노력으로 작업을 수행할 수 있다. 예를 들어, 활동을 기준선보다 50~100% 빠르게 수행할 수 있다.
Z	호흡곤란 이외의 이유로 인한 추가 손상. 환자는 운동 용량이 감소했지만 호흡곤란과 관련이 없다. 예를 들어, 근골격계 문제 또는 흉통.

*Mahler DA, Weinberg DH, Wells CK, Feinstein AR, 1984. The measurement of dyspnea: Contents, interobserver agreement, and physiologic correlates of two new clinical indexes. Chest 85, 751−758.

적으로 참가자에게 제시되며, 참가자들은 구두로 또는 척도를 손으로 가리켜 그들이 인지한 것을 보고한다. 이를 통해 증상 수준이 만들어질 뿐만 아니라 지정된 운동 강도로 등급을 분리할 수 있다. 또한 참가자들은 훈련의 목적을 위해 특정한 수준의 인지된 노력으로 운동하거나, 개인들 간의 신체 능력이 비교되도록 요청받을 수 있다.

부하 호흡 중 호흡곤란 사정

Borg CR−10은 호흡 노력 인식과 훈련에 대한 호흡의 반응을 평가하기 위해 부하 호흡 작업 중에 사용할 수 있다(Weiner 등, 2000; Magadle 등, 2002; Weiner 등, 2003; Beckerman 등, 2005). 일반적으로 참가자들은 부하가 없는 상태에서 호흡, 5, 10, 20 및 30cmH_2O에 해당하는 일련의 고정된 압력 문턱값 부하에 맞서 호흡한다. 참가자들은 1분 동안 각 부하에 대해 호흡한 후에 Borg CR−10을 사용하여

상자 7.3 Borg CR-10*

	전혀 숨차지 않음	'No P'
0		
0.3		
0.5	극히 경미하다	자각할 정도
1	아주 경미하다	
1.5		
2	약하다	가볍다
2.5		
3	보통	
4		
5	힘들다	무겁다
6		
7	아주 힘들다	
8		
9		
10	**극도로 힘들다**	**'Max P'**
11		
⇓		
•	최대치	가장 높은 값일 수 있음

*© Gunnar Borg (Borg, 1998; Borg 등, 2010).

상자 7.4 Borg CR-10 척도 지침*

기본 지시사항: 10, '극도로 강함 — Max P'가 주요한 고정점이다. 지금까지 경험한 것 중 가장 강하게 인식되는 것(P)이다. 그러나 더 강력한 것을 경험하거나 상상하는 것은 가능할 수 있다. 따라서 '절대 최대값'은 고정된 숫자 없이 좀 더 아래에 위치하며 점 "•"으로 표시된다. 10보다 강한 강도를 인지하면 더 높은 숫자를 사용할 수 있다.

구두 표현으로 시작한 다음 숫자를 선택한다. 당신의 인식이 '매우 약하다'면 1이라고 말한다; '보통'인 경우 3이라고 말한다; 반값(예: 1.5, 3.5 또는 소수점, 예: 0.3, 0.8 또는 2.3)을 사용할 수 있다. 당신이 대답해야 한다고 생각하는 것이 아니라 당신이 인지하고 있는 것을 대답하는 것이 매우 중요하다. 강도를 과대 평가하거나 과소 평가하지 말고 가능한 한 정직하게 한다.

인지된 노력을 등급화: 운동이 얼마나 무겁고 격렬하게 느껴지는지 인지된(P) 노력을 환자가 평가한다. 이는 주로 근육의 피로와 긴장감, 호흡곤란의 느낌 또는 가슴 통증에 따라 달라진다. 그러나 당신은 당신의 주관적인 감정에만 주의를 기울여야 하며 생리학적인 단서들이나 실제 신체적인 부하가 무엇인지는 신경쓰지 않아야 한다.

1	몇 분 동안 자신의 속도로 천천히 걷는 것처럼 '매우 가벼운' 것이다.
3	특별히 어렵지 않다. 느낌이 괜찮고 계속하는 데 문제가 없다.
5	피곤하지만 큰 어려움은 없다.
7	계속할 수 있지만 자신을 매우 밀어붙여야 한다. 매우 피곤하다.
10	대부분의 사람들이 살면서 과거에 경험했던 것 중에 가장 힘든 것이다.
•	이것은 '절대적인 최대값'이다. 예를 들어, 11 또는 12 또는 그 이상

*Borg G, 1998, Borg's Perceived Exertion and Pain Scales, Human Kinetics, Champaign, IL, pp. 44–52.

강도 등급을 제공한다. 이상적으로는, 각 등급이 개별적이고 다른 평가들과는 독립적이며 축적된 들숨근 피로도에 의해 영향을 받지 않도록 테스트는 불연속적이어야 한다; 무작위로 부하가 제시되는 것 또한 권장된다. 이 테스트는 호흡 패턴의 차이에 영향을 받기 쉬우므로 호흡조정 장치를 사용하는 것을 권장한다.

현재 이 테스트의 정상 범위를 정의할 수 있는 발표된 자료는 없지만 노력 등급은 들숨 근력(MIP)에 반비례하며, 테스트는 또한 IMT 후 MIP의 변화에 대해 탁월한 민감도를 나타낸다(Weiner 등, 2000; Magadle 등, 2002; Weiner 등, 2003; Beckerman 등, 2005). 현재 표준화된 데이터가 없기 때문에 실무자/클리닉은 호흡곤란 등급이 비정상적으로 높은 환자를 확인하기 위해 자신들의 고유한 방법과 표준화된 데이터를 개발하는 것을 추천한다. 발표된 표준화 데이터가 부족함에도 불구하고 **그림 7.1**에서 룩업차트를 찾을 수 있다(아래의 '부하/용량 불균형 사정' 섹션 참조). 일부 천식이 있는 일부 환자는 비정상적으로 낮은 등급을 가질 수 있으며(Kikuchi 등, 1994), 이는 들숨근훈련의 금기 사항이다 (6장 섹션 '금기' 참조).

부하/용량 불균형 사정
(Assessment of load/capacity imbalance)

그림 7.1의 룩업차트는 들숨 근육들의 내적 부하와 외적 부하의 합과 들숨 압력을 전달하는 들숨 근육의 용량 사이의 기능적인 불균형이 있는지 정도를 평가하기 위해 사용할 수 있다. 이 차트는 McConnell과 동료들이 20년 동안 정상인과 호흡기 질환이 있는 사람들로부터 수집한 미공개 데이터를 기반으로 한다. 테스트를 수행하기 위해 참가자는 위의 '부하 호흡 중 호흡곤란 사정' 섹션에 설명된 방법을 사용하여 하나에서 세개의 들숨 부하에 맞서 호흡한다. 그 결과로 나

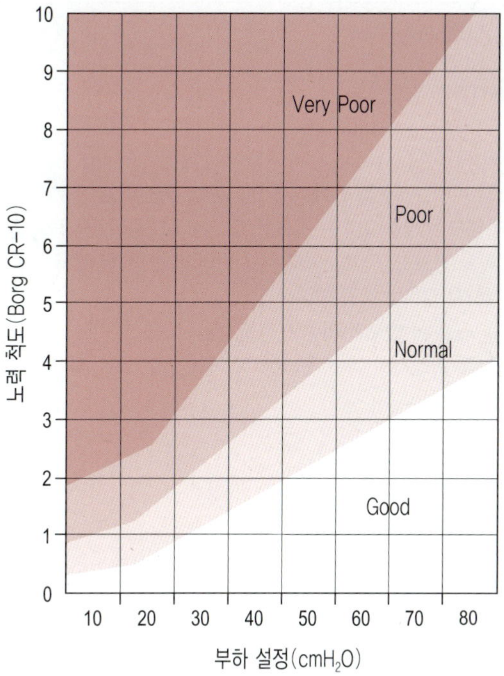

그림 7.1 부하/용량 불균형 차트. 들숨 근육들의 내적 부하와 외적 부하의 합과 들숨 압력을 전달하는 들숨 근육의 용량 사이의 기능적 불균형의 정도를 평가하기 위한 차트. 참가자들은 60초 동안 주어진 부하에 대해 호흡한 후 Borg CR-10 척도를 사용하여 노력을 평가한다.
Good = 불균형이 없고 들숨 근육 기능이 평균 이상.
Normal = 불균형이 없고 정상적인 들숨 근육 기능.
Poor = 내적 및 외적 들숨 부하가 들숨 근육 용량을 초과하는 불균형.
Very poor = 내적 및 외적 들숨 부하가 들숨 근육 용량을 상당히 초과하는 큰 불균형.(이 차트는 McConnell과 동료들의 미공개 데이터를 기반으로 한다)

온 Borg CR-10 척도는 차트의 등급 분류와 비교할 수 있다.

기능 훈련 운동 (FUNCTIONAL TRAINING EXERCISES)

이 장의 나머지 부분은 기능적 들숨근훈련(IMT) 운동의 범위에 대한 설명에 할애한다. 특정 환자를 위한 운동 선택에 두 가지 접근 방식을 취할 수 있다. (1) 전신에 이점을 제공하는 약 10가지 포괄적인 운동 세트를 사용하고(일부 제안된 운동 프로토콜들은 이 장의 끝에 제공된다), (2) 특정 환자의 약점들에 따라 맞춤형 운동 세트를 만든다 (예: 환자가 특히 어려워하는 상황과 작업). 이 두 가지 접근법의 조합은 최적의 해결책을 보여줄 것이다.

기본 원칙(Underlying principles)

Functional IMT는 6주간의 Foundation IMT와 능숙한 가로막 호흡 기술의 발전이 선행되어야 한다(6장 참조). 훈련의 기능적 단계에 들어갈 때, 환자는 저항을 추가하기 전에 능숙한 기술과 운동 형태를 가지고 있는지 확실히 하는 것이 중요하다. 환자는 처음부터 끝까지 느리고 깊은 가로막 호흡을 유지하는 데만 중점을 두고 각각의 운동을 시작한다. 청각 신호를 제공하는 외부 호흡조정 장치를 사용하는 것은 이 과정을 지원할 뿐만 아니라 기능적인 운동 중에도 도움을 줄 수 있다. 다음으로 최소 부하로 설정된 들숨근훈련장치(IMTD)를 사용하여 흡입에 대한 외부 저항을 추가한다. 운동을 위해 정해진 수준에 도달할 때까지 몇 주에 걸쳐 IMTD의 부하를 점진적으로 늘린다. 복부 브레이싱과 중립적 척추 위치 달성에 관한 지침은 6장의 호흡 조절과 부하 조정 섹션뿐만 아니라 **상자 7.5**를 참조한다. 또한, IMT를 인터벌 트레이닝, 드릴운동(drills: 한 동작을 반복적으로 시행하는 운동) 또는 서킷운동(circuits)에 포함하는 것을 고려한다; IMT는 인터벌 훈련의 회복 단계에 시작하거나 드릴운동 또는 서킷운동 동안에 분리된 위치가 될 수 있다.
이러한 운동을 사용하기 전에, 다음 원칙에 유의해야 한다:

- 코드 또는 밴드를 사용하여 가해지는 사지 저항은 처음에는 낮아야 하지만 훈련이 진행됨에 따라 증가할 수 있다.
- 팔다리에 저항 훈련 자극을 만드는 것이 아니라, 주로 몸통에 대한 자세적 어려움을 만들기 위한 것으로 저항에 너무 욕심내지 마라.
- 운동을 시작할 때 탄성 저항이 팽팽한 상태에 있는지 확인한다(저항 수준에 대한 지침은 이전 항목 참조).
- 아령을 사용하는 운동의 경우에, 이런 것들을 사용할 수 없다면 음식용 캔이나 무거운 물건을 실은 가방과 같이 다른 물건으로 대체할 수 있다.
- 복부 브레이싱이 포함된 운동의 경우 ('브레이싱과 자세에 대한 팁' 섹션 참조), 환자가 가로막을 브레이싱된 복부 구획이 되도록 할 수 있는 경우에만 IMTD를 추가한다.
- 타이트한 옷의 압박 효과는 몸통의 적절한 부분에 탄성 저항 밴드를 감아서 시뮬레이션할 수 있다(**그림 7.3**).

상자 7.5 브레이싱과 자세에 대한 팁

브레이싱(Bracing)

이 장의 많은 운동에는 복부 브레이싱이 포함된다. 브레이싱은 서로 다른 움직임을 유발하는 근육의 공동 수축(co-contraction)을 요구한다. 예를 들어, 팔 근육의 공동 수축은 근육이 수축되지만 팔이 구부러지거나 펴지지 않도록 팔꿈치 굴근(이두근)과 신근(삼두근)의 동시적이고 강력한 수축을 포함한다(즉, 두 근육의 정적 수축이다). 이와 동일한 원리를 복부 근육에 적용할 수 있으며 복부 주위에 뻣뻣하고 안정화된 코르셋을 형성할 수 있다. 복벽의 여러 층에 있는 근육 섬유는 합판처럼 서로 비스듬하게 가로질러 매우 강하면서도 유연한 실린더를 형성한다.

올바른 브레이싱은 약간의 연습이 필요하며, 시작하기 가장 좋은 곳은 주요 압박 근육인 배가로근을 어떻게 활성화하는지 배우는 것이다. 배가로근을 자동적으로 활성화하지 못하는 것은 허리 통증과 관련이 있지만, 이 근육을 어떻게 자발적으로 활성화하는지 배우면 척추를 안정화하는 자동적인 기능을 회복하는 것으로 보여진다. 배가로근과 다시 연결하는 것은 전방 복벽을 척추 쪽으로 끌어 당기는(draw in) 연습을 통해 달성할 수 있다. 목표는 이러한 동작을 하는 동안 허리 둘레 감소를 최대화하는 것인데, 올바르게 발생하면 배곧은근과 골반 바닥이 필연적으로 관여하게 된다. 환자가 성공적으로 끌어당길 수 있게 되면 브레이싱 수축을 사용하여 배가로근과 동반된 복부 근육들을 활성화시키도록 연습할 필요가 있다. — 몸통 크기는 거의 변하지 않지만 근육은 강하게 수축된다.

처음에는 최대의 노력으로 수행해야 하지만, 환자가 관련된 근육을 활성화하는 데 더 익숙해지면 강도를 줄일 수 있으며, 이러한 움직임이 복부 주위에 지지해주는 코르셋이 만들어지는 것을(문자 그대로) 느낄 수 있다.

이 책에서 브레이싱이라는 용어를 사용하는 것은 뻣뻣하고 유연성 없는 몸통을 채택한다는 의미가 아님을 명심한다. 대신, 힘과 안정성의 자리로서 코어 근육에 초점을 맞추는 것을 의미한다. 복부 안정화 근육의 적당한 공동 수축이 목적이며, 복부 구획의 유연성 없는 경직이 아니다. 이에 대한 유일한 예외는 특별히 몸통 경직을 요구하는 정적인 운동이다(예: 플랭크).

복부 브레이싱 중 호흡

복부 브레이싱을 하는 동안에 가로막의 아래쪽으로의 움직임이 복부 구획의 높아진 압력과 증가된 뻣뻣함에 의해 방해받기 때문에 흡입은 더 어렵게 느껴진다. 환자는 브레이스를 풀지 않고 추가적인 저항을 극복하기 위해 열심히 노력해야 하지만 이 저항은 가로막뿐만 아니라 복벽의 근육에도 매우 강력한 훈련 자극을 제공한다. 가로막 움직임이 복부 구획 내부의 압력을 증가시키기 때문에, 브레이스를 유지하기 위해서는 모든 근육이 좀 더 강하게 수축 할 필요가 있다. 사실, 브레이싱이 최대의 노력으로 수행될 때, 그 자체로도 훌륭한 운동이다. 가로막 호흡은 다른 운동으로 통합하기 전에 앉거나 선 자세로 복부 브레이싱 수행되야 한다. 복부 브레이싱이 포함된 운동에서 환자가 복부 브레이스 제어를 놓치지 않고 가로막을 브레이싱된 복부 구획이 되도록 할 수 있는 경우에만 IMTD를 추가한다.

척추 중립 달성

척추 중립 위치는 이 장 전체에서 언급된다; 골반이 앞으로나 뒤로 기울어지지 않고 수평을 이루는 것으로 묘사된다(그림 7.2). 전방 경사는 요추 전만을 강조하고 후방 경사는 그 반대이다. 이 두 가지 모두 척추에 바람직하지 않은 하중을 생성한다.

벽에 등을 대고 서 있으면 이런 느낌을 받을 수 있다. 만약 발뒤꿈치, 엉덩이, 견갑골(아래각이 아닌 윗부분)이 벽에 닿는다면, 골반은 중립 위치에 있는 것이다.

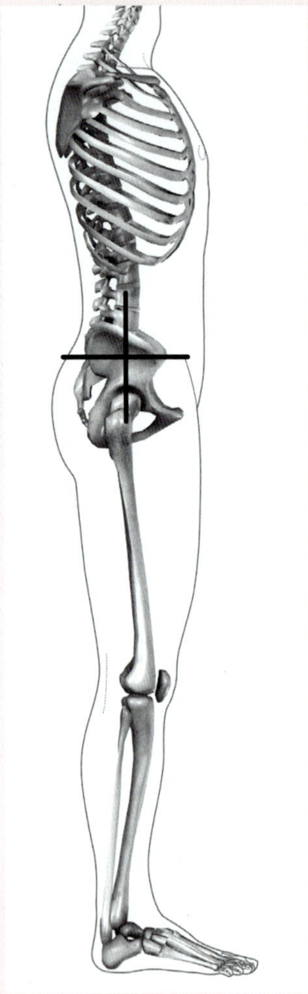

그림 7.2 척추 중립 위치; 골반은 수평.

(출처: McConnell AK, 2011. Breathe strong, perform better. Human Kinetics, Champaign, IL, with permission.)

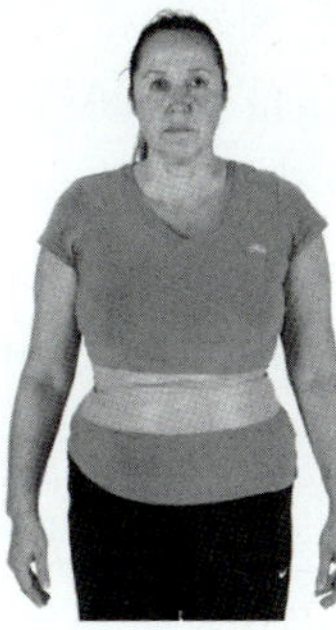

그림 7.3 꽉 끼는 옷을 가장하기 위한 탄성 저항의 위치.

운동은 특수 장비에 대한 요구 사항을 최소화하도록 특별히 설계되었다. 다음은 사용된 장비 목록과 잠재적인 대안들이다:

이상적인 장비	*대체 장비*
들숨근훈련 장치	브레이스(braced)된 몸통에서 오므린 입술
스위스 볼	발란스 쿠션이 있는 의자
발란스 쿠션	발 붙여 서기
아령(1–10 kg)	통조림, 작은 크기의 샌드백
작은 메디슨 공(2–10 kg)	통조림, 중간크기의 샌드백
단	계단
탄성 저항 밴드 또는 코드	
운동 매트	카펫이 깔린 공간
비운스 가능한 공	
작은 쇼핑백	
팔걸이가 있는 의자와 없는 의자	

운동 중에 IMTD를 사용하는 경우에, 사용되는 부하는 '가벼움' 또는 '보통'으로 등급이 매겨진다. 이는 아래의 '최대 반복'과 최대들숨압(MIP) 백분율 설정과 일치한다;

- 가벼움: 최대 50~100회 반복에 해당 (MIP의 20~40% 또는 Borg CR–10 척도에서 2~3의 노력 등급)
- 보통: 최대 20~40회 반복에 해당 (MIP의 50~60% 또는 Borg CR–10 척도에서 4~6의 노력 등급)

운동은 네 부분으로 분류된다. (1) 몸통 근력과 허리 골반 안정성 운동, (2) 동적 몸통 활성화 운동, (3) 자세 조절 운동, (4) 밀고 끌어당기기 운동. 각 부분은 '쉬움', '보통', '어려움' 등급으로 운동이 나뉘어져 있다. 각 등급 내에서 과제는 점진적으로 증가할 수 있으며, 적절하게 묘사된다. 환자에게 주어진 운동의 적합성과 관련하여 항상 임상적 판단이 적용되는 것은 필수적이다. 예를 들어, 아래에 표시된 '어려운' 등급의 스트레칭은 골다공증성 후만증 환자에게는 전혀 적합하지 않다.

리드미컬한 움직임들을 포함한 대부분의 운동 중에는 세트 중간에 호흡 단계를 바꿀 필요가 있다. 즉, 저항을 극복하는 동안(동심성 구간) 들숨에서 날숨으로 전환하는 것이다. 이것은 반복 사이에 잠시 멈추거나 호흡 주기 절반을 추가하면 쉽게 달성할 수 있다. 예를 들어, 이두근 컬에서 동심성 수축 시기동안 흡입이 일어나는 일련의 반복이 끝나면, 올라간 손을 잠시 멈추고, 숨을 내쉰 다음에 저항이 낮아지면서 흡입한다(편심성 구간). 이러한 방식으로 흡입은 동심성 단계에서 편심성 단계로 전환된다.

개인적인 운동들은 스트레칭과 가동 운동이 선행되어야 한다(아래 참조). 개인적인 운동은 약 10개의 운동들로 구성되어야 하며, 4가지 섹션 각각 고르게 혼합되어야 한다. 환자는 이러한 기능적 운동을 적어도 일주일에 세 번 수행해야 한다. 다른 날에는 기초 들숨근훈련(IMT)을 하루에 한 번(적어도 일주일에 3일) 수행해야 한다. 운동의 난이도는 점진적으로 증가되어야 한다; 먼저 저항을 추가한 다음에 보통과 어려움 단계로 점진적으로 진행한다. 때때로 새로운 도전을 경험하게 하기 위해 운동을 다양화하는 것도 좋다.

스트레칭과 가동운동(Stretching and mobilizing)

신체의 다른 부분과 마찬가지로 움직임의 범위를 증가시키는 것은 가슴부위에서도 중요하다. 그러나 몸통과 갈비뼈 우리는 수많은 근육, 부착물과 관련된 결합 조직을 포함하고 있음에도 불구하고 이러한 활동에 있어 종종 간과된다(예: 갈비뼈 우리). 갈비뼈 우리는 잠재적으로 흡입에 대한 커다란 저항원이며, 특히 척추후만증과 같은 제한성 질병에서 더욱 그렇다. 가슴 확장에 대한 저항은 호흡 작업과 호흡 노력에 관한 인식을 증가시킨다. 아래의 운동은 앞쪽, 뒤쪽 및 가쪽면에서 뿐만 아니라 회전하는 동안 몸통을 늘려주는 운동을 '쉬움', '보통', '어려움' 세트로 분류했다. 쉬움과 보통 단계의 스트레칭은 Minoguchi 등(2002)의 스트레칭을 기반으로 한다. 이 세트들은 늑골 확장을 자유롭게 하고 호흡 노력을 줄이기 위해 갈비뼈 우리를 늘리거나 움직이는 데 사용할 수 있다. 각 동작은 약 30초 동안 동작의 최대 범위에서 유지되어야 한다.

스트레칭하는 동안에 가로막 호흡을 할 수 있다. 특히, 스위스 볼 위에서 앞쪽 스트레칭을 하는 동안 생성되는 몸통 근육의 장력은 가로막이 작용하지 못하게 유용한 저항력을 제공한다.

쉬움

쉬운 스트레칭과 가동 운동은 의자에 앉아서 다음 순서로 수행된다.

A

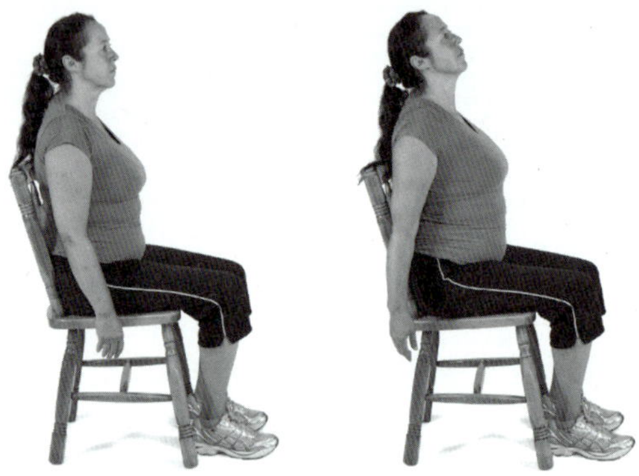

(A) 몸통 앞쪽 스트레칭

B

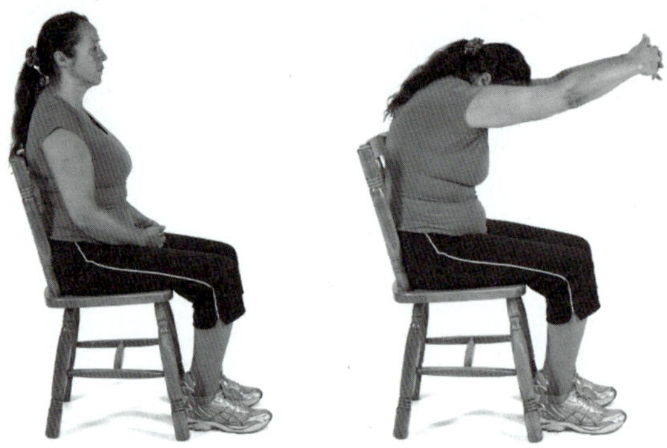

(B) 몸통 뒷쪽 스트레칭

C

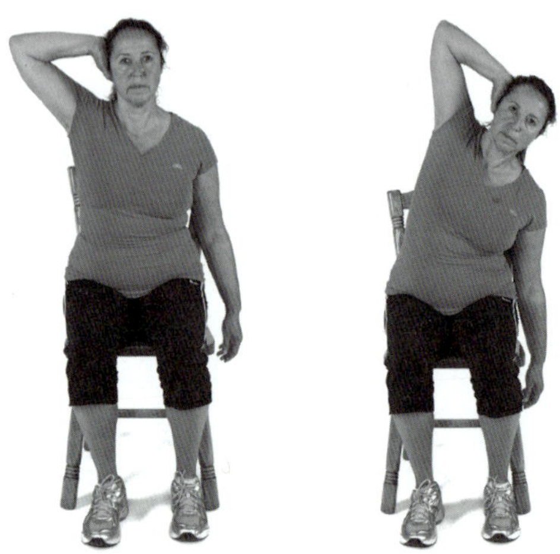

(C) 가쪽 스트레칭(양쪽으로 수행)

D

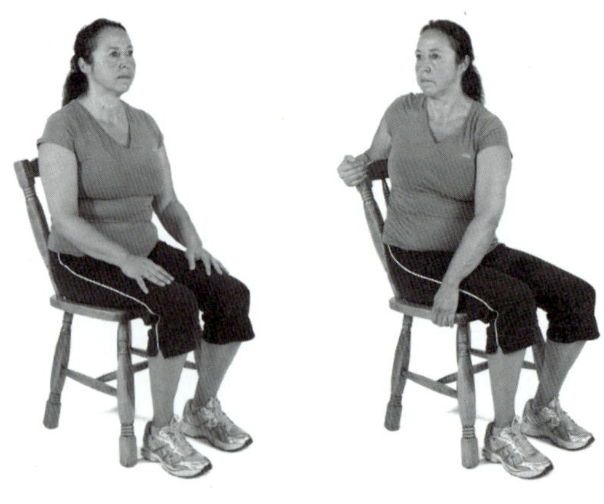

(D) 앉은채로 회전(양 방향으로 수행).

보통

적당한 스트레칭과 가동운동은 두 발로 서서 다음 순서로 수행된다.

A

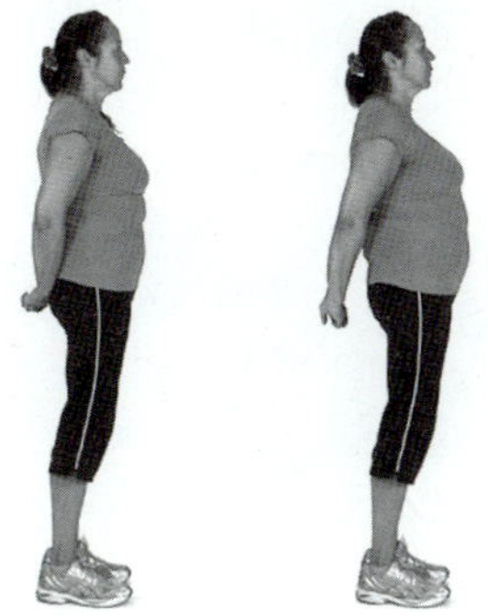

(A) 상부 체간 앞쪽 스트레칭

B

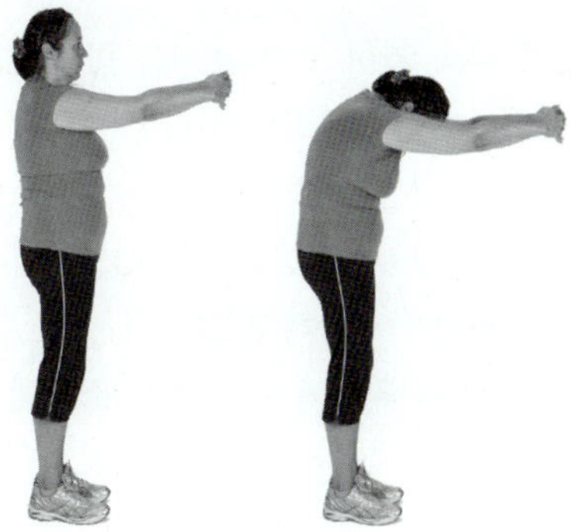

(B) 서서 뒷쪽 스트레칭

C

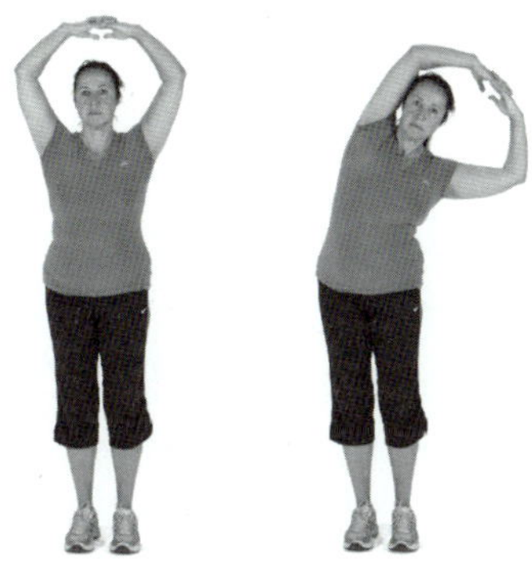

(C) 서서 가쪽 스트레칭(양쪽으로 수행)

D

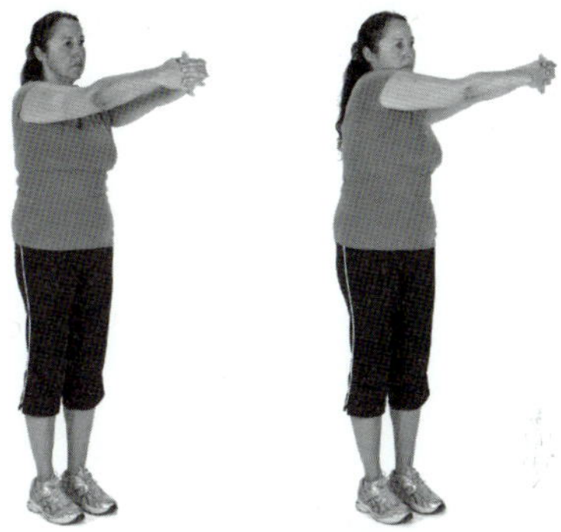

(D) 서서 회전(양 방향으로 수행).

어려움

어려운 스트레칭과 가동운동은 스위스 볼 위에서, 손과 무릎을 대고, 그 다음 누운 순서로 수행된다.

A

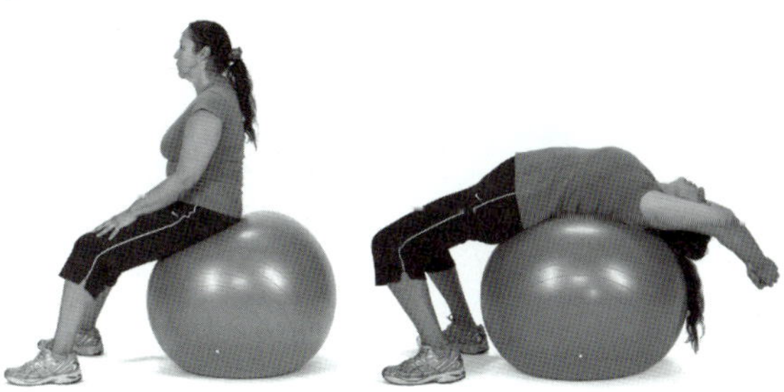

(A) 스위스 볼 위에서 앞쪽 스트레칭

B

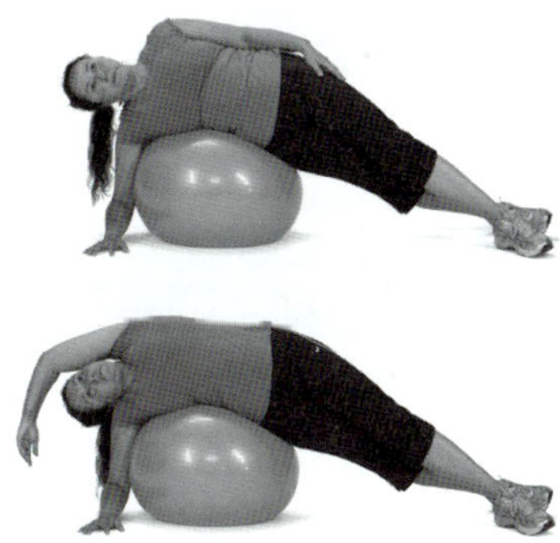

(B) 스위스 볼 위에서 측면 스트레칭(양쪽 실시)

C

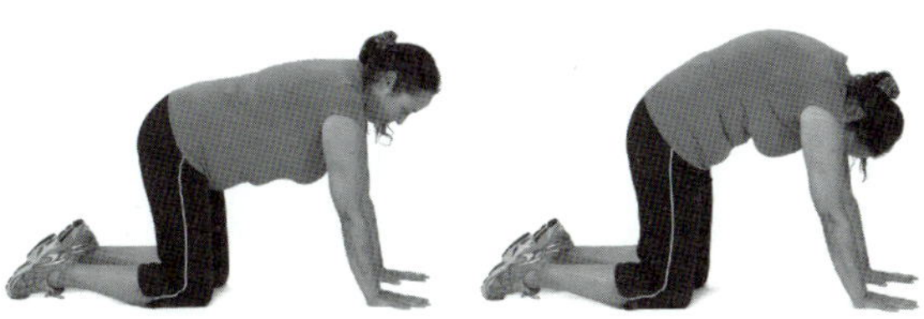

(C) 뒤쪽 '고양이' 스트레칭

D

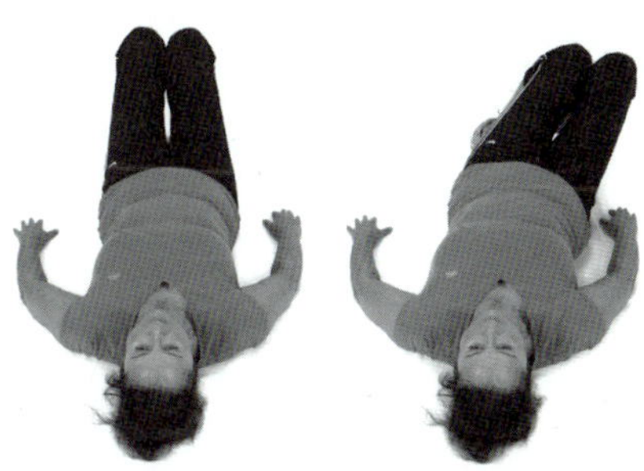

(D) 바로 누워서 회전(양 방향으로 수행).

호흡 조절(Breath control)

6장에서 설명한 바와 같이 호흡 조절을 발달시키는 것은 호흡 효율을 최대화하고 호흡곤란의 산만한 영향을 최소화하기 때문에 수행해야만 하는 기술이다. 이는 호흡 요구/곤란이 높은 상황에서 수행할 수 있다; 이러한 상태에서 환자들은 깊고 느린 호흡 조절을 연습하고 그들이 견딜 수 있는 만큼 호흡 빈도를 낮추도록 권고되어야 한다. 스트레스가 많은 상황에서 호흡을 차분하고 편안하게 유지하는 것은 스트레스와 불안을 최소화하고 통제력을 키울 수 있다.

게다가 아래의 세가지 추가적인 운동들은 항상 높은 움직임의 리듬(cadence)과 호흡이 동시에 발생하려는 압박을 극복하는데 도움을 줄 수 있다. 이 운동들은 높은 리듬의 신체 움직임들을 포함하는데 환자가 의도적으로 움직임과 동시에 발생되지 않는 깊고 느리고 제어된 호흡이 수행되어야 한다.

스위스 볼 바운스

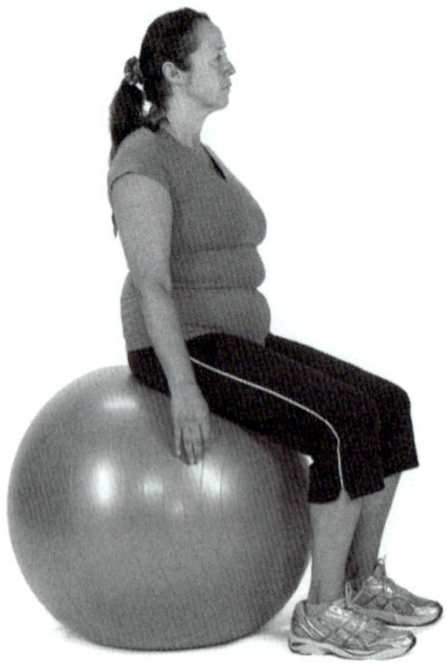

과정: 스위스 볼에 앉아 있는 동안 환자는 부드럽게 위아래로 튕겨야 한다. 자연스러운 압박은 호흡을 움직임의 리듬에 따라 동시에 일어나게 하지만 의도적으로 움직임보다 느리고 동시에 발생하지 않는 깊고 느린 호흡 양상으로 대체되어야 한다.

제자리 걷기 운동

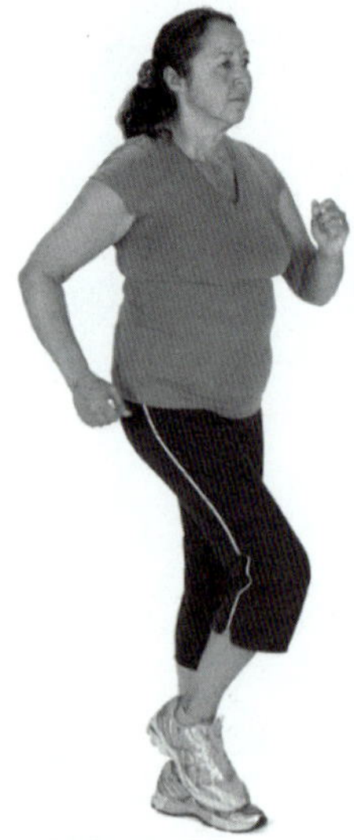

과정: 환자는 어렵지만 감당할 수 있는 속도로 제자리에서 걷기를 해야 한다. 이 운동은 스위스 볼 바운스보다 더 어렵기 때문에, 호흡 요구를 증가시킬 것이다. 자연스러운 압박은 호흡을 움직임의 리듬에 따라 동시에 일어나게 하지만 의도적으로 움직임보다 느리고 동시에 발생하지 않는 깊고 느린 호흡 양상으로 대체되어야 한다.

한 지점에서의 볼 바운스 운동

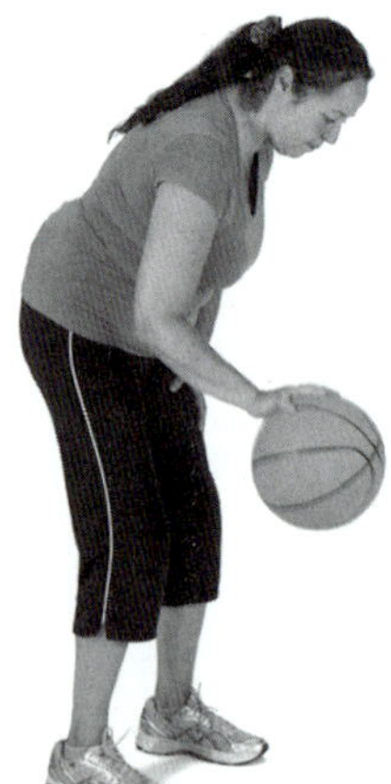

과정: 환자는 한 지점에서 공을 튀겨야 한다. 이 운동은 호흡 요구를 약간 증가시키고 자세 조절과 안정화에도 어려움을 줄 것이다. 자연스러운 압박은 호흡을 바운싱의 리듬에 따라 동시에 일어나게 하지만 의도적으로 움직임보다 느리고 동시에 발생하지 않는 깊고 느린 호흡 양상으로 대체되어야 한다.

몸통 근력과 허리골반 안정성 운동
(Trunk strength and lumbopelvic stability exercises)

3장에서 설명한 바와 같이 호흡기 문제와 요통 사이의 연관성이 발견되었다. 예를 들어, 역학적인 자료에 따르면 요통은 요실금과 호흡 장애가 있는 여성이 그렇지 않은 여성보다 더 흔하다(Smith 등, 2006). 또한, 생리학적 자료는 횡경막, 복부 및 골반 바닥 근육의 자세 기능이 요실금(Deindl 등, 1994)과 호흡기 질환(Hodges 등, 2000)에 의해 감소된 것을 보여준다. 따라서 호흡기 문제가 있는 사람은 허리골반의 안정성이 손상되고, 이러한 결함을 교정하는 것은 허리 통증뿐만 아니라 그들이 호흡곤란에도 도움을 줄 것이라고 제안하는 것은 타당하다. 안정성과 호흡 둘 다 동시에 일어나는 요구를 수용할 수 없는 사람들의 일반적인 반응은 호흡을 중단하거나 벽, 가구 또는 보행 보조 장치와 같은 외부 지지로부터 안정성을 찾는다. 따라서 안정성과 호흡 요구를 동시에 수용할 수 있도록 환자를 훈련하는 것은 광범위한 일상 활동 동안에 기능적인 용량을 향상시킬 수 있다.

아래 운동은 등급이 매겨져 있지만 모든 훈련은 호흡에 대한 저항 없이 시작해야 한다. 훈련의 초기 단계에서의 초점은 처음부터 끝까지 깊고 느리고 통제된 호흡을 유지하는 데 있다. 이것이 달성되면 IMTD를 운동에 추가할 수 있다.

플랭크

이점: 몸통 근력과 허리골반 안정성을 발달시키기 위한 '가장 기본적인' 코어 운동이다. 가로막을 포함한 몸통과 골반 안정화 근육 전체가 관여한다. 이 운동은 걷기와 계단 오르기와 같이 자세적으로 크고 어려운 다리 움직임에도 불구하고 골반의 안정성을 유지하는 능력을 용이하게 하는 '내부의 힘'을 만들어 낸다. 안정화 운동을 호흡 자극과 결합하면 어느 한쪽도 손상되지 않고 두 가지 기능 모두 수행할 수 있다.

IMTD **부하 수준:** 저강도에서 중강도
지속 시간: 15초~60초
세트: 3세트

과정: 선택한 난이도에 따라 위에 보이는 시작 자세를 취한다. IMTD를 사용한다면, 손을 사용하지 않고 입에 물고 있어야 한다. 자세를 잡은 후 복부 근육을 (최대한) 브레이스(brace)하고, 운동 중에는 1분당 약 12회 속도로 천천히 깊게 숨을 쉰다. IMTD를 사용한다면, IMTD로 강하게 숨을 들이마시고, 약 4초 동안 천천히 숨을 내쉬게 한다(호흡속도는 1분당 약 12회여야 한다). 몸통은 완전히 일직선을 유지하고 엉덩이나 복부가 굽힘 되지 않도록 주의한다.

변형: 난이도를 높이려면 다음 중 하나를 수행한다: 다리 한쪽을 똑바로 뻗어 바닥에서 천장쪽으로 들거나, 한쪽 무릎을 몸의 같은 쪽 팔꿈치 쪽으로 이동하거나(마치 암벽을 오르듯), 또는 한쪽 무릎을 몸통의 아래쪽에서 반대쪽 팔꿈치 방향으로 움직인다. 다리를 들어 올리면서 IMTD로 강하게 숨을 들이마시고 다리를 내리면서 천천히 숨을 내쉰다. 반대쪽 다리를 사용해서 반복한다. 다리를 들어 올릴 때 날숨이 발생하도록 세트 사이에 호흡 단계를 바꾼다.

쉬움

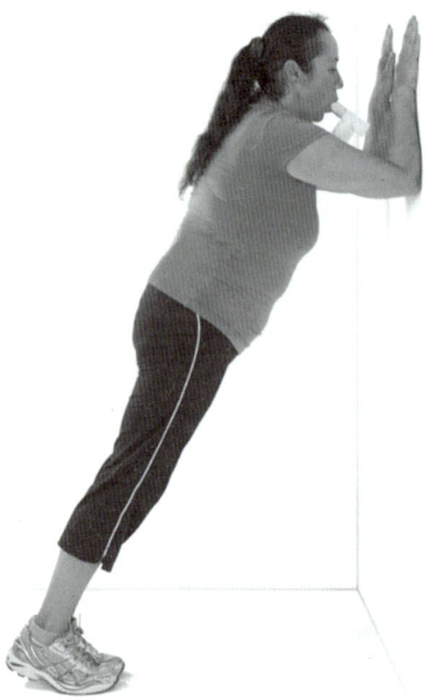

보통

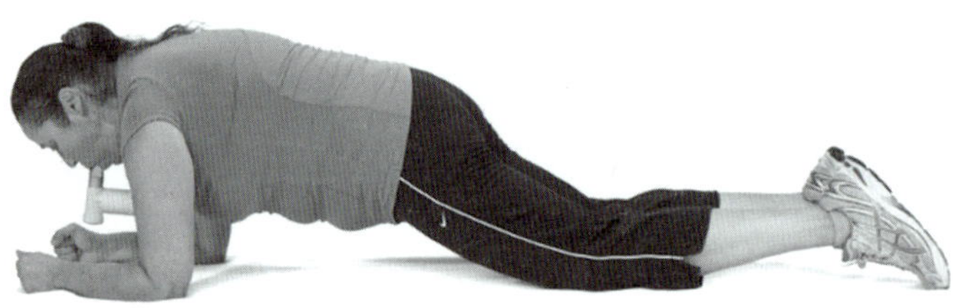

어려움

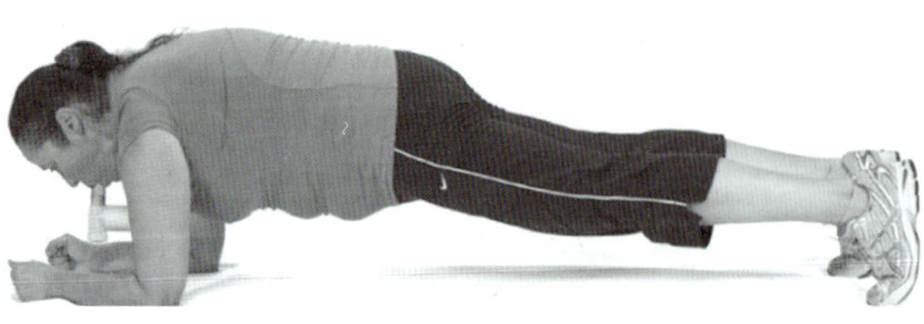

측면 브릿지 운동

이점: 몸통 근력과 허리골반 안정성을 발달시키기 위한 또 다른 '가장 기본적인' 코어 운동이다. 등의 폄근 뿐만 아니라 가로막을 포함한 몸통과 골반 안정화 근육 전체가 관여한다. 이 운동에 호흡 노력을 추가하는 것은 몸통을 뻣뻣하게 유지하는 도전이 깊고 조절된 호흡을 유지하는데 실패하지 않도록 도움을 준다.

IMTD **부하 수준:** 저강도에서 중강도
지속 시간: 15초~60초
세트: 한 쪽당 2 또는 3세트

과정: 선택한 난이도에 따라 시작 자세를 취한다. IMTD를 사용한다면, 손을 사용하지 않고 입에 물고 있어야 한다. 자세를 잡은 후 복부 근육을 (최대한) 브레이스(brace)하고, 운동 중에는 1분당 약 12회 속도로 천천히 깊게 숨을 쉰다. IMTD를 사용한다면, IMTD로 강하게 숨을 들이마시고, 약 4초 동안 천천히 숨을 내쉬게 한다(호흡속도는 1분당 약 12회여야 한다). 몸통은 완전히 일직선을 유지하고 엉덩이나 복부가 굽힘 되지 않도록 주의한다.

변형: 난이도를 높이려면, 위쪽 팔 및/또는 다리를 천장쪽으로 들어 올린다. 사지를 들어 올리면서 IMTD로 강하게 숨을 들이마시고 다리를 내리면서 천천히 숨을 내쉰다. 다리를 들어 올릴 때 날숨이 발생하도록 세트 사이에 호흡 단계를 바꾼다.

쉬움

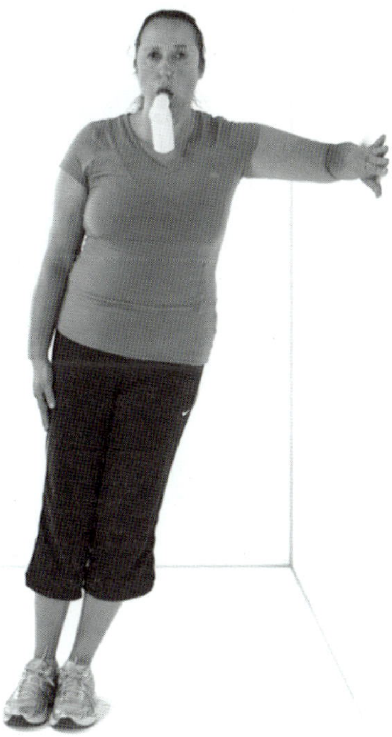

보통

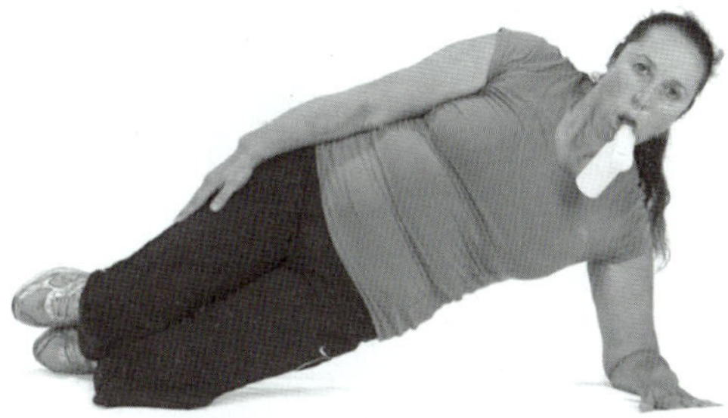

어려움

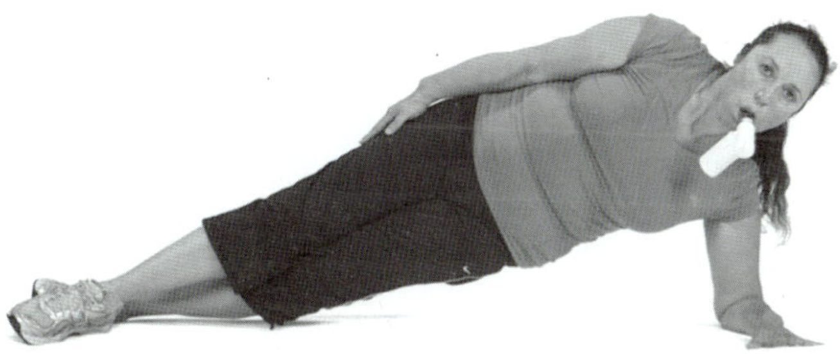

브릿지 운동

이점: 이 운동은 몸통의 앞쪽과 뒷쪽 근육 사이의 균형을 발달시키는데 도움을 준다. 다리 들어 올리기 시작할 때, 골반 정렬을 유지하는 능력을 요구한다(지지되지 않은 엉덩이가 바닥으로 떨어진다면, 깊은 안정화근들이 약한 것이다).

IMTD **부하 수준:** 저강도에서 중강도
지속 시간: 15초~60초
세트: 3세트

과정: 선택한 난이도에 따라 시작 자세를 취한다. IMTD를 사용한다면, 손을 사용하지 않고 입에 물고 있어야 한다. 자세를 잡은 후 복부 근육을 (최대한) 브레이스(brace)하고, 운동 중에는 1분당 약 12회 속도로 천천히 깊게 숨을 쉰다. IMTD를 사용한다면, IMTD로 강하게 숨을 들이마시고, 약 4초 동안 천천히 숨을 내쉬게 한다(호흡속도는 1분당 약 12회여야 한다). 몸통은 완전히 일직선을 유지하고 엉덩이나 복부가 굽힘 되지 않도록 주의한다.

변형: 난이도를 높이려면, 가능한 높이 다리를 곧게 펴서 올린다(중간에 처지거나 한쪽으로 기울어지는 경향이 있다). 다리를 들어 올리면서 IMTD로 강하게 숨을 들이마시고 다리를 내리면서 천천히 숨을 내쉰다. 반대쪽 다리를 사용해서 반복한다. 다리를 들어 올릴 때 날숨이 발생하도록 세트 사이에 호흡 단계를 바꾼다.

쉬움

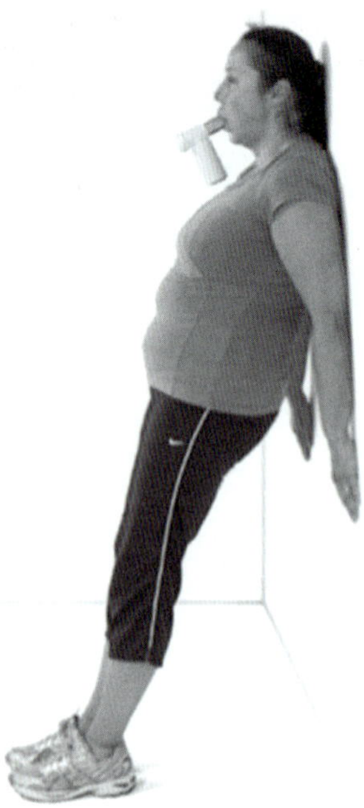

보통

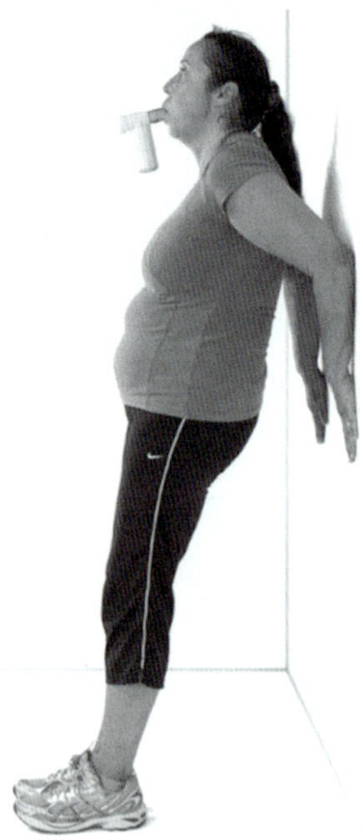

어려움

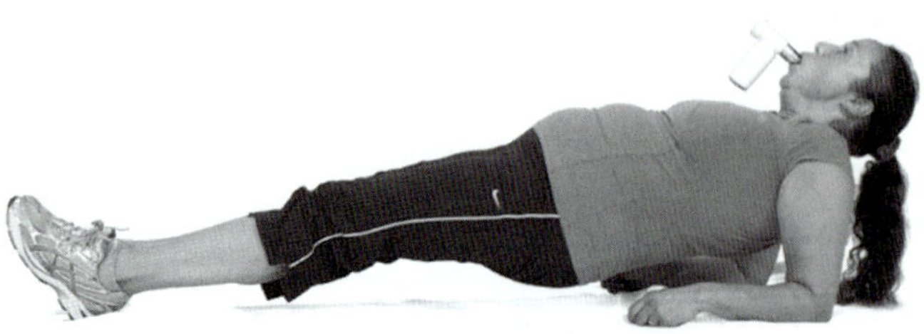

하체 불안정성이 있는 플랭크

이점: 불안정한 상태에서 몸통 안정성을 유지해야만 하도록 자세 조절 관점이 더해진 좀 더 발전된 버전의 플랭크이다. 하체가 불안정한 부분에 있기 때문에 골반 안정화에 중점을 둔다. 이 운동은 상체와 하체의 움직임 사이의 연계에 대한 조절능력을 발달시키는데 도움이 된다.

IMTD 부하 수준: 저강도에서 중강도
지속 시간: 15초~60초
세트: 2 또는 3세트

과정: 선택한 난이도에 따라 위에 보이는 시작 자세를 취한다. IMTD를 사용한다면, 손을 사용하지 않고 입에 물고 있어야 한다. 자세를 잡은 후 복부 근육을 (최대한) 브레이스(brace)하고, 운동 중에는 1분당 약 12회 속도로 천천히 깊게 숨을 쉰다. IMTD를 사용한다면, IMTD로 강하게 숨을 들이마시고, 약 4초 동안 천천히 숨을 내쉬게 한다(호흡속도는 1분당 약 12회여야 한다). 몸통은 완전히 일직선을 유지하고 엉덩이나 복부가 굽힘 되지 않도록 주의한다.

변형: 난이도를 높이려면, 몸통 근육으로 공의 움직임을 조절하면서 발목이나 무릎을 가까워지게 움직이거나 공을 옆으로 부드럽게 회전시킨다.

쉬움

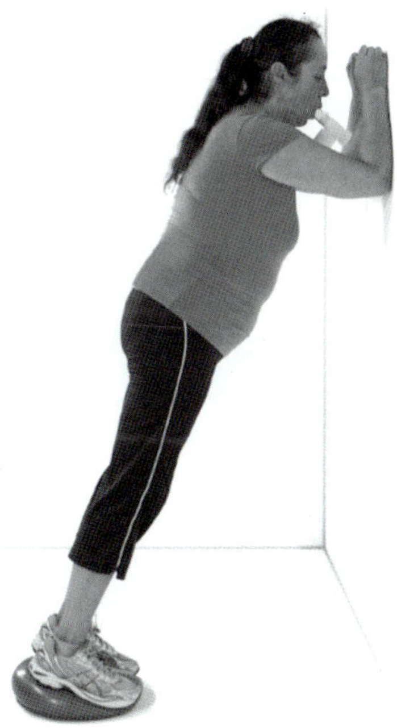

보통

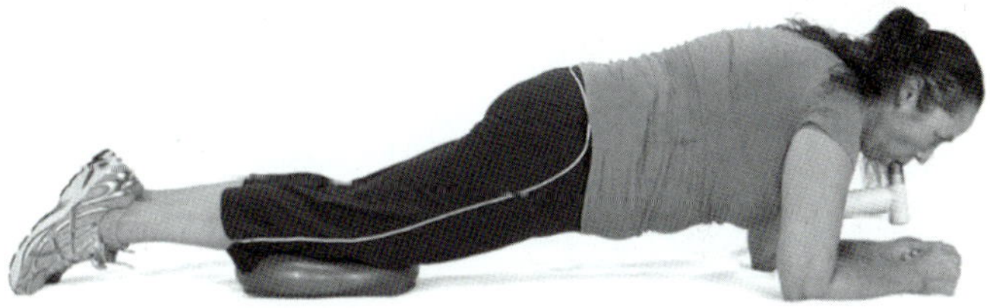

어려움

정강이를 스위스 공 위에 두거나 발가락을 발란스 쿠션(의자 위 또는 바닥) 위에 두고 수행할 수 있다. 일부 환자들은 손보다 팔꿈치에 체중을 싣는 것이 좀 더 편하다고 생각할 수 있다.

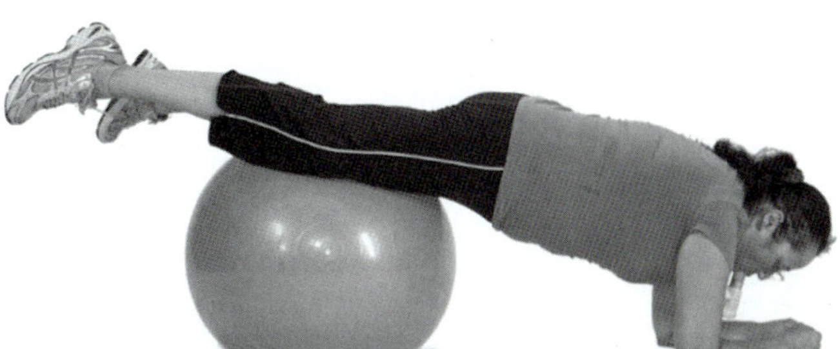

상체 불안정성이 있는 플랭크

이점: 불안정한 상태에서 몸통 안정성을 유지해야만 하도록 자세 조절 관점이 더해진 좀 더 발전된 버전의 플랭크이다. 상체는 불안정한 부분이기 때문에 몸통 안정화에 중점을 둔다. 이 운동은 상체와 하체의 움직임 사이의 연계에 대한 조절 능력을 발달시키는데 도움이 된다.

IMTD **부하 수준:** 저강도에서 중강도
지속 시간: 15초~60초
세트: 2 또는 3세트

과정: 선택한 난이도에 따라 위에 보이는 시작 자세를 취한다. IMTD를 사용한다면, 손을 사용하지 않고 입에 물고 있어야 한다. 자세를 잡은 후 복부 근육을 (최대한) 브레이스(brace)하고, 운동 중에는 1분당 약 12회 속도로 천천히 깊게 숨을 쉰다. IMTD를 사용한다면, IMTD로 강하게 숨을 들이마시고, 약 4초 동안 천천히 숨을 내쉬게 한다(호흡속도는 1분당 약 12회여야 한다). 몸통은 완전히 일직선을 유지하고 엉덩이나 복부가 굽힘 되지 않도록 주의한다.

변형: 난이도를 높이려면, 몸통 근육으로 공의 움직임을 조절하면서 양팔꿈치를 가까워지게 움직이거나 공을 옆으로 부드럽게 회전시킨다.

쉬움

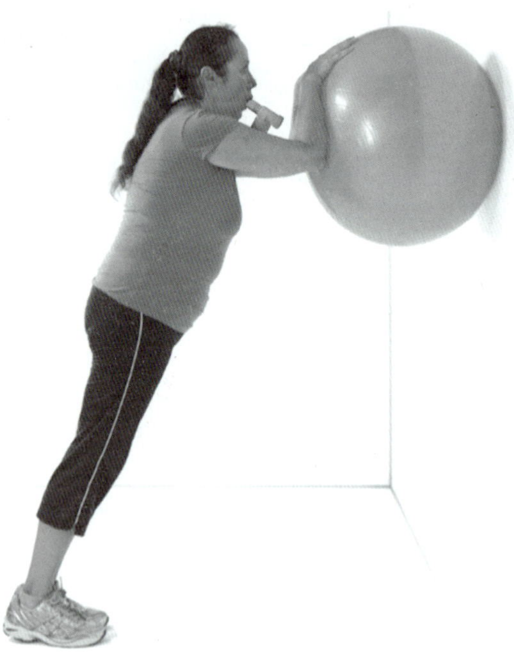

보통

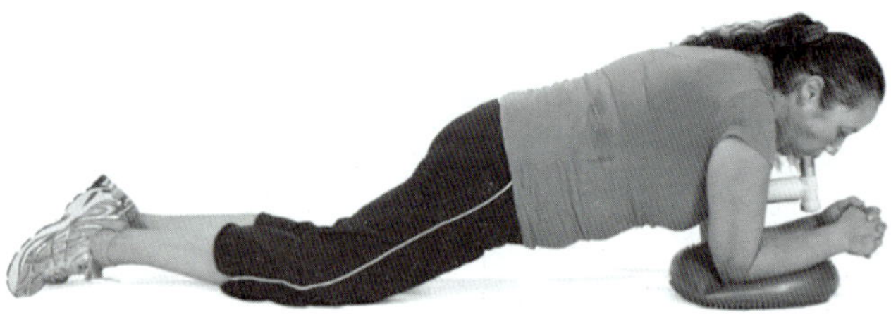

어려움

이 운동의 덜 어려운 버전은 (공이 아닌) 발란스 쿠션을 의자에 놓는다.

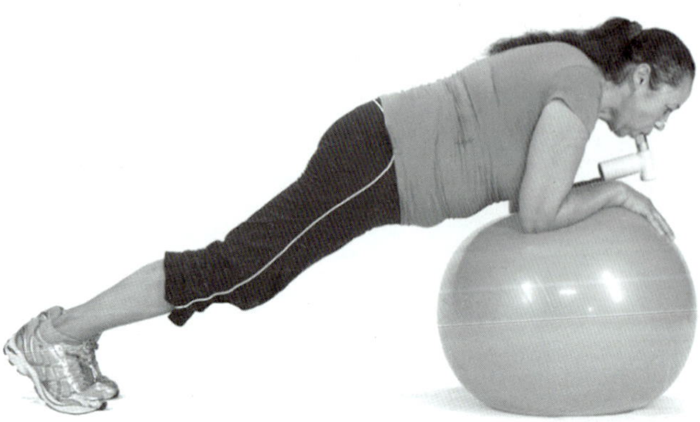

볼기 브릿지 운동

이점: 볼기근육과 넙다리뒤근육뿐만 아니라 몸통과 깊은 골반 안정화근에도 좋은 운동이다. 엉덩이 폄을 하는 중에 효과적으로 숨을 쉬는 능력이 요구된다.

IMTD 부하 수준: 저강도에서 중강도
지속 시간: 15초~60초
세트: 3세트

과정: 선택한 난이도에 따라 위에 보이는 시작 자세를 취한다. IMTD를 사용한다면, 손을 사용하지 않고 입에 물고 있어야 한다. 자세를 잡은 후 복부 근육을 (최대한) 브레이스(brace)하고, 운동 중에는 1분당 약 12회 속도로 천천히 깊게 숨을 쉰다. IMTD를 사용한다면, IMTD로 강하게 숨을 들이마시고, 약 4초 동안 천천히 숨을 내쉬게 한다(호흡속도는 1분당 약 12회여야 한다). 쉬운 버전과 어려운 버전에서 몸통은 완전히 일직선을 유지하고 엉덩이나 복부가 굽힘 되지 않도록 주의한다.

변형: 어려운 버전으로 난이도를 높이려면, 한 발을 바닥에서 들어 올리고 곧게 펴서 몸통에 맞춘다; 5초 동안 유지한다. 운동하는 동안 다리를 번갈아 가며 사용한다. 체중이 한쪽 발에서 제거되었을때 골반이 바닥 쪽으로 기울어지면, 깊은 안정화근이 약하다는 것을 나타낸다.

쉬움

등을 뒤로 젖히고, 볼기근육과 넙다리뒤근육을 사용하여 체중을 조절한다.

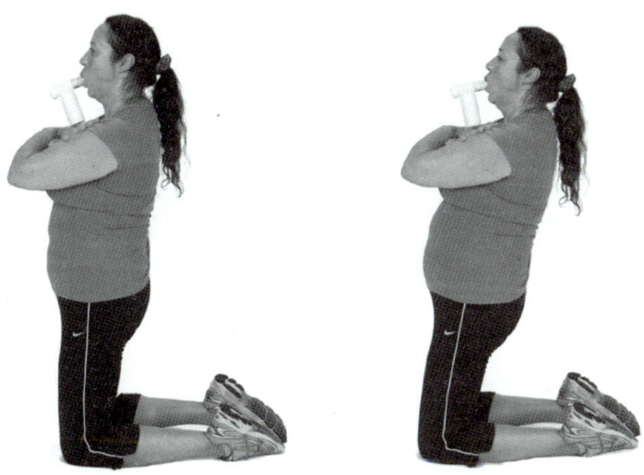

보통

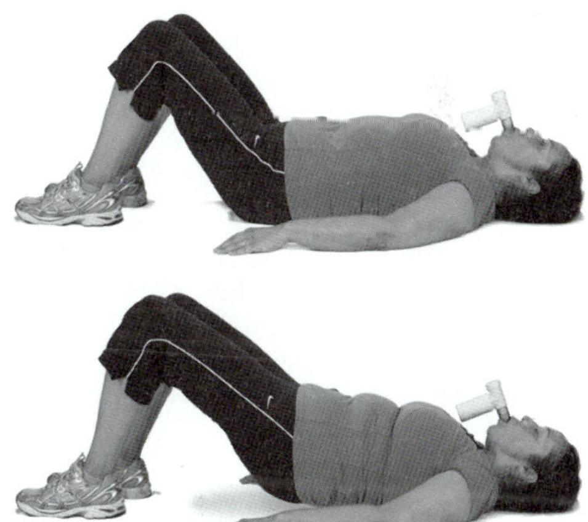

어려움

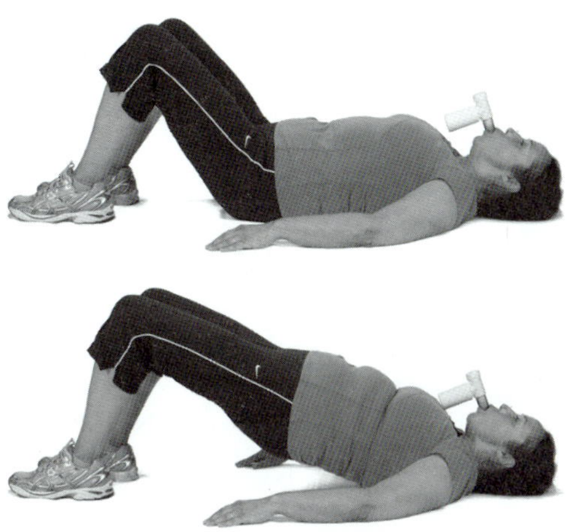

상체 볼기브릿지

이점: 이 운동은 자세 조절 요소가 추가된 볼기브릿지 운동으로 약간 더 향상된 버전이다. 왜냐하면 상체가 불안정할 때 몸통의 안정화가 증가되기 때문이다. 이러한 운동은 상하체의 움직임들 사이에서 조절능력을 향상시키는데 도움을 주게 된다.

IMTD 부하 수준: 저강도에서 중강도
지속 시간: 15초~60초
세트: 3세트

과정: 선택되어진 버전에 따라 위에서 보이는 시작 자세를 취한다. IMTD를 사용한다면 손을 사용하지 않고 입으로 물고 있어야 한다. 자세를 잡은 후 복근을 (최대한) 긴장하고, 운동 중에는 1분당 약 12회의 속도로 천천히 깊게 숨을 들이쉬고 내쉰다. IMTD를 사용하는 경우, IMTD로 강하게 숨을 들이마시고, 약 4초 동안 천천히 숨을 내쉬게 한다(1분당 호흡속도는 분당 12회이다). 쉬운 버전과 어려운 버전에서는 몸을 완전히 일직선으로 유지되도록 하고, 골반이나 복부가 굽힘 되지 않도록 주의해야 한다.

변형: 보통과 어려운 버전에서의 난이도를 높이려면 한 발을 바닥에서 들어 올리고 몸과 같은 높이에서 다리를 펴고 5초간 유지한다. 운동하는 동안 양발을 교대로 들어 올린다. 한 발을 들어 올릴 때 골반이 바닥 쪽으로 기울어진다면, 심부 안정화근육이 약화되어 있다. 몸통은 일직선으로 유지되도록 하고 골반은 수평을 유지하도록 주의해야 한다.

쉬움

뒤로 기울여 엉덩이와 넙다리 근육을 확용하여 체중부하를 조절한다.
어깨를 좌우로 회전하여 불안정을 유발한다.

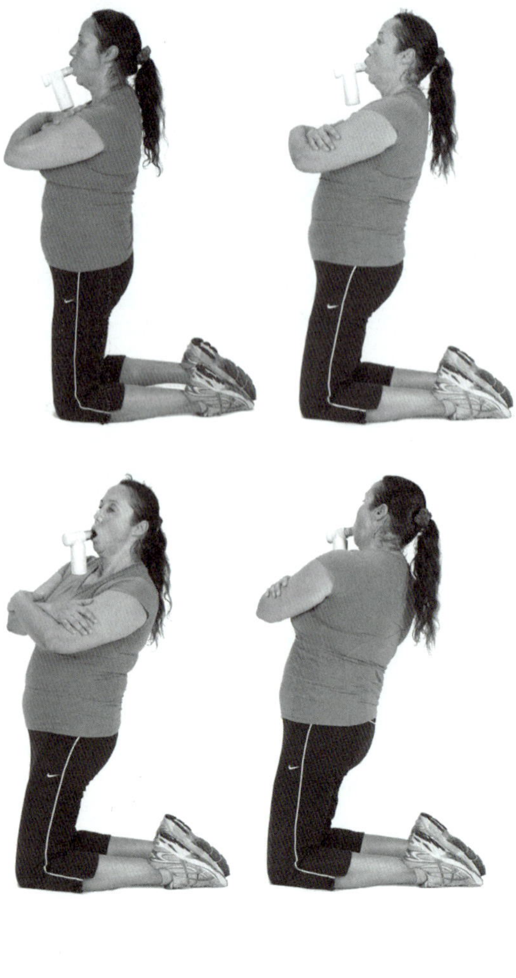

보통

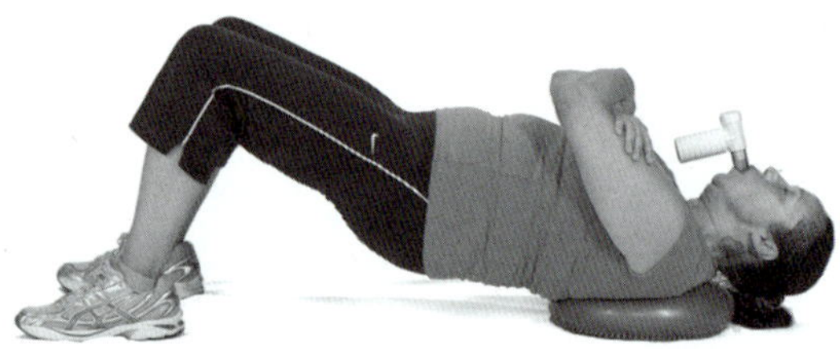

어려움

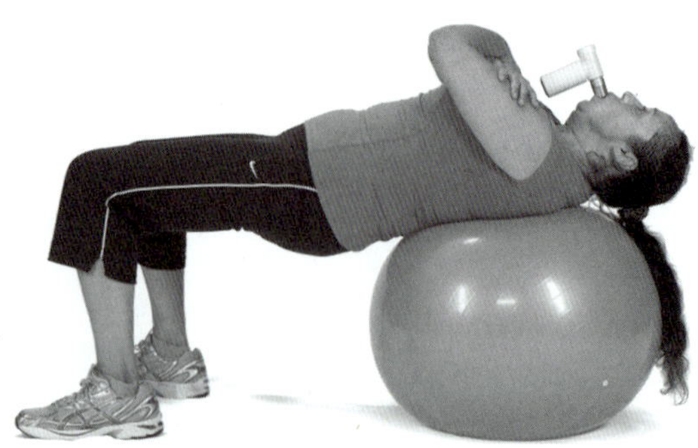

하체 볼기브릿지

이점: 이 운동은 자세 조절 요소가 추가된 볼기브릿지 운동으로 약간 더 향상된 버전이다. 왜냐하면 하체가 불안정하게 된다면 골반의 안정화를 더욱 가져올 수 있다. 이러한 운동은 상 하체의 움직임들 사이에서 조절능력을 향상시키는데 도움을 주게 된다.

IMTD 부하 수준: 저강도에서 중강도
지속 시간: 15초~60초
세트: 3세트

과정: 선택되어진 버전에 따라 위에서 보이는 시작 자세를 취한다. IMTD를 사용한다면 손을 사용하지 않고 입으로 물고 있어야 한다. 자세를 잡은 후 복근을 (최대한) 긴장하고, 운동 중에는 1분당 약 12회의 속도로 천천히 깊게 숨을 들이쉬고 내쉰다. IMTD를 사용하는 경우, IMTD로 강하게 숨을 들이마시고, 약 4초 동안 천천히 숨을 내쉬게 한다(1분당 호흡속도는 분당 12회이다). 쉬운 버전과 어려운 버전에서는 몸을 완전히 일직선으로 유지되도록 하고, 골반이나 복부가 굽힘 되지 않도록 주의해야 한다.

변형: 어렵게 하기 위해서는 한 발을 지지대에서 들어 올리고 몸통과 일직선이 되도록 다리를 펴고 5초간 유지한다. 운동 기간 동안 교대로 다리를 들어 올린다. 체중을 지탱하고 있는 발을 들어 올렸을 때 바닥 쪽으로 골반이 기울어진다면 심부 안정화 근육들이 약화되어 있다. 몸통은 일직선으로 유지되도록 하고 골반은 수평을 유지하도록 주의해야 한다.

쉬움

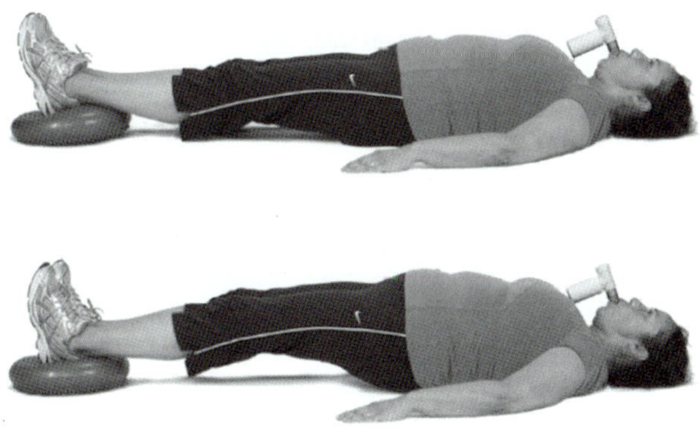

보통

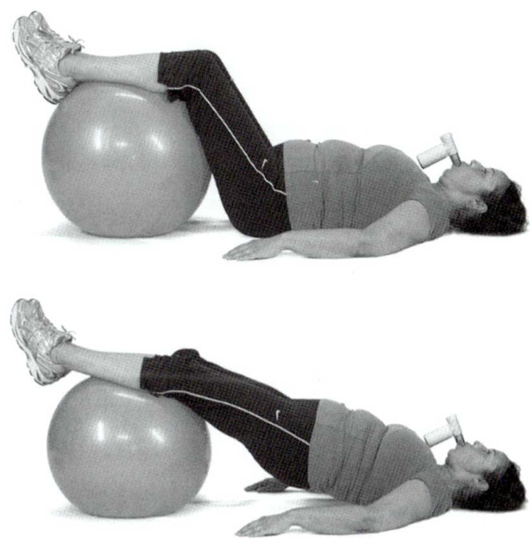

어려움

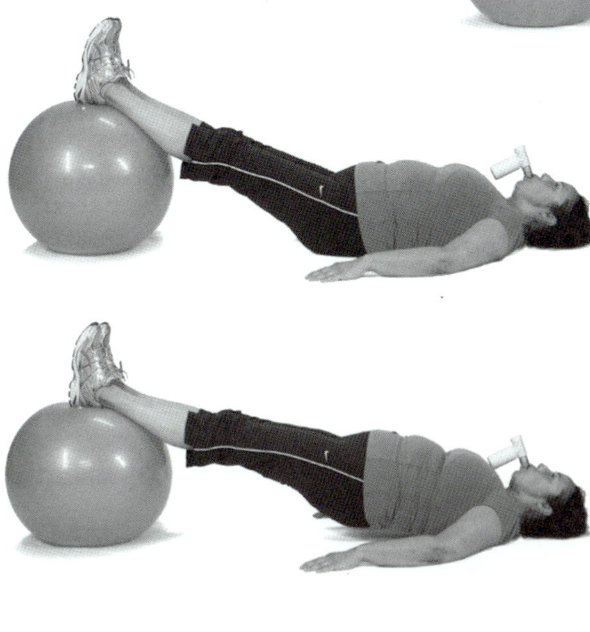

다리 올리기

이점: 이 운동은 엉덩관절을 굽힘 하는 동안 골반과 하부 척추의 안정화를 시킬 수 있다. 하위 섹션에서 다른 운동과 마찬가지로, 숨을 멈추치 않고 허리골반을 유지할 수 있게 된다.

IMTD 부하 수준: 저강도에서 중강도
지속 시간: 15초~60초
세트: 2 또는 3세트

과정: 선택한 버전에 따라 그림에 있는 시작 자세를 취한다. IMTD를 사용하는 경우 손을 사용하지 않고 입을 사용한다. 한번 자세를 취하면 복근 근육을 긴장하고 숨을 천천히 깊게 들이쉬며 운동 동안 분당 약 12회로 유지한다. IMTD를 사용하는 경우, 각 버전에 대한 호흡 패턴 지침을 따른다. 등은 바닥에 대고 척추의 중립자세를 유지하면서 등을 바닥 쪽으로 밀어낸다(등에 손가락이 들어갈 수 있도록 공간을 유지한다). 보통과 어려운 버전은 발을 바닥에서 15cm~20cm 들어 올리고 복근은 최대한 수축한다(최대한).

변형: 난이도를 높이기 위해서는 지속 시간을 연장하거나 발목에 무게를 추가하거나 다리를 계속해서 교차로 움직이면서 호흡은 일정하게 유지한다.

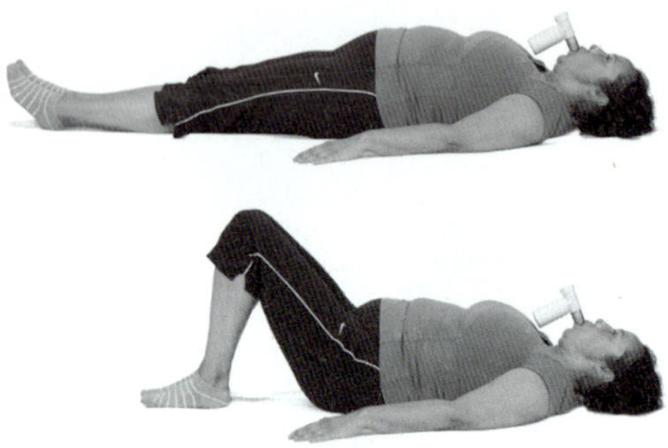

쉬움

발을 가볍게 바닥에 대고, 양쪽 발뒤꿈치를 엉덩이 쪽으로 당기고
일정한 속도로 즉시 시작 자세로 돌아간다.
발을 엉덩이 쪽으로 이동할 때, IMTD를 통해 강력하게 흡기하고,
세트 사이에 호흡 유형을 바꿔가면서 수행한다.

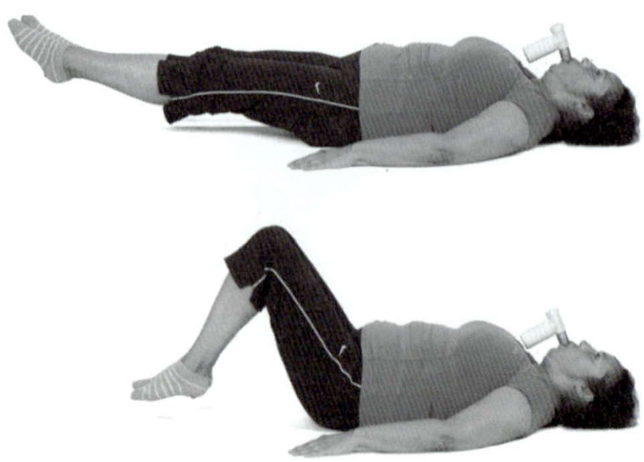

보통

발을 바닥에서 들어 올려, 양쪽 발뒤꿈치를 엉덩이 쪽으로 당기고
일정한 속도로 즉시 시작 자세로 돌아간다.
발을 엉덩이 쪽으로 이동할 때, IMTD를 통해 강력하게 흡기하고,
세트 사이에 호흡 유형을 바꿔가면서 수행한다.

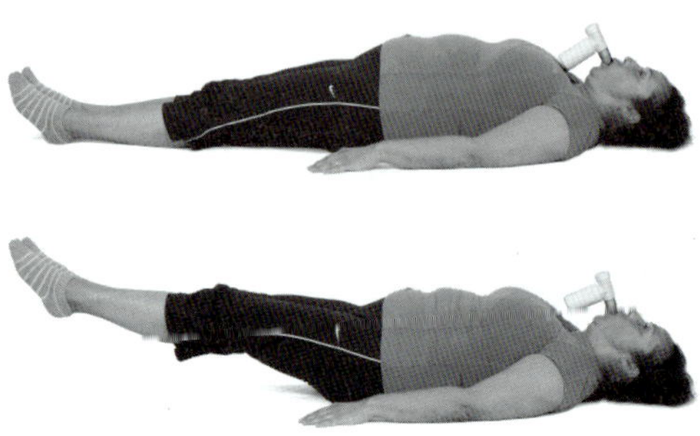

어려움

발을 바닥에서 들어 올려 운동하는 동안 유지를 하게 된다.
IMTD를 이용하여 강력하게 흡기하고
약 4초 동안 천천히 내쉬면서 호흡을 지속적으로 유지한다.
(호흡 속도는 분당 12회 정도로 유지한다.)

보조된(고정된) 컬업

이 운동을 하는 동안, 배곧은근과 다른 날숨근육들은 날숨을 하는 동안 갈비뼈를 아래쪽 방향으로 당기게 된다. 이러한 상황에서 흡기능력을 향상시킴으로써 호흡 근육의 동작과 호흡이 상호 보완적이 않은 상황에서도 흡기능력을 향상시킬 수 있다. 즉, 호흡 근육의 비호흡성 작용 시에도 흡기를 할 수 있다.

IMTD 부하 수준: 저강도에서 중강도
지속 시간: 15초~60초
세트: 3~6세트

과정: 표시된 시작 자세를 취한다. 모든 버전에서 시작 자세는 동일하다. IMTD를 사용 하는 경우 손을 사용하지 말고 입에 끼워야 한다. 자세를 취한 후 복부 근육을 수축한다(최대한). 어깨를 8~10cm(3~4인치) 올려 복부 근육을 수축하고, 목의 자세를 중립으로 유지하여 턱이 가슴에 닿지 않도록 한다. "위" 자세동안, IMTD를 통하여 3~6회의 심호흡을 신속하게 하되 깊고 강하게 수행한다. 요구된 숫자의 반복 횟수를 완벽하게 수행하는 동안 "위" 자세를 유지한다. "위" 단계 동안 복부근육의 긴장을 유지해야 한다. 그런 다음 휴식 시간에 2~3동안 근육긴장을 풀고 반복한다(15~30초 동안 "위" 자세를 유지하고 2~3초 동안" 아래" 자세에서 휴식을 취한다).

변형: 난이도를 높이려고 하면 바닥에서 발을 들어 올리고 발을 위아래로 몇 센티미터씩 움직인다. 여기에 두 가지 다른 운동방법이 있다. 한쪽 다리를 바닥에 놓거나 2~3인치 올린 후 유지한다(세트 간의 다리를 교체한다): 바닥에서 한 쪽다리와 반대 팔을 펴고 흡기와 함께 들어 올린다.
(세트 간에 팔다리를 바꾸어 수행한다.)

모든버전

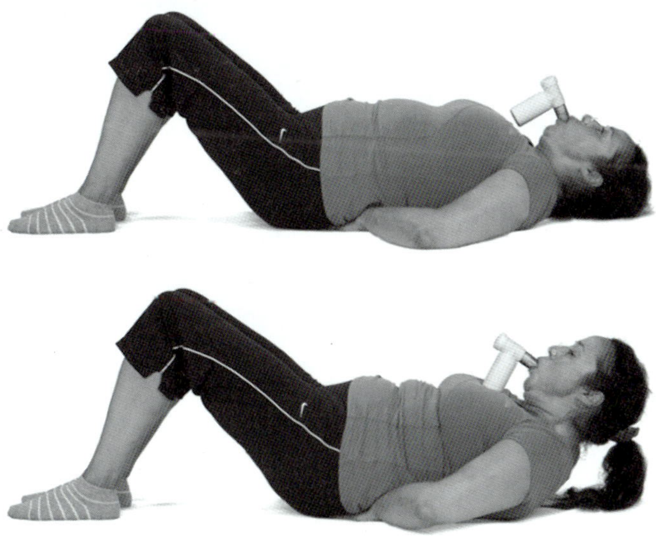

앉아서 엉덩이 폄

이점: 이 운동은 뒤로 기울이지 않도록 몸통 안정화를 위한 근육의 활성화가 요구된다. 관련된 근육들은 흡기를 하는 동안 가슴벽과 복부에 압력을 가해야 한다.

IMTD 부하 수준: 중강도에서 고강도
지속 시간: 30회 호흡 반복
세트: 1세트

과정: 그림과 같은 시작 자세를 취해야 한다. IMTD를 사용하는 경우 손을 사용하지 않고 입을 사용해야 한다. 자세를 취하면 복부근육을 수축해야 한다(중간 정도). 엉덩이는 가능한 한 편안하게 폄을 해야 하고 어깨는 엉덩이 뒤에 위치시킨다. 손은 허벅지위에 올려놓거나 또는 가슴에 팔을 교차시킨다. 자세를 취하면 IMTD를 이용하여 강력하게 숨을 들이쉬고 30회의 반복 운동을 연속으로 진행한다.

변형: 난이도를 높이려면 작은 디스크 무게나 덤벨을 가슴에 감싸고 무릎을 교대로 펴며 운동을 시행한다.

쉬움

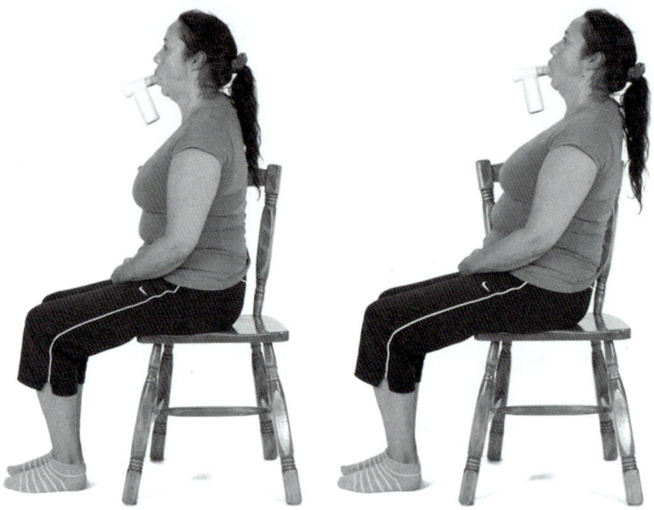

보통 / 어려움

보통과 어려운 버전의 차이점은 엉덩이 신장의 정도이다.

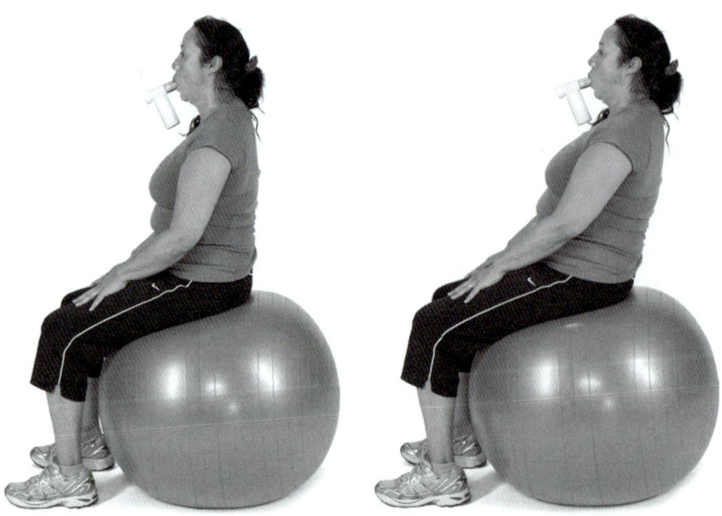

리버스컬
(손등이 위로 보이게 아령 집고 위팔두갈래근 굽힘)

이점: 이 운동 중에는 갈비뼈우리와 복부에 압축(날숨)력이 가해진다. 따라서 이 운동은 이러한 조건 하에서 들숨 능력을 향상시키며, 호흡근이 필요로 하는 동작과 호흡이 몸의 움직임이 상반된 상황에서 들숨 능력을 향상시킬 것이다. 즉, 날숨근이 호흡과 무관하게 활성화되는 상태에서 들숨을 하는 것이다.

IMTD 부하 수준: 저강도에서 중강도
지속 시간: 10~15회 반복
세트: 2~4세트

과정: 선택된 버전 수준에 대한 자세를 취한다. IMTD를 사용하는 경우 손을 사용하지 않으면, 입에 물고 있어야 한다. 자세를 취한 후 복부근육을 수축한다(최대한). 특별한 지침을 보려고 하면 지침을 참고해야 한다.

변형: 난이도를 높이려면 손을 사용하여 골반 기울임에 저항하거나(보통) 또는 어려운 버전에서는 탄성 저항 밴드를 엉덩이에 묶어 손으로 바닥에 고정한다(쉬움과 어려움).

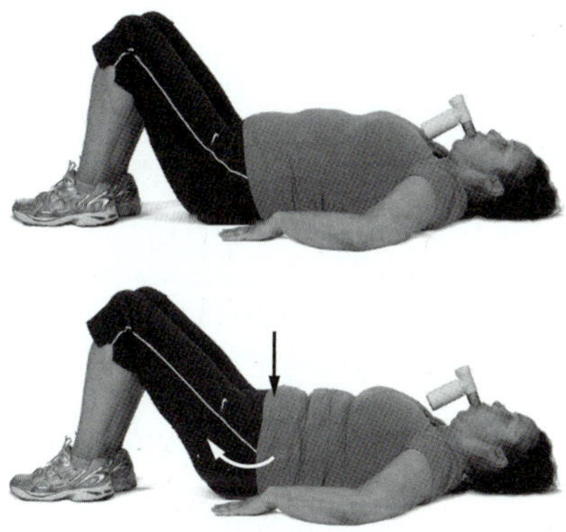

쉬움

골반을 뒤로 기울여(화살표 참조), 각 기울임마다 IMTD를 통해 강하게 숨을 들이쉰다(세트 간 호흡 단계를 바꿔가며, 들어 올리는 동안 날숨)

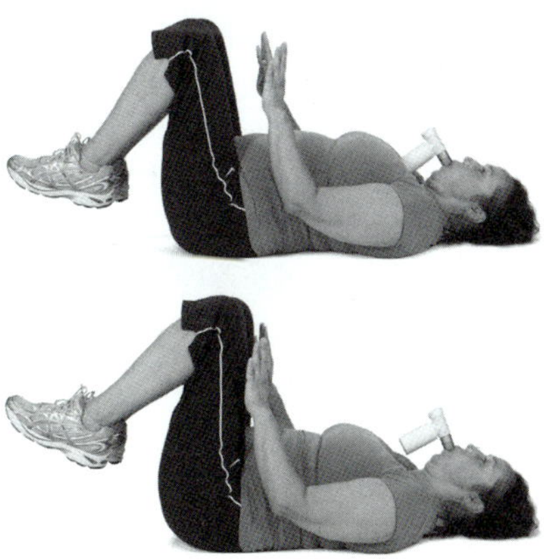

보통

엉덩이를 바닥으로부터 들어 올려 다리가 손에 닿을 정도로 높이 들어 올리며(손은 고정된 위치에 있어야 함), 각 들어 올릴 때 IMTD를 사용하여 강하게 흡기를 한다 (세트 간 호흡 단계를 바꿔가며, 들어 올리는 동안 날숨)

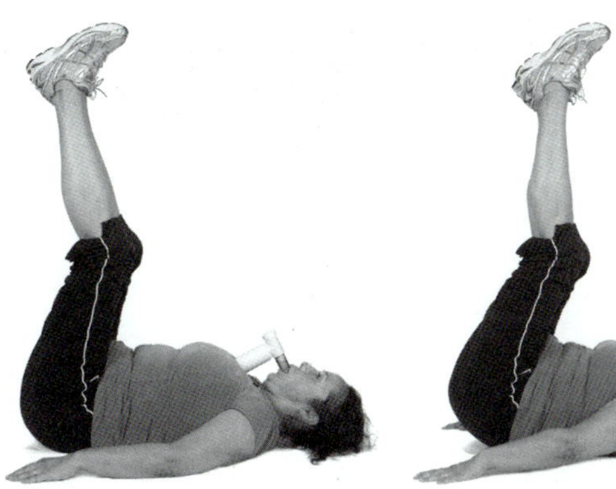

어려움

다리를 펴고 엉덩이와 허리를 바닥에서 들어 올려, 각 들어 올릴 때마다 IMTD를 사용하여 강하게 흡기를 한다 (세트간 호흡 단계를 바꿔가며, 들어 올리는 동안 날숨)

골반 폄

이점: 이 운동은 모든 운동의 3차원적인 코어 안정화를 시키고, 엉덩근과 넙다리뒤근육을 사용하며 전체적인 엉덩관절의 폄을 촉진한다. 엉덩관절을 펴하는 능력은 효율적인 보행에 필수적이며 보행 보조기를 사용하는 환자들은 이 능력이 저하되어 있다.

IMTD 부하 수준: 저강도
지속 시간: 8~12회 반복
세트: 2세트(각 부분에 1세트씩)

과정: 선택한 버전에 맞는 자세를 취한다. IMTD를 사용하는 경우 손을 사용하지 않고 입을 사용한다. 자세를 취한 후 중립적인 척추 정렬을 유지하고 복부근육을 수축한다(중간 정도). 구체적인 지침은 각 버전의 설명을 참조한다.

변형: 난이도를 높이려고 한다면 다리에 저항을 가한다(쉬움 및 보통). 또는 덤벨을 들고 한다(어려움).

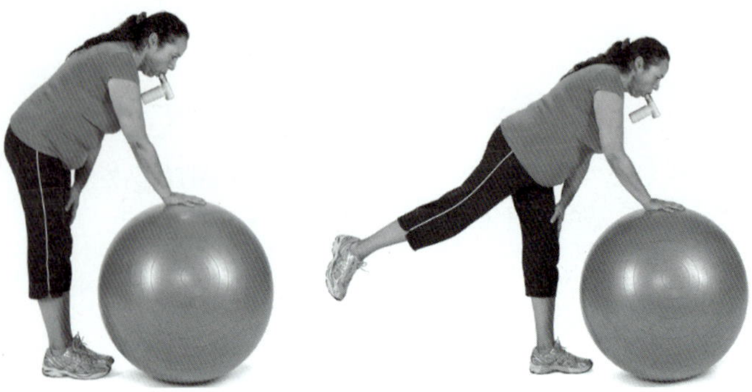

쉬움

두 발로 서서, 다리/허리 각도가 약 130~150°가 되도록 전방으로 기대어 스위스 볼 위에 한 손이나 양손을 올려놓는다. 한 쪽 다리를 폄시켜 다리와 등이 직선을 이루도록 한다. 엉덩이를 폄 할 때, IMTD를 통해 강하게 숨을 들이쉰다. 엉덩이를 3~5초간 폄 자세로 유지한 다음, 다리 시작 자세로 돌아간다(전방으로 굽혀진 허리를 유지하면서) 그리고 숨을 내쉰다. 동작의 끝에서 엉덩이가 완전히 폄 되었는지 확인한다. 각 세트당 숨을 들이쉬는 단계와 내쉬는 단계를 절반씩 바꿔가며, 세트 사이에 다리를 바꿔서 운동한다.

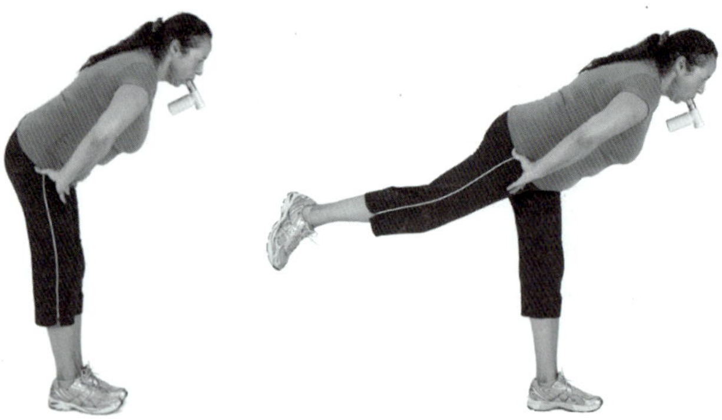

보통

두 발로 서서, 다리/허리 각도가 약 130~150°가 되도록 전방으로 기울인다. 한 쪽 다리를 폄시켜 다리와 등이 직선을 이루도록 한다. 엉덩이를 폄할 때, IMTD를 사용하여 강하게 숨을 들이마신다. 엉덩이를 3~5초간 폄 자세로 유지한 다음 시작 자세로 돌아가고(몸통을 전방 굽힘 유지), 숨을 내쉰다. 동작의 끝에서 엉덩이가 완전히 폄 되었는지 확인한다. 각 세트당 숨을 들이쉬는 단계와 내쉬는 단계를 절반씩 바꿔가며, 세트 사이에 다리를 바꿔서 운동한다.

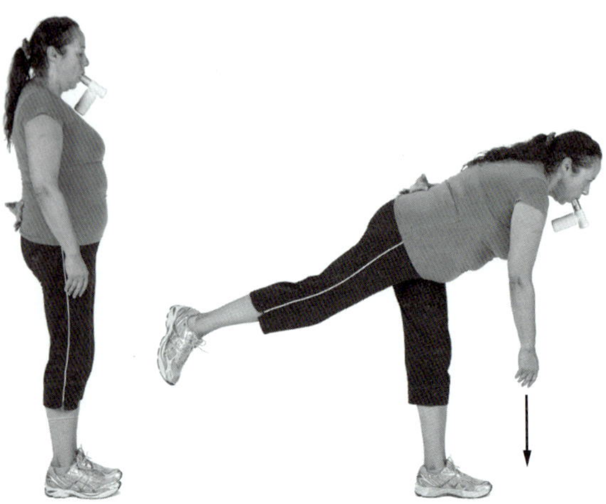

어려움

한 발로 서서 반대쪽 손이 바닥에 닿도록 하고, 상체가 바닥과 평행하고 반대쪽 다리는 폄된 자세를 취한다. 앞쪽 방향으로 상체를 숙이면서 IMTD를 사용하여 강하게 숨을 들이마신다. 다음으로 서 있는 자세로 돌아와 숨을 내쉬며, 서 있는 다리의 엉덩이가 완전히 폄되어 있는지 확인한다. 각 세트당 숨을 들이쉬는 단계와 내쉬는 단계를 절반씩 바꿔가며, 세트 사이에 다리를 바꿔서 운동한다.

슈퍼맨

이점: 이 운동은 건강한 "grooved"근육 활성화 패턴을 촉진하면서, 호흡과 자동으로 결합시킬 수 있도록 하는데 있어서 매우 기본적인 운동이다. 이 운동은 심부 골반 안정화 근육, 골반의 폄, 척추, 배가로근 등이 포함된다. 이 운동은 허리와 골반의 안정화를 향상시킬 수 있다.

IMTD 부하 수준: 중강도
지속 시간: 10~20회 반복
세트: 2~4세트(각각 1~2회)

과정: 선택한 버전에 따라 위에 나와 있는 시작 자세를 취한다. IMTD를 사용하는 경우 손을 사용하지 않고 입에 넣어야 한다. 자세를 취한 후 척추의 정렬을 중립으로 유지하면서 복부 근육을 수축하게 된다(중간 정도). 각 버전은 설명을 참조하면 된다.

변형: 난이도를 높이기 위해 손목과 발목에 무게를 추가할 수 있다. 또한, 팔과 다리로 공중에 사각형을 그리는 동작을 한 상태로 잠시 머무르고, 이때 IMTD를 사용하여 숨을 들이쉰다.

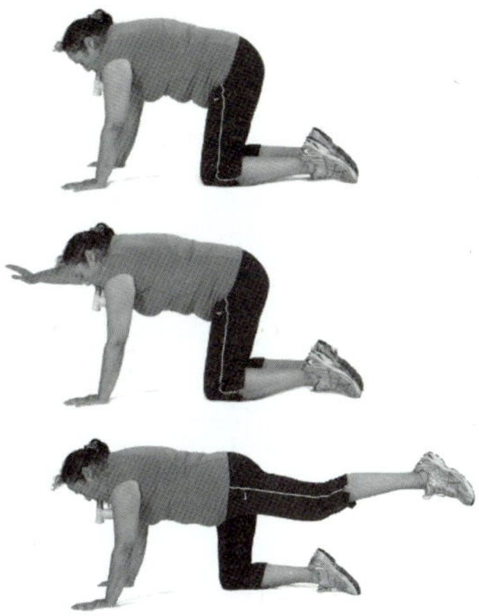

쉬움

이 버전에서는 항상 바닥에 세 지점이 닿아 있으며, 4세트 동안 팔다리를 교대하면서 운동을 수행한다. 팔을 수평방향까지 들어 올린다. 팔 또는 다리가 수평 위치로 움직일 때 IMTD를 통하여 흡기를 실시한다. 1초 또는 2초 동안 일지 중지 한 다음 팔 또는 다리가 시작 자세로 되돌아올 때 천천히 조절된 날숨을 시작한다(세트간 호흡을 바꿔서 진행한다). 팔 또는 다리가 바닥에 닿지 않도록 하고 즉시 팔 또는 다리를 수평 위치로 들어서 흡기를 한다. 이때 등은 평평하고 어깨와 수평 자세를 유지해야 한다. 다른 팔 또는 다리로 바꿔서 진행하기 전에 모든 반복 횟수를 완벽하게 수행한 후 팔 또는 다리로 바꿔서 진행해야 한다.

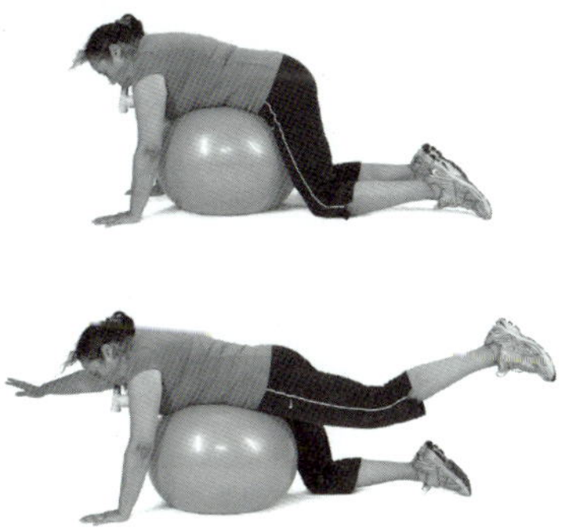

보통

스위스 볼을 이용하여 바닥에서 오른손과 왼쪽 무릎을 들어 올려 팔과 다리를 모두 수평으로 편다. 팔과 다리가 수평자세가 될 때 IMTD를 이용하여 숨을 들이마시게 된다. 1~2초 동안 멈추고, 팔과 다리가 시작 자세로 돌아올 때 천천히 조절된 날숨을 한다(세트간 호흡을 바꿔서 진행한다). 손과 무릎이 바닥에 닿지 않도록 하고 즉시 팔과 다리를 수평으로 펴하고 숨을 들이마신다. 이때 등은 평평하고 어깨와의 수평자세를 유지해야 한다. 반대쪽과 바꾸기 전에 필요한 횟수만큼 완벽하게 수행해야 한다.

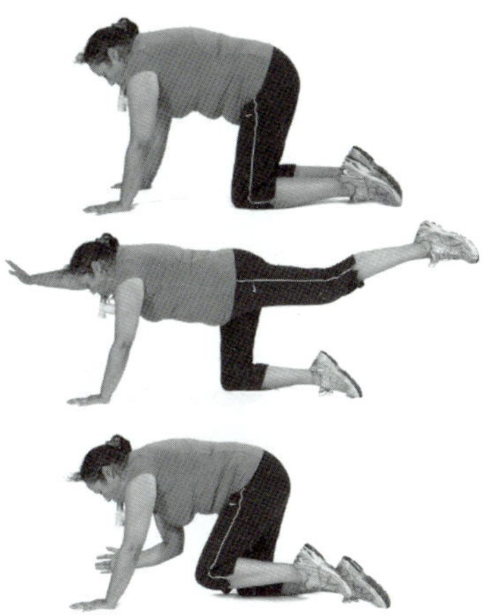

어려움

왼손과 오른손 그리고 무릎을 바닥에서 들어 올리고 팔과 다리 모두 수평으로 편다. 팔과 다리가 수평 자세가 될 때 IMTD를 활용하여 흡기한다. 1~2초 동안 정지한 후, 손과 무릎이 바닥으로 갈 때 조절된 날숨을 천천히 수행한다(세트간 교대로 수행한다). 손과 무릎이 바닥에 닿지 않도록하고, 대신 몸 아래로 모아서 바로 팔과 다리를 다시 수평으로 펴하면서 숨을 들이마신다. 등은 평평하고 어깨와 수평으로 유지되도록 주의해야 한다. 반대쪽과 바꾸기 전에 필요한 횟수만큼 완벽하게 수행해야 한다.

스카이스쿼트위드레그리프트

(무릎을 굽히고 쪼그려 앉았다가 일어설 때 가슴에 모았던 양팔을 머리위로 들어 올려 만세자세로 하면서 한쪽 다리는 뒤로 엉덩이폄을 동시에 하는 운동)

이점: 이 운동은 엉덩이를 수평으로 유지하는 능력을 향상시킬 수 있으며 요천추 안정화 근육의 강화에 중점을 둘 수 있다. 호흡을 하는 동안 호흡이 골반의 안정성을 저해하지 않도록 해야 한다.

IMTD 부하 수준: 중강도
지속 시간: 15초~60초
세트: 2~3세트

과정: 난이도에 따라 선택한 자세를 취한다. IMTD를 사용하는 경우, 손을 사용하지 않고 입을 사용한다. 자세를 취한 후, 중립적인 척추 정렬을 유지하고 복근을 수축시킨다(최대한 강하게). 한쪽 무릎을 펴하고 IMTD를 통해 강하게 숨을 들이쉰 후, 천천히 3초 동안 완전히 내쉬면서 시작 자세로 돌아간다(호흡 속도는 분당 약 15회 여야 한다). 엉덩이가 지지되지 않는 쪽으로 떨어지지 않도록 주의해야 한다. 가능한 한 최대로 많이 반복한다.

변형: 난이도를 높이려면 스쿼트의 깊이를 더 많게 하거나 등과 벽에 스위스 볼을 놓거나, 발바닥에 발란스 쿠션에 서 있으면 된다. 또한 같은 쪽 다리에 연속으로 반복해도 되고, 세트 간에 다리를 바꾸어 진행해도 된다.

쉬움

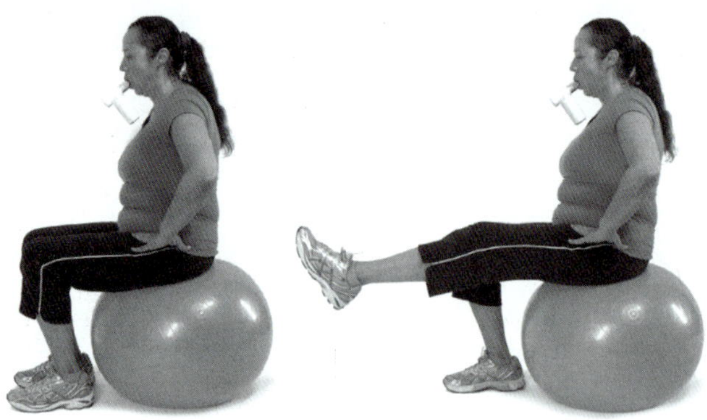

보통

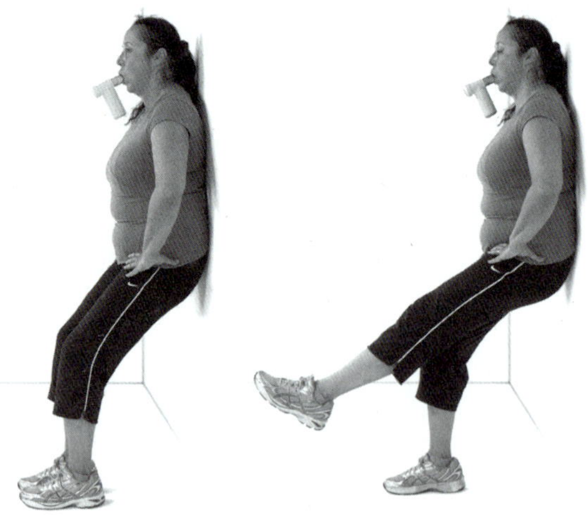

어려움

난이도를 높이려면 스쿼트의 깊이를 더 깊게 한다.

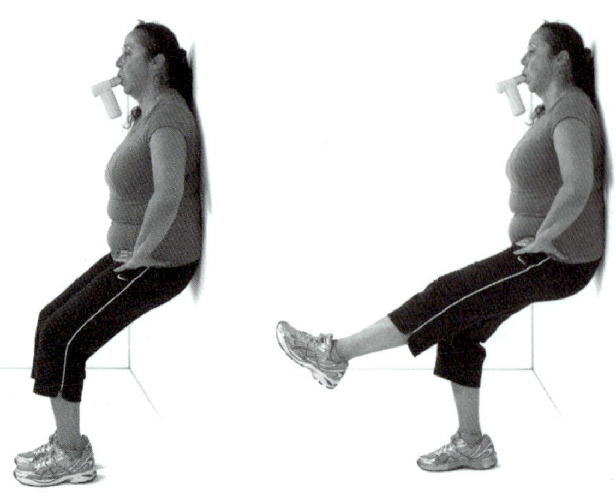

무릎을 구부린 상태에서의 데드리프트

이점: 이 운동은 전체 허리골반 안정화 시스템과 몸통(발목에서 어깨까지)에 큰 부하를 주기 때문에 '모든 코어 운동 중에서 가장 좋은 운동'으로 설명되었다. 이 운동은 웨이트 트레이닝에서 주된 운동 중 하나이지만, 올바른 방법으로 하지 않으면 부상의 위험성이 크다. 흔히 발생하는 문제는 등을 평평하게 유지하지 못하는 것인데, 이런 경우에 호흡하는 데에 너무 많은 노력이 들어가서 등을 평평하게 펴고 있는 견고한 자세를 유지하지 못하는 경우 발생할 수 있다. 운동에 적절한 저항을 사용하고 동시에 호흡을 하게 되면 이러한 도전들이 함께 수행할 수 있다.

IMTD 부하 수준: 저강도에서 중강도
지속 시간: 10회 반복
세트: 30초~60초 휴식으로 구분된 2세트

과정: 시작 자세는 버전에 따라 적절하게 조절해야 한다. 난이도를 높이기 위해서는 손을 발목 가까이로 가져간다. IMTD를 사용하는 경우 손을 사용하지 않고 입에 물고 있어야 한다. 자세를 취한 후 중립적인 척추 정렬을 유지하고 복근을 최대한 수축해야 한다(최대한 강하게). 엉덩관절을 펴하면서, IMTD를 통해 강하게 숨을 들이쉬고, 시작 자세로 돌아갈 때 숨을 내쉰다. 세트 간에 이 패턴을 교대하며 숨을 내쉬는 동안 엉덩관절을 펴하는 것에 집중해야 한다. 호흡단계 동안 어떠한 상황에서도 복근을 완전히 이완시키지 말아야 한다. 또한, 올바른 동작을 유지하고, 엉덩관절을 완전히 펴해야 한다(어깨를 뒤쪽으로 펴하는 것이 이를 도와줄 수 있다).

모든 버전(사진)

난이도는 저항을 들어 올리는 높이에 따라 나누어진다.

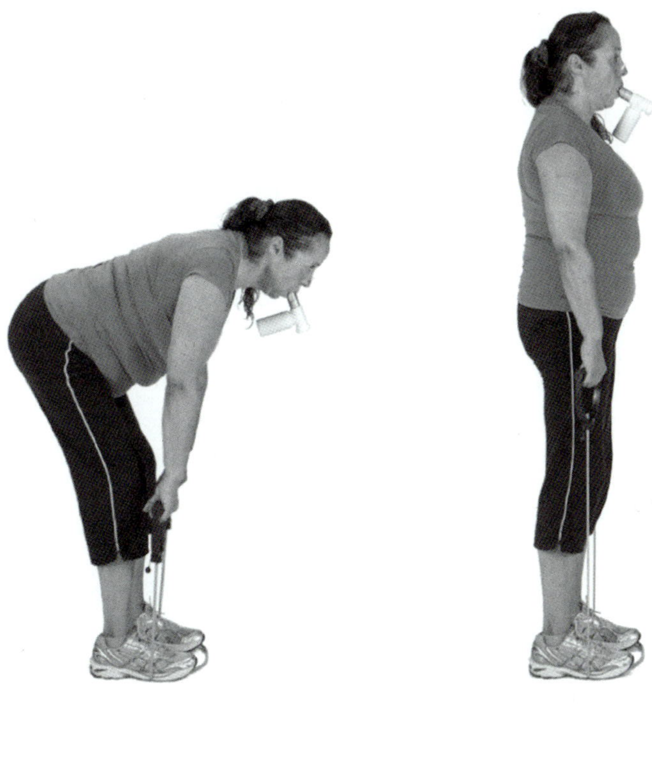

동적인 몸통 활성화 운동
(Dynamic trunk activation exercises)

팔 저항

이점: 이 운동들은 호흡의 중단 없이 팔을 통해 가해되는 저항을 이용하여 몸통의 이동과 조절능력을 훈련하는 것이 목적이다. 이러한 활동은 배가로근과 가로막을 적극적으로 참여시켜 몸통을 보다 긴장하게 만들기 위한 것이다. 이러한 메커니즘은 안정성을 높일수는 있지만 호흡을 방해할 수 있다. 따라서 이러한 운동을 할 때에는 호흡의 제한 없이 먼저 긴 몸통의 부하를 조절할 수 있는 능력을 향상하는 것이 필요하다.

IMTD 부하 수준: 중강도
지속 시간: 10회(각 팔)
세트: 4회 반복

과정: 난이도는 주로 자세에 따라 측정된다. (1) 앉은 자세, (2) 두 발로 시기 (3) 한 발로 서기. 운동은 손에 가해지는 저항의 크기에 따라 난이도를 조절할 수 있으며, 저항 없이 시작할 수 있다. 적절한 버전의 시작 자세를 선택해야 한다. IMTD를 사용하는 경우, 이를 손으로 사용하지 않고 입을 사용해야 한다. 자세를 취한 후, 중립적인 척추 정렬을 유지하고 배근육을 적절하게 긴장되게 한다(중간 정도). 손에 대한 저항을 이길 때, IMTD를 통해 강하게 숨을 들이마쉬고, 시작 자세로 돌아갈 때 숨을 내쉰다. 팔의 움직임은 가능한 단순히 하여 자세적 도전을 극대화하도록 최대한 단순화시킨다. 세트 간 호흡 형태를 교대하고 저항에 대항할 때 호흡을 내쉬도록 한다.

디딤기 변형

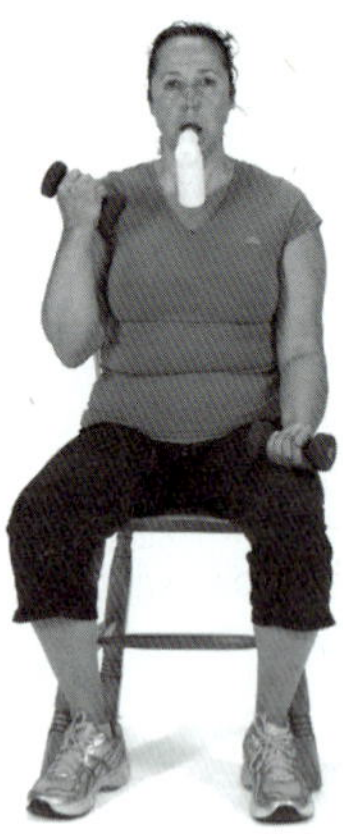

쉬움

의자나 스위스 볼에 앉아 운동을 수행한다. 한 다리 또는 양 다리를 들어 올리면 난이도가 증가된다.

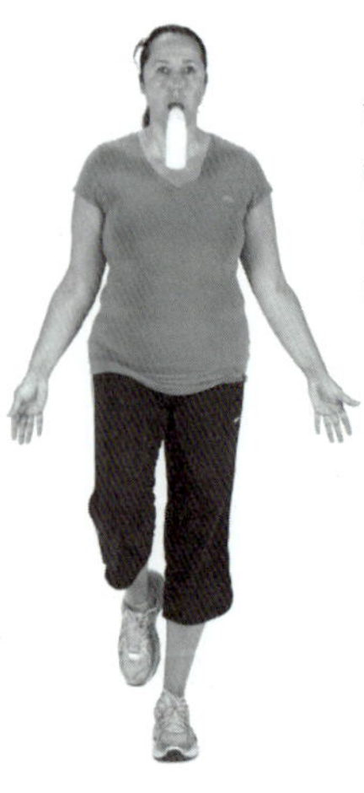

어려움

한 발로 서서 운동을 수행한다. 한 발로 바닥을 쳐서 균형을 잡거나 발란스 쿠션 위에 서면 난이도가 증가된다.

보통

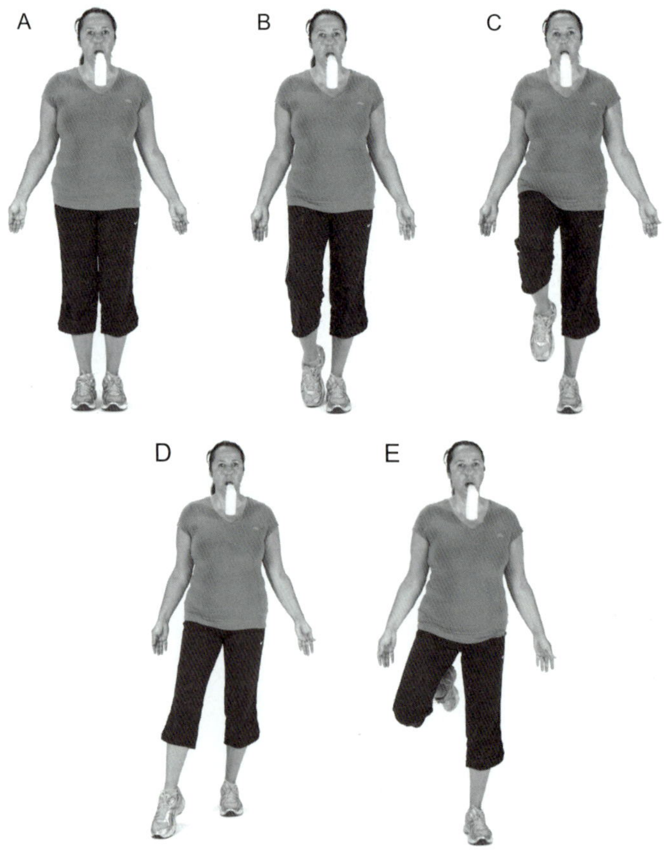

다음 자세에 따라 선 자세에서 운동을 수행한다.:
(A) 발을 붙여 양발로 서기, (B) 발가락으로 지지하며 한 발로 서기
(C) 제자리 걸음하기 (D) 발끝으로 시계 방향으로 돌며 바닥 찍기
(E) 무릎을 리드미컬하게 굽히기

팔 운동 변형

이 운동들은 디딤기 변형에서 수행될 수 있다. 팔 운동은 저항 없게, 저항 있게 탄력밴드 또는 손의 무게로 수행할 수 있다. 양손에 단일 저항이 있는 경우(예: HALO), 양팔에 대한 저항 없이(도전성이 낮음), 한 손에 대한 저항 없이(도전성 높음).

A

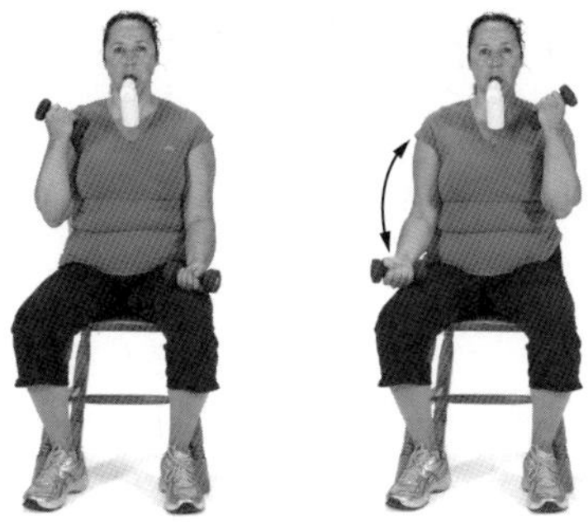

(A) 위팔두갈래근 굽힘

B

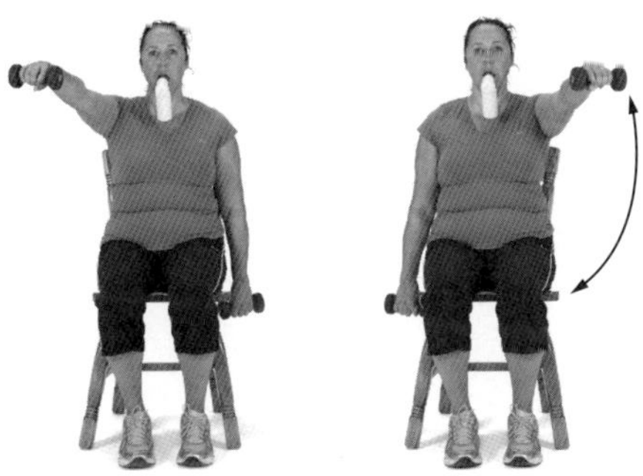

(B) 전방 팔 올리기 1

C

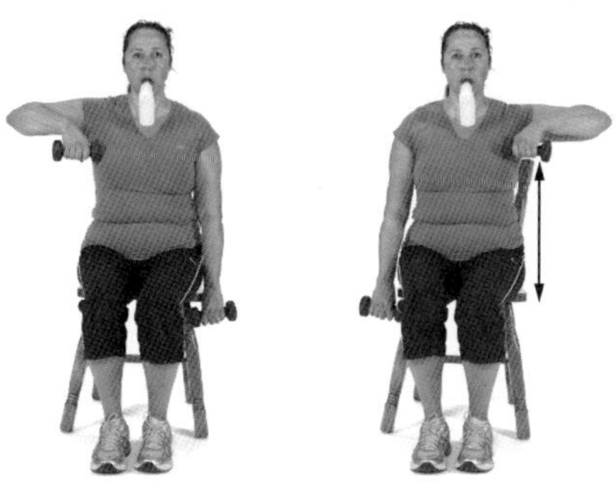

(C) 전방 팔 올리기 2

D

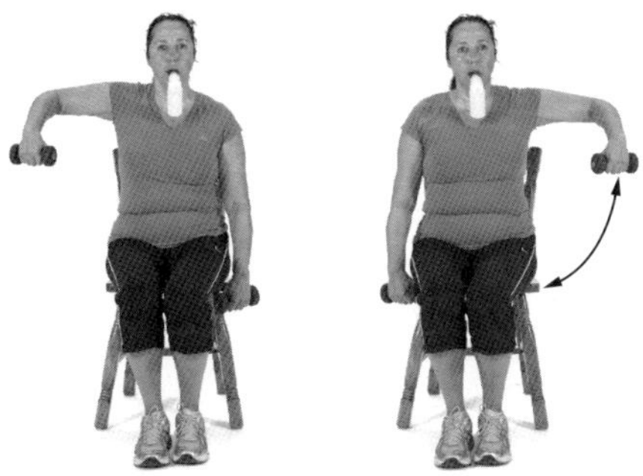

(D) 전방 팔 올리기 3

E

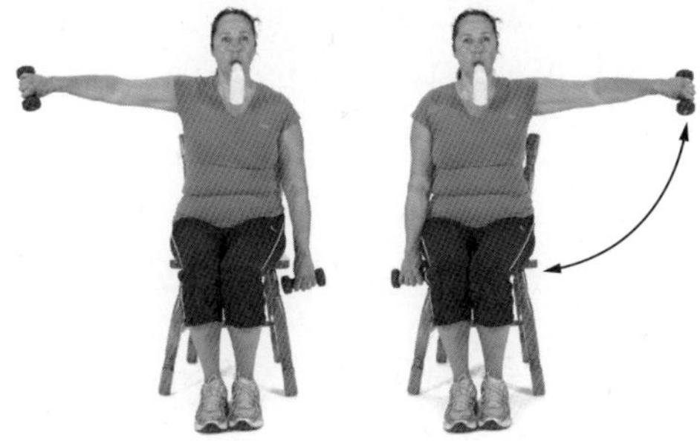

(E) 측방 팔 올리기

F

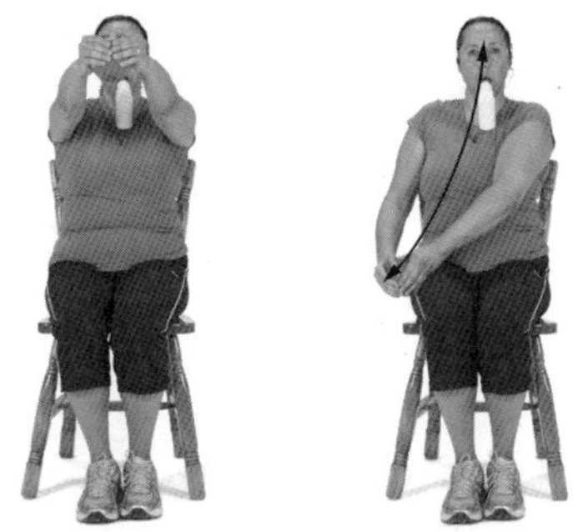

(F) 측면 스윙(무게를 번갈아가며 양쪽으로 팔을 흔들면서 지속적인 제어를 유지함)

G

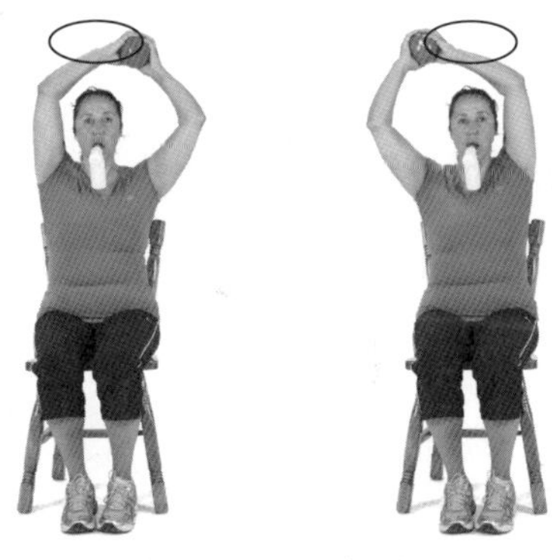

(G) Halo(머리를 주변으로 무게를 시계방향으로 움직이고 반시계 방향으로 돌림)

H

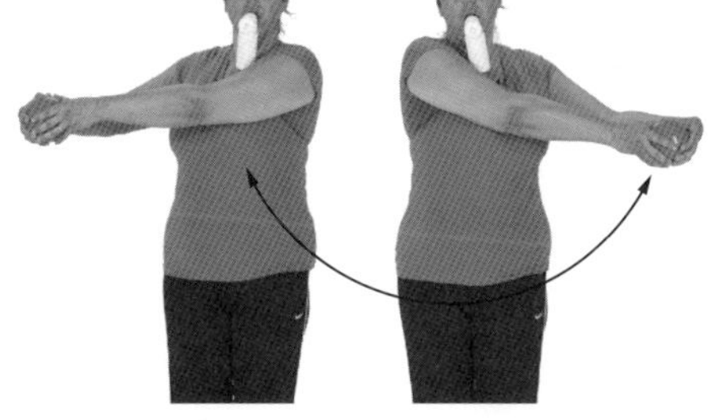

(H) 서 있는 자세에서 전방 스윙(몸의 앞쪽에서 무게를 측면에서 다른 쪽 측면으로 팔을 흔들면서 지속적인 제어를 유지함

라이즈위드오버헤드웨이트
(역기를 머리위로 올리기 운동)

이점: 이 운동은 앉았다 일어나기 계단오르기 하는 동안 머리 위에 무게를 들고 있다. 이 운동은 허리골반과 흉추 안정화와 자세 조절이 요구되는 운동이다.이 운동은 일상생활에 널리 적용될 수 있는 "컴파운드" 운동으로 유용하다.

IMTD 부하 수준: 저강도에서 중강도
지속 시간: 15회 반복

세트: 30초~60초 휴식으로 구분된 2세트

과정: 선택한 버전에 따라 위에 위에 나와 있는 자세를 취한다. IMTD를 사용하는 경우, 손을 사용하지 않고 입을 사용해야 한다. 자세를 취한 후, 척추의 정렬은 중립을 취하고 복부의 근육은 중간정도로 수축한다. 각 버전에 대한 설명을 참고하여 구체적인 지침을 따라야 한다.

변형: 무게의 크기나 스텝의 높이를 증가시킨다.

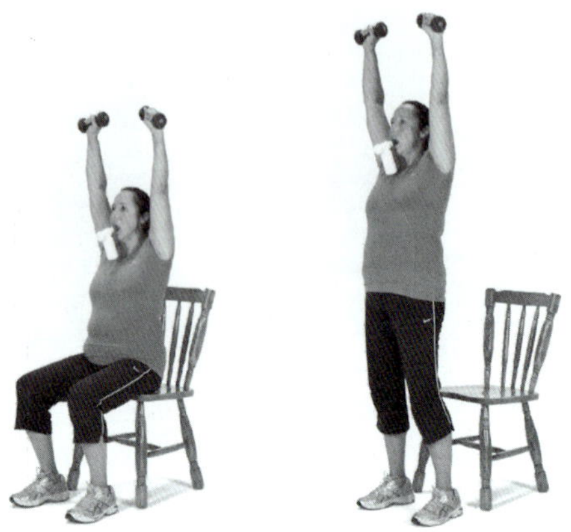

쉬움

머리위로 덤벨을 들어 올리고 앉은 자세에서 일어서서
서 있는 자세로 올라간 후 시작 자세로 돌아간다.
편안하게 일어나고 앉는 동작을 하지만 도전적인 동작으로 한다.
일어서는 동안 IMTD를 통해 강하게 숨을 들여 마신다.
(세트 간에 호흡 단계를 교대하여 앉을 때 숨을 들이마시도록 한다)

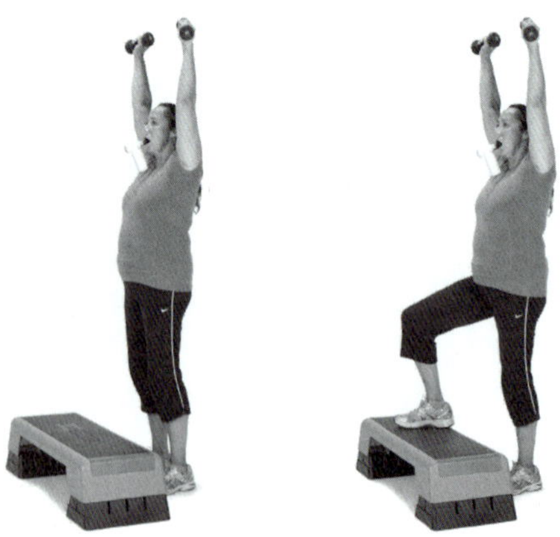

보통

머리위로 덤벨을 들어 올리고 오른쪽 발을 스텝퍼 위에 올려 놓고 살짝 터치한다. 그런 다음 시작 자세로 돌아와 스텝퍼 앞에 양발로 선다. 각 반복마다 발을 올리는 다리를 번갈아가며 사용하고, 편안하지만 도전적인 속도로 스텝퍼 위로 발을 올리는 동작을 수행한다. 발이 스텝퍼 위로 올라갈 때 IMTD를 통해 강하게 숨을 들이마신다.(세트 간에 호흡 단계를 교대하여 숨을 들이마시는 단계가 스텝퍼에서 내려올 때 발생하도록 한다)

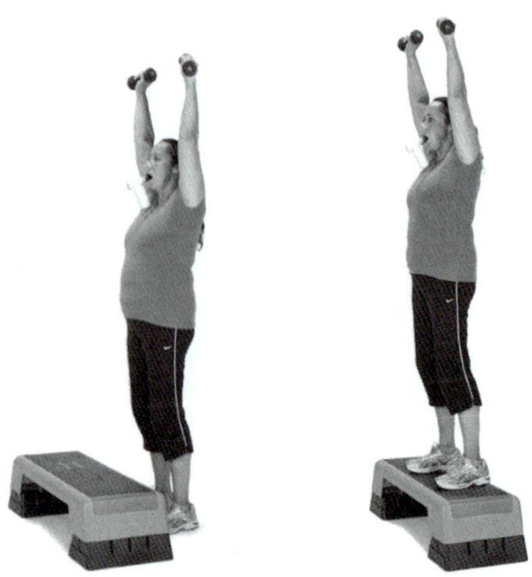

어려움

머리위로 덤벨을 들어 올리고 걷기 동작을 시작한다.
오른쪽 다리로 스텝퍼에 올라가서 잠시 두 발로 서 있는다.
그런 다음 왼다리로 계단에서 내려와 시작 위치로 돌아간다.
각 반복마다 시작하는 걷기 다리를 번갈아가며 사용하고,
편안하지만 도전적인 속도로 걷기 동작을 수행해야 한다.
스텝퍼에 올라갈 때 IMTD를 통해 강하게 숨을 들이마신다.
(세트간에 호흡 단계를 교대하여 숨을 들이마시는 단계가 계단에서 내려올 때 발생하도록 한다)

머리 위에 저항을 가한 스쿼트

이점: 이 운동은 네갈래근, 둔근, 허리골반의 안정화, 위쪽 등, 어깨와 가슴이 포함되는 보다 도전적인 운동이다. 몸통에 체중과 함께 추가적인 저항(머리 위의 저항)과 호흡저항을 결합하면 이 운동은 전통적인 스쿼트보다 더 효과가 좋게 나타난다. 이 운동은 대근육 그룹이 관여한 다양한 동작을 조율하고 협업하는 능력을 향상시킨다.

IMTD 부하 수준: 저강도에서 중강도
지속 시간: 15초~60초
세트: 30초~60초 휴식으로 구분된 3세트

과정: 선택한 난이도에 따라 위에 나와있는 시작 자세를 취한다. IMTD를 사용하는 경우, 손을 사용하기 않고 입을 사용한다. 자세를 취한 후 척추 중립자세에서 복근을 적절하게 수축한다. 구체적인 지침은 각 버전의 설명을 참고해야 한다.

변형: 지속 시간을 늘리는 것 외에도, 박자를 빠르게 하는 것, 손 사이에 무게를 쥐는 것, 큰 균형판 위에 서는 것 등으로 추가할 수 있다.

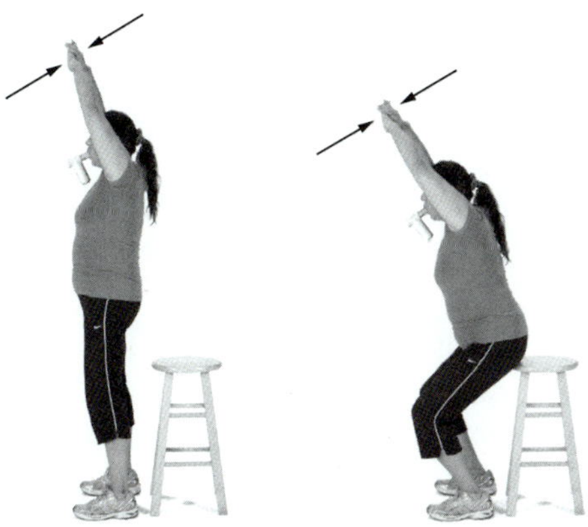

쉬움

엉덩이를 의자, 탁자 또는 의자 등의 가장자리에 두고 앉는다. 발은 어깨 너비로 벌려놓는다. 양손을 머리 위로 올려 두고 한 손바닥을 다른 손바닥 뒤로 놓고 손을 눌러 스쿼트 운동 동안 효과적인 자세와 손의 압력을 유지한다. 일어나서 다시 의지 가장자리에 앉으며, 의자에 너무 체중을 지지하지 않도록 주의한다. 편안하지만 도전적인 속도로 움직이며, 손의 압력과 스쿼트 자세를 유지하는 데 집중해야 한다. IMTD를 이용하여 앉는 단계 동안 강하게 들이마시고(일어설 때 내 쉬어야 함) 이 패턴을 세트 간에 교대하여 내쉬는 단계가 스쿼트 동안 발생하도록 한다. 각 세트의 중간에는 손을 교대하여 반대 손이 앞에 위치하도록 한다.

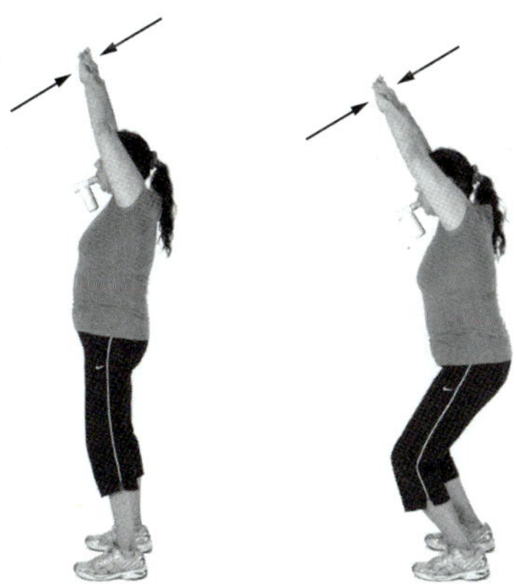

보통

어깨 너비로 서서 양손을 머리 위로 올리고
한 손바닥을 다른 손바닥 뒤로 놓고
손을 눌러 스쿼트 운동 동안 효과적인 자세와 손의 압력을 유지한다.
무릎 각도가 약 150° 정도인(대략 1/4 스쿼트)자세로 스쿼트를 한다.
그런 다음 쉬운 버전의 지침을 따른다.

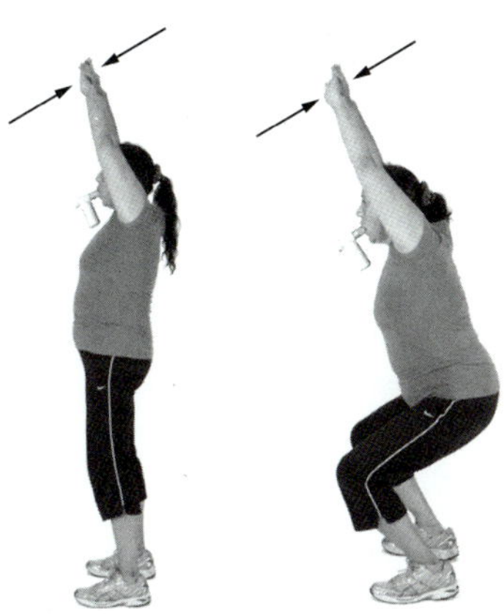

어려움

어깨 너비로 서서 양손을 머리 위로 올리고
한 손바닥을 다른 손바닥 뒤로 놓고
손을 눌러 스쿼트 운동 동안 효과적인 자세와 손의 압력을 유지한다.
무릎 각도가 약 130° 정도인(대략 반 스쿼트) 자세로 스쿼트한다.
그런 다음 쉬운 버전의 지침을 따른다.

백픽업

이점: 이 운동은 일상에서 가방을 들어 옮기는 것과 같은 요구사항에 대해 연습을 하게 되며, 몸통 안정화와 자세 조절을 동시에 수행하게 된다. 전자는 몸통을 압축하고, 후자는 가로막과 배가로근의 피드포워드를 활성화하게 한다. 이러한 활동 중에 숨쉬기를 조절하는 요구사항을 추가하게 되면 일상생활에서 필요한 요구를 충족시키는 능력을 촉진하게 된다.

IMTD 부하 수준: 저강도에서 중강도
지속 시간: 15초~60초
세트: 30초~60초 휴식으로 구분된 2~4세트

과정: 선택한 버전 수준에 따라 제시된 시작 자세를 취한다. IMTD를 사용하는 경우, 손을 사용하지 않고 입을 사용한다. 자세를 취한 후 척추는 중립자세를 취하고 복부근육을 수축한다(중간 정도). 자세한 지침은 각 버전의 설명을 참조한다.

변형: 지속 시간을 늘리는 것 외에도, 팔을 흔들거나 제자리 걸음을 하거나, 주기적으로 중량을 낮추고 올리는 것과 같이 운동을 더 도전적으로 만들 수 있다.

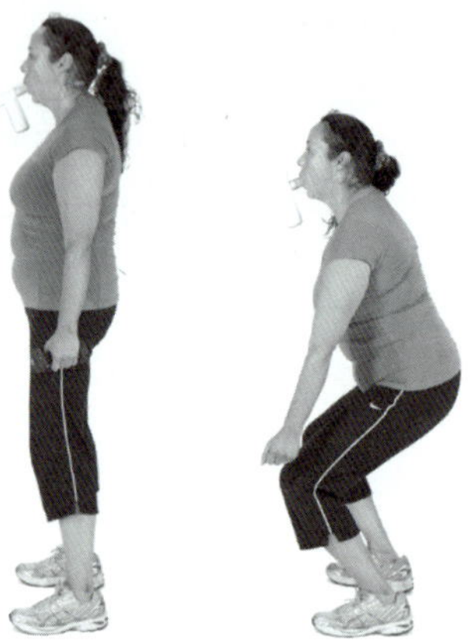

쉬움 / 보통

이 운동의 쉬운 형태는 어떠한 무게도 사용하지 않으며, 중간 형태는 손으로 무게를 들고 있는 것이 필요하다. 발을 어깨 너비로 벌리고 팔을 몸 옆에 두고 일어서도록 한다. 마치 무거운 가방을 집어 드는 것처럼 스쿼트 자세를 취한다. 손은 일반적인 가방 손잡이의 높이(30~45cm 또는 12~18인치)까지 내려가야 한다. 스쿼트 자세에서 잠시 멈춘 다음 원래 위치로 돌아와 다음 반복을 위해 반대편으로 내려간다(무게를 사용한다면 이를 손으로 옮긴다). 이때 가방을 집어 드는 동안에는 IMTD를 통해 강하게 숨을 들이마신다(일어서는 동안에는 숨을 내쉰다). 세트 간에 이러한 패턴을 교대하면서 숨을 내뱉는 단계가 활동하는 단계 동안 이루어지도록 한다.

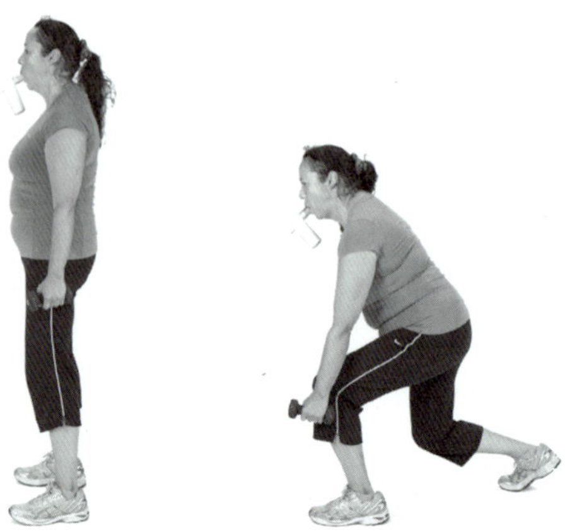

어려움

이 운동은 사실상 정적인 런지 운동이다. 양손에 무게를 들고 바른 자세로 서서 시작한다. 그런 다음 한 발을 앞으로 내딛고 편안한 한계까지 깊게 런지 자세를 취하면서(활동적 단계) 한 손을 앞으로 뻗는다(무게를 든 손). 그리고 다시 발을 모아 시작 위치로 되돌아간다(회복단계). 다음으로 반대쪽 다리로 런지를 반복하고, 편안하지만 도전적인 속도로 이어나간다. 런지 자세에서 숨을 강하게 들이마신다(IMTD를 통해). 발을 모으는 단계에서 숨을 내쉰다. 세트 간에 이러한 패턴을 교대하면서 숨을 내뱉는 단계가 활동적인 단계 동안 이루어지도록 한다.

사이드크런치(몸통비틀어 윗몸일으키기)

이점: 가족 몸통 굽힘운동은 배바깥빗근 뿐만 아니라 갈비뼈우리 근육도 관여한다. 이러한 근육을 발달시키는 것을 허리를 비틀거나 굽히는 활동에 유용하다. 이 운동은 본질적으로 갈비뼈를 압축하기 때문에 가슴을 압박하는 동작 중에 숨을 들이쉬는 능력을 키우기 위해 강한 들숨쉬기 운동과 결합하는 것이 도움이 된다.

IMTD 부하 수준: 중강도
지속 시간: 15~20회 반복
세트: 2세트(각각 한쪽에 1세트)

과정: 선택한 버전 수준에 맞는 시작 자세를 취한다. IMTD를 사용하는 경우, 손을 사용하지 않고 입을 사용한다. 자세를 취한 후 복근을 수축한다(중간 정도). 구체적인 지침은 각 버전의 설명을 참조해야 한다.

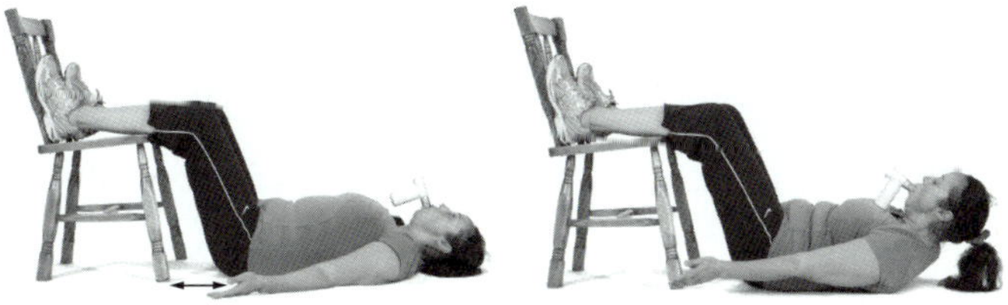

쉬움

매트 위에 엎드려 누워, 종아리를 상자나 의자에 올려놓아 엉덩이와 무릎이 90°로 굽힘 한다. 상체를 한 쪽으로 굽힘하며, 상자/의자 쪽으로 손을 뻗고 IMTD를 통해 강하게 숨을 들이쉰다. 시작 자세로 돌아갈 때 숨을 내쉬고, 그 후 같은 측면에서 반복한다. 세트의 중간에 숨 쉬는 단계를 바꾸고 세트 간에 다른 측면으로 바꾼다.

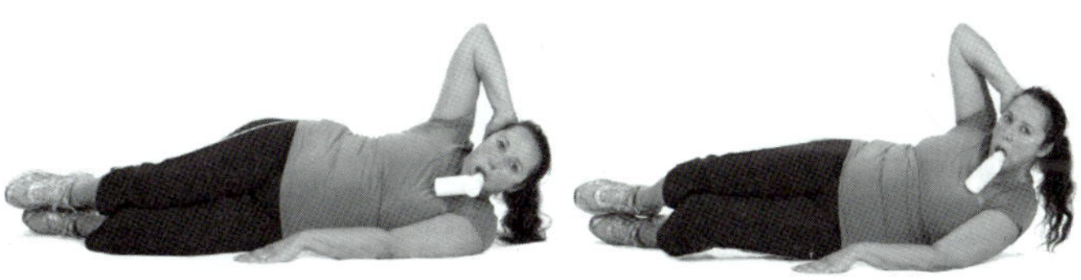

보통

매트 위에 한 쪽으로 누워 엉덩이와 무릎이 90°로 굽혀지도록 한다. 상체를 위로 올려 매트에서 상체를 들어 올리며 IMTD를 통해 강하게 숨을 들이쉰다. 시작 자세로 돌아갈 때 숨을 내쉬고, 그 후 같은 측면에서 반복한다. 세트의 중간에 숨쉬는 단계를 바꾸고 세트 간에 다른 측면으로 바꾼다.

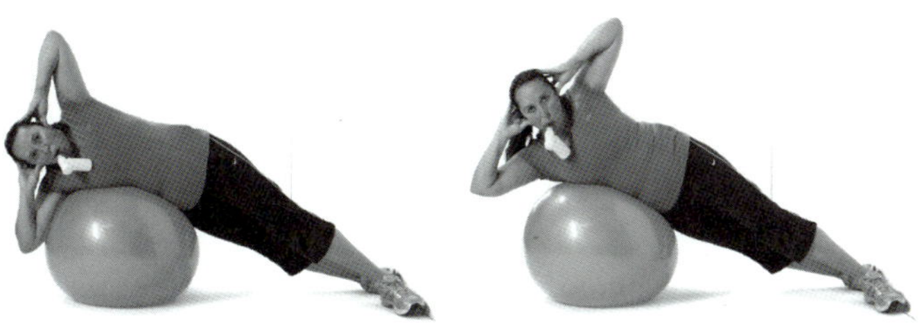

어려움

볼에 측면으로 몸을 위치시키고 발을 벽에 기댄다(한 발은 앞으로 약간 내밀도록 한다). 상체를 벽쪽으로 굽히며 IMTD를 통해 강하게 숨을 들이쉰다.
시작 자세로 돌아갈 때 숨을 내쉰다. 세트의 중간에 숨쉬는 단계를 바꾸고 세트 간에 다른 측면으로 바꾼다.

몸통 가쪽 회전

이점: 이 운동은 보행 중 어깨의 역회전을 조절하는 몸통 회전 근들이 포함된다. 과도한 회전은 불안정성, 비효율성 및 균형 손실을 유발할 수 있다. 이 운동은 호흡 요구가 높을 때에도 몸통 조절의 능력을 향상시키고, 회전으로 인하여 발생하는 몸통의 압박을 극복하는데 도움이 된다.

IMTD 부하 수준: 중강도
지속 시간: 15~20회
세트: 2세트(각각 한 쪽)

과정: 선택한 버전에 따라 시작 자세를 취한다. IMTD를 사용하는 경우, 손을 사용하지 않고 입을 사용해야 한다. 한 번 자세를 취하면 복부근육을 브레싱한다(보통으로). 구체적인 안내는 각 버전의 설명을 참조해야 한다.

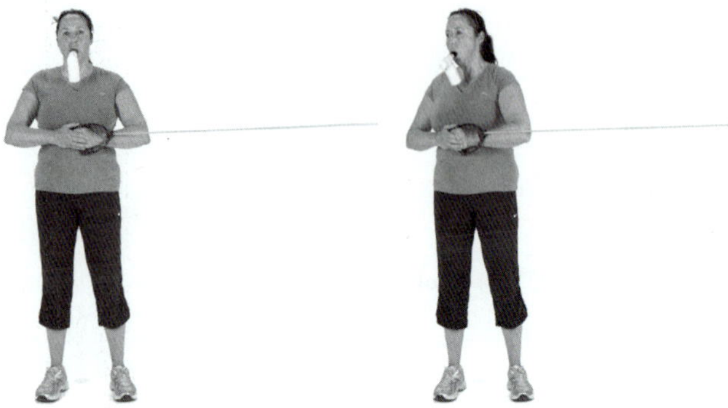

쉬움

저항 지점을 향해 옆으로 서거나 앉는다. 팔을 굽히고 저항을 한 손에 가까이 몸 쪽으로 잡는다. 엉덩이는 항상 정면을 향해 있어야 한다. 상체를 앵커 지점에서 멀어지도록 회전시키면서 IMTD를 통해 강하게 들숨을 한다. 상체가 시작 위치로 돌아올 때는 숨을 내쉰다. 세트의 중간에는 숨쉬는 단계를 바꿔서 숨을 내쉬는 단계가 앵커 지점에서 멀어지는 회전 동안 발생하도록 한다. 두 번째 세트에서는 저항을 반대쪽 몸에 두고 반복한다. 저항을 늘리거나 큰 발란스 쿠션 위에 서면 난이도를 높일 수 있다.

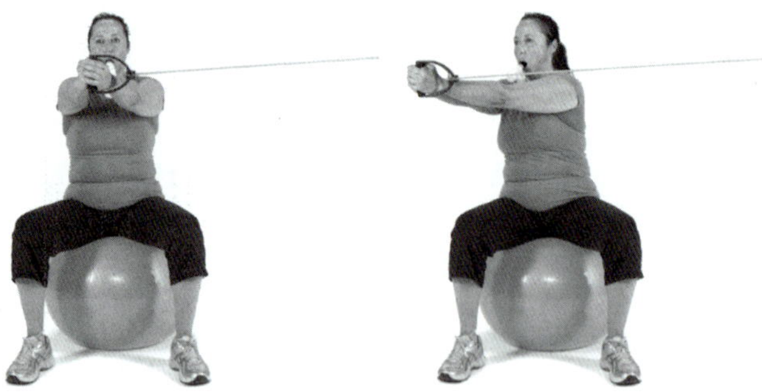

보통

바닥에 무릎을 꿇거나 스위스 볼에 앉아 저항 지점을 향해 옆으로 눕는다. 엉덩이는 항상 정면을 향해 있어야 한다. 양손으로 저항을 팔 길이만큼 멀리에서 잡고, 그 후 쉬운 난이도 버전의 지침을 따른다.

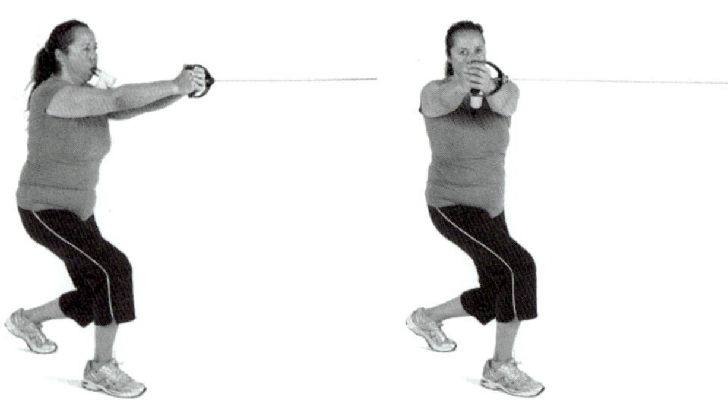

어려움

런지 자세를 취하여 저항 지점을 향해 옆으로 선다. 엉덩이는 항상 정면을 향해 있어야 한다. 그 후 쉬운 난이도 버전의 지침을 따른다.

몸통 안티-로테이션 프레스

이점: 이 운동은 회전력에 저항하는 능력이 요구되며 회전 운동을 실제로 생성하는 것만큼 어렵다. 양쪽 측면의 불균형에 주의하고 이를 교정하기 위해 노력해야 한다.

IMTD **부하 수준:** 중강도
지속 시간: 10~15회 반복(각 반복은 끝 자세에서 3~5초 동안 유지해야 한다)
세트: 2 또는 4(각 측면에서 1 또는 2세트 수행)

과정: 선택한 버전 수준에 따라 보여지는 시작 자세를 취해야 한다. IMTD를 사용하는 경우, 이를 손으로 잡지 않고 입을 사용해야 한다. 자세를 취한 후 복부 근육을 수축한다(중간 정도). 각 버전의 설명을 참조하여 구체적은 지침에 따라 진행한다.

변형: 저항 앵커의 높이를 변화시켜 측면 힘에서 상하 방향의 힘을 추가할 수 있다.

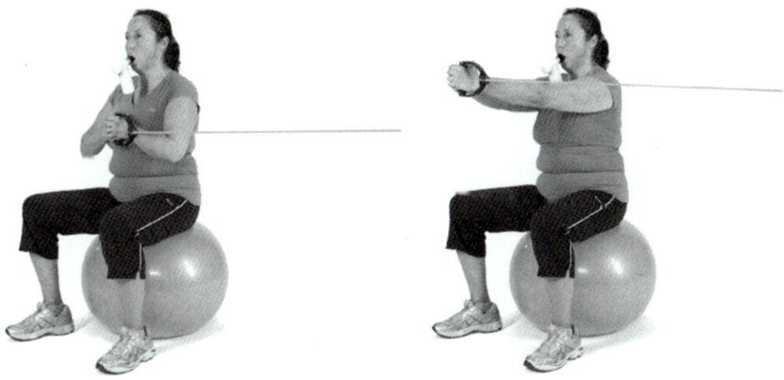

쉬움 / 보통

의자에 앉은 자세를 취하고(쉬운 난이도), 또는 스위스 볼에 앉은 자세를 취한다(보통 난이도). 저항원은 탄력 있는 줄/밴드이거나 케이블 웨이트 장비일 수 있으며, 어깨 높이에서 저항을 제공한다. 밴드에 긴장을 가한 상태로, 양손으로 복장뼈 중간 높이에서 벤드를 잡는다 팔을 펴고 힘을 받으며 직선으로 손잡이를 정면으로 팔을 뻗는다. 이 때 팔에 가해지는 회전력에 대해 저항을 하면서 움직이도록 한다. 팔을 정면으로 뻗으면서 강하게 숨을 들이마시고, 이대 최종 위치에서 3~5초 동안 유지한다. 손을 가슴 쪽으로 다시 가져올 때는 숨을 내쉰다. 멈춤 없이 이 동작을 반복하면서 숨 쉬는 단계를 반 세트마다 바꾸며, 손을 정면으로 뻗을 때 숨을 내쉬도록 한다.

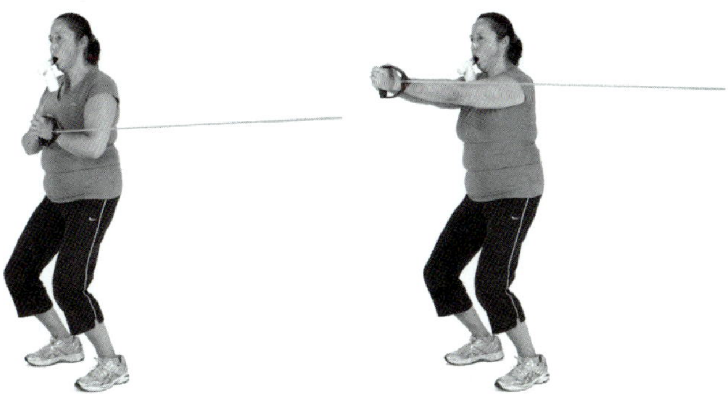

어려움

저항원에 대해 측면으로 양쪽 다리를 1/4 스쿼트 자세를 취한다. 그런 다음 쉬운/보통 버전의 지침을 따른다. 복부 근육을 수축하여 유지하는 것이 너무 어렵다면, 이 운동을 두 무릎을 꿇은 자세(tall kneeling position)에서 시작하도록 한다.

클로즈 암 딥(Close arm dip) 운동

이점: 이 운동의 강조는 일반 딥에서 볼 수 있는 위팔세갈래근이 아니라, 당겨오는 동작에 관여하는 어깨 주변의 근육 복합체에 있다. 이러한 동작은 흉곽을 압축하고, 그로 인해 흡기에 반대로 작용한다. 팔은 몸에 가깝게 유지되어 어깨뼈의 참여와 흉곽 압박을 극대화하도록 해야 한다.

IMTD 부하 수준: 중강도
지속 시간: 10~15회 반복(각 반복은 끝 자세에서 3~5초 동안 유지)
세트: 3세트

과정: 선택한 버전 수준에 따라 보여지는 시작 자세를 취한다. IMTD를 사용하는 경우, 이를 손으로 잡지 않고 입에 넣어야 한다. 자세를 취한 후, 복부 근육을 수축한다(중간 정도). 각 버전의 설명을 참조하여 구체적인 지침에 따르도록 한다.

변형: 무릎 위에 무게를 추가한다.

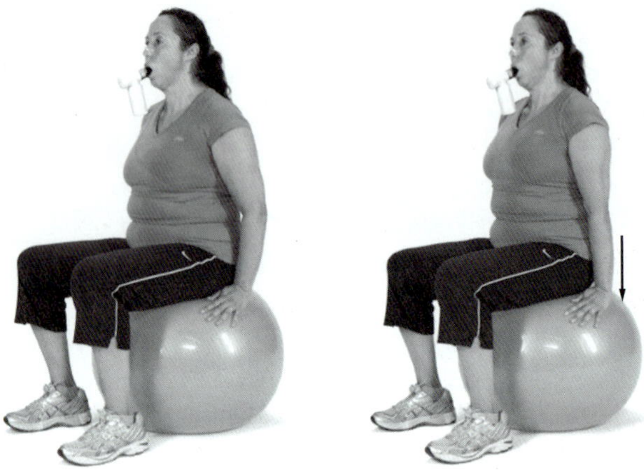

쉬움

의자나 스위스 볼에 앉고, 손을 엉덩이 옆에 놓는다.
어깨 블레이드를 서로 가까이 하며, 의자/볼에서
엉덩이를 들어 올린다. 팔로 밀고 어깨를 더 가깝게 모으면서
강하게 IMTD를 통해 숨을 들이마시며, 이 최종 위치를
3~5초 동안 유지한다. 편안하게 앉은 자세로 돌아갈 때 숨을 내쉰다.
멈춤 없이 이 동작을 반복하면서 숨 쉬는 단계를
반 세트마다 교체하여, 밀어내는 동작 중에 숨을 내쉬도록 한다.
팔은 몸에 가깝게 유지되어 어깨뼈의 참여와 흉곽 압축을
극대화하도록 한다.

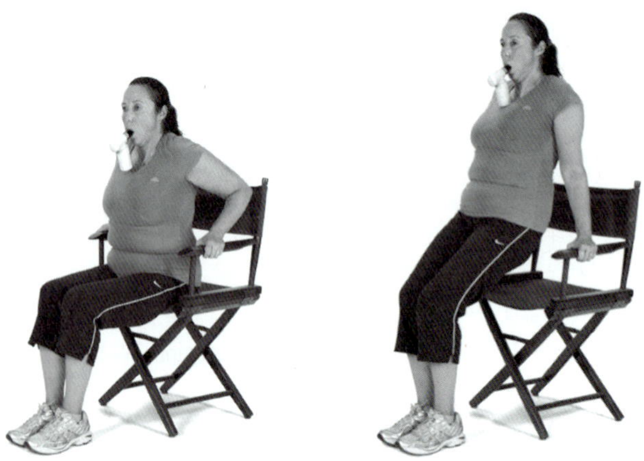

보통

의자에 앉고 팔을 의자에 붙여 몸에 가깝게 둔다.
발은 의자에 가까이 바닥에 고정한다.
의자 팔걸이에 팔을 눌러 몸무게를 손을 느낀다.
그런 다음 쉬운 버전의 지침을 따른다.

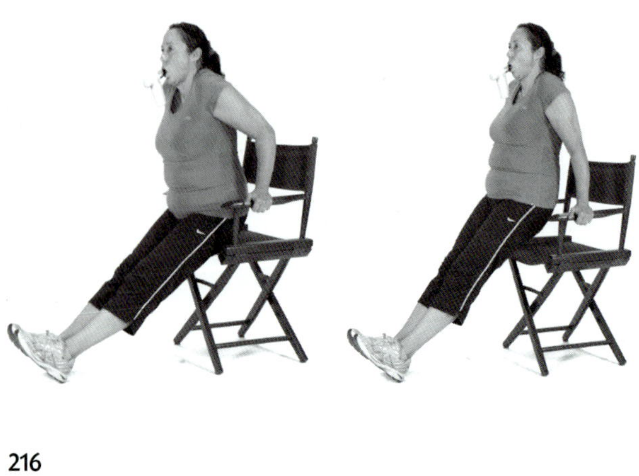

어려움

의자에 앉고 팔을 의자에 붙여 몸에 가깝게 둔다.
발뒤꿈치를 의자에서 떨어뜨리고 발뒤꿈치에 몸무게를 싣는다.
의자 팔걸이에 팔을 눌러 몸무게를 손을 통해 느낀다.
그런 다음 쉬운 버전의 지침을 따른다.

자세 조절 운동(Postural control exercises)

한 다리로 서 있는 다리 들기

이점: 한 다리로 서 있는 것은 대부분의 사람들에게 도전적이다. 그러나 호흡의 노력이 균형을 방해할 때, 이는 거의 불가능할 수 있다. 이 운동은 호흡의 균형에 대한 불안정한 영향을 균형으로부터 분리하는 능력을 개발할 수 있게 해준다.

IMTD 부하 수준: 중강도
지속 시간: 30초~60초
세트: 2~4 (각 측면에 1~2세트)

과정: 선택한 버전 수준에 따라 보여지는 시작 자세를 취한다. IMTD를 사용하는 경우, 이를 손으로 잡지 않고 입을 사용해야 한다. 자세를 취한 후, 복부 근육을 수축하고(중간 정도) 운동 동안 1분당 약 12회 천천히 깊게 호흡한다. IMTD를 사용하는 경우, 숨을 크게 들이마시고 약 4초 동안 천천히 완전히 내쉰다(호흡 속도는 1분당 약 12회 정도여야 한다). 각 버전의 설명을 참조하여 구체적인 지침을 따른다.

변형: 균형을 어렵게 하기 위해 발란스 쿠션 위에서 수행한다. 발목 주위에 묶인 탄력성 저항 밴드를 사용하고, 다리를 밖으로 벌린다.

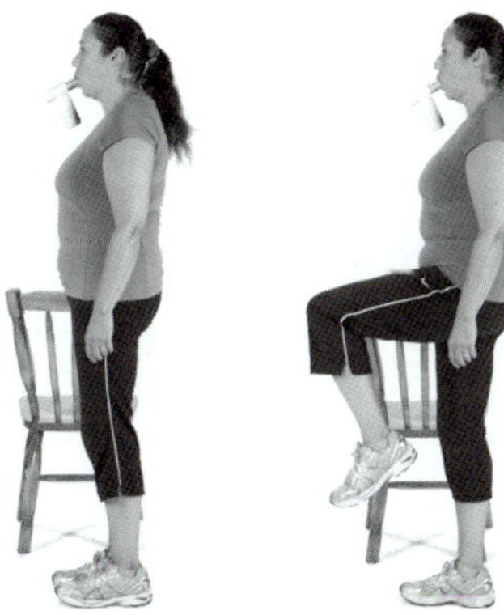

쉬움

벽, 벽난로 또는 지지를 제공할 수 있는 가구 옆에 선다. 지지면에서 떨어져 있는 발을 무릎과 엉덩이를 구부리며 지면에서 들어 올린다. 그런 다음 다리를 내리고, 움직임을 반복하기 전에 잠시 지면을 가볍게 접촉한다. 편안하면서도 도전적인 속도로 움직이며, 30초 동안 5~6회의 깊은 숨을 IMTD를 통해 강하게 들이마신다(60초 동안 10~12회). 움직임과 호흡이 일치 하지 않도록 숨을 쉬어야 한다.

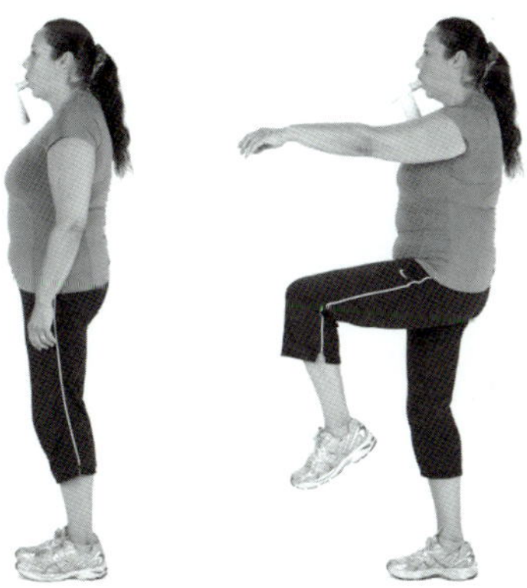

보통

한 발을 지면에서 들어 올리기 위해 무릎과 엉덩이를 구부리면서 동시에 동일한 쪽 팔을 들어 올린다. 그런 다음 다리와 팔을 내리고, 움직임을 반복하기 전에 잠시 지면을 가볍게 접촉한다. 그런 다음 쉬운 버전의 지침을 따른다.

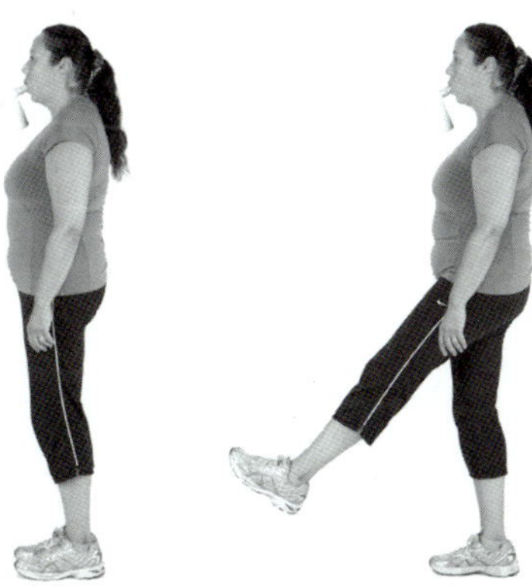

어려움

한 발을 지면에서 들어 올리기 위해 엉덩이를 굽히고 다리를 직선으로 유지한다. 그런 다음 다리를 내리고, 움직임을 반복하기 전에 잠시 지면에 가볍게 접촉한다. 그런 다음 쉬운 버전의 지침을 따른다.

덤벨 러닝(Dumbbell running)

이점: 이 운동은 전체 몸통 근육, 삼각근과 위팔두갈래근을 사용한다. 이 운동은 자세 조절 시스템이 직립 자세를 유지하는 능력을 향상시킨다. 대부분의 사람들은 걷거나 뛰는 활동 중에 숨이 훨씬 더 차다는 것을 느낀다. 이는 걷거나 뛰는 동안 자세 제어 시스템이 자세를 지속적으로 조정해야 하기 때문에 호흡 기능이 이 근육의 자세 기능과 상충하기 때문이다. 이 운동은 보행 중에 균형을 잃고 숨이 차는 것을 유발할 수 있는 외부의 불안정한 힘에 대처하는 능력을 향상시키는 데 도움을 준다.

IMTD 부하 수준: 저강도에서 중강도
지속 시간: 30초~60초
세트: 30초~60초 휴식으로 구분된 2세트

과정: 선택한 버전 수준에 따라 보여지는 시작 자세를 취한다. IMTD를 사용하는 경우, 이를 손으로 잡지 않고 입을 사용해야 한다. 자세를 취한 후, 복부 근육을 수축한다(중간 정도). 구체적인 안내는 각 버전의 지침을 참고한다.

변형: 난이도를 높이기 위해 발란스 쿠션 위에서 수행한다.

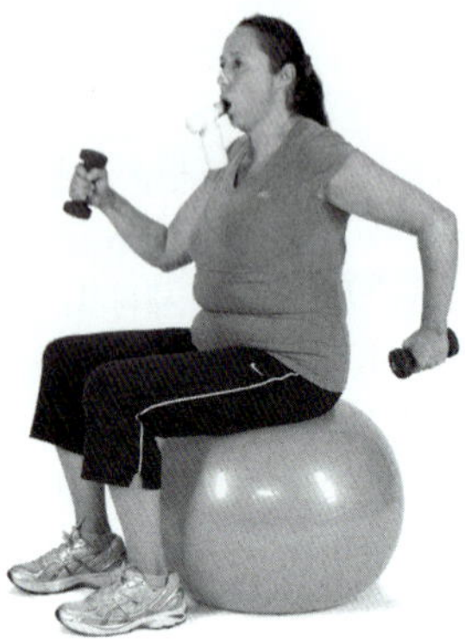

쉬움

의자나 스위스 볼에 앉아서 각 손에 가벼운 무게를 들고, 마치 달리는 것처럼 팔을 앞뒤로 젓는다. 이를 도전적이면서도 편안한 속도(균형이 약간 방해받을 정도)로 수행한다. 동시에 IMTD를 통해 30초 동안 5~6회의 깊은 숨을 강하게 들이마신다(60초 동안 10~12회).
팔 움직임과 호흡이 동기화 되지 않도록 숨을 쉬어야 한다.

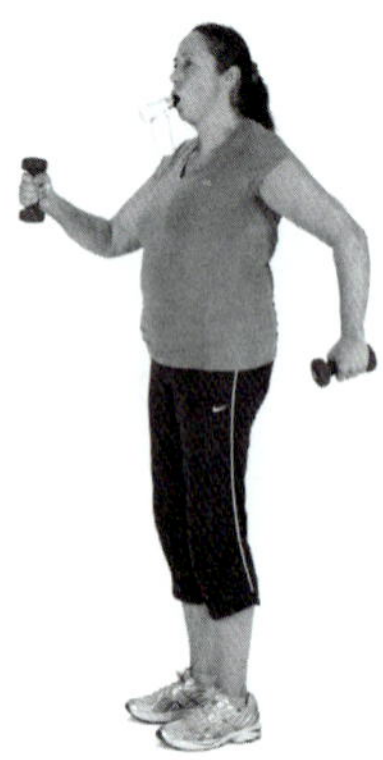

보통

어깨 너비로 서고, 무릎을 약간 구부려 약간의 무게를 든 상태로 똑바로 선다. 그런 다음 쉬운 버전의 지침을 따른다.

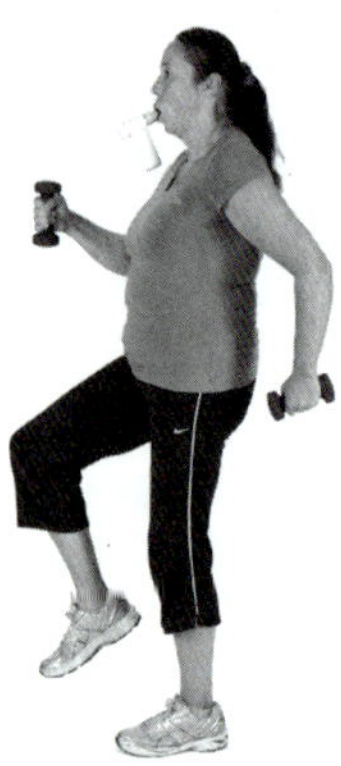

어려움

한 다리로 무릎을 약간 구부리고, 약간의 무게를 든 상태로 똑바로 선다. 그런 다음 쉬운 버전의 지침을 따른다.

레지스티드프론트레이즈(저항 앞 들어 올리기) 운동

이점: 몸에서 팔을 멀리 던지는 것만으로도 균형을 유지하기 위해 배가로근과 가로막에게서 앞되먹임 활동이 요구된다. 호흡 수요가 높은 상황에서는 호흡과 자세 조절의 요구 사이에 직접적인 상충적인 활동이 발생하며, 항상 호흡이 선행된다(1장 참조). 이 운동은 이 두 가지 요구를 편안하게 충족시키고 양쪽 모두를 저해하지 않는 능력을 개발하는 데 도움을 준다. 이로 인해 자세 제어와 호흡의 요구가 높은 일상적인 활동(예: 울퉁불퉁한 지면을 걷기 등)에서 이득을 볼 수 있다. 저항은 무게나 탄성 저항 밴드를 사용하여 생성할 수 있다. 움직임 도중 모멘텀(운동량)을 획득하는 무게가 더 좋다.

IMTD 부하 수준: 저강도에서 중강도

지속 시간: 15초~60초

세트: 30초~60초 휴식으로 구분된 2~4세트

과정: 선택한 버전 수준에 따라 보여지는 시작 자세를 취한다. IMTD를 사용하는 경우, 이를 손으로 잡지 않고 입을 사용한다. 자세를 취한 후, 복부 근육을 수축한다(중간 정도). 구체적인 안내는 각 버전의 설명을 참조한다.

변형: 지속 시간이나 저항의 크기를 늘리는 것 외에도, 이 운동은 운동 속도를 빠르게 하는 것이나 발란스 쿠션을 사용하는 것, 또는 스플릿 스탠스(한 발을 다른 발 앞에 두고 어깨 너비로 서기)를 취하는 것으로 더 도전적으로 운동이 될 수 있다.

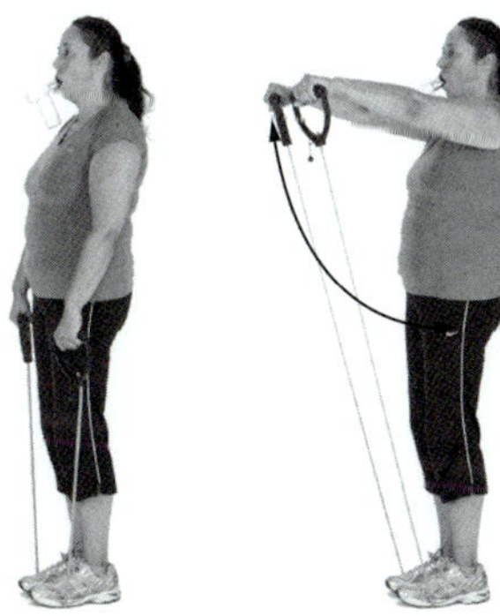

쉬움

어깨 너비로 서고, 무릎을 약간 구부려 두 손에 무게를 들거나 발 아래에 고정된 탄성 저항의 각 끝을 잡고 선다. 팔을 앞으로 흔들어 어깨 높이에서 끝낸다. 약간의 균형을 잃을 정도로 도전적이면서도 편안한 속도로 이를 수행한다. 동시에 IMTD를 통해 30초 동안 5~6회의 깊은 숨을 강하게 들이마신다(60초 동안 10~12회). 발 뒤꿈치에서 뒤쪽으로 미끄러지지 않도록 주의하고, 항상 저항을 완전히 통제할 수 있도록 주의한다.

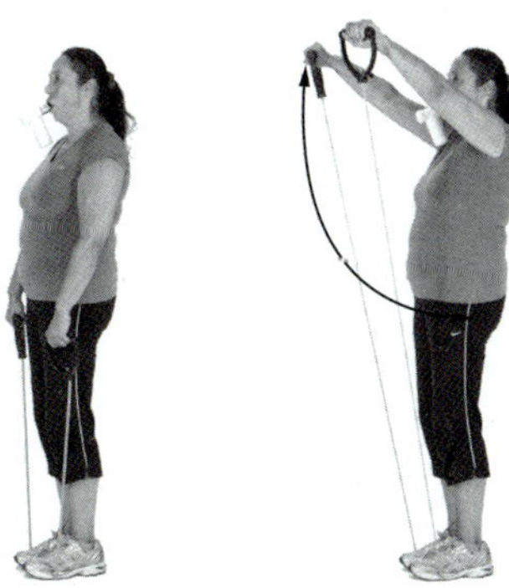

보통

쉬움의 지침을 따르되, 손을 어깨 높이 바로 위로 들어 올린다.

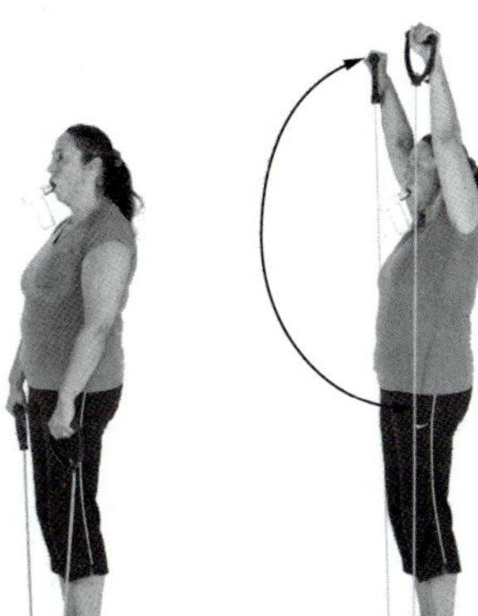

어려움

쉬움의 지침을 따르되, 손을 머리 위로 들어 올린다.

스텝 업/다운 운동

이점: 이 운동은 허리골반을 안정화뿐만 아니라 엉덩이, 무릎, 발목 신전근을 사용한다. 스텝 운동은 많은 사람들이 숨이 차는 원인이 된다. 이는 스텝 운동이 대사적으로 힘든 작업이기 때문뿐만 아니라 호흡근을 동시에 활성화하여 자세 제어에 참여해야 하기 때문이다. 이 운동은 이러한 이중 요구에 대처하는 능력을 향상시킨다.

IMTD **부하 수준:** 저강도에서 중강도
스텝 높이: 15~30cm (6~12인치)
지속 시간: 30초~60초
세트: 30초~60초 휴식으로 구분된 2~4세트

과정: 선택한 버전에 맞는 시작 자세를 취한다. IMTD를 사용하는 경우 손을 사용하지 않고 입을 사용한다. 자세한 안내는 각 버전의 설명을 참조한다.

변형: 지속 시간이나 스텝 높이를 늘리는 것 외에도, 보행량(cadence)을 높이거나 손에 무게를 사용하여 운동을 더 도전적으로 만들 수 있다.

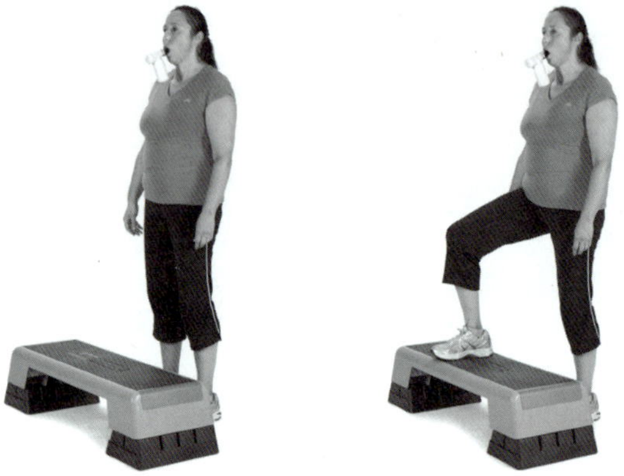

쉬움

일어서서 손을 옆에 또는 가슴에 교차시킨다(균형을 향상시키기 위해 팔을 사용하지 않도록 노력한다). 오른쪽 발로 한 발씩 올라서서 잠시 발을 스텝 위에 올려놓고 시작 자세로 돌아간다. 각 반복마다 다리를 번갈아가며 움직이며, 편안하지만 도전적인 속도로 진행한다. 다리를 들 때 IMTD를 통해 강하게 숨을 들이쉬고, 내려놓을 때는 숨을 내쉰다(세트 간에 숨쉬는 단계를 바꿔서 다리를 들 때 숨을 내쉬도록 교대한다).

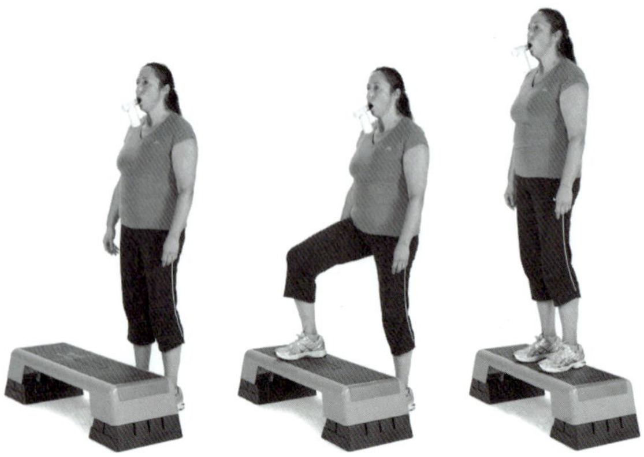

보통

쉬움과 같은 절차를 따르지만, 마무리 자세가 스텝 위에서 서 있는 상태로 진행된다.
처음 올라간 다리로 뒤쪽으로 내려온다.

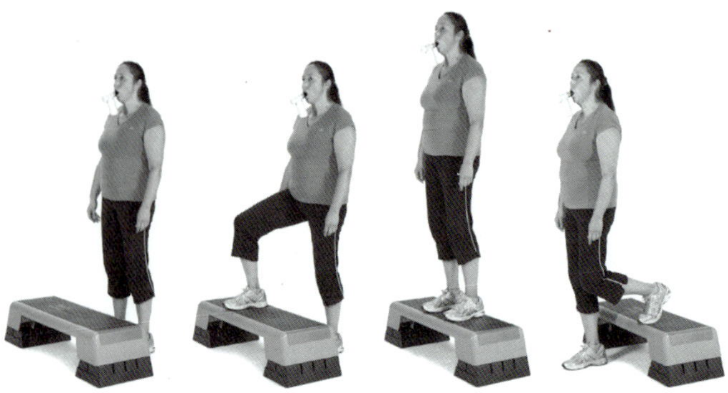

어려움

쉬움과 같은 절차를 따르지만, 마무리 자세가 스텝 반대편에 서 있는 상태로 진행된다. 오른쪽 다리로 올라가서 두 발로 스텝 위에 서고, 오른쪽 다리로 스텝 반대편으로 내려간다. 스텝을 향해 180° 회전하여 다시 반복한다. 계단을 사용하는 경우, 계단 위에 서 있을 때 180° 회전하고 다음 반복을 위해 다시 180° 회전한다.

앉아서 서는 자세

이점: 앉아서 서는 것은 엉덩이와 무릎 폄근의 충분한 힘뿐만 아니라 좋은 코어 안정성과 자세 제어를 필요로 한다. 일반적으로 사람들은 일어나기 직전에 숨을 들이마시고 약한 발살바 기법을 사용하여 몸통과 골반의 안정성과 강직성을 유지한다. 이 운동은 이러한 기법에 의존하는 것을 줄이고 좋은 신경 근육력과 협응력으로 대체함으로써 안정성을 향상시킨다.

IMTD 부하 수준: 저강도에서 중강도
지속 시간: 10~15회 반복
세트: 30초~60초 휴식으로 구분된 2~4세트

과정: 선택한 버전 수준에 대한 시작 자세를 취한다. IMTD를 사용하는 경우, 손을 사용하지 않고 입에 들고 있어야 한다. 자세를 취한 후 복부 근육을 수축한다(중간 정도로). 각 버전에 대한 설명을 보려면 구체적인 안내를 참조한다.

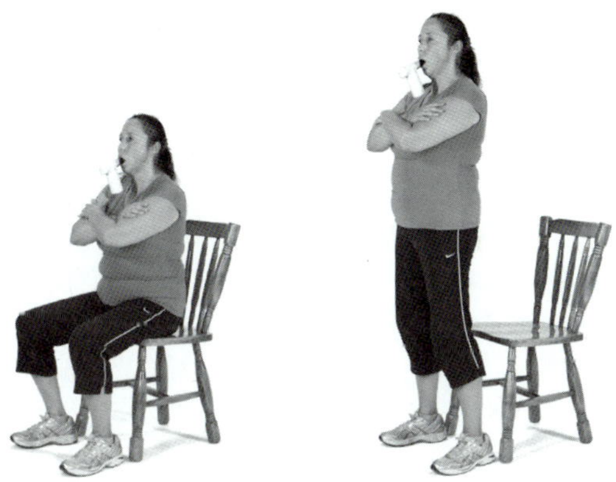

쉬움

팔을 가슴 앞에 교차시킨 채로 앉은 자세에서 시작한다. 가능한 빠르게 일어서서 서 있는 자세로 올라갔다가 즉시 안정적으로 앉은 자세로 돌아와 반복한다. 일어날 때 IMTD를 통해 강하게 숨을 들이마신다. 앉을 때는 숨을 내쉰다(세트 간 숨쉬는 단계를 바꿔서 일어날 때는 내쉬는 단계로 한다).

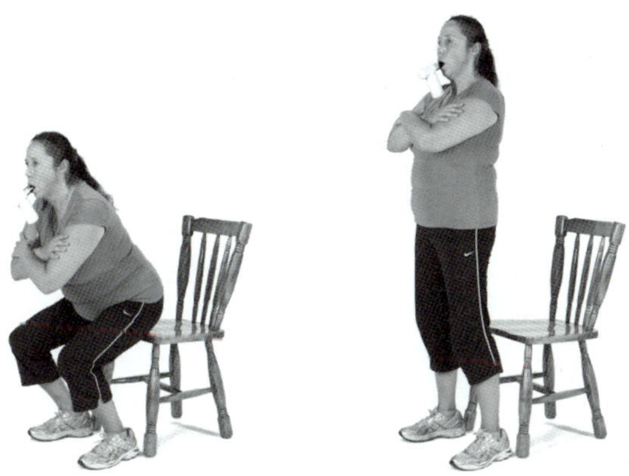

보통

쉬움과 동일하지만, 완전히 앉는 대신 엉덩이가 의자에 잠깐 닿도록 한다.

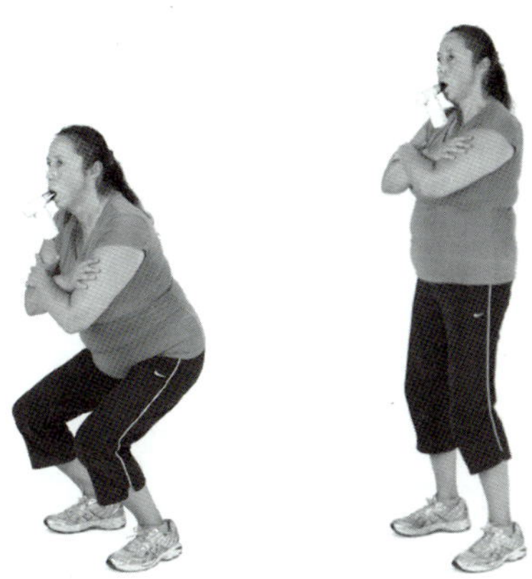

어려움

보통과 동일하지만, 의자 없이 앉고 일어나는 단계 사이에 부드럽고 순조로운 전환을 수행한다.

런지

이점: 이 운동은 대근육 군을 사용하는 복합 운동 중에 자세 조절을 유지하는 능력을 향상시킨다. 큰 근육 군을 강하게 활성화하는 움직임 중에 효과적으로 숨을 쉴 수 있는 능력을 개발할 것이다.

IMTD 부하 수준: 저강도에서 중강도
지속 시간: 10~15회 반복
세트: 30초~60초 휴식으로 구분된 2~4세트

과정: 선택한 버전 수준에 대한 시작 자세를 취한다. IMTD를 사용하는 경우, 손을 사용하지 않고 입을 사용해야 한다. 자세를 취한 후 복부 근육을 수축한다(중간 정도로).
각 버전에 대한 구체적인 안내는 설명을 참조해야 한다.

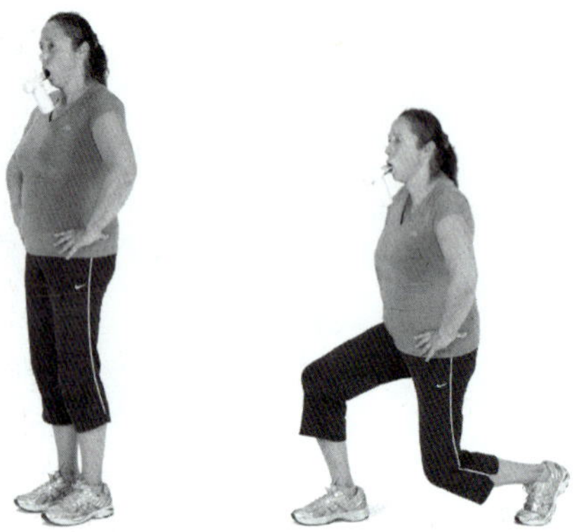

쉬움

이 운동은 필요한 경우에는 지지물을 사용하여 수행할 수 있는 정적 런지 운동이다. 그러나 최대의 효과를 위해 손을 골반에 얹은 채로 수행해야 한다. 발을 함께 모아 직립 자세로 서 있은 다음 앞으로 한 발을 내딛고 편안한 범위 내에서 깊게 런지 자세로 앉는다(활동 단계), 그런 다음 발을 함께 모아 다시 시작 자세로 돌아간다(회복 단계). 그 다음, 반대쪽 다리로 런지를 반복하고 편안하지만 도전적인 속도로 계속한다. 활동 단계에서 IMTD를 통해 강하게 숨을 들이마신다(회복 단계에서 내쉰다). 세트 사이에서 이 패턴을 교대하면서 내쉬는 단계가 활동 단계에서 발생하도록 한다.

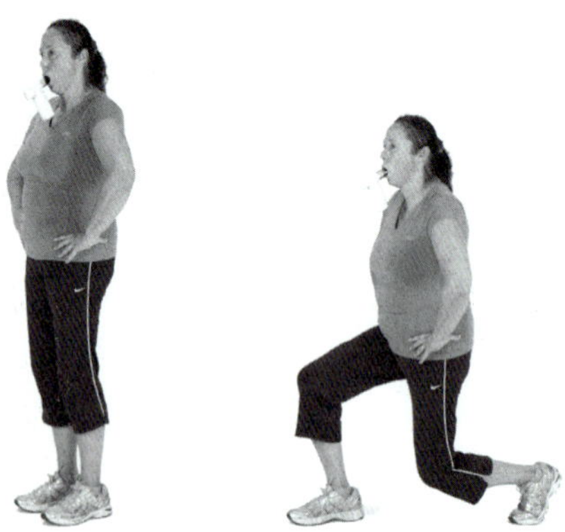

보통

이 운동은 최대의 효과를 위해 손을 골반에 얹은 채로 수행해야 하는 동적 런지 운동이다. 편안한 범위 내에서 앞으로 한 발을 내딛고 깊게 런지 자세로 앉는다(활동 단계), 그런 다음 뒤따르는 다리를 통과시켜 다시 발을 함께 모아 직립 자세로 서 있는다(회복 단계). 그 다음, 반대쪽 다리로 앞으로 한 발씩 내딛으면서 크고 깊은 보폭으로 걸어가며 일어선다. 각 반복에서 선도하는 다리를 교대하고 편안하지만 도전적인 속도로 걸음을 내딛는다.
활동 단계에서 IMTD를 통해 강하게 숨을 들이마신다(회복 단계에서 내쉰다). 세트 사이에서 이 패턴을 교대하면서 내쉬는 단계가 활동 단계에서 발생하도록 한다.

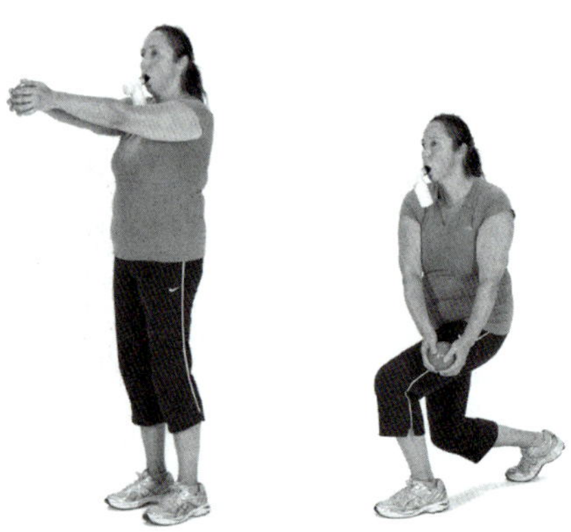

어려움

과정는 보통 버전과 동일하지만, 몸 앞에서 팔을 뻗어 양손으로 들고 있는 무게를 들고 이동하는 것도 포함된다. 런지의 가장 낮은 지점에서 어깨와 무게를 선도하는 다리와 같은 쪽으로 회전한다.

밀기/끌어당기기 운동
(Pushing and pulling exercises)

업라이트체스트프레스

이점: 가슴 압박은 몸통을 안정된 플랫폼으로 변형하는 능력을 요구하지만, 이는 몸통 근육이 호흡 기능을 수행하는 데 엄청난 부담을 주는데(근육 작용으로 인해 갈비뼈우리가 압축되기 때문이다), 이 운동은 압박 동작 중에 몸통 안정화와 제어 근육의 조정된 작용을 개발하는 데 도움을 줄 것이다. 불안정한 서 있는 자세와 호흡 도전을 동반한 이 운동은 갈비뼈를 압축하는 운동 중에 몸통의 안정화와 호흡 작용을 조율하는 능력을 향상시킨다. 이렇게 하면 단순한 가슴 압박 운동이 기능적인 핵심 운동으로 전환된다.

IMTD 부하 수준: 저강도에서 중강도
지속 시간: 10회 반복
세트: 30초~60초 휴식으로 구분된 2세트

과정: 선택한 버전 수준에 대한 시작 자세를 취한다. IMTD를 사용하는 경우, 손을 사용하지 않고 입을 사용해야 한다. 자세를 취한 후 복부 근육을 수축한다(중간 정도로).
각 버전에 대한 구체적인 안내는 설명을 참조한다.

변형: 한 번에 한 팔만 사용하여 어려움을 추가하면
회전과 자세 조절이 향상된다.

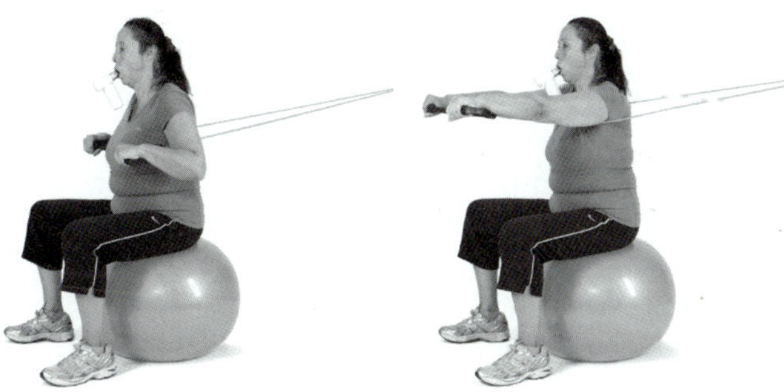

쉬움
저항 밴드는 가슴 높이에서 중간을 기준으로 고정되어야 한다.
앵커 포인트로부터 뒤를 향해 앉은 자세(의자나 스위스 볼)에서
반대쪽 손으로 밴드의 양 끝을 잡는다. 손을 몸에서 멀리 밀어내고,
이동 동안 IMTD를 통해 강하게 숨을 들이마신다(손이 시작 위치로
돌아갈 때 내쉰다). 세트 사이에서 숨쉬는 단계를 교대하여
압박이 풀리지 않도록 주의한다.

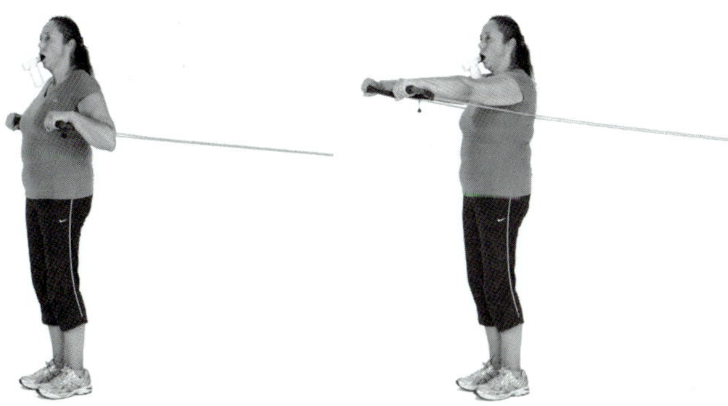

보통
쉬움과 동일하지만, 앉은 자세 대신 어깨 너비로 발을 벌리고
무릎을 약간 구부린 서 있는 자세를 취한다.
더 어렵게 하기 위해 발을 모은 자세에서 할 수 있다.

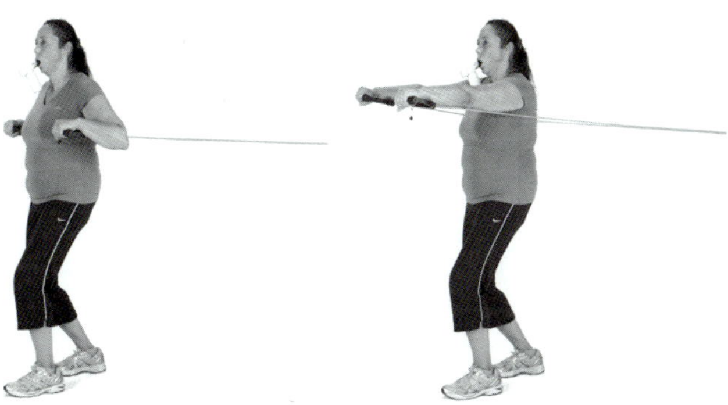

어려움
쉬움과 동일하지만, 한 발을 다른 발 앞에
30cm(12인치) 앞으로 내딛은 서 있는 자세를 취한다.
발은 어깨 너비 정도로 벌리고 무릎을 약간 구부려야 한다.
어려움을 추가하기 위해 더 많이 무릎 펌 자세를 사용할 수 있다.

숄더프레스

이점: 이 운동은 자세 제어에 좋으며, 몸통 근육, 어깨 및 위팔세갈래근을 사용한다. 가슴 압박과 마찬가지로 어깨 압박은 가슴을 안정된 플랫폼으로 변형하는 능력을 요구한다. 이는 몸통 근육이 호흡 기능을 수행하는 능력에 큰 부담을 주는데, 이 동작은 몸통을 단단하게 만든다(숨을 들이마시는 것을 더 도전적으로 만든다). 이 운동은 어깨 압박 동작 중에 몸통의 안정화와 제어 근육의 조정된 작용을 개발하는 데 도움을 준다. 불안정한 서 있는 자세와 호흡 도전은 몸통의 안정화와 호흡 작용을 조율하는 능력을 향상시킨다. 이를 통해 이 운동은 기능적인 핵심 운동으로 전환된다.

IMTD 부하 수준: 저강도에서 중강도
지속 시간: 10회 반복
세트: 30초~60초 휴식으로 구분된 2세트

과정: 선택한 버전 수준에 대한 시작 자세를 취한다. IMTD를 사용하는 경우, 손을 사용하지 않고 입을 사용해야 한다. 자세를 취한 후 복부 근육을 수축한다(중간 정도로).
각 버전에 대한 구체적인 안내는 설명을 참조한다.

변형: 손 중량을 사용하여 운동을 할 수도 있다. 한 번에 한 팔만 사용하여 어려움을 추가하면 자세 조절이 향상된다.

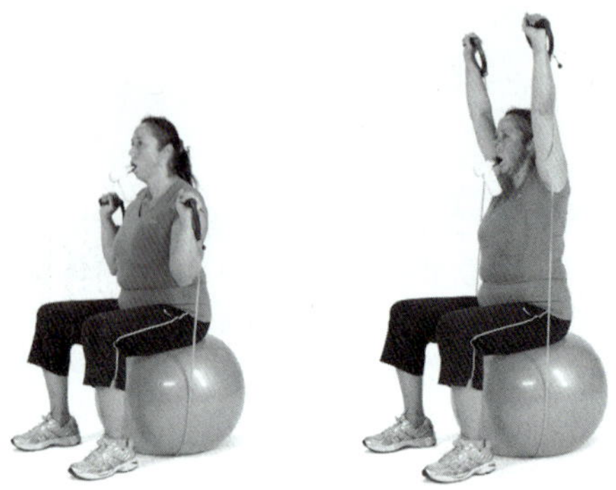

쉬움

저항 밴드는 바닥 높이에 고정되어야 한다. 앵커 포인트 위에 앉아 있는(의자나 스위스 볼) 자세에서 각 손에 밴드의 한쪽 끝을 잡는다. 손을 머리 위로 올리고, 이동 동안 IMTD를 통해 강하게 숨을 들이마신다(손이 시작 위치로 돌아갈 때 내쉰다). 세트 사이에서 숨쉬는 단계를 교대하여 압박이 풀리지 않도록 주의해야 한다. 또한 올리기 동작 중에도 좋은 자세와 중립적인 척추를 유지하는 데 집중해야 한다.

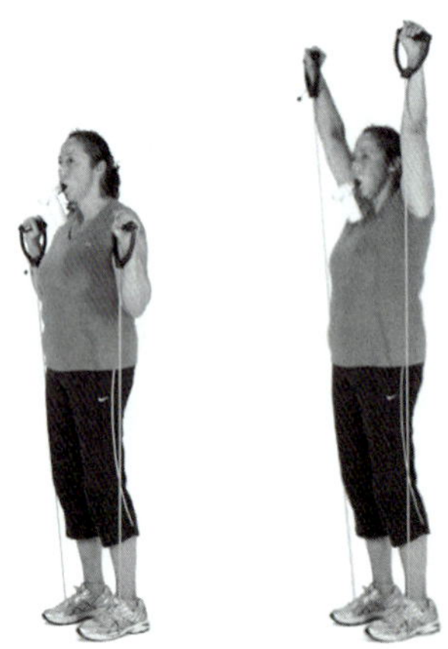

보통

쉬움과 동일하지만, 앉은 자세 대신 어깨 너비로 발을 벌리고 서 있는 자세를 취한다.
더 어렵게 하기 위해 발을 모은 자세에서 할 수 있다.

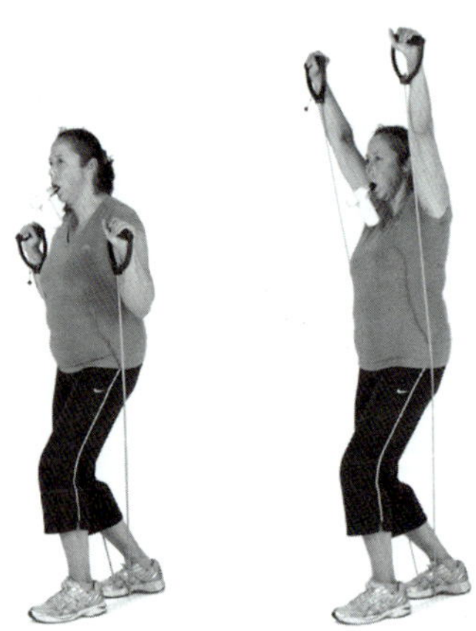

어려움

쉬움과 동일하지만, 한 발을 다른 발 앞에 30 cm(12인치) 앞으로 내딛은 서 있는 자세를 취한다.
발은 어깨 너비 정도로 벌리고 무릎을 약간 구부려야 한다.
어려움을 추가하기 위해 더 어렵게 하기 위해 발을 모은 자세에서 할 수 있다.

레지스티드풀(저항 끌어당기기) 운동

이점: 이 운동은 자세 제어에 좋으며, 등, 어깨 및 위팔두갈래 근육을 사용한다. 갈비뼈우리를 압박하는 모든 동작은 호흡에 도전을 주는데, 당기는 동작이 정확히 그런 것이다. 저항을 받는 저항체의 낮은 앵커 포인트는 몸을 아래로 압력을 주며 앞으로 당기는 자세적 도전을 만들어낸다. 불안정한 자세로 운동을 진행하면 이것은 기능적인 핵심 운동으로 변형된다. 운동의 단일 팔 버전은 몸통의 회전 도전도 추가하여 몸통 회전근을 훈련시키게 될 것이다.

IMTD 부하 수준: 저강도에서 중강도

지속 시간: 10회 반복

세트: 30초~60초 휴식으로 구분된 2세트

과정: 선택한 버전 수준에 대한 시작 자세를 취한다. IMTD를 사용하는 경우, 손을 사용하지 않고 입을 사용해야 한다. 자세를 취한 후 복부 근육을 수축한다(중간 정도로). 각 버전에 대한 구체적인 안내는 설명을 참조한다.

변형: 한 번에 한 팔만 사용하여 어려움을 추가하면 추가적인 회전 및 자세유지를 향상시킨다.

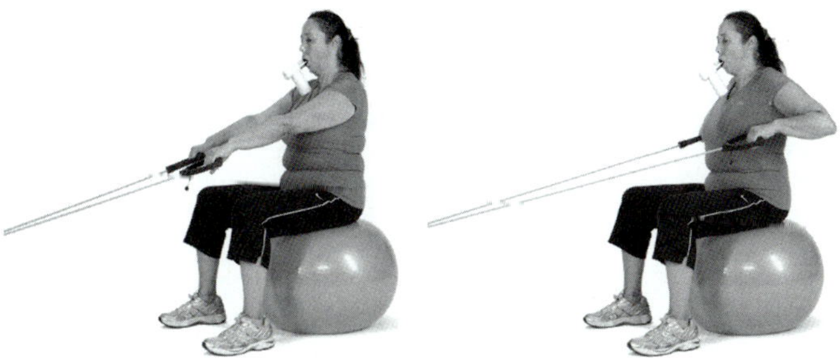

쉬움

저항 밴드는 바닥 높이에 고정되어야 한다. 앵커 포인트를 향해 앉은 자세로(의자나 스위스 볼) 앞을 보고, 각 손에 밴드의 한쪽 끝을 잡는다. 손을 복부 쪽으로 당기고, 이동 동안 IMTD를 통해 강하게 숨을 들이마신다(손이 시작 위치로 돌아갈 때 내쉰다). 세트 사이에서 숨쉬는 단계를 교대하여 압박이 풀리지 않도록 주의한다. 또한 숨쉬는 단계 중 어느 쪽에서도 복부 수축이 이완되지 않도록 집중해야 한다.

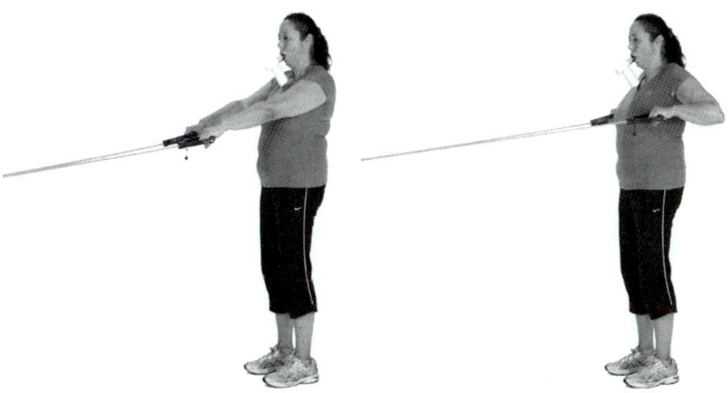

보통

쉬움과 동일하지만, 앉은 자세 대신 어깨 너비로 발을 벌리고 서 있는 자세를 취한다.
어려움을 추가하기 위해 더 가까운 자세를 사용할 수 있다.

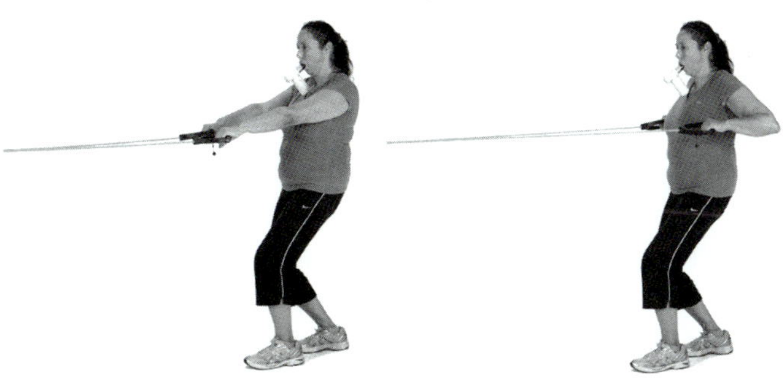

어려움

쉬움과 동일하지만, 앉은 자세 대신 한 발을 약 30cm(12인치) 앞으로 내딛은 서 있는 자세를 취한다.
발은 어깨 너비 정도로 벌리고 무릎을 약간 구부려야 한다.
어려움을 추가하기 위해 더 가까운 자세를 사용할 수 있다.

제안된 운동 프로토콜
(Suggested workout protocols)

프로토콜 1: 걸을 수 있는 환자를 대상으로 하며, 중강도 만성폐쇄폐질환(COPD) 및 팔을 높이 들 때 호흡 곤란을 겪는 활동과 관련된 증상을 가진 환자를 위한 운동 프로토콜이다.

1. Easy stretch set 188
2. Swiss ball bounce 190
3. Easy plank 192
4. Easy bridge 194
5. Easy seated hip extension 202
6. Easy bent leg deadlift 207
7. Seated lateral raise 208, 209
8. Seated halo 208, 209
9. Easy rise with overhead weight 210
10. Easy bag pick-up 212
11. Easy sit / stand 221
12. Easy shoulder press 224

프로토콜 2: 걸을 수 있는 심부전 환자 및 요통을 겪는 환자를 대상으로 한 운동 프로토콜이다.

1. Easy stretch set 188
2. Marching on the spot 190
3. Easy plank 192
4. Easy bridge 194
5. Braced curl-up 201
6. Easy seated hip extension 202
7. Easy superman 205
8. Seated bicep curl 208, 209
9. Seated anterior raise 2 208, 209
10. Easy squat with overhead resistance 211
11. Easy close arm dip 216
12. Easy sit / stand 221
13. Easy upright chest press 223

활동적인 환자로서 신경근육 질환과 과거 낙상 경험이 있는 환자를 대상으로 한 운동 프로토콜이다.

1. Moderate stretch set 189
2. Swiss ball bounce 190
3. Moderate plank 192
4. Moderate gluteal bridge 197
5. Moderate seated hip extension 202
6. Moderate bent leg deadlift 207
7. Standing front swing 209
8. Standing halo 208, 209
9. Moderate bag pick-up 212
10. Moderate trunk lateral rotation 214
11. Moderate dumbbell running 218
12. Moderate resisted front raise 219
13. Easy shoulder press 224

프로토콜 4: 건강한 노인으로서 원인불명의 호흡곤란을 겪는 환자를 대상으로 한 운동 프로토콜이다.

1. Moderate stretch set 189
2. Ball bounce on the spot 190
3. Moderate plank 192
4. Moderate gluteal bridge with upper body instability 198
5. Moderate gluteal bridge with lower body instability 199
6. Braced curl-up 201
7. Moderate reverse curl 203
8. Moderate bent leg deadlift 207
9. Standing side swing 208, 209
10. Standing halo 208, 209
11. Moderate rise with overhead weight 210
12. Moderate bag pick-up 212
13. Moderate trunk lateral rotation 214
14. Difficult sit / stand 221
15. Moderate chest press 223
16. Moderate resisted pull 225

참고문헌(REFERENCES)

Beckerman, M., Magadle, R., Weiner, M., et al., 2005. The effects of 1 year of specific inspiratory muscle training in patients with COPD. Chest 128, 3177–3182.

Borg, E., Borg, G., Larsson, K., et al., 2010. An index for breathlessness and leg fatigue. Scand. J. Med. Sci. Sports 20, 644–650.

Borg, G.A., 1982. Psychophysical bases of perceived exertion. Med. Sci. Sports Exerc. 14, 377–381.

Borg, G., 1998. Borg's Perceived Exertion and Pain Scales. Human Kinetics, Champaign, IL.

Deindl, F.M., Vodusek, D.B., Hesse, U., et al., 1994. Pelvic floor activity patterns: comparison of nulliparous continent and parous urinary stress incontinent women. A kinesiological EMG study. Br. J. Urol. 73, 413–417.

Enright, P.L., Kronmal, R.A., Manolio, T.A., et al., 1994. Respiratory muscle strength in the elderly. Correlates and reference values. Cardiovascular Health Study Research Group. Am. J. Respir. Crit. Care Med. 149, 430–438.

Fletcher, C.M., Elmes, P.C., Fairbairn, A.S., et al., 1959. The significance of respiratory symptoms and the diagnosis of chronic bronchitis in a working population. Br. Med. J. 2, 257–266.

Gosselink, R., De Vos, J., van den Heuvel, S.P., et al., 2011. Impact of inspiratory muscle training in patients with COPD: what is the evidence? Eur. Respir. J. 37, 416–425.

Hodges, P.W., Butler, J.E., McKenzie, D.K., et al., 1997a. Contraction of the human diaphragm during rapid postural adjustments. J. Physiol. 505 (pt 2), 539–548.

Hodges, P.W., Gandevia, S.C., Richardson, C.A., 1997b. Contractions of specific abdominal muscles in postural tasks are affected by respiratory maneuvers. J. Appl. Physiol. 83, 753–760.

Hodges, P.W., McKenzie, D.K., Heijnen, I., et al., 2000. Reduced contribution of the diaphragm to postural control in patients with chronic airflow limitation. In: Proceedings of the Thoracic Society of Australia and New Zealand. Melbourne, Australia.

Kikuchi, Y., Okabe, S., Tamura, G., et al., 1994. Chemosensitivity and perception of dyspnea in patients with a history of near-fatal asthma. N. Engl. J. Med. 330, 1329–1334.

Killian, K.J., Jones, N.L., 1988. Respiratory muscles and dyspnea. Clin. Chest Med. 9, 237–248.

Lotters, F., van Tol, B., Kwakkel, G., et al., 2002. Effects of controlled inspiratory muscle training in patients with COPD: a meta-analysis. Eur. Respir. J. 20, 570–576.

Magadle, R., Berar-Yanay, N., Weiner, P., 2002. The risk of hospitalization and near-fatal and fatal asthma in relation to the perception of dyspnea. Chest 121, 329–333.

Mahler, D.A., Weinberg, D.H., Wells, C.K., et al., 1984. The measurement of dyspnea. Contents, interobserver agreement, and physiologic correlates of two new clinical indexes. Chest 85, 751–758.

Marin, J.M., Carrizo, S.J., Gascon, M., et al., 2001. Inspiratory capacity, dynamic hyperinflation, breathlessness, and exercise performance during the 6-minutewalk test in chronic obstructive pulmonary disease. Am. J. Respir. Crit. Care Med. 163, 1395–1399.

McConnell, A.K., 2011. Breathe strong, perform better. Human Kinetics, Champaign, IL.

McConnell, A.K., Copestake, A.J., 1999. Maximumstatic respiratory pressures in healthy elderlymen and women: issues of reproducibility and interpretation. Respiration 66, 251–258.

McGill, S., 2007. Low back disorders, second ed. Human Kinetics Europe Ltd, Champaign, IL.

Minoguchi, H., Shibuya, M., Miyagawa, T., et al., 2002. Cross-over comparison between respiratory muscle stretch gymnastics and inspiratory muscle training. Intern. Med. 41, 805–812.

O'Donnell, D.E., Sanii, R., Anthonisen, N.R., et al., 1987. Effect of dynamic airway compression on breathing pattern and respiratory sensation in severe chronic obstructive pulmonary disease. Am. Rev. Respir. Dis. 135, 912–918.

O'Donnell, D.E., Lam, M., Webb, K.A., 1998. Measurement of symptoms, lung hyperinflation, and endurance during exercise in chronic obstructive pulmonary disease. Am. J. Respir. Crit. Care Med. 158, 1557–1565.

Smith, M.D., Russell, A., Hodges, P.W., 2006. Disorders of breathing and continence have a stronger association with back pain than obesity and physical activity. Aust. J. Physiother. 52, 11–16.

Tsao, H., Hodges, P.W., 2008. Persistence of improvements in postural strategies following motor control training in people with recurrent low back pain. J. Electromyogr. Kinesiol. 18, 559–567.

Weiner, P., Berar-Yanay, N., Davidovich, A., et al., 2000. Specific inspiratory muscle training in patients with mild asthma with high consumption of inhaled beta(2)-agonists. Chest 117, 722–727.

Weiner, P., Magadle, R., Beckerman, M., et al., 2003. Comparison of specific expiratory, inspiratory, and combined muscle training programs in COPD. Chest 124, 1357–1364.

Website

www.physiobreathe.com.

용어

(Glossary)

과다팽창(Hyperinflation)
폐의 이완 부피보다 높게 날숨–끝 폐부피가 되도록 상승시킨 호흡

과다호흡(Hyperpnoea / Hyperpnea)
대사 요구량에 비례하여 분당 환기량 증가

과다환기(Hyperventilation)
신진대사 요구량에 비해 과호흡

과제대사당량(Metabolic equivalent of the task, MET)
어떤 테스크(동작이나 운동)을 하는 동안 소비되는 에너지를 기준치의 산소소모량 비율로 얼마나 많이 소비되는 지를 나타내는 지표. 이 기준치는 휴식 중 $\dot{V}O_2$와 동일하며 일반적으로 체중 1kg당 분당 산소 3.5 밀리리터($ml \cdot min^{-1} \cdot kg^{-1}$)이다. 따라서 MET는 활동의 상대적 강도를 나타내는 지표이다.

관지수축(Bronchoconstriction)
기도 주위의 근육 수축으로 인해 기도의 좁아짐. 알레르기 항원(抗原)과 운동과 같은 "유발물질"에 예민하게 반응하여 기도 좁아짐이 발생

기관지확장제(Bronchodilator)
기도를 확장시키는 약물

기초 훈련(Foundation training)
들숨근 근력, 근력 및 지구력의 기초가 마련되는 4~6주간 지속하는 훈련의 초기 단계

날숨–끝 폐용적(End–expiratory lung volume, EELV)
정상적인 날숨이 끝날 때 폐에 남아 있는 공기의 양. 이 값은 조건에 따라 변하며, 운동 중에는 작아짐.

날신경(Efferent nerve)
뇌에서 출발하여 활동전위를 전달하는 운동 신경

대사(Metabolism)
탄수화물과 같은 연료로부터 에너지를 얻는 세포 과정. 이 과정은 산소대사(산소 있음) 또는 혐기대사(산소 없음)일 수 있음. 혐기대사는 운동 생화학에서 젖산염으로도 알려진 젖산 생성을 초래하며, 혈액 내 젖산 축적은 피로증가와 관련됨.

대사수용체(Metaboreceptors)
대사 부산물(대사 산물)을 감지하는 근육 내 수용체

동반(Entrainment)
운동 중 움직임과 호흡의 동시성

동심성근육수축(Concentric muscle contraction)
근육이 짧아지는 수축, 아령을 들어 올릴 동작 동안 위팔두갈래근의 컬(curl)

동작비율(Duty Cycle)
1회 호흡에서 들숨의 비율, 즉 총 호흡시간 중 들숨시간($T_I/[T_I+T_E]$)

들숨근훈련장치(Inspiratory muscle training device, IMTD)
호흡근에 저항 훈련 자극을 줄 수 있는 장치, 기구. 압력 문턱값(역치) 제품의 사용을 권장.

들숨용량(Inspiratory capacity, IC)
날숨–끝 폐용적(EELV)과 총 폐활량의 차이. 일회 호흡량을 확장할 수 있는 양

들신경(Afferent nerve)
뇌로 신호를 운반하는 감각 신경

리듬, 속도(Cadence)
팔다리 움직임의 빈도, 예를 들어, 페달링 속도

모세관, 모세혈관(Capillaries / Capillariis)
폐와 근육을 포함한 신체 조직으로 혈액을 운반하는 작은 혈관들

무기폐, 폐확장부전(Atelectasis)
폐의 작은 부분의 축소

무용공간(Dead space, V_D)
폐포가 없기 때문에 산소와 이산화탄소 교환에 기여하지 않는 폐의 부피공간으로, 기관지와 다른 큰 기도를 포함. 그러므로 "소비된" 호흡으로 간주

무호흡(Apnoea/Apnea)
호흡중단

배(복부)내장(Abdominal viscera)
복부 내에 포함된 장기들(간, 위, 창자)

배안(Abdominal cavity)
가로막 아래에 위치한 복부 내장기관이 포함된 공간

분당환기량(Minute ventilation, VE)
분당 공기 흐름의 속도, 일회호흡량과 호흡 빈도의 곱으로 구함.

비대(Hypertrophy)
훈련 후 근육 섬유 크기(단면적)의 증가. 이것은 근육 세포 내 단백질 양이 증가한 것이지 세포 수가 증가한 것이 아님

빠른호흡(Tachypnoea / Tachypnea)
빠른 빈도의 호흡

사반사(Metaboreflex)
대사수용체에 의해 생성된 신호에 대한 반사 반응으로 일반적으로 심박수와 혈압을 증가시킴.

산소섭취량(Oxygen uptake, $\dot{V}O_2$)
입에서 측정한 신체의 산소 섭취량

산화용량(Oxidative capacity)
탄수화물과 같은 연료로부터 에너지를 생성하기 위해 산소를 이용하는 능력. 지구력훈련으로 증가함

생검(Biopsy)
작은 조직 샘플

속임약(Placebo)
비효과적이지만 연구 참여자에게 실제처럼 보이는 치료 조건, 예를 들어 실제 약물이 아닌 설탕으로 만든 정제. 속임약 그룹도 개선될 것이라 믿도록 참가자의 기대 정도를 관리함

수동확산(Passive diffusion)
분자가 고농도 영역에서 저농도 영역으로 이동하는 수동 과정(예: 산소가 폐포에서 폐 모세혈관으로 이동)

앉아숨쉬기(Orthopnoea/Orthopnea)
바로누운 자세에서 호흡곤란

연결(Anastomoses/Anastomosis)
조직의 다른 지역으로 동맥 혈액을 전환할 수 있게 하는 혈관 간의 교통

염증(Inflammation)
쐐기풀에 쏘인 것과 같이 조직의 부기 및 발적과 관련된 세포 손상의 징후. 손상은 세포를 자극하는 화학 물질뿐만 아니라 세포에 대한 기계적 외상으로 인해 발생할 수도 있음.

이동, 보행 근육(Locomotor muscles)
이동에 사용되는 근육, 예를 들어 걷기 및 자전거 타기 운동 시 다리 근육

이동, 보행(Locomotion)
걷기, 달리기, 자전거 타기, 조정, 수영, 스키 등 신체의 움직임

이완용적(Relaxation volume)
폐에 작용하는 모든 힘이 평형을 이루고 호흡근이 이완되었을 때의 폐용적. 정상적인 폐에서 이 상태는 폐포압이 0이다.

자율신경계통(Autonomic nervous system)
심박수, 혈압, 땀 분비, 동공 확장과 같은 기능을 조절하는 말초신경계의 비자발적 분지

잔기량(Residual volume, RV)
최대 날숨 후에 폐에 남아 있는 공기량. 이것은 질병과 노화에서만 반응하는 고정된 용적임.

젖산염 문턱값(역치)(Lactate threshold)
혈액 내 대사산물 중 젖산염의 농도를 높이는 운동 시 운동강도에 해당하는 부분. 이 수준 이상으로 운동 강도를 더 높이면 젖산 농도가 점진적으로 증가하게 되어 지속이 불가능해짐

체질량지수(Body mass index, BMI)
체중과 키의 상관성으로 측정하는 개인의 비만정도: BMI = weight(kg)/height^2(m^2)

최대들숨유량(Peak inspiratory flow rate)
최대 들숨 노력 동안 달성된 최대 들숨 흐름

최대산소섭취량(Maximal oxygen uptake, $\dot{V}O_{2max}$)
입에서 측정한 최대 산소 섭취량. 증가하는 운동강도의 테스트 동안 산소를 수송하고 이용하는 최대 능력에 해당(최대산소소비량, 유산소 능력이라고도 함)

최대자발적환기(Maximum voluntary ventilation, MVV)
특정 시간동안(보통 15초) 폐로 들어오고 나갈 수 있는 최대 공기량. 호흡 펌프의 최대근력생산 지표

최대지속가능환기용량(Maximum sustainable ventilatory capacity, MSVC)
과다환기가 지속되는 동안 폐 안팎으로 이동할 수 있는 최대 공기량. 호흡 펌프의 지구력 지표

편심성근육수축(Eccentric muscle contraction)
근육이 길어지는 수축을 의미. 아령을 내리는 동작 동안 위팔두갈래근의 컬(curl).

폐순환(Pulmonary circulation)
폐로의 혈액공급

폐실질(Lung parenchyma)
폐조직

폐심장증(Cor pulmonale)
폐순환(폐고혈압)과 오른심실에서 만성적인 압력 증가로 인해 발생된 심장의 오른쪽 기능상실

허파꽈리(Alveoli)
폐의 작은 공기 낭(囊)으로서 공기와 혈액 간의 산소와 이산화탄소 교환을 수행

허혈(Ischaemia)
조직에 대한 부적절한 혈액 공급

호흡 양상(Breathing pattern)
호흡 흐름, 용적 및 호흡의 시간 조절의 조합

호흡 탄력작업(Elastic work of breathing)
폐와 가슴벽이 오므려지려는 탄력속성을 이겨낼 수 있을 정도의 들숨근의 호흡 작업

호흡곤란(Dyspnoea/Dyspnea)
호흡곤란, 숨이 짧아짐

인덱스

(Index)

ㄹ

ㅁ

ㅇ

ㅈ

ㅊ

기타